CLINICAL PRACTICE AND THINKING OF

ARTIFICIAL
HIP JOINT

人工髋关节翻修

临床实践与思考

主　编　曹　力　周勇刚

副主编　康鹏德　张晓岗

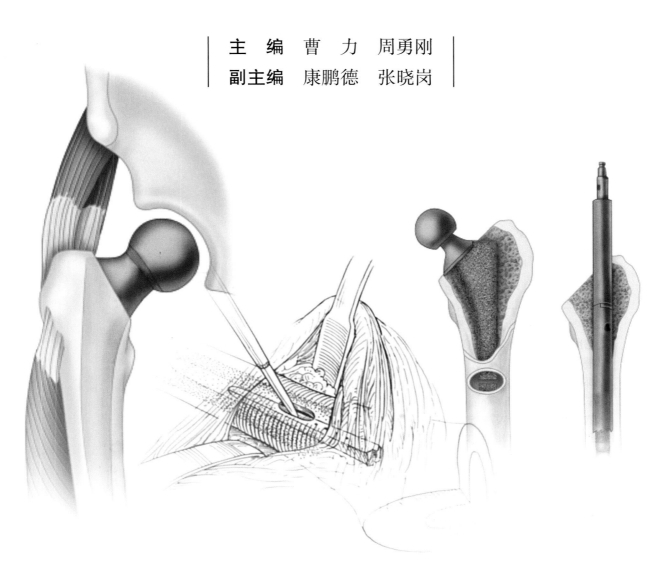

人民卫生出版社

图书在版编目（CIP）数据

人工髋关节翻修临床实践与思考 / 曹力，周勇刚主编 .
—北京：人民卫生出版社，2015
ISBN 978-7-117-20665-5

Ⅰ.①人… Ⅱ.①曹… ②周… Ⅲ.①人工关节 – 髋关节置
换术 Ⅳ.①R687.4

中国版本图书馆 CIP 数据核字（2015）第 092171 号

| 人卫社官网 | www.pmph.com | 出版物查询，在线购书 |
| 人卫医学网 | www.ipmph.com | 医学考试辅导，医学数据库服务，医学教育资源，大众健康资讯 |

人工髋关节翻修临床实践与思考

主　　编：曹　力　周勇刚
出版发行：人民卫生出版社（中继线 010-59780011）
地　　址：北京市朝阳区潘家园南里 19 号
邮　　编：100021
E - mail：pmph @ pmph.com
购书热线：010-59787592　010-59787584　010-65264830
印　　刷：北京华联印刷有限公司
经　　销：新华书店
开　　本：889×1194　1/16　印张：21
字　　数：621 千字
版　　次：2015 年 8 月第 1 版　2015 年 9 月第 1 版第 2 次印刷
标准书号：ISBN 978-7-117-20665-5/R · 20666
定　　价：158.00 元

打击盗版举报电话：010-59787491　E-mail：WQ @ pmph.com
（凡属印装质量问题请与本社市场营销中心联系退换）

特邀编者（以汉语拼音为序）

高忠礼	吉林大学中日联谊医院	翁习生	北京协和医院
胡懿郃	中南大学湘雅医院	吴海山	上海长征医院
蒋 青	南京大学医学院附属鼓楼医院	严世贵	浙江大学医学院附属第二医院
寇伯龙	北京大学人民医院	杨 柳	重庆西南医院
吕 龙	内蒙古自治区人民医院	张先龙	上海交通大学附属第六人民医院
裴福兴	四川大学华西医院	赵建宁	南京军区总医院
曲铁兵	首都医科大学北京朝阳医院	朱庆生	西京医院
史占军	南方医科大学附属南方医院	朱振安	上海交通大学医学院附属第九人民医院
王坤正	西安交通大学医学院第二附属医院		

编者（以汉语拼音为序）

阿斯哈尔江·买买提依明		莫和塔尔·莫敏	
	新疆医科大学第一附属医院		新疆医科大学第一附属医院
艾力·热黑		牛啸博	内蒙古自治区人民医院
	新疆医科大学第一附属医院	潘 江	首都医科大学北京朝阳医院
陈光兴	重庆西南医院	任姜栋	新疆医科大学第一附属医院
陈 辉	中国人民解放军总医院	孙长鲛	中国人民解放军总医院
樊立宏	西安交通大学医学院第二附属医院	汪 洋	新疆医科大学第一附属医院
古凌川	重庆西南医院	王北岳	南京军区总医院
郭文涛	新疆医科大学第一附属医院	王 波	上海长征医院
何 锐	重庆西南医院	吾湖孜·吾拉木	
李国庆	新疆医科大学第一附属医院		新疆医科大学第一附属医院
李慧武	上海交通大学医学院附属第九人民医院	胥伯勇	新疆医科大学第一附属医院
李 想	中国人民解放军总医院	杨德胜	新疆医科大学第一附属医院
李晓华	上海长征医院	张 强	中国人民解放军总医院
刘华玮	中国人民解放军总医院	周利武	南京军区总医院
马德思	首都医科大学北京朝阳医院		

秘 书

吴 超	新疆医科大学第一附属医院	彭理斌	新疆医科大学第一附属医院

主编简介

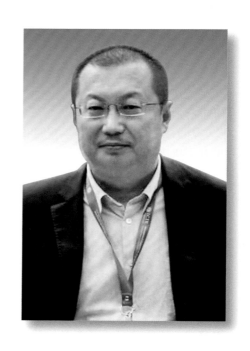

曹力 主任医师、教授、博士生导师。现任新疆医科大学第一附属医院骨科中心主任、外科教研室主任、骨科学学科带头人。

学术任职:新疆医学会骨科分会主任委员、中华医学会骨科分会委员、中国医师协会骨科分会常务委员、中华医学会骨科学分会关节外科学组委员、膝关节协会副主席、中国骨科医师协会人工关节委员会副主委、美国髋膝关节学会(AAHKS)国际会员、SICOT中国部关节委员会副主委、国际华人骨研究学会理事。任《中国骨与关节杂志》、《中华骨科杂志》等多个杂志编委、卫生部人工关节准入制度制定组成员、卫生部单病种质量控制专家组成员。

主要从事关节置换及骨关节炎方面的研究近30年。在人工关节感染的诊治及髋、膝翻修等领域有丰富的经验。共发表核心期刊论文百余篇,主编专著及教材三部,参编十余部,主持和参与国家高技术研究发展计划(863计划)项目,卫生部公益性行业科研专项项目,国家自然科学基金等多个项目。曾获得新疆维吾尔自治区科技进步奖一、二等奖。

主编简介

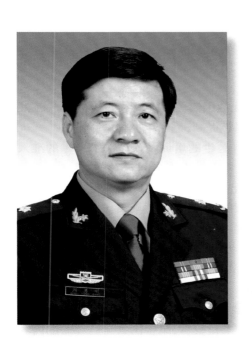

周勇刚 博士、主任医师、教授、硕士研究生导师。现任中国人民解放军总医院关节外科主任，中华医学会骨科学分会关节外科学组委员，中国医师协会骨科分会关节工作组常务委员，中国康复医学会会员，中国人民解放军医学科学委员会骨科分会关节学组委员，亚洲人工关节学会财长，华裔骨科协会理事，亚太人工关节学会理事，"中国老年学学会老年脊柱关节疾病专业委员会"委员。《中华外科杂志》及《中华骨科杂志》特约审稿人，《中国矫形外科杂志》、《中华关节外科杂志》、《中国骨与关节外科》、《临床骨科杂志》以及《山东医药》编委。是骨科经典巨著《坎贝尔手术学》的副主译，主编(译)或副主(译)专著参加编写专著8部，发表论文40余篇，多次在国际会议上发言。获军队科技进步一等奖1项。

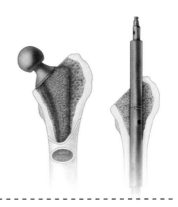

前　言

　　人工髋关节置换术是20世纪最成功的外科手术之一,挽救了无数因髋关节疾病致残的患者。自20世纪90年代现代人工全髋关节置换技术在我国开展以来,其应用逐年提高,近十年更是增长迅猛。

　　由于我国医疗教育和医疗体制与国外不尽相同,国内关节外科医生的培训及人工关节手术的准入制度都处于正在规范和建立的过程中,所以此类手术的广泛开展也势必带来很多问题,各种早、中、晚并发症随之而来,且有增多趋势,需要实施髋翻修手术的病例也逐年增多。髋关节翻修术在很多方面都不同于初次置换,非常具有挑战性,如翻修时首先需要取出旧的假体,判断是否合并感染、骨缺损如何处理、软组织是否需要修复、是全部翻修还是部分翻修、对近年金对金全髋出现的问题如何判断和处理、陶瓷碎裂如何翻修及选用何种假体等一系列问题,在术前都需仔细考虑。另外,翻修的患者年龄一般比初次手术更大,并发症更多,手术出血更多,围术期一系列措施需比初次置换做得更仔细,这就更需要外科医生、麻醉师、手术室及其他科室更加紧密配合,才能保证手术成功。

　　近年来,欧美国家的髋关节翻修理论和技术也在不断更新发展,新材料在不断出现,在针对一些困难病例的治疗方面取得了很好的效果。目前国内论述髋关节翻修的书籍较少,结合国人自己经验的内容则更少,因此我们邀请国内各大医院在髋关节翻修方面有丰富经验和较高造诣的多位专家,根据他们的亲身经历和手术经验,通过每一个具体的病例,以期让读者尽可能全面了解和掌握专家们是如何进行术前准备、手术计划及手术后处理,希望读者能够从实战中学习和掌握髋关节翻修理论和方法。

　　希望本书对有一定翻修经验的高年资关节外科医师能起到帮助和指导作用,患者也能相应地从中受益。

　　本书在编写过程中得到了全国各大医院多位专家的大力协助,每位专家都提供了非常有价值的病例,在此表示衷心感谢!

　　由于编者学识、经验有限,在编写过程中难免会有错误和不足,望读者朋友们不吝指出,不胜感激!

曹　力　周勇刚

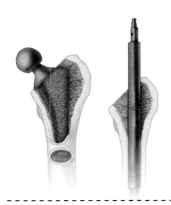

目　录

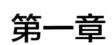

第一章

人工髋关节翻修术的适应证、术前评估和治疗决策

第一节　概述

人工关节翻修术（revision of joint prostheses），国内最初曾称为修正术、翻修术等，它是指人体关节行人工关节置换术后，因各种原因出现松动、下沉、磨损、感染等改变，需再次手术进行新的关节置换手术而言。它不包括探查假体和无异常发现的手术。翻修术的目的是为了缓解关节置换术失败而致的疼痛和功能障碍，改善关节功能，这可通过重新植入能够牢固固定的新假体及恢复（或基本恢复）关节的解剖形态而达到。

随着我国人口老龄化、骨科手术技术的进步及关节假体设计的改进，人工髋关节手术的适应证不断扩大，初次人工髋关节置换术的数量逐年增长，与之相对应的是人工髋关节翻修术的绝对数量及比重也不断增加，有统计显示翻修术目前已占到髋关节置换手术的18%~25%（图1-1-1）。相对于常规初次置换术，由于手术造成软组织瘢痕及骨质的缺损，髋关节翻修术在手术技术上更加复杂、困难，手术时间长且失血量多，而手术效果往往不及第一次手术。美国1997—2006年Medicare5%样本资料统计显示，感染率初次置换为1.3%，翻修为13.9%；翻修率初次置换为1.6%，而翻修患者为36.6%；此外术后感染、脱位、血栓形成、神经损伤、股骨骨折等并发症明显增加。因此髋关节翻修手术要求骨科医师必须具有丰富的临床实践经验，熟知各种手术入路及重建方法，而在此基础上准确地选择手术适应证，充分的术前评估，完善的术前计划是做好人工髋关节翻修术的前提也是最重要的一步。

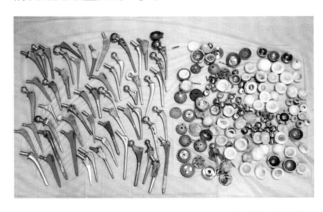

图1-1-1　作者行人工髋关节翻修术所取出的部分假体

第二节　适应证

广义来讲翻修手术的适应证是指通过翻修手术可以解决的各种原因引起的人工髋关节置换术后疼痛、功能障碍。它主要包括：无菌性松动、感染、反复脱位、伴有假体松动的假体周围骨折、假体断裂、髋臼内衬严重磨损、进行性骨溶解、双下肢严重不等长等，其中由于无菌性松动需行假体翻修手术的最为常见，占目前髋关节翻修手术总

量的 60%~70%。

人工髋关节翻修手术的禁忌证主要是：①严重的内科并发症使手术面临高风险；②持续或反复的顽固性髋关节感染；③髋关节周围软组织广泛受损及严重骨质缺损，翻修已经不可能恢复功能。

需要特别指出的是，对于因感染而需要进行翻修手术的患者，又分为一期翻修和二期翻修。一期翻修是指在同一次手术中取出感染的关节假体及所有异物，彻底清创，并再次植入新的假体。二期翻修是指首次手术取出所有异物，彻底清创，经过一定间隔时间后，第二次手术植入新的假体。二者最大的区别是：清创后，前者直接插入一个新的假体而后者先放入间隔垫，二期再放入新假体。

二期翻修是目前推崇和应用最广泛的方法，被认为是治疗晚期慢性人工全髋关节置换术后感染的"金标准"。二期翻修治愈率较高，文献随访报道可达到 90%。缺点是需取出关节做关节成形，手术难度加大，治疗时间长，费用上升，若间隔时间较长还会造成软组织挛缩，骨丢失，术后功能恢复欠佳。目前对于手术时机的选择即二期翻修手术时间及抗生素的使用时间还存在争议。两次手术间隔时间过短感染可能未被完全控制，间隔时间过长虽可降低感染复发危险，但却使治疗时间延长，增加患者痛苦和治疗费用，术后功能恢复也不理想。一般认为清创取出假体后静脉应用 6 周抗生素后再二期翻修可以获得满意疗效。标准的二期翻修手术包括以下步骤：①取出假体、骨水泥，彻底清创；②使用含抗生素骨水泥间隔垫（spacer）；③ 4~6 周非胃肠道使用敏感抗生素；④植入新的人工假体。目前认为二期翻修适应证是：①晚期慢性人工全髋关节置换术后感染，周围软组织条件可；②未及时处理的术后早期深部或急性血源性感染（超过 4 周）；③病原体对药物敏感；④医疗条件能满足需要；⑤能耐受多次手术。禁忌证：①持续或反复的病原菌不明确的顽固性髋关节感染；②髋关节周围软组织广泛受损及严重骨质缺损，翻修已经不可能恢复功能。

一期翻修优点是只需一次手术、住院时间短、治疗费用较低、瘢痕少、术后关节功能恢复较好等优势，但是，与二期翻修不同，一期翻修并不是在感染控制稳定的情况下实施的，所以有不能彻底清除感染的隐患，其治疗效果存在争议，文献报道也结果不一，因此目前并未被广泛应用，仅在欧洲部分医院应用较多。我们认为影响一期翻修感染控制成功率的重要因素很多，包括清创质量、细菌培养的阳性率、假体选择、抗生素的使用方法和患者自身条件等。然而，针对上述因素制订严格科学的治疗方案并遵循它，一期翻修同样可以取得与二期翻修相似甚至更高的成功率。以德国汉堡 Endo klinik 医院为代表，该院 30 多年来对超过 85% 的全髋关节置换术（THA）后感染患者均采用抗生素骨水泥型假体行一期翻修，取得了与二期翻修相似的成功率。Winkler 等则采用非骨水泥型假体，辅以抗生素浸渍的同种异体松质骨移植，也取得了 92% 的感染控制成功率。作者所在医院自 1997 年以来对因感染而需要进行翻修手术的患者一般均采用一期翻修，中短期随访结果满意，成功率超过 90%，长期结果有待进一步随访。一期翻修适应证与禁忌证：与二期翻修基本相同，但相同条件下如果患者不能耐受多次手术则更适于选择一期翻修，而对于患有自身免疫系统疾病或免疫能力低下的患者应慎重考虑，可视为一期翻修的相对禁忌证，必要时应选择二期翻修。

第三节　术前评估

明确有无翻修的适应证是一个复杂的决策过程。它需要首先评估各种因素，确定患者目前存在的问题，做出诊断，从而最终明确有无翻修的必要性，作出治疗决策。对于患者主诉的症状必须要查明原因，而且通过翻修手术可以解决。对于没有明确原因的症状盲目进行翻修手术，往往达不到预期效果，甚至加重原有症状，使问题复杂化。另一方面值得注意的是有无症状并不是考虑是否进行翻修手术的必要条件，有些情况下尽管症状不严重甚至没有症状，但如果不进行翻修术或者延迟翻修会增加翻修手术难度或不得不进行更为复杂的手术，那么这种情况下则是翻修手术的适应证，例如无症状的进行性骨溶解，即使假体固定良好，也应进行翻修，更换内衬，对缺损处进行植骨，否则最终会导致严重的骨丢失，假体失败，翻修难度增加。

（一）病史询问与鉴别诊断

确定诊断是全髋关节翻修手术计划的第一步。一些髋关节置换失败的患者临床表现典型，例如反复脱位、假体周围骨折等，诊断相对容易，但还有一些患者临床表现并不典型，需要仔细询问病史、查体和辅助检查才能作出准确诊断，而获得患者术前准确而详细的病史对于鉴别诊断显得尤为重要,可以使医生缩窄鉴别诊断的范围,使后续的检查更有针对性。

需行髋关节翻修手术的患者最常见的主诉是疼痛。髋关节置换术后疼痛的鉴别诊断可分为内源性因素和外源性因素(表1-3-1)。

表 1-3-1　髋关节置换术后疼痛的鉴别诊断

内源性因素	外源性因素
无菌性松动	腰椎病变(椎管狭窄、椎间盘突出、滑脱)
感染(急性、延迟、晚期血源性)	恶性肿瘤(原发性、继发性)
假体周围骨折	应力骨折(耻骨支)
磨损碎屑性滑膜炎	神经损伤(坐骨神经、股神经、股外侧皮神经)
大转子固定装置滑膜炎	髂腰肌肌腱炎
股骨柄远端疼痛(弹性模量不匹配)	周围血管疾病
骨溶解	代谢性疾病
大转子不连接	疝(股疝、腹股沟疝、闭孔疝)
隐匿性假体不稳定	复合型局部疼痛综合征

医生应注意询问患者疼痛出现时间、部位、在什么情况下出现、严重程度及伴随症状,这有利于分析寻找引起疼痛的原因。疼痛出现的时间对于鉴别诊断很有帮助,如果患者从髋关节置换手术结束后就开始出现疼痛,则需要考虑术后早期感染或手术过程中假体不稳定的可能。如果患者在手术以后有一段时间的无疼痛期,然后无明显诱因再次出现疼痛,除了考虑最常见的假体无菌性松动外,还应考虑晚期感染的可能。疼痛部位、性质对于诊断也很重要。髋关节置换术后疼痛的部位通常局限在腹股沟、臀部、大腿或粗隆部位,少数情况下可放射至膝部,但很少低于膝关节。例如,假体松动是髋关节置换术后引起患者疼痛最常见的原因,其疼痛特点就与部位密切相关而且常常在活动时诱发或加重症状。腹股沟区疼痛是髋臼侧假体出现问题的典型症状。大腿前方或膝部疼痛,尤其是患者刚启动活动时最为明显,是股骨侧假体失败与松动的典型症状。

必须注意的是由于假体周围感染也常导致髋部疼痛,因此排除感染是所有翻修手术患者术前评估的重要环节。典型的感染根据病史及

查体作出诊断并不困难,但对于症状不典型的隐匿性感染(如低毒性感染),尤其是实验室检查(血沉、C-反应蛋白)正常时,诊断往往较为困难,此时详细的病史询问有助于感染的诊断。假体周围感染患者疼痛特点一般是症状与活动无必然联系,呈持续性隐痛,即休息时也常伴有疼痛,表现为静息痛、夜间痛。部分患者伴有发热、夜间盗汗等伴随症状,使用抗生素可以缓解症状,而既往病史中有初次手术切口愈合延迟、口腔手术史或上呼吸道感染史等也提示感染的可能。

(二)体格检查

如果患者能行走,首先需要观察患者的步态。股骨假体松动的患者,负重时由于股骨柄在髓腔内微动,可以出现疼痛性保护步态,也叫辟痛步态。出现 Trendelenburg 步态提示存在外展肌功能障碍,例如股骨柄松动下沉会缩短外展肌有效力臂,导致 Trendelenburg 步态。如果 X 线片上显示假体位置正常而且大转子完整,建议进行肌电图检查,确定外展肌是否存在去神经支配。如果存在外展肌功能障碍或缺失,则术后容易造成髋关节不稳定,发生脱位,这种情况下应考虑髋关节外展肌重建,也可考虑采用限制性内衬或大头假体(图1-3-1,图1-3-2)。

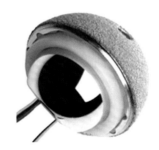

图 1-3-1　大头假体

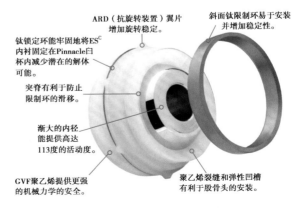

ARD(抗旋转装置)翼片增加旋转稳定。

斜面钛限制环易于安装并增加稳定性。

钛锁定环能牢固地将ES℃内衬固定在Pinnacle臼杯内减少潜在的解体可能。

突脊有利于防止限制环的滑移。

渐大的内径能提供高达113度的活动度。

GVF聚乙烯提供更强的机械力学的安全。

聚乙烯裂缝和弹性凹槽有利于股骨头的安装。

图 1-3-2　限制性内衬假体

其次检查患者先前的手术切口，并注意局部是否有皮温升高、红、肿、窦道及分泌物形成，这些体征都提示感染的存在。根据先前的切口设计大转子切口。多数情况下，由于翻修手术较复杂，一般选择后外侧入路，该入路对股骨、髋臼均能提供良好显露，并方便根据术中需要进一步扩大显露。虽然髋关节切口坏死比膝关节少见，但一般不应与第一个切口平行做第二个切口，尤其不应与后方切口平行。

接下来检查髋关节的主动与被动活动范围。很多髋关节的病变会造成不同程度的髋关节的活动受限。例如：如果髋关节部分或完全融合或髋臼内陷，会导致髋关节主动与被动活动范围均明显受限甚至消失；如果髋关节假体松动时，患髋被动内外旋转、屈曲或轴向叩击时，常可诱发疼痛；如果患髋抗阻力外展受限并伴有大转子处疼痛及压痛，应注意有无大转子滑囊炎。

下肢长度检查是翻修术前体格检查必须而且重要的一个步骤。翻修手术时很多患者存在患肢短缩，需要进行下肢延长。如果下肢延长超过4cm时，应考虑到术后有可能发生神经麻痹、血管危象的问题。

（三）影像学评估

1. X线片　X线平片对评估翻修患者是很关键的部分，也是制订适宜的术前计划的基本要求。标准的术前放射学评估应包括以耻骨为中心的骨盆前后位片，患侧髋关节的侧位片。必要时还可拍下肢全长片。X线片的质量要有保证，应达到能评估骨、骨水泥、假体之间界面的细微改变或能辨别提示感染的骨膜反应，质量不佳的X线片通常会导致对骨丢失程度估计不足，因为较薄的骨皮质与附近的骨水泥不容易区分。患侧髋关节的前后位片、侧位片应足够长以评估股骨峡部和骨干的完整性，而这些部位在翻修时常是假体固定所达到的部位（侧位片还应能很好显示股骨干前弓，以便在模板测量时评估假体远端是否与其不匹配而导致穿孔的风险；对于骨水泥假体拍片长度还应包含远端的骨水泥塞）。X线平片评估重点应注意以下几个方面：

（1）骨缺损的评估：髋关节翻修术术前计划核心部分之一就是根据术前放射学评估对于髋臼、股骨的骨缺损进行分类评估，它对指导医生选择合适的重建方案非常有用。关于骨缺损的分型及相关重建方案在本书第四章有详细描述，在此就不予以赘述，仅简单介绍一下临床常用骨缺损分型。

髋臼骨缺损的分型：根据采用的翻修方法不同，产生了很多种骨缺损的分型方法，但是AAOS分型和Paprosky分型使用的人最多。AAOS分型分为Ⅰ型：节段性缺损；Ⅱ型：腔隙性缺损；Ⅲ型：混合性缺损；Ⅳ型：骨盆中断；Ⅴ型：关节固定。但是这种方法比较繁琐，对使用生物臼杯翻修指导意义不大，在打压植骨翻修中使用较广，但是单纯使用无法了解骨缺损的严重程度。而Paprosky分型方法使用人数逐渐增加，对使用生物压配臼翻修有直接的指导作用，分型比较细致，通过对泪滴、坐骨、Kohler线是否有骨溶解及是否有髋臼上移来判断髋臼前壁、后壁、内壁以及上壁的是否有骨缺损及严重程度。

Paprosky分型将髋臼骨缺损分为三型（图1-3-3）：Ⅰ型：很小的骨溶解和移位，杯与骨接触大于90%；ⅡA型：向上移位小于3cm，臼内壁完整，边缘完整，轻度坐骨溶解，Kohler线完整，杯与骨接触大于70%；ⅡB型：向上移位小于3cm，臼内壁完整，边缘部分缺损，杯与骨接触大于70%；ⅡC型：向上移位小于3cm，臼内壁缺失，边缘不完整（<30%），杯与骨接触大于70%；ⅢA型：向上移位大于3cm，前后柱缺损，内壁缺失，骨缺损在10点~2点，杯与骨接触40%~70%；ⅢB型：向上移位大于3cm，严重前后柱缺损，内壁缺失，骨缺损在9点~5点，杯与骨接触小于40%，可有骨盆不连续。

股骨骨缺损分型常用的有Paprosky分型、

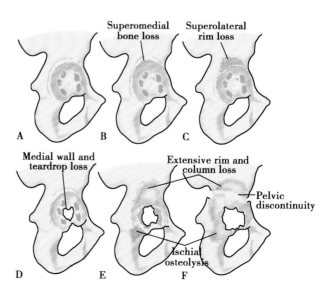

图1-3-3　Paprosky 髋臼缺损分型
A. Ⅰ型；B. ⅡA 型；C. ⅡB 型；D. ⅡC 型；E. ⅢA 型；F.ⅢB 型

Paprosky分型

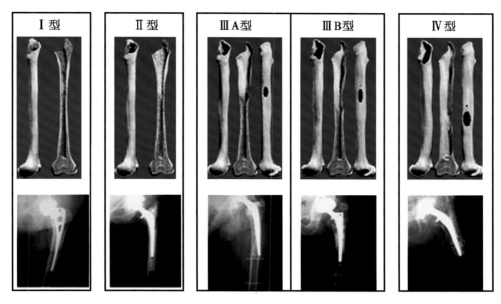

图 1-3-4 股骨骨缺损 Paprosky 分型

AAOS 分型、Mallory 分型及 Endo-Klinik 分型等。其中 Paprosky 分型在文献中引用最为广泛,其优点是比较简单易记,对治疗方案的选择提供了明确的参考意见,并且有助于判断预后,可靠性(即重复性)较好。

Paprosky 分型将股骨骨缺损分为四型(图1-3-4):Ⅰ型:干骺端松质骨有少量丢失而骨干及峡部皮质完整无缺损。Ⅱ型:干骺端骨质广泛丢失但骨干及峡部皮质完整无缺损。Ⅲ型:干骺端有严重的骨丢失而股骨干也有骨缺损。根据股骨峡部能够用于固定的骨量又进一步分为ⅢA型和ⅢB型,ⅢA型指股骨干峡部可用于远端固定的完整皮质骨超过 4cm,ⅢB型指股骨干峡部可用于远端固定的完整皮质骨少于 4cm。Ⅳ型:干骺端及骨干广泛骨丢失,皮质变薄,股骨髓腔变宽膨大。

(2) 假体松动的评估:假体松动的判定标准目前仍有争议,拍摄系列 X 线片与既往 X 线片对比观察评估已证明在判定假体移位或松动方面特别有用。根据 Gruen 的描述,股骨假体及其相关的界面被分为 7 个区域,内侧与外侧各 3 个区,柄尖端1 个区(图 1-3-5);Delee 和 Charnley 将髋臼分为三个区。以股骨头中心点为中心,作水平和垂直线,即将髋臼分为上(Ⅰ)、内(Ⅱ)及下(Ⅲ)三个区域(图1-3-6)。

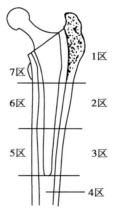

图 1-3-5 股骨假体 Gruen 7 区域

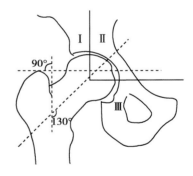

图 1-3-6 Delee 和 Charnley 将髋臼分为三个区

1) 髋臼假体松动:骨水泥固定髋臼假体在连续 X 线片上可观察到的变化包括以下方面。①骨水泥周围部分或全部出现骨吸收以及吸收区宽度增加,术后超过 6 个月,如果宽度达 2mm 以上并且仍在进展,则尤为明显。②骨水泥块及假体臼杯向上方或内侧突入骨盆,伴有髋臼内壁骨皮质的骨折。③臼杯外展角或前倾度数改变,表明假体已移位。④股骨头表面与臼杯周围金属丝的距离减小,表明臼杯已磨损。⑤臼杯及骨水泥折断。⑥髋臼内骨水泥周围可见宽度达 2mm 的透光带,分布于 1 个或多个分区,伴有或不伴有硬化线(如果三个分区都存在宽度达 2mm 以上透光带,表明髋臼假体已松动,对这一点意见是一致的。如果在一个或两个分区内存在某种程度的透光带,假体是否松动应根据透光带宽度是否进行性增加,以及髋部是否有疼痛来确定)。髋臼假体松动很少发生于杯-骨水泥界面,这与股骨假体松动常发生于柄-骨水泥界面不同。与股骨假体松动相比,髋臼假体松动更像是一个生物过程而不是一个机械过程。非骨水泥固定髋臼假体松动的评估目前还没有太好的方法,但是如果在连续X线片上如观察到非骨水泥固定髋臼假体位置发生改变、螺钉断裂、金属杯壳断裂则是假体发生松动的明确证据。与骨水泥型髋臼假体相比,评估非骨水泥固定髋臼假体松动最大的区别是分布于1个或多个分区透光带的存在并不一定意味着假体松动。绝大多数病例研究均报告,非骨水泥固定髋臼假体周围不同程度地存在透光区,其意义还有待确定,但有一部分病例是由于磨损碎屑引起的骨溶解所造成的透光带,此时应注意观察是否为进行性骨溶解及内衬磨损程度。

2) 股骨假体松动:目前骨水泥假体松动的判定标准常用的是 Harris 提出的标准,他将骨水泥假体松动分为三类:①松动——假体移位或骨水泥断裂;②高度可能松动——包绕整个骨水泥—骨界面的连续透亮线;③可能松动——透亮线占骨水泥—骨界面的 50%~99%。非骨水泥假体松动的判定标准常用的是 Engh 提出的标准:①骨长入稳定型——表现为假体多孔涂层周围无与其平行的反应性硬化线,并且骨内膜新骨与多孔涂层之间接触形成“点装焊接”(spot-welds),即 X 线致密区;②纤维长入稳定型——表现为假体多孔涂层周围出现与其平行的反应性硬化线,但无进展扩大、无假体移位;③不稳定型——表现为假体下沉或内翻、外翻、倾斜移位,晚期多孔涂层表面颗粒有脱落。判定非骨水泥假体松动较为困难,除了系列X线片对比观察外,观察假体柄尾端髓腔内有无“骨性基座”(pedestal)形成也有助于判定假体的稳定性。这是因为有些非骨水泥型假体若未获得骨长入型的坚强固定时,会有负荷通过柄的末端传递到股骨而刺激该部位髓腔内形成“骨性基座”,常见于纤维长入型及不稳定型,而当假体柄尾端与“骨性基座”之间出现非线性反应性透亮区时,需高度怀疑假体松动。

需要强调的是,鉴别机械性松动与感染性松动至关重要,若出现有明显的骨吸收,内骨膜面出现扇形改变、骨膜增厚,就应怀疑为感染性松动。此外还应注意观察假体的位置,例如当盆腔内出现骨水泥或髋臼假体显著突入盆腔时,可能需要进行血管造影,明确其与盆腔内血管的位置关系,以便于评估术中取出假体或骨水泥时损伤血管的风险。

(3) 原有假体类型的评估:术前应通过 X 线片辨认假体部件,还要确定部件的位置是否正确,内衬磨损程度等。例如,髋臼侧假体固定和位置良好,翻修术中可以仅更换内衬来处理聚乙烯磨损和骨溶解,但前提是手术医生能够获知相关公司假体信息从而准备好合适的组配内衬,当原有手术记录或假体相关信息无法获得,通过 X 线片辨认原有假体的类型就显得尤为重要;此外,通过 X 线片分析假体的形状及其表面的特点,对于术中顺利取出假体及骨水泥也很有帮助。

2. CT　术前可通过 CT 尤其是三维 CT 更加直观准确地了解骨缺损的程度和类型、假体安放位置与角度。虽然有时金属反射伪影会有影响,但现代的 CT 技术已经很大程度上减少了这种影响,它有时可以帮助发现隐匿的骨缺损。

3. ECT　放射性核素全身骨扫描(ECT)并不是必须要作的检查。主要用于诊断松动,但在假体植入后 6~10 个月,由于假体周围骨改建仍可以阳性,此时做 ECT 意义不大。置换手术一年以后可以考虑做 ECT。传统的 ^{99m} 锝核素扫描敏感性及特异性仅 60% 左右,而且对于出现假体松动的患者,无法区分是感染性松动还是无菌性松动。^{111} 铟自体白细胞骨扫描是检测中性粒细胞介导的炎症反应最敏感的手段,是现有放射性核素骨扫描中准确度最高的结果,敏感度 90% 左右,阴性预测值 90%~100%,但阳性预测值仅 75%,这可能与 ^{111} 铟无法分辨标记感染产生的急性炎性白细胞和骨溶解致无菌性松动等产生的慢性炎性白细胞有关。因此由于有一定的假阳性率,当 ^{111} 铟自体白细胞骨扫描阳性时并不能确认感染,它有可能是非感染因素导致的炎性白细胞增多,但是正常或阴性的核素扫描结果对于假体关节感染有可靠的阴性预测价值,阴性结果强烈预示可排除术后感染。

(四) 实验室检查

询问病史、体格检查和影像学检查后应该进行实验室检查来建立或明确诊断。术前常规进行血液检查,评估人工髋关节相关的感染可能。血红蛋白、血细胞比容和平均血细胞比容可以反映贫血情况营养不良面临感染的风险较高,术前应尽可能纠正。血清总蛋白、球蛋白和前白蛋白以及转铁蛋白可以评估术前营养状况。白细胞计数(WBC)对于评估人工髋关节感染并不可靠。红细胞沉降率(ESR)是非特异性感染的标志,一般不合并其他疾病的情况下,人工髋关节术后 2~3 月恢复正常。C- 反应蛋白(CRP)是急性阶段反应物,通常在手术后数小时内增高,术后 2~4 周恢复正常。如超过这个时间,ESR、CRP 仍升高,则应分析原因,排除其他疾病的情况下,应考虑感染的可能性。如果根据临床和影像学检查以及血清学结果高度怀疑髋关节感染时,术前应进行关节穿刺抽吸检查以排除深部感染,抽出液体进行涂片定量分析及细菌培养,这是诊断术后感染及指导抗生素选择的最有效方法。穿刺前应停用抗生素 2 周,细菌培养应厌氧、需氧都培养,培养时间可延长至 10~14 天,这种培养方法可明显提高阳性率。穿刺的结果应结合病史、查体和 ESR、CRP 进行综合判断。2011 年美国肌肉骨骼感染协会推荐了一个新的假体周围感染(periprosthetic joint infection,PJI)诊断标准,有助于我们诊断感染,即:①有与假体相通的窦道形成,或②至少两个单独从感染假体关节提取的组织或液体标本中培养分离出同一种病原菌,或③符合以下六条标准中的 4 条:ESR 和 CRP 升高;关节液白细胞计数升高;关节液中性粒细胞百分比(PMN%)升高;受累关节有脓液形成;假体周围组织或液体培养分离出微生物;假体周围组织病理检查发现在 5 个高倍视野(×400)中,每高倍视野有 5 个以上中性粒细胞。关于感染时 ESR、CRP 和 PMN% 的具体升高数值文献报道并不一致,究竟采取什么样的标准诊断感染此前一直都有争议,为此全球骨科界治疗人工关节感染的专家 2013 年在美国费城达成共识,当 ESR>30mm/h,CRP>10mg/L,PMN%>80 %,关节液 WBC 计数 >3000/μL 时考虑慢性髋关节假体周围感染;当 CRP>100mg/L,PMN%>90%,关节液 WBC 计数 >10 000/μL 时考虑急性髋关节假体周围感染,急性感染时 ESR 数值没有参考意义。

(五)模板测量

模板测量是翻修术术前计划中最重要的一步,对手术的成功至关重要。它的目的是对翻修植入假体的种类和型号以及是否采用 ETO,支撑性植骨(strut graft)等做一个预判,从而帮助制订一个合理的重建方案。

人工髋关节翻修术的模板测量步骤与初次置换相同,首先测量髋臼侧,标记确定旋转中心后,然后再围绕旋转中心进行股骨侧模板测量。模板测量时应注意以骨缺损分型为指导选择合适类型的假体,其大小可用模板在 X 线片上重叠测量。以髋臼侧翻修最常用的多孔涂层的半球形髋臼杯为例,第一步将模板放置到 X 线片上,使髋臼杯获得最大骨性覆盖,若宿主骨与臼杯接触 50%~60%,根据具体骨缺损情况可以选用骨小梁金属臼杯、髋臼支架结合结构性植骨、Cup-Cage 结构、定制三翼臼杯等(详见第四章)。股骨柄的长度一般应越过任何股骨缺损(bypass defects),并超过该处股骨髓腔直径 2~3 倍的长度。对于广泛涂层股骨柄而言,其宽度(直径)应能满足与远端完整皮质骨的接触区域大于 5cm,以提供充分的初始稳定。若担心强度不够,应考虑准备异体骨板,术中支撑性植骨(strut graft)以增强股骨强度,降低骨缺损部位的骨折风险。若所选假体长度大于 15cm 时,必须在侧位片上评估假体与股骨前弓匹配程度,以确定是否用一个弯柄而避免造成股骨骨折或穿孔。此外还应注意所选假体应该有适宜的颈长及偏心距,以尽量纠正双下肢不等长及优化外展肌功能,防止碰撞。(旋转中心的确定应根据下肢计划延长多长,旋转中心则应相应垂直提高多少来定;偏心距应在内旋 15° 的正位片上来确定,以抵消股骨前倾)。

术前 X 线测量评估时一个重要而又易被忽略的部分是对股骨畸形的评估。松动的股骨假体常伴有股骨重塑(remodelling)致内翻和后倾畸形,而术前模板测量有助于辨识股骨重塑。图 1-3-7 所示:用模板测量时,植入假体柄的远端部分应放于股骨髓腔中央,柄的外侧边界与股骨外侧皮质之间的位置关系可以对比出来。如果假体接触或位于股骨外侧皮质之外,则提示发生了股骨内翻重塑,此时就应该决定在术中显露时做 ETO,否则术中扩髓时将会有股骨穿孔的风险,若自髓腔植入假体尺寸不合适,还可能导致骨折。

大转子过度生长术前也应该确认(图 1-3-8),以预期假体拔出的困难,提醒注意术中去除该处多余骨质。因为如果大转子过度生长悬吊于柄外侧肩部上方,即使假体松动,拔出时也非常困难。

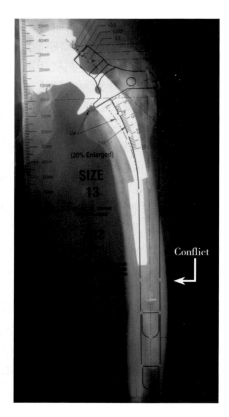

图 1-3-7   术前模板测量有助于辨识股骨重塑

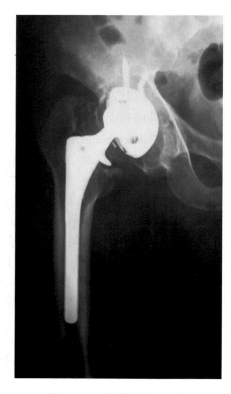

图 1-3-8   大转子过度生长

根据模板测量的结果必须准备大量的各种型号的假体配件和必要的器械,多数厂家提供专为翻修手术设计的成套假体配件,例如髋臼侧翻修时,经常由于严重的骨缺损而使用外径大于68mm 超大号臼杯,即所谓的 Jumbo cup(Jumbo cup 泛指直径大的半圆形生物压配杯,其定义为男性的臼杯大于66mm,女性的臼杯大于62mm,或使用比初次置换臼杯大 10mm 以上的臼杯)。极少数情况下,由于骨缺损或股骨畸形非常严重,只能使用定制假体。需要强调的是由于翻修手术的复杂性,最终假体型号的确定要以术中假体取出后骨缺损的程度来定。术中骨缺损的程度常比术前评定分级要高(upgrade),尤其是伴有骨溶解或取出固定良好的假体时,因此手术医生需熟知各种重建方法,术前模板测量时,应预估可能发生的并发症,并相应制订几种应急方案,这就需要准备更多的器械与假体,这样会使术中的处理更为顺利。

第四节   治疗决策

多数患者术前主诉症状是疼痛、功能障碍,都与活动有关,如果该患者调整活动后症状减轻或消失,而患者的年龄、全身和局部情况并不非常适合进行翻修手术,则应该选择保守治疗,在疼痛的原因无法确定的情况下贸然行翻修手术,其结果将难以预料,如果术中出现并发症,患者的情况很容易变得比术前更糟;此外,功能性的问题很少需要翻修,如无痛性髋关节活动都减少或对无痛肢体进行延长等。对于有明确原因的症状,在决定翻修术前,需要对其潜在的风险和效益做一评估,而一旦明确了人工髋关节需要进行翻修,有效处理骨缺损,植入新的固定稳定的假体,解除疼痛并获得良好的功能是翻修的主要目标。需要特别指出的是,由于髋关节假体周围感染的翻修手术与因其他原因需行翻修术的患者治疗方案明显不同,因此一旦确定人工关节感染,选择具体治疗方案时必须考虑以下几个方面:①感染是表浅的还是深部的;②感染发生的时间;③患者自身条件对感染治疗效果的影响;④假体是否松动;⑤感染的致病菌(种类、毒力、对抗生素的敏感性);⑥医生的经验和技术水平;⑦患者的期望值和对关节功能的要求。

(曹力   张晓岗)

参 考 文 献

1. Berquist TH. Imaging of joint replacement procedures. Radiol Clin North Am,2006,44(3):419-437.

2. Maloney WJ. National Joint Replacement Registries:has the time come? J Bone Joint Surg Am,2001,83-A:1582-1585.

3. Soderman P,Malchau H,Herberts P,et al. Outcome after total hip arthroplasty:Part I. General health evaluation in relation to definition of failure in the Swedish National Total Hip Arthoplasty register. Acta Orthop Scand,2000,71:354-359.

4. Soderman P,Malchau H,Herberts P,et al. Outcome after total hip arthroplasty:Part II. Disease-specific follow-up and the Swedish National Total Hip Arthroplasty Register. Acta Orthop Scand,2001,72:113-119.

5. Jones CP,Lachiewicz PF. Factors influencing the longerterm survival of uncemented acetabular components used in total hip revisions. J Bone Joint Surg Am,2004,86:342-347.

6. Chareancholvanich K,Tanchuling A,Seki T,et al. Cementless acetabular revision for aseptic failure of cemented hip arthroplasty. Clin Orthop Relat Res,1999,361:140-149.

7. Blumenfeld TJ,Bargar WL. Acetabular revision using a cementless protrusio shell:Clinical and radiographic analysis at midterm follow-up. J Arthoplasty,2007,22:311.

8. Park DK,Della Valle CJ,Quigley L,et al. Revision of the acetabular component without cement. A concise follow-up,at twenty to twenty-four years,of a previous report. J Bone Joint Surg Am,2009,91:350-355.

9. Jasty,M. Jumbo cups and morsalized graft. Orthop Clin North Am,1998,29:249-254.

10. Dearborn JT,Harris WH. Acetabular revision arthroplasty using the so-called jumbo cementless components:an average 7-year follow-up study. J Arthroplasty,2000,15:8-15.

11. Whaley AL,Berry DJ,Harmsen WS. Extra-large uncemented hemispherical acetabular components for revision total hip arthroplasty. J Bone Joint Surg Am,2001,83:1352-1357.

12. Patel JV,Masonis JL,Bourne RB,et al. The fate of cementless jumbo cups in revision hip arthroplasty.J Arthroplasty,2003,18:129-133.

13. Nehme A,Lewallen DG,Hanssen AD. Modular porous metal augments for treatment of severe acetabular bone loss during revision hip arthroplasty. Clin Orthop Relat Res,2004,429:201-208.

14. Ong KL,Kurtz SM,Lau E,et al.Prosthetic joint infection risk after total hip arthroplasty in the Medicare population. J Arthroplasty,2009,24(Suppl 6):S105-S109.

15. Wilson J,Charlett A,Leong G,et al. Rates of surgical site infection after hip replacement as a hospital performance indicator:analysis of data from the English mandatory surveillance system. Infect Control Hosp Epidemiol,2008,29(3):219-226.

16. Zimmerli W,Trampuz A,Ochsner PE. Prosthetic-joint infections.N Engl J Med,2004,351(16):1645-1654.

17. Hanssen AD,Spangehl MJ. Treatment of the infected hip replacement. Clin Orthop Relat Res,2004,420(3):63-71.

18. Toms AD,Davidson D,Masri BA,et al. The management of peri-prosthetic infection in total joint arthroplasty. J Bone Joint Surg Br,2006,88(2):149-155.

19. Jackson WO,Schmalzried TP. Limited role of direct exchange arthroplasty in thetreatment of infected total hip replacements. Clin Orthop Relat Res,2000,381(12):101-105.

20. Wolf CF,Gu NY,Doctor JN,et al. Comparison of one and two-stage revision of total hip arthroplasty complicated by infection:a Markov expected-utility decision analysis. J Bone Joint Surg Am,2011,93(7):631-639.

21. Choi HR,Kwon YM,Freiberg AA,et al.Comparison of One-Stage Revision With Antibiotic Cement Versus Two-Stage.J Arthroplasty,2013,28(Suppl 8):S66-S70.

22. Gehrke T,Kendoff D. Peri-prosthetic hip infections:in favour of one-stage.Hip Int,2012,22(8 Suppl):S40-S45.

23. Winkler H,Stoiber A,Kaudela K,et al.One stage uncemented revision of infected total hip replacement using cancellous allograft bone impregnated with antibiotics. J Bone Joint Surg Br,2008,90(12):1580-1584.

24. Parvizi J,Zmistowski B,Berbari EF,et al. New definition for periprosthetic joint infection:from the Workgroup of the Musculoskeletal Infection Society. Clin Orthop Relat Res,2011,469(11):2992-2994.

25. Tsukayama DT,Estrada R,Gustilo RB. Infection after total hip arthroplasty:A study of the treatment of one hundred and six infections. J Bone Joint Surg Am,1996,78(4):512-523.

26. Paprosky WG,Perona PG,Lawrence JM. Acetabular defect classification and surgical reconstruction in revision arthroplasty:a 6-year follow-up evaluation. J Arthroplasty,1994,9(1):33-44.

27. Della Valle CJ，Paprosky WG. The femur in revision total hip arthroplasty evaluation and classification. Clin Orthop Relat Res，2004，55-62.

28. Gruen TA，McNeice GM，Amstutz HC. Modes of failure of cemented stem-type femoral components：a radiographic analysis of loosening. Clin Orthop Relat Res，1979，141：17-27.

29. Valle CJ，Paprosky WG. Classification and an algorithmic approach to the reconstruction of femoral deficiency in revision total hip arthroplasty . J Bone Joint Surg Am，2003（Suppl 4）：S1-S6.

30. Sporer SM，Paprosky WG. The use of a trabecular metal acetabular component and trabecular metal augment for severe acetabular defects. J Arthroplasty，2006，21（6 Suppl 2）：S83-S86.

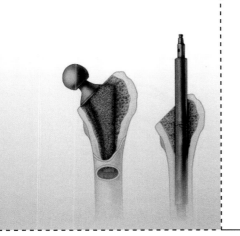

第二章

髋翻修入路及假体取出

第一节　入路选择与显露技术

初次置换手术的皮肤切口有很多种,所以可能遗留下各种不同的切口瘢痕。如果可能,应尽量沿用原切口。新旧切口间的皮肤坏死虽然不像在膝关节那样多见,但是也不应忽略这种可能性。所有用来进行初次全髋关节置换的手术入路一般来说均可以应用于翻修手术。但是,在翻修手术中扩大手术显露更为重要。

通过前外侧入路和劈开臀大肌直接侧方入路可轻易完成髋臼的翻修。尽管可以通过延长切口显露股骨,但是通过前入路对髋臼后侧的处理是比较困难的。而且,在髋臼缘上方显露超过4~6cm时会将增加臀上神经的损伤几率,将导致臀中肌无力,从而必然出现跛行。

后外侧入路可以非常容易地上下延长而不影响重要结构,从而轻易地充分显露髋臼和股骨干的任何部位。后外侧入路对外展肌没有任何影响,术后出现臀中肌无力的可能性极小,并且,术后出现异位骨化的风险很小,是最常用的翻修入路。只是相对于前路,脱位的风险稍高,不过通过选择大直径股骨头假体可以减少翻修术后脱位的风险。

通过直接外侧入路暴露前方髋臼相当困难,尤其是当一体化股骨头假体需要留在原处

时。在这种情况下,应该从髂骨前方和上方剥离外展肌,然后把股骨头假体放到髋臼的前方和上方的隐窝中。为了能使股骨充分前移,需要彻底松解前方关节囊,有时候还需要松解臀大肌的止点。

转子间入路能够最好地显露股骨和髋臼,也是以往许多复杂翻修手术所选的入路。但是,大转子的再附着是一个问题,尤其是当患肢变长或是转子有骨质疏松时,还有大转子不愈合问题,所以这种手术入路使用的越来越少了。只有在极少数情况下使用。主要是存在严重髋臼内陷无法脱位时,尤其是原来采用的是人工股骨头置换,而出现了髋臼内陷,既无法脱位,也无法将股骨假体颈部截断,只能采用大转子滑移截骨术(STO),即将连接臀中肌和骨外侧肌的大转子斜行截下,翻开,可以很容易取出髋臼和股骨假体,完成髋关节翻修。翻修完成后,需要将与肌肉组织相连的大转子复回原位,再用钢丝或专用器材把大转子骨块重新附着固定,包括:①双垂直钢丝技术;②考文垂单钢丝技术;③斜向钢丝内锁定技术;④四股钢丝技术以及 cable grip 或 cable ready 器械固定(图 2-1-1~ 图 2-1-5)。通过大转子截骨的方法在扩大髋臼显露的同时,也可以将截骨块向远端移位,来调整外展肌的张力,增强关节的稳定性。

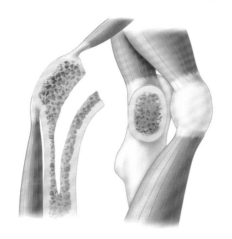

图 2-1-1　保留大转子肌肉止点

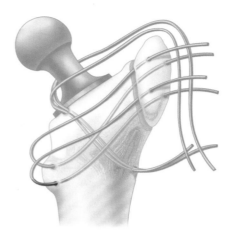

图 2-1-4　斜向钢丝内锁定技术

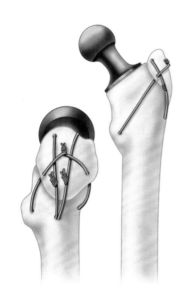

图 2-1-2　垂直钢丝技术

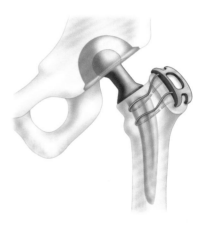

图 2-1-5　cable grip 器械固定技术

如果预计在取出股骨假体或是 STO 截骨后再附着时会出现问题，最好行延长大转子截骨（图 2-1-6）。将大转子和部分股骨外侧皮质一起切除，

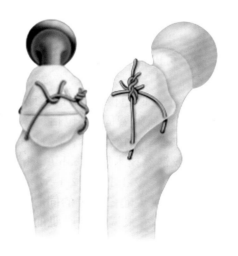

图 2-1-3　考文垂单钢丝技术

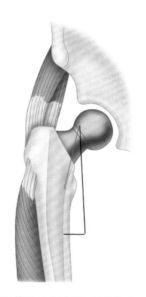

图 2-1-6　大转子截骨术示意图，绿线为 STO，黑线为 ETO

减少大转子骨折的风险,并避免了需将大转子小骨折块重新附着的问题。将髋关节脱位后,用这种技术来取出固定良好的骨水泥型或非骨水泥型的假体柄最为理想。其他的适应证包括股骨内翻的重建矫形,移除骨水泥涂层包裹完好的松动假体。如果估计脱位会遇到困难,截骨同样可以在脱位前进行,或是在移除股骨柄以后进行。通过截骨可以直接到达髓腔的远端,安全有效地移除骨水泥,保证股骨远端适当扩髓以保持股骨柄中立位。据报道,该部位截骨的愈合率是98%或99%。(要点:计划好截骨的长度,以最大限度的显露固定良好的骨水泥或非骨水泥型假体的远端,保留足够多的股骨峡部完整以确保翻修假体和内侧骨皮质有5~6cm 的距离保持接触)

一、生物固定股骨柄的取出

对于某些明显松动的柄,拔除相对容易,甚至可以徒手拔出。但是在大多数情况下,股骨柄假体的取出并不太容易,往往仍须通过各种方法将股骨假体自股骨中用力拔出。如果假体带有一体式的头(老式假体),可以使用滑锤或有把持平台的打拔器取柄,有数种器械可以绕过假体头,环绕钩住假体的颈部(图 2-1-7)。

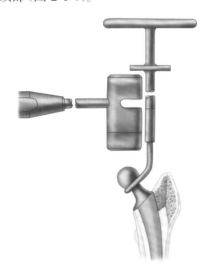

图 2-1-7　股骨柄的取出

如果柄为现代设计,为组合结构,标准拔除器械只能将头拔下,所以不能使用。认清柄的设计类型,与厂家的代理商取得联系,最好能获得原厂的取出工具,以方便股骨柄的取出。此外,还有一些通用的股骨柄取出工具,如典型的设计包括以下几种:带有一只钩,穿过柄上的孔;用一种带螺丝的装置抵住

假体肩部,以使夹持工具锁住股骨假体颈部;或用夹子样装置锁住于颈锥度的下方(图 2-1-8)。

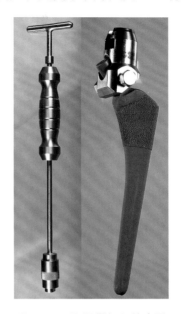

图 2-1-8　取股骨柄用的夹具

如股骨假体是有领设计,可将假体的领部作为把持平台,用锤子和打器从下方击打将假体敲出(图 2-1-9)。如果领部未突出于股骨颈内侧皮质骨之外,可去除少许骨质,显露部分领部。

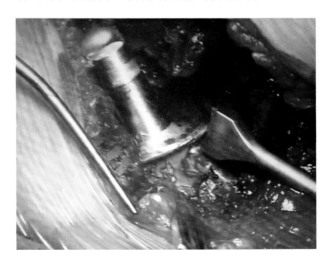

图 2-1-9　带领股骨柄的取出

骨长入稳定的生物型股骨柄近端骨界面的分离,可用往复锯或薄骨刀分离前后侧(图 2-1-10)、月牙骨刀分离外侧、执笔式磨钻分离内侧。柄截断的技术,可用 Tungsten 炭化钙磨钻通过前侧皮质窗或做 ETO 后截断。若近端柄取出仍有困难可能需要在颈内下方制造切迹。

根据多孔表面所占的范围、骨长入与纤维包

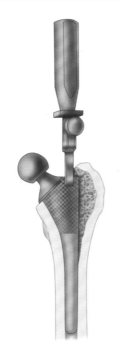

图 2-1-10   薄骨刀分离近端骨假体界面

囊的比例、假体柄充满髓腔的程度不同,非骨水泥假体取出的复杂程度也有所不同。固定不牢的非多孔表面无骨水泥假体可以在不破坏骨-假体界面的情况下将其取出。反之,有充分骨长入而且充满髓腔的全多孔表面假体在取出时则非常困难。假体因为感染、脱位、顽固性髋部疼痛而需要取出时,就可能会遇到这种情况。术前应通过 X 线片辨认假体类型,从而确定多孔表面的范围。还应分析假体界面情况以判断骨长入的可能性。

　　Glassman 和 Engh 介绍了一种拔出远端有广泛骨长入的假体的方法,需要使用一种特殊的环钻和高速金属切割器械。用薄骨刀分开近端的骨长入区,用高速磨钻在柄体的方形和圆形交界区行骨皮质横行开窗,在此处用金钢钻金属切割器截断假体,避免切割或切断对侧皮质。 将柄的近

端部分取出后,用环钻套住圆柱体部,切割并取出假体柄(图 2-1-11)。通过测量已取出的假体近端部分的直径,来确定远端所用环钻的型号,用水浇灌环钻,避免烧灼骨质,远端的骨长入被锯断后,可自髓腔中取出环钻并将假体远端部分取出。但大多数情况下最好结合 ETO 使用,即通过 ETO 截骨后,更容易分离近端假体与骨之间的界面,然后在柄体的方形和圆形交界处将假体截断,同样方法取出远端假体柄。

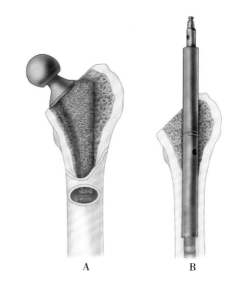

A   B

图 2-1-11   取出远端有骨长入假体的方法(Glassman 和 Engh)

二、骨水泥柄及骨水泥的取出

　　多数情况下取出骨水泥柄较容易,但是彻底取出骨水泥通常较困难,可能需要用到的手动器械有:骨水泥分离刀、骨水泥起子、骨水泥钩及铲(图 2-1-12)。动力器械包括:高速磨钻、带攻丝锥的长钻等。另外特殊器械还包括:超声骨水泥取出系统、气动凿及节段取出系统等。

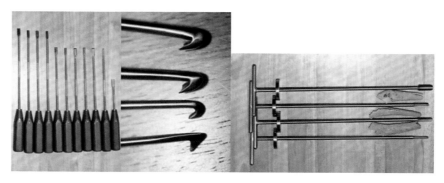

图 2-1-12   骨水泥分离刀、骨水泥钩及攻丝锥

对于表面光滑的骨水泥型假体柄假体，表面很少不规则，假体与骨水泥之间的界面固定不牢，很容易将假体取出，但是骨水泥与骨界面分离较困难。即使是取出光面骨水泥假体，在取出前，也应该先去除大转子上方的部分骨块。如果柄部近端带弯，也要先去除侧方附着在假体肩部的骨水泥，否则容易导致股骨大转子部的骨折。对于表面有涂层的或不光滑的假体柄，先分离柄与水泥或水泥与骨界面，可用高速磨钻处理外侧、摆锯处理前侧和后侧、线锯处理内侧。在柄取出前要慎用骨刀去除骨水泥，因为这样容易导致股骨骨折，只有在股骨柄取出后才能用骨刀。

当近端的骨水泥已经完全清除，如果用取出器大力敲击仍不能取出假体柄，可以做一 ETO 截骨来获得一个到达更大骨水泥和假体结合面的通路。或是在股骨前外侧皮质开窗。开窗的位置应该刚好在近端骨水泥去除水平的远端，而不是位于假体尖部。通过窗口进一步去除骨水泥直到假体柄能够取出。

取出水泥型假体柄后，下一步就是清除髓腔内的骨水泥。股骨内的骨水泥套的清除通常是翻修手术中最费时间和最危险的。这一工作应该要等到髋臼翻修完成后进行，因为股骨髓腔内的出血将会影响髋臼的视野，而且会增加术中失血量。因此股骨髓腔内骨水泥的清除一般在手术的后半段进行，此时术者已经比较疲劳，常常会在这一步骤出现股骨骨折，所以一定要耐心。

清除近端的骨水泥时可先将骨水泥纵向劈出几个裂口，然后用骨刀插入骨-骨水泥界面，翘出骨水泥碎片。清除中下段的骨水泥比较困难。纤维光源、冲洗和吸引对显露骨-骨水泥界面非常重要。小的骨水泥碎片会把中央孔堵住，可用垂体钳或刮匙去除。研究术前 X 线片，确定需要清除的骨水泥的厚薄分布，同时确定柄的尖部是否有偏斜，这种偏斜可能会误导器械偏离髓腔中央，穿出骨皮质。当然，也要考虑到股骨正常的前外弓。如果远端大部分都松了，也可以将一个大号的带螺纹丝锥拧入假体柄遗留的骨水泥块中央孔内，用滑锤捶击，将骨水泥块整块取出（图 2-1-13）。

远端骨水泥的清除常常会很困难，如果远端骨水泥较大，充填髓腔较满，但与周围骨皮质结合不紧密，这时可将其敲向髓腔的远端并留在里面，有感染时则不应考虑这种方法。如果骨水泥较少，未完全充满髓腔，常可以用倒钩取出。自术前

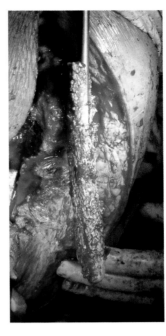

图 2-1-13 使用螺纹丝锥旋入远端骨水泥中将其整块取出

X 线片显示的最大间隙部位将小钩插入骨皮质和骨水泥之间，再将小钩旋转 90°，钩住骨水泥，用锤轻击小钩，将远端骨水取出。

如果远端骨水泥栓充满髓腔并牢固固定，可以用钻将其钻透，然后用扩髓钻将孔扩大，小心保持钻孔位置位于远端骨水泥栓的中央，钻头与髓腔轴线保持一致，用中央定位套筒使钻头准确定位。用为此而特别设计的钻扩大钻孔（图 2-1-14），

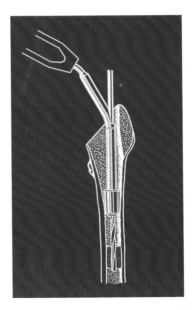

图 2-1-14 用中央套管做导钻，将钻头定位于骨水泥栓的中央打孔

当孔径足够大,用逆行钩刀清除附着在皮质上的残余骨水泥。或是在孔中插入丝锥,用锤子把骨水泥取出。

时刻牢记,骨水泥的硬度要比骨皮质硬,使用任何锐利的取骨水泥工具都有可能从骨皮质穿出,而非按照原想的方向切开骨水泥,尤其是有严重骨质疏松的患者,更容易出现这种情况。

为了避免发生这种情况,人们设计了超声取骨水泥工具,主要有两种,一种是 UltraDrive 系统,现在发展到了 UltraDrive3 了,另外一种是 OSCAR 系统(图 2-1-15),都配有多种刀头,适应不同的需要。超声取骨水泥工具,具有很大优点,可以减少取水泥时间,对骨强度无影响,无骨坏死可尽量多的保留骨质,可减少截骨的使用。其使用时局部温度为 140℃左右,与磨钻相当,骨 - 骨水泥界面使用水降温后温度在 60℃左右,1 分钟后 <40℃。如果小心使用超声取骨水泥系统,股骨穿孔几率极低(图 2-1-16)。

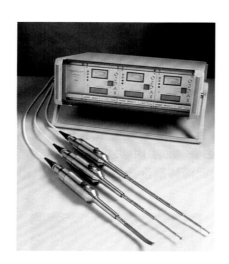

图 2-1-15　OSCAR 超声取骨水泥系统图

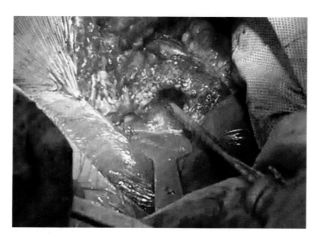

图 2-1-16　取骨水泥过程

对于股骨髓腔内较远端的骨水泥应尽量取干净,否则会导致再次安装假体时假体柄的位置偏离髓腔中心(图 2-1-17),甚至会穿出皮质外。

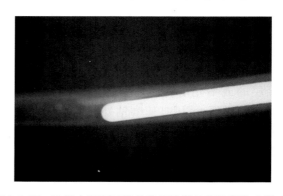

图 2-1-17　远端水泥取不净的将导致股骨翻修假体改道,甚至穿出股骨皮质外

三、断裂假体的取出

假体断裂是导致关节置换手术失败的原因之一(图 2-1-18),翻修术中拔除断裂的股骨假体相当困难。近端部分常常已经松动,很容易与已碎裂的近端的骨水泥一起取出。相反,柄的远端部分仍牢固地固定于残留在远端的骨水泥套中或与远端股骨长在一起。大部分假体断裂发生在近侧或中段 1/3,因此可从上面处理。通常需要光纤照明灯以观察假体的断裂面,做好取出假体的准备工作。此外,常常会结合 ETO 技术。

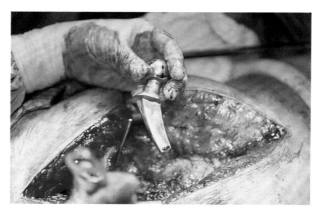

图 2-1-18　术中取出的断裂假体的近端

取出近侧部分假体和骨水泥,测量股骨近端开口至断裂假体上端的距离,恰在此水平稍远侧开窗,开窗的部位不是在假体的尖端。分开股外侧肌的纤维,在此水平显露小块前侧股骨皮质,用小磨钻头开一个 4mm 宽、10mm 长的纵行小窗,去除少量骨质及骨水泥,显露残留假体的近端,将一

尖的硬质合金头冲子置于窗口的远侧部分,其尖端指向近端,在假体表面做出小的粗糙面,并用冲子向近端敲打假体,随着假体向近端移动,不断将冲子移向更远端,并继续向近端冲击,直至假体松动,并能从上端取出。如果冲子不能充分顶牢假体,可用金属切割磨钻做一较大的小坑(图 2-1-19)。

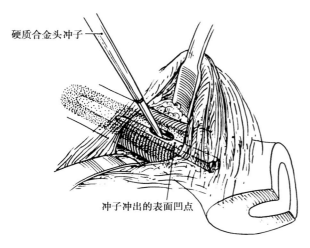

硬质合金头冲子

冲子冲出的表面凹点

图 2-1-19 皮质开窗取出断裂假体的远端

尽管随着对年轻、活动量大的患者随访时间的增加,远端固定非骨水泥型股骨假体的断裂发生率会增加,但目前为止这种问题并不严重。移除这种假体远端的难度取决于假体涂层的面积,骨长入的量,和假体与髓腔的匹配程度。有可能假体远端部分固定良好,假体受到杠杆弯曲的力量,用骨刀破坏残留的骨-假体界面后,断柄近端较易取出。再用环锯将断柄远侧残端取出,往往需要结合 ETO 使用。

第二节 髋臼假体取出

一、生物固定髋臼的取出

对于生物固定的髋臼假体,首先在术前明确髋臼的固定方式、假体类型和辅助固定装置(螺钉、突起、侧翼、柱等)。其次术前要准备好相应的器械。取出生物固定髋臼可能用到的器械如下:内衬取出,假体特殊取出器械、螺丝钉或磨钻等。螺钉取出:改锥、Tungsten 炭化钙钻或环钻等。分离骨与假体:磨钻、弯骨刀及旋转骨刀 Explant。抓持取出:通用及专用取出工具(橇杆及钳等)。

对于有螺钉的髋臼假体,需要先取下内衬和螺钉。从金属臼内将聚乙烯内衬取下时,如果自锁装置不易解除,可在聚乙烯衬垫中心附近钻一孔,并拧入一枚螺钉,螺钉尖端抵住金属底座后,聚乙烯塑料衬垫将被抬出,锁定装置将会分离(图 2-2-1)。或者用市售的专用器械在聚乙烯杯内将其咬合并从髋臼窝中取出(图 2-2-2)。

有人报道可用髋臼锉将牢固固定的全聚乙烯组件打薄,然后可轻易取出。对于髋臼固定螺钉无法用改锥取出者,可将头磨掉,环钻取杆或将螺钉残端深埋骨内。

髋臼假体和骨界面的分离,可用弯骨刀(图 2-2-3)、旋转骨刀。但是传统的这些方法取出固定牢固的非骨水泥型多孔涂层髋臼假体常常会导致骨量的丢失,所以应小心进行。这里推荐专用的带有旋转把手和不同直径刀刃的取出装置 Explant

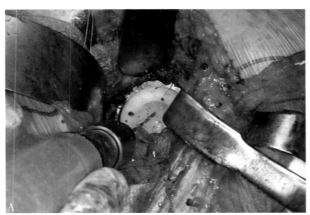
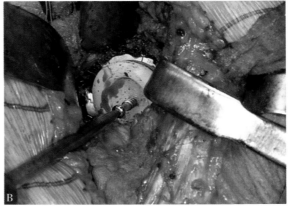

图 2-2-1 使用螺钉钻孔取聚乙烯内衬
A. 细钻钻孔;B. 拧入螺钉顶起内衬

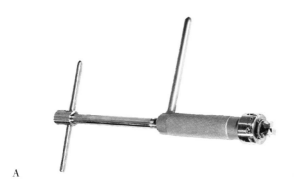

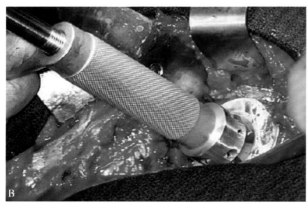

图 2-2-2　专用器械取出聚乙烯臼杯
A. 取聚乙烯内衬的专用器械;B. 取内衬的术中图

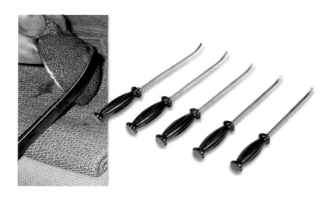

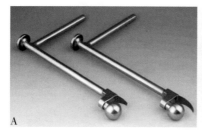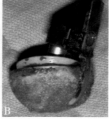

图 2-2-3　取出髋臼所用的弯骨刀
A. 取髋臼器械 Explant;B. 使用 Explant 取髋臼假体的术中相

（图 2-2-4）。有时可利用金属外杯的钉孔,使用带倒钩的取出器（图 2-2-5）

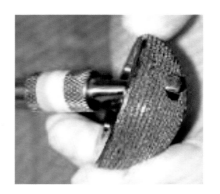

图 2-2-4　取髋臼专用 Explant

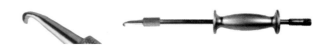

图 2-2-5　带倒钩的取出器

二、骨水泥固定髋臼的取出及骨水泥清除

对于水泥固定的髋臼假体取出前同样要进行术前周密计划,确定固定情况,如有中心移位则要注意血管及输尿管损伤的危险,必要时行静脉或动脉造影以确定骨水泥团与血管结构间的距离。如有必要,应同时行下腹部消毒、铺单,以备从腹膜后显露盆腔血管,并做好修补血管的人员准备。

要清除髋臼的臼杯和骨水泥,显露时应能提供直接通道到达杯的整个髋臼缘。我们发现后外侧入路令人满意,一般不需要行转子截骨。但是如有必要,可以截掉转子,以获得充分的显露。松解髋臼前缘的关节囊,将牵开器放在这一区域,向前方撬拨股骨。如果股骨假体不需翻修,股骨头是标准件,可以取掉头以改善显露。如果股骨头不是标准件,将外展肌和关节囊从髋臼前上方剥离,转动股骨将股骨头放入该窝内。在股骨头表面或 Morse 锥形颈上缝合海绵或在颈锥上套一个保护套,避免在钻髓腔或准备髋臼时无意中被损伤。取出水泥固定的髋臼假体需要准备的器械有弯骨刀、钻及攻丝锥、抓持器及磨钻等。

聚乙烯假体与水泥界面分离可用弯骨刀（图 2-2-6）、螺钉技术（图 2-2-7）和破坏法（图 2-2-8）等。假体水泥界面松动后,可用专用抓持工具（图 2-2-9）、钻或攻丝锥等,取出水泥型髋臼假体。

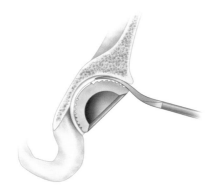

图 2-2-6 弯骨刀分离假体 - 水泥界面

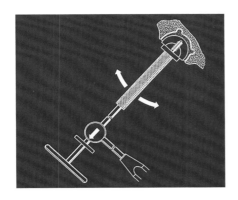

图 2-2-7 拧螺钉法分离假体 - 水泥界面图

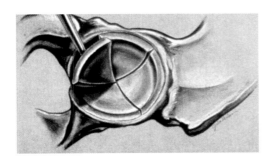

图 2-2-8 破坏法取出聚乙烯臼杯

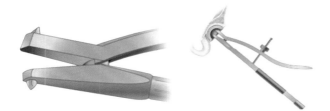

图 2-2-9 专用抓持工具

在双动头翻修中,保留原股骨头采用螺钉技术(图 2-2-10),使用细钻在聚乙烯内衬边缘钻孔,拧入螺钉,当螺钉头触及双极杯外层金属杯时可将聚乙烯内衬翘起(钻孔位置区别于锁定内衬的螺钉技术)。

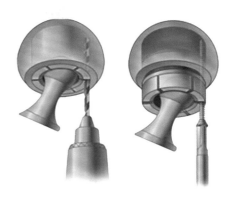

图 2-2-10 螺钉技术翘起内衬

（周勇刚 张强）

第三节 病例分析

病例分析 1

病史简介:患者,男,71 岁,于 7 年前因双髋疼痛就诊于我院,诊断为双髋骨性关节炎。行双侧人工全髋关节置换术。手术进行顺利,术后切口一期愈合,功能恢复良好。近 5 个月来,无明显诱因出现右髋关节疼痛,活动受限。症状进行性加重。2 个月前在当地医院行 X 线片检查,发现右侧股骨假体断裂(图 2-3-1)。

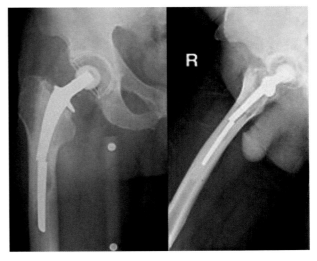

图 2-3-1 右髋关节置换术后股骨假体断裂

诊断:右髋关节置换术后股骨假体断裂

手术方案:髋臼彻底去除骨水泥假体及骨水泥后,使用大号多孔生物臼进行翻修,骨水泥髋臼取出相对容易。股骨部分采用 ETO 取出断裂的股骨柄近端,然后取出断裂的远端假体及远端骨水泥,难点在取出断裂的远端假体和远端骨水泥，使用ETO截骨长度要兼顾到术后假体的固定范围和取远端骨水泥的方便性。股骨翻修选择远端固定全涂层假体。

诊疗过程分析：手术按照计划进行。这里主要描述假体取出。

全麻麻醉，取右髋关节后外侧切口，起自髋臼缘上方3.0cm沿臀大肌纤维方向至股骨大转子下方5.0cm处，长约10cm，逐层切开皮肤、皮下组织，阔筋膜张肌，显露股骨大转子，于大转子后暴露关节囊并切开，关节液清亮，留标本行细菌培养。关节囊内粘连严重，检查见股骨柄假体近段完全松动，取出。于股骨外侧1/3处，从大转子根部至远端14cm，行ETO截骨，注意保护附于骨瓣的软组织。翻开股骨外侧骨瓣，显露髓腔，清理髓腔内残留骨水泥。骨刀松解股骨柄假体残端，取出。用扩髓钻逐渐扩大远端髓腔，将骨水泥取出干净，复位ETO骨瓣，于骨瓣中远段双钛缆固定，而后采用Solution假体进行翻修（图2-3-2）。

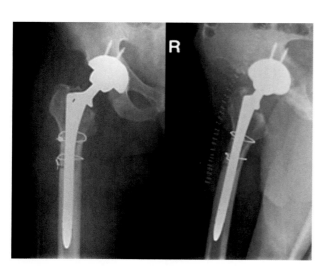

图2-3-2　使用Solution柄进行翻修

骨水泥股骨假体断裂是人工关节置换术后较少见的并发症之一，假体断裂的发生与假体质量、假体安装技术、患者体重、活动量及外伤等多种因素有关。从生物力学角度来说，股骨柄假体近端缺乏骨和骨水泥的支撑使假体柄受到导致金属疲劳的悬臂作用力有关。随着髋关节假体质量的不断提高及手术技术的日趋成熟，初次髋关节置换术后发生假体断裂的病例已不多见。良好的假体安装技术包括髓腔处理、骨水泥灌注、假体选择等，

对预防骨水泥股骨假体断裂有重要作用。一旦发生假体断裂，应尽早行翻修手术，以免出现假体周围骨折。本例选择的是大转子延长截骨术（ETO）。

结果：患者术后4周扶拐下地部分负重行走，术后3个月完全弃拐负重行走。

（张强　周勇刚提供）

病例分析2

病史简介：患者，男性，78岁。因右髋关节置换术后7年，右髋疼痛11个月入院。患者7年前因右侧股骨颈骨折，行右髋关节置换术，术后恢复良好。患者11个月前无明显外伤，活动时出现右侧腹股沟疼痛，呈持续性加重，近1个月不能站立及行走，行X线检查，考虑为右侧髋臼假体松动（图2-3-3）

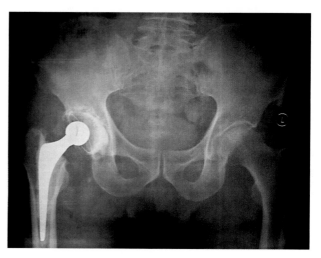

图2-3-3　右髋置换术后髋臼假体松动

诊断：右髋置换术后髋臼假体松动

手术方案：后外侧入路，取出髋臼假体，螺旋臼翻修术

诊疗过程分析：患者髋关节置换术后髋臼假体松动诊断明确，而且已严重影响患肢功能，另一方面为避免出现髋臼假体周围骨质缺损加重等情况增加手术难度，应尽早行翻修手术。术中见股骨骨水泥假体位置良好，无明显松动迹象，因此未翻修股骨侧假体。股骨头是标准件，所以取掉头以改善显露髋臼。髋臼骨水泥假体因已松动，因此使用专用抓持工具（图2-3-4）将其顺利取出。由于患者年龄较大骨质疏松明显，因此采用初始稳定性良好的螺旋臼翻修。

结果：患者术后2天扶拐下地部分负重行走，术后3个月完全弃拐负重行走（图2-3-5）。

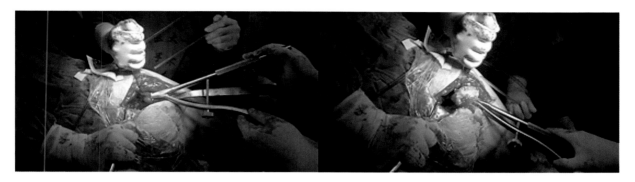

图 2-3-4　专用抓持工具取出骨水泥髋臼假体

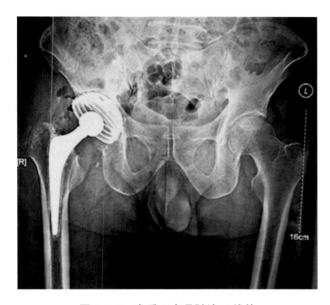

图 2-3-5　术后 3 个月随访 X 线片

（张晓岗　曹力提供）

病例分析 3

病例简介：患者，女性，83 岁。因右髋关节置换术后 8 年，右髋疼痛 1 个月入院。患者 8 年前因右侧股骨头坏死，行右髋关节置换术（图 2-3-6），术后恢复良好。患者 1 个月前无明显外伤，出现右侧大腿疼痛，呈持续性，不能站立及行走，行 X 线检查，考虑为右侧股骨假体断裂（图 2-3-7）。

诊断：右髋关节置换术后股骨假体断裂

手术方案：股骨断裂假体取出，生物型假体（LINK，MP 远端固定）翻修

诊疗分析过程：患者髋关节置换术后股骨假体断裂诊断明确，为避免出现假体周围骨折等情况增加手术难度，应尽早行翻修手术。术中见聚乙烯髋臼假体位置好，无明显松动及磨损，未翻修髋臼侧假体。股骨假体近端因折断、松动被直接完整打出（图 2-3-8）。由于初次手术采用骨水泥型假体，且假体远端断裂，故采用远端股骨干外侧皮质开窗，显露股骨断柄及骨水泥鞘，用髓腔翻修工具完整取出断柄及骨水泥鞘，取出远端骨水泥栓子（图 2-3-9）。反复冲洗髓腔后，将开窗骨板复位，钢

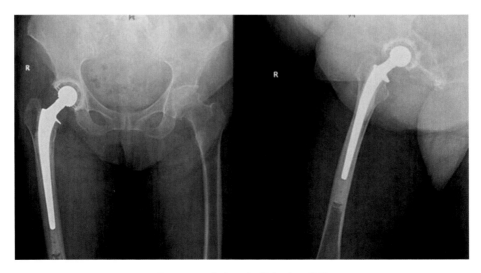

图 2-3-6　患者 8 年前术后 X 线片

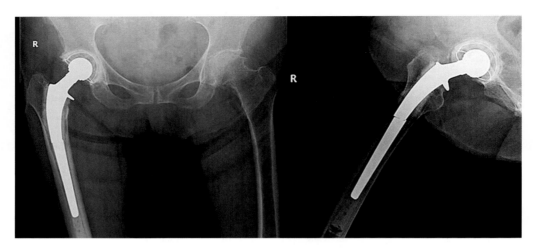

图 2-3-7　此次入院术前 X 线片

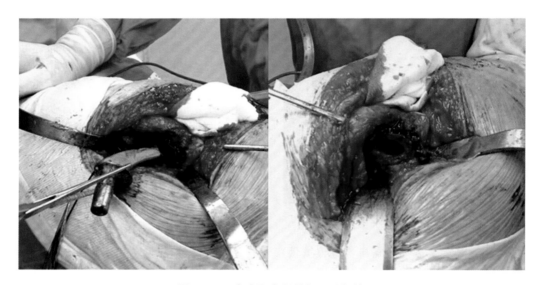

图 2-3-8　术中取出股骨柄近端假体

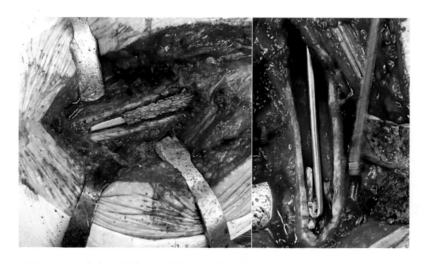

图 2-3-9　术中行股骨中下段骨干开槽,取出残余假、骨水泥及远端髓腔塞

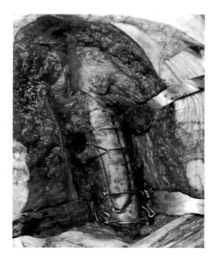

图 2-3-10　术毕将开槽骨块复位并用钢丝捆绑

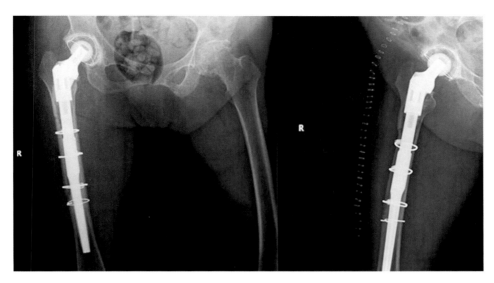

图 2-3-11　术后 X 线片

丝捆扎固定后，扩髓钻手动依次扩髓（图 2-3-10），打入远端固定的生物型股骨柄，复位关节，见被动曲伸、旋转关节稳定，活动度好，无关节周围阻挡、撞击。冲洗创面，放引流管，逐层缝合伤口。术后假体稳定、位置良好（图 2-3-11）。

结果：术后 2 天拔除引流管，术后 3 天扶双拐下地，术后 2 个月弃拐，随访 15 个月，患肢功能良好。

髋关节置换术后股骨假体断裂，一般认为与患者体重过大，选择假体型号错误，骨水泥技术，假体位置放置错误及假体材质、工艺等因素有关。因此，术中正确使用骨水泥技术，并将假体放置在正确位置尤为重要。应用远端栓子、加压注入骨水泥、保证一定骨水泥鞘厚度，置入假体后维持位置不动等待骨水泥固化，都是获得假体良好功能的关键。股骨外侧皮质开窗技术，让翻修操作直观、可靠，但要注意开窗远端有足够的皮质，所以术前应充分评估开窗位置、选用假体长度、型号等。

（潘江　马德思　曲铁兵提供）

病例分析 4

病史简介：患者，男性，45 岁。6 年前因"右侧股骨头无菌性坏死"行全髋关节置换术（图 2-3-12），患者 6 年内反复脱位 3 次，行 X 线检查，考虑为右侧髋臼假体外展角过大导致人工关节不稳定（图 2-3-13）。

诊断：右髋人工关节不稳定

手术方案：后外侧入路，髋臼侧假体翻修术

诊疗过程分析：患者髋关节置换术后不稳定诊断明确，由于是髋臼假体位置不良，外展角过大导致不稳定、反复脱位，这种患者保守治疗已无意

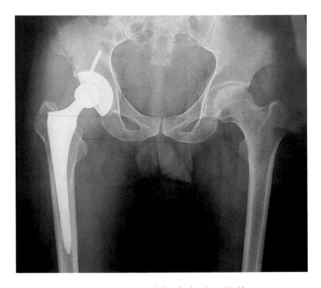

图 2-3-12　患者初次术后 X 线片

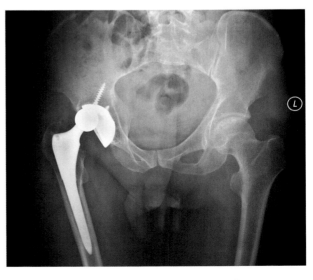

图 2-3-13　此次入院术前 X 线片

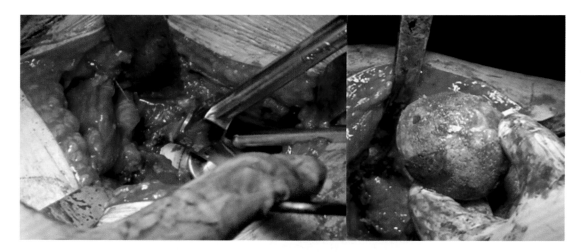

图 2-3-14　术中使用"水果刀"工具切出髋臼假体，可见骨长入情况满意

义,失败率极高,必须行髋臼侧假体翻修手术。由于髋臼侧假体是生物型固定,固定非常牢固,因此传统方法强行取出常常会导致骨量的丢失甚至臼壁骨折,所以应准备专门的用于取出生物型固定半球形髋臼假体的器械,即 Explant,它带有旋转把手和不同直径刀刃。取出髋臼假体时根据假体大小选择相应直径刀刃,紧贴髋臼假体表面,像削苹果一样削离附着在假体表面的骨质,可以最大限度地减少骨量的丢失(图 2-3-14),因此有人将其形象地比喻为"削苹果刀"。此例患者术中使用该方法取出假体顺利,髋臼骨缺损很少,臼壁完整性依然存在,因此仍然选择生物固定型髋臼假体(图 2-3-15)。

结果:患者术后 2 天扶拐下地部分负重行走,术后 2 个月完全弃拐负重行走。

(张晓岗　曹力提供)

病例分析 5

病史简介:患者男性,50 岁,19 年前年因"右侧股骨颈骨折"在当地医院行闭合复位空心钉内固定术。术后 1 个月持拐下床活动,1 年后患者右髋部再次出现疼痛不适,并出现右下肢短缩,在当地医院拍片示:右侧股骨头缺血性坏死,再次行手术治疗(具体手术方式不详)。术后患者右髋部疼痛无缓解并逐渐加重,1 年后再次在当地医院就诊,诊断右侧股骨头缺血性坏死,行右髋关节置换手术

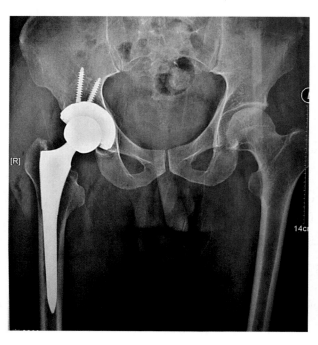

图 2-3-15　术后 X 线片

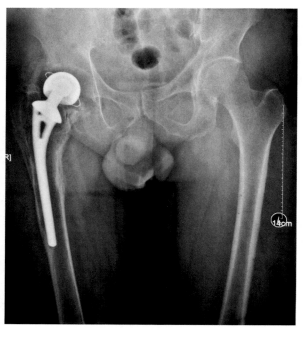

图 2-3-16　X 线片示右髋关节置换术后股骨假体下沉

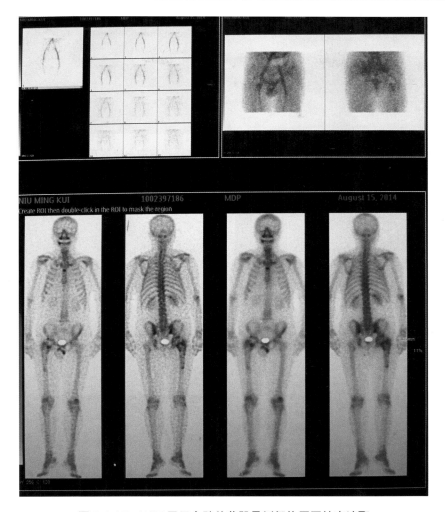

图 2-3-17　ECT 显示右髋关节股骨侧假体周围核素浓聚

治疗。术后复查 X 线片提示右髋关节假体脱位,术后 1 个月再次行手术治疗复位假体。现术后 16 年,半年前无明显诱因患者右髋部出现疼痛不适,在活动及站立时明显,休息可缓解,为彻底治疗于 2014 年 8 月来院。术前 X 线片示右髋关节置换术后股骨假体下沉(图 2-3-16),实验室检查红细胞沉降率:16mm/h;C- 反应蛋白:4.30mg/L;全身骨扫描(ECT)提示:右侧髋关节置换术后假体松动(图 2-3-17)。

诊断:右髋关节置换术后假体松动(无菌性松动)

手术方案:后外侧入路,取出假体,非骨水泥翻修 SL 翻修柄 + 压配臼翻修术

诊疗过程分析:对于该患者而言诊断并不困难,该手术主要的关键点在于股骨柄的取出及骨水泥的清理,我们选择后外侧入路(图 2-3-18),这是因为如果股骨假体拔出困难,可以非常容易地上下延长而不影响重要结构,从而轻易地充分显露髋臼和股

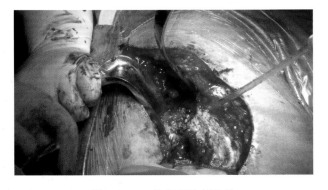

图 2-3-18　选择后外侧入路

骨干的任何部位,方便做 ETO。该例患者术中试拔假体困难,考虑到若强行拔出假体,可能会导致股骨近端及大小转子处骨折甚至粉碎性骨折,导致手术难度大增,复位固定困难,同时股骨髓腔内骨水泥取出及取干净也很困难,因此我们果断选择了转子延长截骨(extended trochanteric osteotomy,ETO)来显露及取出假体及骨水泥(图 2-3-19)。术中髋臼假

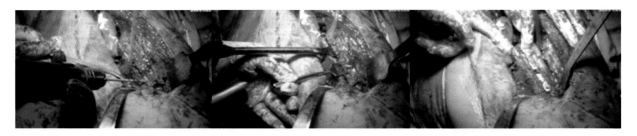

图 2-3-19　术中选择转子延长截骨（ETO），显露取出假体及骨水泥

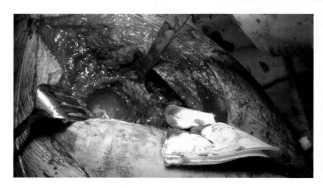

图 2-3-20　清理髋臼后见髋臼骨质缺损不严重，臼壁基本完整

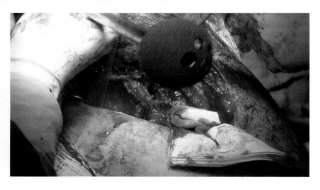

图 2-3-21　根据患者年龄及髋臼情况，选择压配臼并用螺钉牢靠固定

体已完全松动，拔出较容易，清理髋臼后见髋臼骨质情况基本完整（图 2-3-20），考虑患者年龄及髋臼情况，选择压配臼并用螺钉牢靠固定（图 2-3-21），而股骨侧则选择了翻修 SL 加长柄并将截骨块用捆绑带牢靠复位固定（图 2-3-22）。

　　结果：患者术后第 2 日即开始在床上功能锻炼，术后复查 X 线片假体位置良好（图 2-3-23），1 周后开始持拐负重行走，16 周后完全负重。

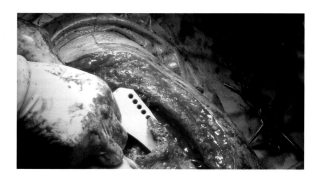

图 2-3-22　选择非骨水泥翻修柄

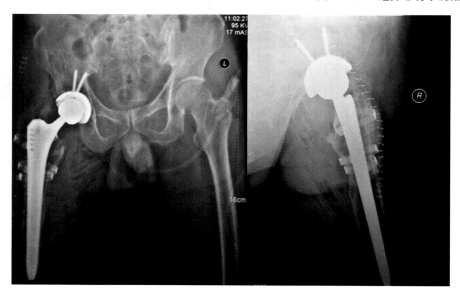

图 2-3-23　术后 X 线片

（吾湖孜　张晓岗　曹力提供）

参 考 文 献

1. MattaJM,ShahrdarC,FergusonT. Single-incision anterior approach for total hip arthroplasty on an orthopaedictable. ClinOrthopRelat Res.2005,441:115-124.

2. Kennon R,Keggi J,Zatorski LE,et al. Anterior approach for total hip arthroplasty:beyond the minimally invasive technique. J Bone Joint Surg Am. 2004,86(Suppl 2):91-97.

3. Mast NH,Laude F. Revision Total Hip Arthroplasty Performed Through the Heuter Interval. J Bone and Joint Surgery. 2011,93 (Suppl 2):143-148.

4. Bender B,Nogler M,Hozack WJ. Direct anterior approach for total hip arthroplasty. OrthopClin North Am 2009,40:321-328.

5. Kennon R,Keggi J,Zatorski LE,et al. Anterior approach for total hip arthroplasty:beyond the minimally invasive technique. J Bone Joint Surg Am 2004,86-ASuppl 2:91-97.

6. Nogler M,Mayr E,Krismer M. The direct anterior approach to the hip revision. OperOrthop Traumatol 2012,24:153-164.

7. Mast NH,Laude F.Revision total hip arthroplasty performed through the Hueter interval. J Bone Joint Surg Am 2011,93(Suppl 2): 143-148.

8. Foster DE,Hunter JR. The direct lateral approach to the hip for arthroplasty.Advantages andcomplications.Orthopedics1987,10: 274-280.

9. Younger TI,Bradford MS,Magnus RE,et al. Extended proximal femoral osteotomy. A new technique for femoral revision arthroplasty. J Arthroplasty 1995,10:329-338.

10. Kuruvalli RR,Landsmeer R,Debnath UK,et al. A new technique to reattach an extended trochanteric osteotomy in revision THA using suture cord. ClinOrthopRelat Res 2008,466:1444-1448.

11. Goulding K,Beaulé PE,Kim PR,et al. Incidence of lateral femoral cutaneous nerve neuropraxia after anterior approach hip arthroplasty. ClinOrthopRelat Res 2010,468:2397-2404.

12. Palan J,Beard DJ,Murray DW,et al. Which approach for total hip arthroplasty:anterolateral or posterior? ClinOrthopRelat Res. 2009,467:473-477.

13. Hailer NP,Weiss RJ,Stark A,et al. The risk of revision due to dislocation after total hip arthroplasty depends on surgical approach,femoral head size,sex,and primary diagnosis. Acta Orthop.2012,83:442-448.

14. Pellicci PM,Bostrom M,Poss R. Posterior approach to total hip replacement using enhanced posterior soft tissue repair. ClinOrthopRelat Res. 1998,355:224-228.

15. Smith AJ,Wylde V,Berstock JR,et al. Surgical approach and patient-reported outcomes after total hip replacement. Hip Int. 2012,22(4):355-361.

16. Edmunds CT,Boscainos PJ.Effect of surgical approach for total hip replacement on hip function using Harris Hip scores and Trendelenburg's test.A retrospective analysis.Surgeon. 2011,9:124-129.

17. Masonis JL,Bourne RB. Surgical approach,abductor function,and total hip arthroplastydislocation.ClinOrthopRelat Res.2002, 405:46-53.

18. Mulliken BD,Rorabeck CH,Bourne RB,et al. A modified direct lateral approach in total hip arthroplasty:a comprehensive review. J Arthroplasty. 1998,13:737-747.

19. Gore DR,Murray MP,Sepic SB,et al. Anterolateral compared to posterior approach in total hip arthroplasty:differences in component positioning,hip strength,and hip motion. ClinOrthopRelat Res.1982,165:180-187.

20. Baker AS,Bitounis VC. Abductor function after total hip replacement. An electromyographic and clinical review. J Bone Joint Surg Br. 1989,71:47-50.

21. Madsen MS,Ritter MA,Morris HH,et al. The effect of total hip arthroplasty surgical approach on gait. J Orthop Res. 2004,22: 44-50.

22. Witzleb WC,Stephan L,Krummenauer F,et al. Short-term outcome after posterior versus lateral surgical approach for total hip arthroplasty - A randomized clinical trial. Eur J Med Res.2009,14:256-263.

23. Hoppenfeld S,de Boer P,Buckley R. Surgical Exposures in Orthopaedics the Anatomic Approach. 4. Philadelphia:Lippincott Williams & Wilkins;2009,The Hip;pp. 403-462.

24. Courpied JP,Postel M. Allogreffesmassives pour reconstruction de la diaphysefémorale. Rev ChirOrthop. 1989,75(suppl 1):53-54.

25. Vastel L, Lemoine CT, Kerboull M, et al. Structural allograft and cemented long-stem prosthesis for complex revision hip arthroplasty: use of a trochanteric claw plate improves final hip function. Int Orthop. 2007, 6: 851-857.

26. Storeanos N, Sweschke J, Raukear GJ, et al. Revision total hip arthroplasty with a custom cementless stem with distal cross-locking screws. Early results in femora with large proximal segmental deficiencies. J Bone Joint Surg Am. 2006, 88: 1709-1084.

27. Kim YM, Kim HJ, Song WS, et al. Experiences with the Bicontact revision stems with distal interlocking. J Arthroplasty. 2004, 19: 27-34.

28. Philippot R, Delangle F, Verdot FX, et al. Femoral deficiency reconstruction using a hydroxyapatite-coated locked modular stem. A series of 43 total hip revisions. OrthopTraumSurg Res. 2009, 95: 119-126.

29. Fink B, Grossmann A, Fuerst M. Distal interlocking screws with a modular revision stem for revision total hip arthroplasty in severe bone defect. J Arthroplasty. 2010, 25: 759-765.

30. Corten K, Vanrykel F, Bellemans J, et al. An algorithm for the surgical treatment of periprosthetic fractures around a well-fixed femoral component. J Bone Joint Surg Am. 2009, 91: 1424-1430.

31. Lindahl H, Malchau H, Oden A, et al. Risk factors for failure after treatment of a periprosthetic fracture of the femur. J Bone Joint Surg Br. 2006, 88B: 26-30.

32. Migaud H, Gabrion A, Mertl P. Distally locked stem for complex femoral revision. Oper Tech Orthop. 2004, 14: 130-136.

33. Learmonth ID. The management of periprosthetic fractures around the femoral stem. J Bone Joint Surg Br. 2004, 86: 13-19.

34. Chen WM, McAuley JP, Engh CA, et al. Extended slide trochanteric osteotomy for revision total hip arthroplasty. J Bone Joint Surg Am. 2000, 82: 1215-1219.

35. Miner TM, Momberger NG, Chong D, et al. The extended trochanteric osteotomy in revision hip arthroplasty: a critical review of 166 cases at mean 3 year 9 months follow-up. J Arthroplasty. 2001, 16: 188-194.

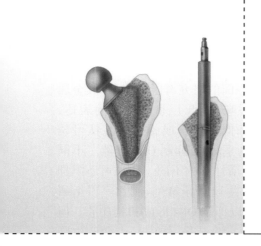

第三章

假体周围骨溶解的处理及翻修

第一节 概述

假体周围骨溶解是全髋关节置换术（total hip arthroplasty，THA）后常见的并发症，也是导致THA术后翻修的主要原因之一。全世界每年大约实施100万例THA手术，而全髋关节翻修术占THA的17.5%。THA术后骨溶解的发生与聚乙烯磨损颗粒的产生密切相关。早期高分子聚乙烯的应用是导致骨溶解产生的主要原因，随着高交联聚乙烯、陶瓷、金属负重界面的应用，磨损率大大降低，磨损颗粒生物活性下降，骨溶解发生率也随之降低。

一、原因

（一）骨溶解

骨溶解的发生是多因素作用的结果，包括患者本身的因素、假体和手术操作技术等。

1. 患者因素 聚乙烯磨损和对金属过敏是引起骨溶解的主要因素。同时研究表明，骨溶解的发生与全身系统性疾病如血清阳性关节疾病、糖尿病、血管疾病、结缔组织疾病和免疫抑制无直接关系。相反，增生性骨关节炎患者还可阻止骨溶解的发生。

2. 假体因素 大量的磨损碎屑是引起骨溶解的主要原因。THA术后存在四种磨损方式：①两个相对承载界面之间的磨损，如人工股骨头与髋

臼界面之间的磨损；②主要负重界面移位与异常界面之间产生的磨损，如股骨头磨损聚乙烯与臼杯之间接触磨损；③主要界面之间存在第三体，如骨水泥碎屑导致两界面间的磨损；④至两个非正常接触面之间的接触磨损。最常见聚乙烯碎屑主要来自于第一种磨损模式。其他磨损碎屑包括骨水泥、钴合金、钛合金。假体周围组织电扫描显示，70%~90%的碎屑为大小约$0.5\mu m^2$的聚乙烯碎屑。

3. 手术因素 Charnley通过内置臼杯将人工关节旋转中心内移，理论上可以降低关节间接触应力，最终减少聚乙烯的磨损率，通过增加股骨头偏心距可以降低磨损率（增加外展力臂）。垂直位髋臼假体可以引起周围撞击、脱位和加速头、臼界面间第三体磨损。Schmalzried等研究显示髋臼侧骨溶解与臼杯外展角密切相关，特别是外展角≥50°时。

（二）骨溶解发生的病理生理机制

1. 骨溶解的细胞生物学 在磨损碎屑诱发骨溶解以及骨溶解进展过程中，多种细胞参与这一病理生理过程。

（1）巨噬细胞：体外巨噬细胞与磨损碎屑共同培养可表现与体内同样的反应，巨噬细胞吞噬碎屑并产生如前列腺素E2（PGE2）、肿瘤坏死因子（TNF-α）、白介素-1β（IL-1β）和TL-6等炎症介质。体外，当巨噬细胞吞噬磨损碎屑后，巨噬细胞还表达和分泌基质金属蛋白酶，同样在骨溶解患者假

体周围组织中基质金属蛋白酶以及其他蛋白酶水平增加,胞外基质蛋白酶水平升高可以引起骨基质破坏。

骨溶解患者假体周围组织免疫组织化学和原位杂交显示 TNF-α 水平升高。Hundric-Haspl 等研究认为骨溶解假体松动患者体内 IL-β、IL-8 和 TNF-α 水平升高可作为诊断骨溶解假体松动的一个指标。但骨溶解患者体内 TNF-α、IL-β 等炎症因子水平是否能反映骨溶解、骨吸收的存在,目前尚无定论。炎症因子主要参与骨溶解发生过程中的早期而非晚期。

(2)破骨细胞(osteoclasts,OCs):化学因子如 MCP-1、MIP-1-α 在骨溶解患者假体周围组织高表达。CCR1 位于 OCs 和破骨前体细胞(osteoclast precursor cells,OCPs),是 MIP-1-α 受体,MIP-1-α 与其受体 CCR1 结合促进 OCs 迁徙。磨损碎屑通过促进巨噬细胞和成纤维细胞表达化学介质因子而促进 OCPs 动员并向假体周围迁徙。磨损碎屑还通过直接抑制 OCPs 的抗 OCs 生成干扰素 -α 信号和通过 IL-6 间接抑制该信号而促进成骨前体细胞向 OCs 分化、成熟。成纤维细胞与钛结合或从假体周围组织中分离出的成纤维细胞与钛碎屑接触过,可以促进 OCPs 分化为 OCs。

另外一个最重要的机制之一就是 RNAKL-RANK-OPG 系统。RANKL/OPG 比率与骨溶解相关,因此有理由认为骨溶解可能由 RANKL/OPG 比率升高所介导。因为通常认为巨噬细胞系在正常条件下不表达 RANKL,该类细胞只有在磨损碎屑刺激下表达。这是因为:第一,在骨溶解患者解体周围界膜中 RANKL 表达升高,同时膜组织内大量巨噬细胞、白细胞和成纤维细胞聚集;第二,OPG 或 RANK 拮抗剂 RANK-Fc 与 RANKL 结合,或敲除 RNAK 基因的鼠可以阻止磨损碎屑诱发动物的骨溶解;第三,鼠颅骨骨组织与金属和聚乙烯磨损碎屑混合后,RANKL/OPG 比率升高,磨损碎屑可促进培养的 OBs、成纤维细胞表达 RANKL。研究结果提示,磨损碎屑通过调节 RANKL/OPG 比率促进 OBs 产生和调节 OBs 活性。这或许是通过磨损碎屑对假体周围细胞直接影响或通过碎屑介导的细胞因子对假体周围细胞产生间接影响,调节 RANKL/OPG 比率。

(3)成骨细胞(osteoblasts,OBs):正常情况下,骨吸收和骨形成处于平衡状态,假体周围磨损碎屑诱发的骨溶解、骨吸收的同时是否同时存在抑

制骨形成,目前这方面的研究有限。聚乙烯、金属碎屑可以被 OBs 吞噬,降低 I、III 型胶原的表达,同时聚乙烯还可降低 OBs 合成骨基质。钛可诱导 OBs 凋亡,PMMA 骨水泥抑制 OBs 增殖。不同的微粒对 OBs 增殖活性影响不同。钛粒可还阻抑 MSCs 向 OBs 分化,并且诱导 MSCs 凋亡。以上研究提示磨损碎屑可以抑制 OBs 形成和其功能。但这些研究均为体外实验结果,体内是否会产生同样的结果有待于进一步研究。

(4)淋巴细胞:近期随着金属 - 金属假体的应用,金属高敏与骨溶解发生的关系逐渐引起关注。尽管金属 - 金属假体降低了磨损碎屑的产生,但是由于与金属高敏反应相关的淋巴细胞浸润引起的假体松动仍有发生,金属特异性淋巴细胞反应与假体松动密切相关。T 淋巴细胞是调节骨代谢平衡的关键调节因子,T 淋巴细胞活化后可以促进产生 OCs 生成(如 RANKL)因子和抗 OCs 生成(干扰素 -γ)因子;而且淋巴细胞在参与炎性骨侵蚀性疾病如 RA 中 RANKL 依赖骨缺失的发生过程。但是 T 淋巴细胞对假体周围骨溶解的影响目前仍有争议。

2. 骨溶解发生的分子生物学机制 有体外研究开始探讨磨损碎屑激活相关信号转导通路而诱发骨溶解的机制。对骨溶解发生过程中的信号转导通路的认识将有助于发现新的靶向性药物预防或治疗骨溶解。钛和骨水泥磨损碎屑与巨噬细胞、OCPs 共同培养可以激活 NFKB,抑制 NFKB 可以阻断钛、骨水泥磨损碎屑诱发的 OCs 生成和骨溶解。其他转录因子如 NF-IL6,AP-1 在钛与巨噬细胞混合培养中也激活,但与骨溶解发生的关系尚不清楚。

体外 MAP 激酶三个亚型(P38,ERK 和 JNK)同样参与巨噬细胞的噬磨损碎屑反应。体外 OCPs 培养中,钛、骨水泥磨损碎屑能快速激活 MAP 激酶家族;同时抑制 MPA 激酶活性可降低微粒诱发的前炎性因子的产生。提示 MPA 激酶是将微粒与细胞的反应信号传递至细胞核的主要信号传递者。P38MAP 激酶激活是骨水泥介导下生成 IL-6 信号转导所必需的,体内抑制 P38 可保护对抗炎性骨破坏,提示 P38 MAP 激酶可作为治疗骨溶解的一个靶点。此外,MAP 激酶介导钛、骨水泥磨损碎屑诱发 SOCS3 表达,而 SOCS3 是抗 OCs 生成因子信号抑制剂。

磨损碎屑与细胞表面之间接触后的反应目前

研究不多。不同的磨损微粒可能有不同的细胞表面受体。微粒与细胞表面受体结合对细胞功能、活性和对骨溶解发生的影响尚待进一步研究。

（三）骨溶解发生的有效关节间隙理论

有效关节间隙是指关节液可进入假体周围区域间隙，磨损微粒沿有效关节间隙弥散至骨和软组织。关节液的流动模式影响骨溶解的形态和范围。局部微粒浓度是引起局部炎症反应和骨吸收的一个重要因素。随着骨不断被破坏吸收，产生更大的腔隙，更多地携带有磨损碎屑的关节液流动并积聚于该腔隙，进而在该腔隙局部产生进一步的骨吸收。如果磨损碎屑产生较少，或关节液分布比较均匀，那么骨吸收较慢，同时伴有成纤维细胞反应，结果产生假体周围线样骨缺失。

二、分型

目前根据 THA 术后假体周围骨溶解发生后对假体稳定性的影响，将非骨水泥型假体周围骨溶解分为三型：Ⅰ型，局灶性骨溶解，假体稳定固定，治疗只需更换聚乙烯内衬；Ⅱ型，局灶性骨溶解，假体稳定固定，但不能更换聚乙烯内衬（聚乙烯内衬锁扣机制损坏）；Ⅲ型，骨溶解导致假体松动。对假体周围骨溶解病灶的评估还包括患者症状、骨溶解部位、是否为进展性骨溶解及骨缺失量等。

三、处理

（一）骨溶解的药物治疗

1. 抑制炎症因子和炎症信号类药物　随着对骨溶解发生病理生理机制认识的不断深入，对骨溶解药物治疗多集中于两个方面，即抑制炎症信号和抗 OCs 活性。

一种药物治疗骨溶解的作用靶点是磨损碎屑刺激炎症细胞激活的信号转导通路。该通路涉及通过 AMP 循环激活蛋白激酶 A，蛋白酶 A 被激活后可刺激产生 TNF-α。Pestexifylline，一种治疗周围血管性疾病的药物，可以在体内外抑制磨损微粒作用人周围血中单核细胞分泌产生 TNF-α，从而有效地治疗骨溶解。口服药物可以抑制 THR 术后 TNF-α 产生，有助于控制骨溶解降低无菌性松动的发生，延长假体体内生存期。但其毒性较大、价格较高限制了其应用。

分子生物学不断进展，对特定基因的认识为疾病基因治疗奠定了基础。随着对 TNF-α 基因认识的不断明确，采用基因工程技术 TNF-α 受体拮抗剂封闭 TNF-α 受体和 TNF-α 单抗已用于治疗 RA 强直性脊柱炎、Crohn 病和银屑病。鉴于 TNF-α 在炎性骨溶解发生中的作用以及 RA 患者抗 TNF-α 治疗可以阻止 RANK/RANKL/OPG 系统异常引起的骨溶解的发生，抗 TNF-α 治疗有望用于预防或治疗骨溶解。

2. 作用于 RANK/RANKL/OPG 系统的药物　RANKL 在 OCs 生成中的核心作用使该因子成为治疗骨溶解的靶点，治疗骨溶解最具潜力的药物是 RNAK 拮抗剂 OPG、RANK-Fc 和抗 RANKL 类药物。OPG 和 RANK-Fc 在动物模型中可降低 RANKL 水平，成功预防骨溶解。此外，动物实验研究表明，OPG 类多肽或基因技术促进 OPG 基因表达可拮抗 RANKL 信号阻止骨丢失。Child 等采用 RANK 单抗（RANK∶Fc）可以阻止钛粒诱导的鼠髋骨骨溶解模型的骨吸收。另一项采用重组病毒载体介导 OPG 基因可以降低钛粒诱发的 OCs 生成和阻止骨溶解。动物皮下注射 OPG 可以降低微粒诱发的骨溶解。另一方面，临床试验表明，RANKL 单抗（AMG-162）可以安全有效地抗骨吸收。但该类药物对骨溶解治疗效果尚有待于进一步研究。

3. 阻止 OCs 成熟的药物　抑制 OCs 成熟是治疗骨溶解的另一个途径。随着对 OCs 生物学和磨损碎屑诱发骨溶解的细胞、分子机制认识的不断深入，更多的靶点药物治疗骨溶解成为可能。例如组织蛋白酶 Kc、OCs 特异性蛋白酶、玻璃体结合蛋白受体和酪氨酸激酶均是骨吸收必须酶类，该类酶抑制剂也可成为抗骨吸收治疗的途径。

4. 可注射生长因子　当已明确假体周围有骨溶解，但假体尚稳定时，成骨生长因子或许可以促进局部成骨、促进溶解区新骨生成，降低手术干预几率。目前研究较多的成骨生长因子有 TGF-β 和 BMPs。Goodman 等在聚乙烯微粒诱发兔胫骨骨溶解模型中，TGF-β 可促进骨密度增加，同样 BMPs 可以促进假体周围骨生成，促进新骨长入假体表面涂层微孔。动物研究表明，假体表面携带 TGF-β 可明显促进假体周围骨形成，促进新骨长入表面涂层微孔，增加固定强度。

生长因子用于骨溶解防治尚处于起步研究阶段，其对局部骨溶解的修复作用有待于进一步研究。

5. 抗骨吸收治疗——二磷酸盐类　二磷酸盐作用机制在于抑制 OCs 介导的骨吸收，其他还包括通过阻断类异戊二酸合成的甲羟戊酸途径诱导 OCs 凋亡、抑制 OCs 分化;同时二磷酸盐还促进 OBs 的分化和成熟。因此二磷酸盐类成为治疗假体周围骨溶解最具潜力的药物。动物磨损碎屑诱发的骨溶解研究表明,二磷酸盐能有效抑制骨溶解的发生。说明二磷酸盐可预防、治疗假体周围骨溶解、骨缺失。但在目前为止尚无临床研究表明二磷酸盐类治疗骨溶解的效果。局部高浓度 TNF-α 可能会保护 OCs,避免二磷酸盐诱导的 OCs 凋亡可能是影响治疗效果的原因之一。部分学者认为并非二磷酸盐治疗骨溶解无效,而是因为 X 线片对骨溶解区较小的变化缺乏灵敏度,无法检测到溶解区面积的变化。

二磷酸盐治疗应该在骨溶解发生的最初阶段即开始,而此期 X 线片或许不能发现骨溶解。因此在二磷酸盐正式用于治疗骨溶解之前,还需要进一步研究探索骨溶解的早期、更精确的检查方法。

药物治疗逆转或减缓骨溶解进展对 THR 来说具有里程碑式的意义。尽管有许多动物研究显示药物治疗骨溶解有一定的效果,但目前为止仍未有一种药物临床治疗显示对骨溶解确实有效。由于人体内炎症介导骨溶解、骨破坏机制、途径尚未完全明确。此外,药物在人体和动物体内药代学由于物种特异性并不完全一致,在动物体内安全有效并不代表人体仍安全有效。同时磨损碎屑诱发局部炎症反应有多种炎症因子参与,从微粒产生到 OCs 激活产生骨溶解是一个复杂的病理生理过程,仅仅针对这一过程中一个或几个因素并不能完全中断该病理过程的进展。这些因素可能是目前药物治疗骨溶解效果不佳的重要原因。

(二)假体周围骨溶解的外科治疗

如果 THA 术后发现骨溶解,且骨溶解呈进展性,就应及时清除假体周围骨溶解病灶及更换负重界面。THA 术后早期(术后第一个 5 年内)发生无症状静息性骨溶解而骨溶解进一步进展将破坏支撑固定髋臼假体的皮质骨,有可能导致出现骨盆骨折时,应及时手术治疗。我们的经验,THA 术后假体周围局灶性骨溶解,特别是无临床症状的静息性骨溶解,存在以下情况下应积极采取手术治疗:①短期随访内(3~6 个月)骨溶解病灶持续进展,且存在聚乙烯内衬非对称性磨损;②髋关节周围出现骨溶解病灶扩展导致的假性瘤样肉芽肿。

1. 保留假体 Ⅰ型假体周围骨溶解,如果术前、术中评估稳定,同时符合以下标准,则可以保留稳定固定的假体。这些标准包括:①假体位置良好;②聚乙烯内衬锁扣机制无损害;③金属髋臼杯完整无损害;④聚乙烯内衬有一定的厚度;⑤假体信息记录完整;⑥可以获得抗磨损性能更好的聚乙烯内衬;⑦彻底清除骨溶解病灶及植骨不影响髋臼假体的稳定性。以上情况下可彻底清除骨溶解病灶,骨缺损区植骨,更换聚乙烯内衬和股骨头,保留稳定固定的假体。

2. 假体翻修 对于Ⅱ型、Ⅲ型骨溶解,虽然假体稳定固定,但不能更换聚乙烯内衬(聚乙烯内衬锁扣机制损坏),或假体已松动,则需要进行彻底翻修,取出松动的假体,清除骨溶解病灶,髋臼、股骨侧或全髋关节翻修。假体翻修时,术前要全面评估骨缺损,选择合理的植骨方式及植骨材料,选择合理的翻修假体及负重界面。

不管采用上述哪种方法,治疗目的均为彻底清除骨溶解病灶、修复骨缺损、更换负重界面,消除或降低磨损颗粒的产生,最大限度地延长假体存留时间,降低磨损率,降低磨损颗粒的生物活性,最大限度地降低假体周围骨溶解发生率。

(康鹏德)

第二节 病例分析

一、局灶性骨溶解保留假体

病例分析 1

病史简介:患者女性,53 岁。因"左全髋关节置换(total hip arthroplasty,THA)术后 8 年,髋部疼痛 15 个月,发现左髂窝包块 3 个月"入院。患者既往有 27 年的类风湿关节炎病史,长期服用泼尼松。8 年前因类风湿关节炎伴髋膝关节畸形,在我院行了左 THA 及右全膝关节置换(total knee arthroplasty,TKA)。术后关节功能、活动正常。入院前 15 个月,逐渐出现活动后左髋部疼痛(左侧臀部),不伴发热及跛行,疼痛常在夜间静息、休息时发生。入院前 3 个月,发现左髂窝包块,并且有深部触压痛。

入院体格检查:行走正常,左髋周无皮肤、软组织红、肿,皮温、张力正常;左髋主动屈髋 100°,伸 0°,外展 40°;左髂窝处可扪及大小 10cm×6cm×5cm 质韧、无活动度、边界相对清楚包块,并有深触压痛。Harris 评分 92 分。实验室检查:血常规正常,ESR 10mm/h(正常 <20mm/h),CRP 16.1mg/L(正常

<5mg/L)。

影像学检查：

X线检查：骨盆前后位X线片提示，左THA术后假体位置、固定良好（混合固定），无假体移位、下沉。髋关节股骨假体颈周围软组织阴影，股骨头不对称、向外侧偏移，髋臼Ⅱ区、股骨Ⅶ区局部低密度阴影，阴影区无连续性骨小梁（图3-2-1）。

CT扫描：冠状面及水平面3D-CT扫描提示，髋臼前内侧及大转子区假体周围局部骨小梁小时，周围无反应性骨增生。髂窝（髂骨内板）可见一边界清楚软组织包块（箭头所示）（图3-2-2）。

超声检查：左髋周及腹股沟区超声检查提示左侧髂窝及髋关节周围弱回声团，黏稠积液。左侧髋关节周围囊性占位：滑囊积液伴滑膜增厚（图3-2-3）。

诊断：左全髋关节置换术后聚乙烯磨损假体周围局灶性骨溶解（髋臼Ⅱ区、股骨Ⅶ区）伴炎性假瘤形成

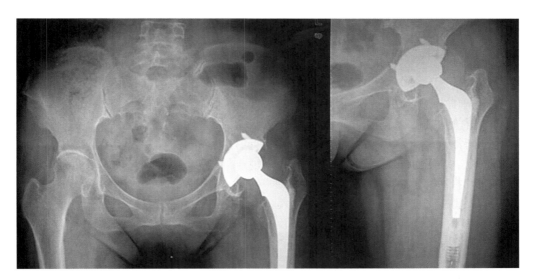

图 3-2-1　骨盆及患髋 X 线片

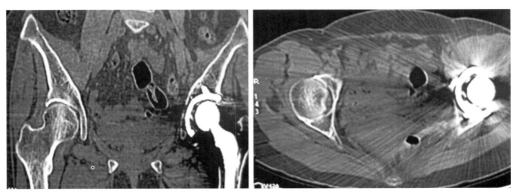

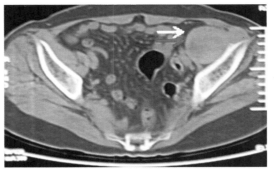

图 3-2-2　三维 CT 扫描显示软组织包块

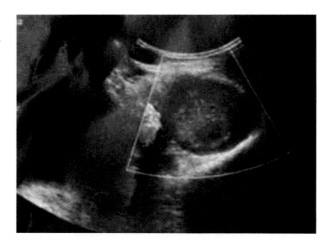

图 3-2-3　超声检查左侧髋关节周围囊性占位:滑囊积液伴滑膜增厚

治疗方案: 对于此病例,炎性假瘤出现在髋臼内侧壁髂骨内板内侧的髂窝(骨溶解病变破坏髋臼内侧壁),而选择常规后外侧入路无法同时在清除炎性假瘤的同时,更换负重界面,清除骨溶解病灶、植骨。因此,选择手术入路时为达到上述三个目的,选择双入路,即髂腹股沟入路联合后外侧入路,通过髂腹股沟入路清除炎性假瘤,通过髂骨内板与臼底相同骨窗,进一步清除髋臼内侧(Ⅱ区)骨溶解病灶,并通过此窗口植骨。后外侧入路更换负重界面、清除髋周炎性组织,清除假体周围骨溶解病灶、植骨。

基于以上原因,择期对患者进行"双切口入路下炎性假瘤切除、骨溶解病灶清除植骨、更换负重界面"手术。术中见左髂窝内一个 10cm×6cm×5cm 大小的包块与周围组织粘连,包块内充满黄色泥样物质(图 3-2-4)。

髋关节假体被黄色纤维组织包裹,髋臼及股骨假体柄稳定,聚乙烯内衬磨损(图 3-2-5)。

初次 THA 假体为强生公司假体,术前准备了与其匹配的高铰链聚乙烯内衬、与股骨颈锥度匹配的陶瓷头。术中高分子聚乙烯内衬取出顺利,更换负重界面,并髋臼侧、股骨侧骨溶解病灶区植入同种异体颗粒骨(图 3-2-6)。

术后 2 年随访,关节功能正常,Harris 评分 95 分。假体稳定固定,骨溶解病灶区有新骨生成并与假体整合(图 3-2-7)。

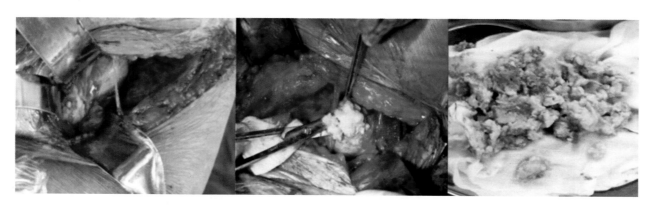

图 3-2-4　髂腹股沟入路,髂窝炎性包块,内为干酪样物

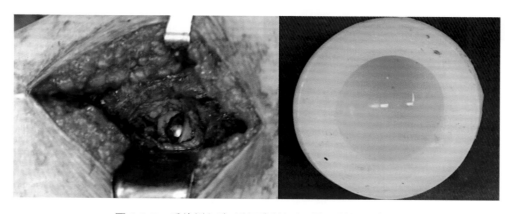

图 3-2-5　后外侧入路,髋周炎性组织,聚乙烯界面磨损

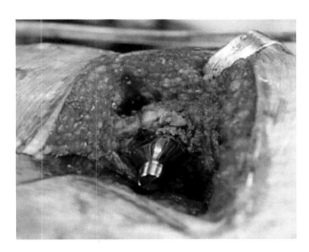

图 3-2-6 骨溶解区同种异体颗粒骨打压植骨

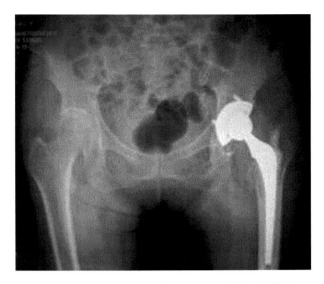

图 3-2-7 术后 2 年,假体稳定固定,植骨区骨整合

（康鹏德 裴福兴提供）

病例分析 2

病史简介:患者女性,46 岁。因髋关节发育不良继发骨关节炎于 6 年前来院接受非骨水泥 THA 手术。术后 1.5 个月弃拐完全负重活动,其间无髋关节周围任何不适。术后 5 年 10 个月时发现腹股沟部一无痛性包块,曾在当地医院就诊,超声检查提示髂窝包块,怀疑软组织肿瘤,且逐渐增大。于术后 6 年 1 个月时来院就诊。

入院查体:查体患者髋关节功能良好,活动度正常,关节周围无处压痛。腹股沟处可触及一大小约 35mm × 40mm 质中等、移动度差、无触痛包块。Harris 评分 88 分。

影像学检查:X 线片示:THA 术后,髋臼顶部 DeLee 和 Charnley Ⅱ区不规则低密度透亮区,无骨小梁(图 3-2-8)。

CT 检查髋臼假体上方骨溶解区,DeLee 和 Charnley Ⅰ、Ⅲ区髋臼假体骨长入固定,髂窝软组织包块(图 3-2-9)。测量聚乙烯线性磨损率 0.23mm/ 年,容积磨损率 684.72mm³/ 年;骨溶解区面积 745.36mm²。

实验室检查:血常规、血沉、CRP 正常及其他指

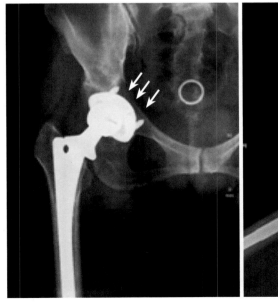
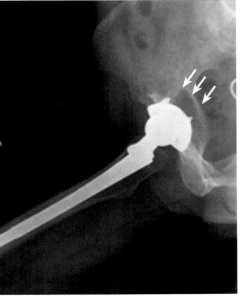

图 3-2-8 翻修术前髋关节正侧位 X 线片示髋臼顶部 DeLee 和 Charnley Ⅱ区不规则低密度透光区(箭头所示),髋臼假体稳定固定

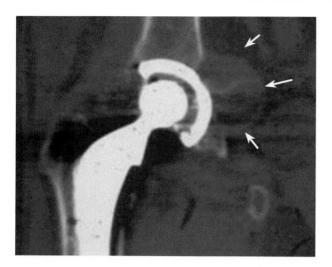

图 3-2-9　CT 片示髋臼假体上方 DeLee 和 Charnley Ⅱ区骨溶解,Ⅰ、Ⅲ区骨长入固定,髂窝内假性瘤样肉芽肿(箭头所示)

标均正常。

入院诊断:左全髋关节置换术后聚乙烯磨损假体周围局灶性骨溶解(髋臼Ⅱ区)伴炎性假瘤形成。

治疗方案:入院后经术前准备择期采取髂腹股沟入路切除髂窝假性瘤样囊性包块,经髂骨内板骨缺损区清除髋臼骨溶解病灶,同种异体松质骨颗粒打压植骨;髋关节后外侧入路清除髋关节周围炎性组织,术中确定髋臼假体稳定固定,即更换高分子聚乙烯内衬为高交联聚乙烯内衬,更换钴铬钼股骨头为陶瓷头(图 3-2-10)。术后 30 个月随访,髋臼骨溶解区新生骨组织替代,髋臼假体无移位、假体稳定固定;CT 扫描显示骨溶解区骨长入良

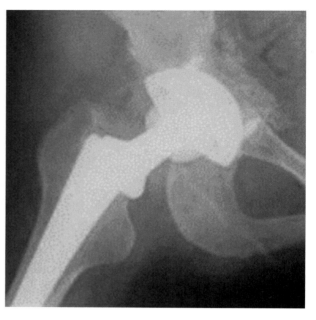

图 3-2-10　炎性假瘤切除、负重界面更换、同种异体颗粒骨植骨术后

好,髋臼骨长入固定(图 3-2-11)。Harris 评分 95 分。

局灶性骨溶解病例特点及治疗方法选择分析

炎性假瘤:全髋关节置换术后聚乙烯磨损导致形成假体周围炎性假瘤(pseudotumor)多见于金属 - 金属负重界面 THA 术后,其次是金属 - 聚乙烯负重界面术后。炎性假瘤的形成与负重界面磨损产生磨损颗粒(金属颗粒、聚乙烯颗粒)密切相关。负重界面摩擦产生磨损颗粒,刺激周围组织多核巨噬细胞向关节周围迁徙、聚集,多核巨噬

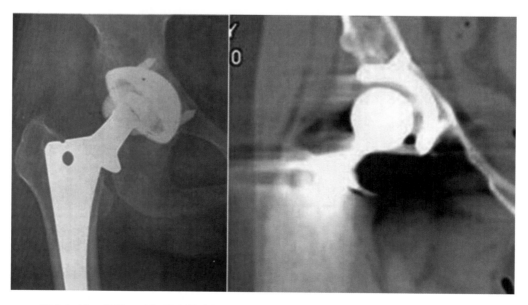

图 3-2-11　术后 30 月,髋臼骨溶解区新生骨组织替代,髋臼假体无移位、假体稳定固定

细胞吞噬磨损颗粒后再坏死,进而引起产生组织炎性反应。此病理生理过程不断反复,最终在关节周围形成包块样实体,即炎性假瘤。炎性假瘤在早期未对周围组织、结构形成明显压迫时可无临床症状,当肿块逐渐增大,压迫周围组织结构时可出现临床症状,包括局部胀满、不适,或疼痛。炎性假瘤可不伴有假体松动和(或)假体周围局灶性骨溶解。

假体周围局灶性骨溶解:THA 术后负重界面摩擦产生磨损颗粒,磨损颗粒进入关节腔,随关节液向周围假体 - 骨界面有效间隙流动,将磨损颗粒带到局部。磨损颗粒被多核巨噬细胞吞噬,特别是大小在 5~10μm 的磨损颗粒,被吞噬后在多核巨噬细胞内激活多核巨噬细胞产生多量炎性介质,包括 TNF、IL-1、IL-6 等,炎症介质进一步激活破骨细胞,进而发生假体周围骨组织被破骨细胞吸收,出现假体周围骨溶解。

基于以上原因,治疗应该从三个发方面考虑:①减少或避免负重界面摩擦产生磨损颗粒。要取得这一治疗目的,则需要更换负重界面,将目前患者金属 - 高分子聚乙烯负重界面更换为金属 / 陶瓷 - 高铰链聚乙烯。在更换负重界面时,如果髋臼扣锁机制完整未破坏,可以更换一个高铰链聚乙烯内衬;如果扣锁机制破坏,则可能需要翻修髋臼假体。股骨侧,如果股骨颈锥度与目前所能获得股骨头锥度匹配,则仅需更换股骨头。②切除炎性假瘤。髋周炎性包块需切除,同时需清除髋周炎性组织。目的是,一方面彻底清除原负重界面产生的磨损颗粒;另一方面,清除炎性组织后避免术后再次残留关节周围疼痛等其他问题。③对于假体周围局灶性骨溶解病灶,同时也需要彻底清除。同样清除的目的是彻底清除残留的磨损颗粒及炎性组织,同时清除后的骨缺损区采用自体骨或同种异体骨、或人工骨填充植骨,避免病灶进一步发展出现假体松动。

基于以上原因,则其对患者进行"双切口入路下炎性假瘤切除、骨溶解病灶清除植骨、更换负重界面"手术,原稳定固定假体得以成功保留。

二、假体周围骨溶解导致假体松动

病例分析 1

病史简介:男性,63 岁。因"右股骨颈骨折内固定术后股骨头坏死接受右侧全髋关节置换术后8 年,活动、负重时有大腿疼痛 2 年,加重 3 个月入院。患者 8 年前因股骨颈骨折内固定术后 2 年,关节疼痛伴功能障碍 1 年,诊断"右股骨颈骨折内固定术后股骨头坏死"在院行右全髋关节关节置换术(杂合固定)。术后关节功能恢复良好,术后 40天弃拐正常行走。术后 6 年活动后出现右大腿部酸困不适、隐痛,休息后可缓解,在当地医院就正,未作特殊处理。后上述症状逐渐加重,至术后 7 年8 个月时,疼痛明显加重,遂来院复诊。

入院查体:右下肢跛行。右髋关节活动度正常。活动、右下肢负重时感大腿、腹股沟区疼痛。右髋周及大腿周围无肿胀及包块。右下肢纵向时感大腿近端疼痛。右下肢较健侧短缩约 1cm。

影像学检查:X 线检查:示右全髋关节置换术后,髋臼固定稳定,假体周围无连续性透亮线。聚乙烯内衬不对称磨损。股骨侧骨水泥固定,骨水泥 - 骨界面连续性透亮线,股骨髓腔不规整,皮质骨变薄,假体下沉(图 3-2-12)。

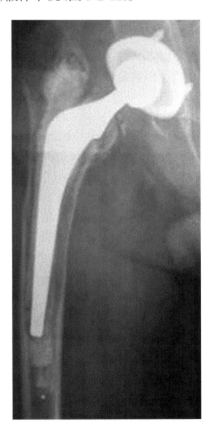

图 3-2-12　右全髋关节置换术后,聚乙烯不对称磨损,股骨侧骨水泥 - 骨界面连续性透亮线,股骨假体下沉

实验室检查:血常规、血沉、CRP 正常及其他指标均正常。

入院诊断:右全髋关节置换术后股骨假体松动伴骨缺损(Paprosky ⅢA)

治疗方案：

术前计划：由于股骨假体周围骨溶解导致股骨假体松动下沉，同时存在聚乙烯内衬不对称磨损，但髋臼假体稳定固定。因此在制订治疗方案时要考虑以下几点：①更换磨损的负重界面，减少或消除磨损颗粒及产生新的磨损颗粒。②股骨假体的取出：股骨假体由于假体周围骨溶解，假体已松动，估计术中取出假体难度不大。但是，远端骨水泥及骨水泥栓的取出可能会存在一定的困难。术前计划，如果股骨假体远端骨水泥及骨水泥栓取出困难，可行骨水泥所在部位外侧皮质骨开窗法取出。③股骨假体的选择：由于假体周围骨溶解导致股骨侧骨缺损（Paprosky ⅢA），因此选择假体时要求假体长度要越过骨缺损平面，同时要求选择非骨水泥全涂层远端固定股骨柄假体。④股骨侧骨缺损重建：股骨髓腔内骨缺损可选择同种异体骨打压植骨髓腔成形技术。

手术治疗：完善术前相关检查、准备，择期在全麻下行有股骨假体取出、负重界面更换、髓内同种异体骨颗粒骨打压植骨翻修术。取侧卧位，沿原后外侧入路，一次显露。切除关节周围瘢痕组织及炎性组织，关节脱位，取出股骨头。切除股骨近端股骨柄周围肉芽组织、股骨柄肩部骨性组织，专用打拔器取出股骨假体及大部骨水泥。纱布填塞股骨髓腔后将股骨近端向前牵开，显露髋臼。用专用工具小心取出聚乙烯内衬，包括扣锁机制不受损害。取出聚乙烯内衬后再次检查髋臼固定稳定，清除髋臼中央孔及髋臼内纤维膜，植入与其匹配的高交联聚乙烯内衬。再次显露股骨近端，清除股骨髓腔内肉芽组织。用股骨翻修专用髓腔内髓核钳钳夹，顺利取出远端骨水泥及骨水泥栓。彻底清除股骨髓腔内肉眼组织及纤维膜，彻底冲洗关节周围及股骨髓腔。股骨髓腔内植入一与预定植入股骨柄假体型号小一个型号的股骨假体试模，在假体周围一次打压植入同种异体颗粒骨，重塑股骨髓腔（图3-2-13）。后选择一全涂层远端固定非骨水泥柄植入（图3-2-14）。

由于股骨髓内骨溶解皮质骨变薄。为避免术后发生假体周围骨折，在股骨外侧、股骨前方分别植入一定长度的同种异体皮质骨板，双股钢丝捆绑固定（图3-2-15）。

植入陶瓷头，安放引流管后一次关闭切口。

术中分别取股骨颈周围、髋臼内、股骨髓腔内纤维肉芽组织送细菌培养及病理检查（细菌培养阴性）。

术后18小时拔出引流管。术后抗菌药物使用

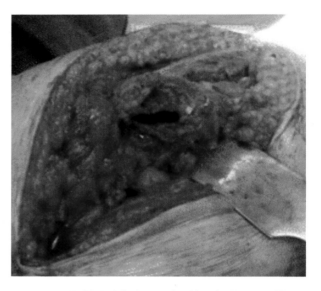

图 3-2-13　股骨髓腔内植入同种异体颗粒骨重塑股骨髓腔

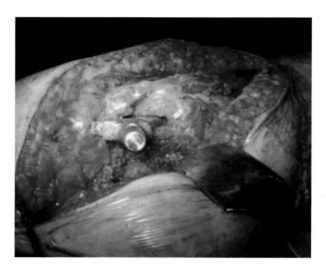

图 3-2-14　髓腔植入同种异体颗粒骨后植入非骨水泥股骨假体

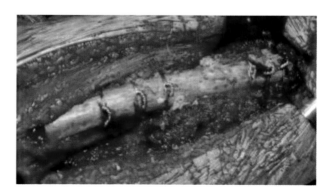

图 3-2-15　股骨外侧同种异体皮质骨板捆绑固定

3 天,预防感染。并常规抗凝预防深静脉血栓治疗。术后 1 周离床扶助行器患肢部分负重行走,至术后 8 周逐渐过渡到完全负重。

术后 6 个月随访,假体固定稳定(图 3-2-16)。关节功能良好。Harris 评分 87 分。

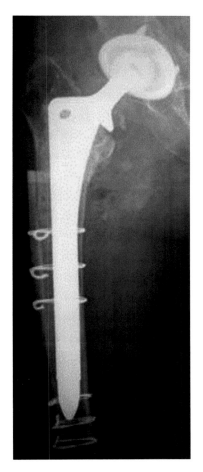

图 3-2-16　术后 6 个月随访,假体固定良好,无假体下沉;假体周围少量骨长入

（康鹏德　裴福兴提供）

病例分析 2

病史简介:患者男性,69 岁 10 个月,因“左髋、大腿疼痛、异响 6 个月,活动受限 5 个月”入院。患者于 9 年前因摔伤致“左股骨颈骨折“,于 2002 年 1 月于当地医院行左全髋关节置换术,术后患者恢复良好。6 个月前,患者无明显诱因出现左髋部及左大腿疼痛,左髋部有异响,左下肢活动受限,需扶手杖行走,一次行走约 500m 左右,患者期间未予重视,未做特殊治疗,入院前 2 个月于当地医院复查 X 线片示:“左髋关节假体松动”。此后疼痛持续存在且逐渐加重。

入院查体:左下肢跛行,左髋部可见一长约 20cm 手术切口瘢痕;左髋部及大腿间断稍压痛;左髋活动受限,内旋 10°,外旋 10°,外展 20°。

影像学检查:X 线:左全髋关节置换术后。髋臼侧聚乙烯及臼杯磨损,髋臼 I 区可见一低密度阴影区。左股骨大小粗隆及股骨近端骨质破坏,骨小梁消失(图 3-2-17)。

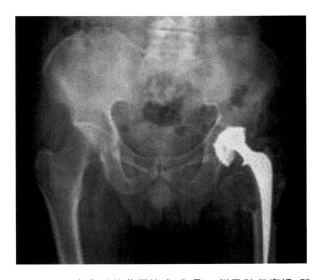

图 3-2-17　右全髋关节置换术后,聚乙烯及髋臼磨损,髋臼侧及股骨近端骨溶解

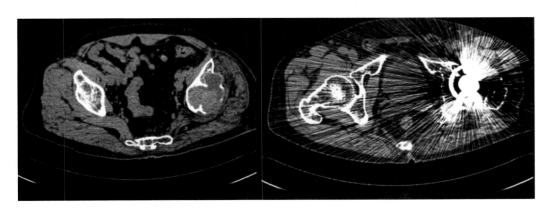

图 3-2-18　髋臼顶及髋臼假体周围大面积骨溶解

CT 扫描:髋臼顶及髋臼假体周围大面积骨溶解(图 3-2-18)。

实验室检查:术前实验室检查未见明显异常。

诊断:左全髋关节置换术后假体松动伴假体周围骨溶解骨缺损(髋臼侧 AAOS Ⅲ 型,股骨侧 Paprosky ⅢA 型)

治疗方案:

术前计划:此病例诊断明确,左全髋关节置换术后聚乙烯磨损,假体周围骨溶解假体松动。由于存在明显的聚乙烯磨损,同时髋臼侧、股骨侧大面积骨溶解,特别是股骨侧股骨近端骨溶解骨结构完全消失。因此在考虑翻修手术时应重点关注以下几点:

1. 骨缺损重建 髋臼侧存在 AAOS Ⅲ 型骨缺损,股骨侧 Paprosky ⅢA 型骨缺损,且股骨近端骨破坏骨结构消失。如何重建骨缺损、恢复骨结构?特别是股骨近端骨结构的回复与重建。

针对髋臼骨缺损,特别是臼顶节段性骨缺损,包容性骨缺损区植入同种异体颗粒骨,臼顶骨缺损区植入钽金属块重建髋臼结构;股骨侧近端大段骨缺损,计划选择节段性同种异体结构骨(完整的股骨近端)骨移植。

2. 假体选择 髋臼侧在存在骨缺损基础上如何选择髋臼假体? 股骨近端大段骨缺损,如何选择假体?

术前计划选择非骨水泥髋臼假体,因为根据术前 CT 扫描,固定髋臼至少有 50% 以上骨接触面积;股骨侧选择远端固定长柄非骨水泥假体结合同种异体结构骨移植(allograft-prothesis combination,APC)技术。

手术治疗:完善相关检查准备后,择期行全髋关节翻修术。术中见股骨近端及髋臼侧大面积骨溶解病变。假体取出顺利。清除髋臼、股骨侧骨溶解病灶,见股骨近段骨完全破坏消失,仅残留骨膜。清除髋臼骨溶解病灶,见髋臼前后、臼顶骨破坏,臼顶部节段性骨缺损。清除病灶后打磨髋臼,见臼内侧大约 60% 以上有活性骨面,在髋臼底部打压植入少量同种异体颗粒骨。由于臼顶阶段性骨缺损,同种异体结构骨移植担心术后移植骨吸收等,影响假体的稳定性,故选用钽金属块,经过修正髋臼顶骨床,植入钽金属块后打入 54 号非骨水泥髋臼假体,并三枚螺钉辅助固定。髋臼稳定,置入高铰链聚乙烯内衬(图 3-2-19)。

股骨侧清除远端股骨髓腔内骨水泥,并专用髓腔锉处理股骨髓腔。

选择一同种异体股骨近端,选取合适长度后于股骨转子下截下。按常规全髋关节置换进行股骨颈截骨后用专用髓腔锉依次进行同种异体骨近段髓腔扩髓至合适大小。选远端固定、全涂层长柄股骨假体(涂层越过完整股骨髓腔至少在 4cm 以上),先植入同种异体结构骨,再植入股骨远端髓腔。植入后轻轻敲击近段,使同种异体结构骨断端与股骨近段断端紧密结合。然后将自体骨膜连同附着的肌肉(臀中肌)贴附缝合于结构骨表面。植入股骨假体时股骨远端发生劈裂骨折,用双股钢丝捆绑固定(图 3-2-19)。

术后予以常规抗凝预防深静脉血栓形成、肺栓塞治疗。抗菌药物连续使用 5 天(考虑到大块同种异体骨移植)。术后麻醉清醒后即开始创伤患肢股四头肌等长收缩、主动屈髋、外展功能康复锻炼。术后 1 周在助行器辅助下离床患肢部分负重活动,至术后 6 个月逐渐过渡到完全负重。

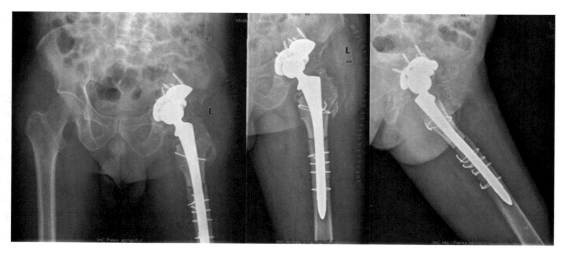

图 3-2-19 术后 1 周 X 线片

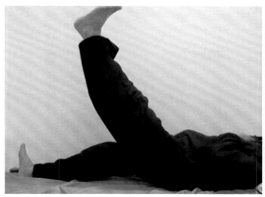
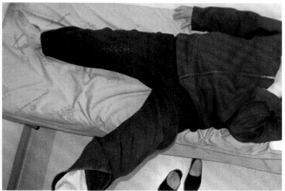

图 3-2-20 术后 12 个月,关节功能良好

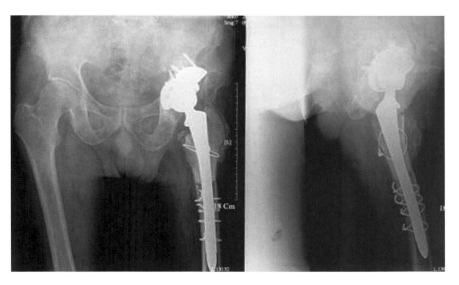

图 3-2-21 术后 12 个月随访 X 线片

术后 12 个月随访,患肢完全负重正常行走,患肢活动良好(图 3-2-20),Harris 评分 85 分。

X 线片是股骨同种异体结构骨与股骨部分有骨性链接,假体稳定固定(图 3-2-21)。

(康鹏德 裴福兴提供)

病例分析 3

病史简介:患者男性,48 岁,以"双髋关节置换术后 13 年,左髋部疼痛 6 个月"之主诉入院。患者 13 年前因"双股骨头缺血坏死"在外院行双髋人工关节置换术,术后患者恢复良好。半年前,左髋部无明显诱因出现疼痛,活动时加重,静息疼痛消失,无夜间痛等。就诊于本院,行双髋关节正位片示:左髋关节假体松动。以"左髋关节置换术后假体松动"之诊断收入院。

入院查体:患者扶双拐步入病房,双髋部可见原后外侧手术切口,无红肿,左髋关节屈曲可达 70°,外展及内收活动均受限,左下肢较对侧短缩 2cm。皮肤感觉未见明显异常。

实验室检查:血常规、血沉、CRP 正常及其他指标均正常。

影像学检查:可见髋臼假体已明显松动、假体周围可见透亮带,左侧髋臼顶骨质缺损明显(图 3-2-22);骨扫描未见核素浓聚(图 3-2-23)。

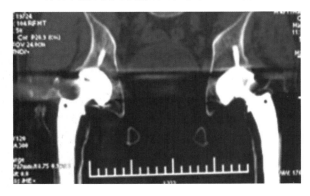

图 3-2-22 髋臼假体已明显松动、假体周围可见透亮带,髋臼顶Ⅰ区、Ⅱ区骨质缺损明显

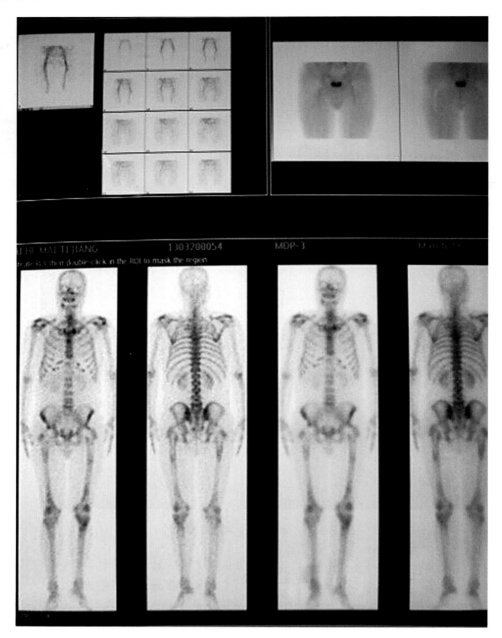

图 3-2-23　骨扫描未见核素浓聚

诊断:左髋关节置换术后假体松动伴假体周围骨溶解骨缺损(髋臼侧 Paprosky ⅡA 型,股骨侧 Paprosky Ⅱ型)

治疗方案:该患者术前血沉及 CRP 均不高,ETC 未见核素浓聚,无静息痛及夜间痛,考虑骨溶解至假体松动可能性大,感染可能性较小,患者诊断为非骨水泥髋关节假体明显松动,髋臼侧臼顶部骨质缺损明显,因患者无法提供准确的假体信息,无法判断股骨头假体的直径及锥度。综合患者情况,制订术前计划时,必须着重考虑以下几个方面:①骨质缺损的处理,患者臼顶部骨质溶解已明确,CT 显示,髋臼前、后壁尚完整,髋臼侧仅选择较大的臼杯就可保证其稳定性;②假体选择,股骨侧选用何种假体,骨水泥型或生物性。术中取患者原髋关节后外侧入路,切开并显露人工关节,脱位人工关节后,股骨假体明显松动,完整取出假体,见股骨近端有明显的骨缺损,但股骨中段骨质良好(Paprosky Ⅱ型),有足够的骨质可提供生物型股骨柄的坚强压配;再以 Explant 髋臼取出系统完整取出臼杯,彻底清除髋臼内增生的组织,清除溶解的骨质后探查髋臼,见臼顶有明显骨缺损,但前后壁骨量良好,呈 Paprosky ⅡA 型,选择同种异体骨填充臼顶,并选择生物型大号臼杯固定,初始稳定性良好。

术后第 1 天拔出引流管。考虑植入同种异体骨,术后抗菌药物使用 48 小时,预防感染。并常规抗凝预防深静脉血栓治疗。术后第 2 天扶双拐患肢部分负重行走,至术后 5 周逐渐过渡到完全负重。术后复查 X 线片如下(图 3-2-24)。

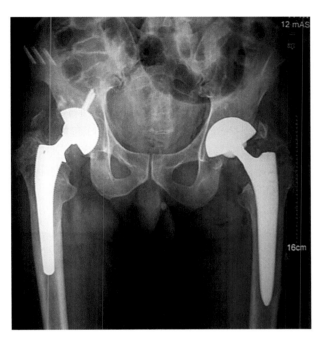

图 3-2-24 术后复查 X 线片

(郭文涛 胥伯勇 阿斯哈尔江 曹力提供)

病例分析 4

病史简介: 患者郭某,男,52 岁,1999 年因左股骨头坏死行左髋关节置换术,2010 年患者无明显诱因出现左髋关节疼痛,行走 300m 即出现剧烈疼痛,严重影响生活,为进一步治疗于 2012 年 11 月 28 日入院,病程中患者无其他不适主诉,近 13 年来左髋部无其他不适及脱位情况。

诊断: 左髋人工关节置换术后假体松动伴假体周围骨溶解骨缺损(图 3-2-25)

手术方案: 左髋关节外侧入路,取出假体,非骨水泥翻修 SL 柄 + 螺旋臼翻修术

诊疗过程分析: 麻醉平稳后,患者仰卧手术台上并固定,常规碘酊酒精消毒手术区域皮肤,铺无菌巾单,取右髋关节外侧入路,依次切开皮肤、皮下组织、阔筋膜张肌,由臀中肌股外侧肌间隙进入,显露关节囊,分离关节囊外的粘连,充分显露其前方、上方及下方,上至髋臼周边,下至大转子基底,见关节囊软组织呈黑色,股骨柄假体

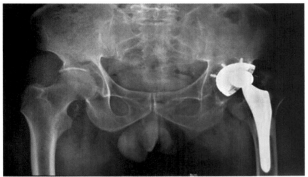

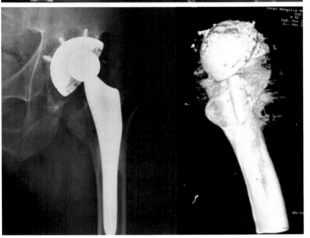

图 3-2-25 左髋人工关节置换术后假体松动

于大粗隆附着处黑色组织浸润,聚乙烯衬磨损严重,取出臼衬,螺丝刀取出固定髋臼假体螺钉,查髋臼松动,骨刀松解髋臼假体周围组织,完整取出髋臼假体,见髋臼后壁骨缺损,股骨柄取出器松解股骨柄,打拔器取出股骨柄假体,见股骨髓腔内黑色组织浸润,彻底刮除髋臼侧及股骨侧黑色组织,庆大霉素盐水彻底冲洗,清理髋臼内多余软组织以髋臼锉加深进行髋臼侧准备,股骨髓腔扩大进行股骨端准备,选择合适的人工假体 6 号标准臼杯、6/32 防脱位聚乙烯臼衬、32S 陶瓷球头及 4 号 SL 柄安装至位置满意,查各项活动无明显脱位倾向,缝合关节囊,放置引流,清点纱布器械无误后逐层缝合切口,术中出血约 300ml。

取关节囊黑色软组织送病理,回报示:左髋关节增生纤维组织,玻璃样变性,可见绒毛结节状结构,伴坏死,组织细胞、多核巨细胞增生明显,吞噬多量黑色颗粒样物及颗粒样物组织间沉积,考虑金属人工植入物引起的滑膜反应性改变。

结果: 患者术后 X 线片满意;术后 3 个月患者恢复完全负重行走,功能满意(图 3-2-26,图 3-2-27)。

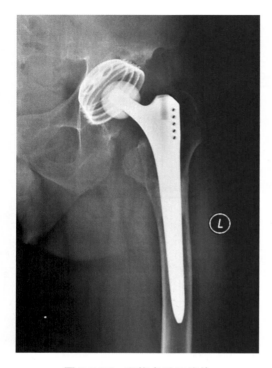

图 3-2-26 翻修术后 X 线片

病例分析 5

病史简介：患者,50 岁,1998 年因股骨颈骨折行右侧人工全髋关节置换术(图 3-2-28,图 3-2-29),术后即出现右髋关节持续疼痛,负重时疼痛明显。右髋伤口愈合良好,无红肿热痛,无皮肤破溃。查血沉、C- 反应蛋白等未见异常。当地医院给予保守治疗,疼痛无缓解而行同侧闭孔神经切断术,但术后疼痛仍然存在,于 1999 年行右髋关节翻修术,术后恢复良好(图 3-2-30)。2005 年 12 月开始出现右髋疼痛,活动受限。拍 X 线片,CT 示:右人工全髋关节置换术后,大粗隆及髋臼部分骨密度减低。诊断为右髋关节置换术后假体松动(图 3-2-31,图 3-2-32)。于 2006 年 3 月行右髋关节翻修术。术后恢复良好。

诊断：右髋人工关节置换术后假体周围骨溶解,假体松动。

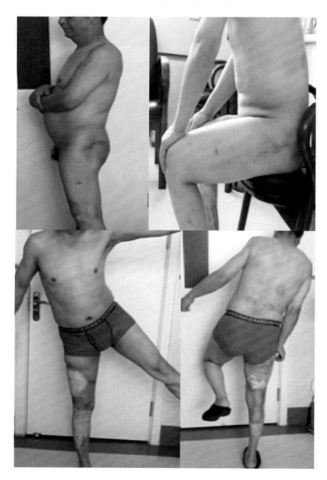

图 3-2-27 患者术后 2 周功能

(牛啸博 吕龙提供)

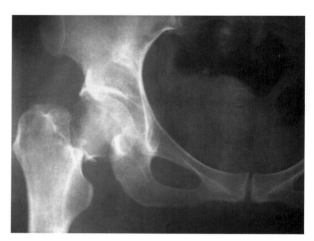

图 3-2-28 股骨颈骨折

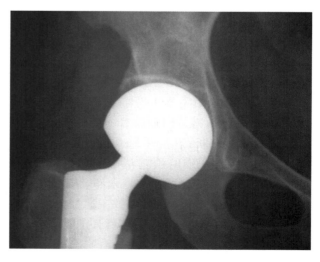

图 3-2-29 股骨头置换

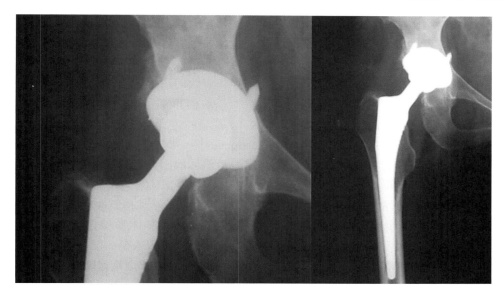

图 3-2-30　第一次髋关节翻修

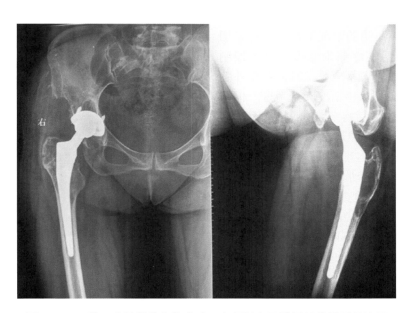

图 3-2-31　第一次髋关节翻修术后 8 年见髋臼及股骨假体周围骨溶解

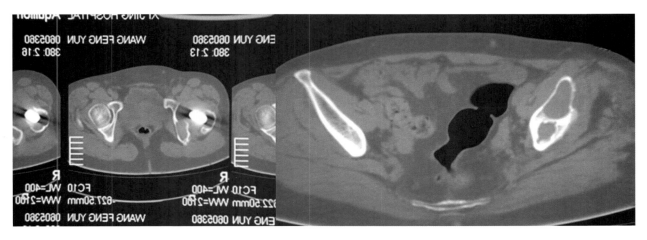

图 3-2-32　CT 显示髋臼及股骨假体周围骨溶解

手术方案:原后外侧入路,右髋关节翻修术。

诊疗过程分析:患者因外伤致右股骨颈骨折属Garden Ⅳ型,无其他内科疾病,无手术禁忌证,因此应采用手术治疗。但患者受伤时才 42 岁,第一次选用人工股骨头置换。手术方式值得商榷。而且术后早期即出现关节疼痛。此时需鉴别为感染性疼痛还是因假体早期不稳引发的疼痛。感染性疼痛常表现为静息痛、夜间痛。伴随血沉、C- 反应蛋白、血中性粒细胞增高,在低毒力感染中可有白细胞增高不明显,C- 反应蛋白正常等表现。但血沉常增高。本例患者查血沉、C- 反应蛋白、血中性粒细胞均未见明显异常,可排除感染可能。考虑与假体早期不稳有关。病史中患者有术后下地活动时髋部疼痛,疼痛与负重活动有关,当非骨水泥柄假体术中没有达到很好的初始稳定性,患者在术后早期负重活动时即出现疼痛。第一次人工股骨头置换术后疼痛,在疼痛原因不明的情况下行闭孔神经切断显然是错误的,随后在疼痛未能得到有效控制时又进行第一次人工关节翻修术。因患者在外院接受的第一次翻修手术,术中情况无从考证。但患者经更换股骨、髋臼假体后疼痛症状消失,因此高度怀疑为假体早期不稳。经过翻修手术后 8 年关节功能良好,8 年后再次出现疼痛,考虑为关节置换晚期并发症——假体松动。关于晚期假体松动的诊断,一是通过 X 线片检查分析,X 线片显示假体移位、假体周围出现大于 2mm 宽的连贯性透亮区,且连续追踪摄片透亮区不断增宽;二是通过在具备放射学松动征象的同时,至少具有以下四个症状之一,即疼痛、肢体缩短、畸形重现、髋功能减退。关于假体松动的治疗,目前对于假体松动尚无明确有效的保守治疗办法,手术行髋关节翻修是唯一有效的治疗方法。

术前准备了同种异体骨植骨,股骨侧全涂层远端固定假体,髋臼侧准备加强环,因当时无 Jumbo 杯。术中见髋臼松动,髋臼周围大量骨溶解,股骨假体周围大量骨溶解,股骨假体稳定。术中取出股骨及髋臼假体,清理骨溶解内的大量肉芽组织,术后病理证实是炎性肉芽组织(图 3-2-33)。髋臼侧植入同种异体颗粒骨。防止加强环 + 骨水泥臼杯。股骨侧植入全涂层假体,外侧大转子骨溶解严重,皮质骨骨折用钢丝环扎。

结果:术后 X 线片显示假体位置良好(图 3-2-34),6 周半负重,12 周拍片显示髋臼植骨处模糊已与宿主骨愈合,完全负重。现术后 10 年。患者髋关节功能大部分恢复(图 3-2-35)。

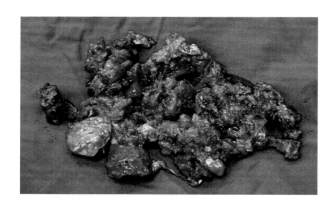

图 3-2-33　术中取出组织

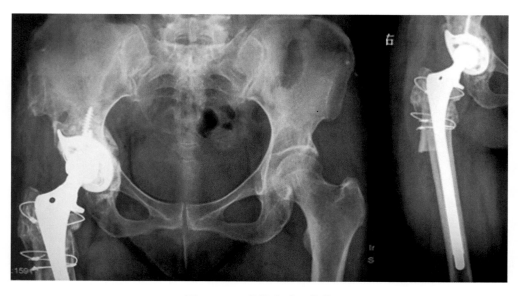

图 3-2-34　翻修术后 X 线片

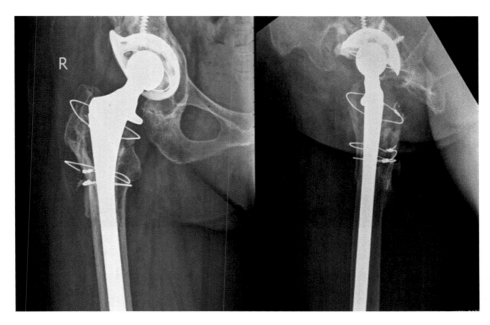

图 3-2-35 术后 10 年

（朱庆生提供）

病例分析 6

病史简介：女，68 岁。右髋关节翻修术后 10 年，疼痛 2 年。患者于 1994 年因外伤至右股骨颈骨折，在当地医院行空心钉内固定治疗。1999 年出现右股骨头坏死，接受右全髋关节置换术，术后恢复良好。2004 年因外伤致右股骨假体周围骨折，于当地医院行右全髋人工关节翻修术（图 3-2-36），术后恢复良好。2012 年出现右髋部疼痛，具体表现为大腿外侧及前方负重行走初始疼痛，休息后好转，近 2 个月疼痛加剧，站立、行走困难。专科检查：右髋见陈旧性手术瘢痕 20cm，右下肢跛行，右髋部无红肿，腹股沟区压痛（+），右下肢内旋 5°，外展 15° 疼痛受限，屈伸活动 0°~90°，无纵向叩击痛，肢端血运感觉活动正常。X 线片（2014-6）股骨假体近端周围骨溶解表现，很难判断髋臼假体是否松动（图 3-2-37）。CT 显示股骨假体近端可见骨水泥周围骨溶解，髋臼假体周围无明显透亮线。CRP、ESR、血常规正常，ECT 示股骨假体周围轻、中度浓聚（图 3-2-38）。

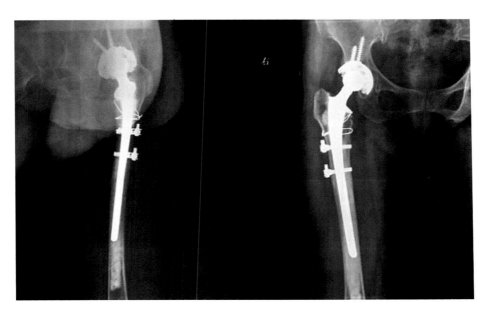

图 3-2-36 初次术后 X 线片

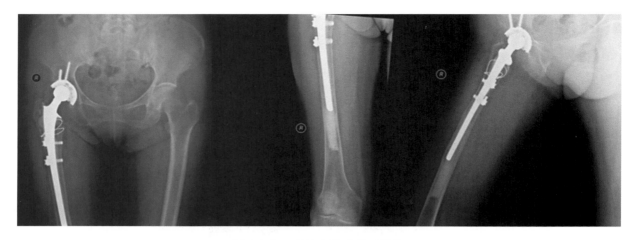

图 3-2-37　此次入院术前 X 线片

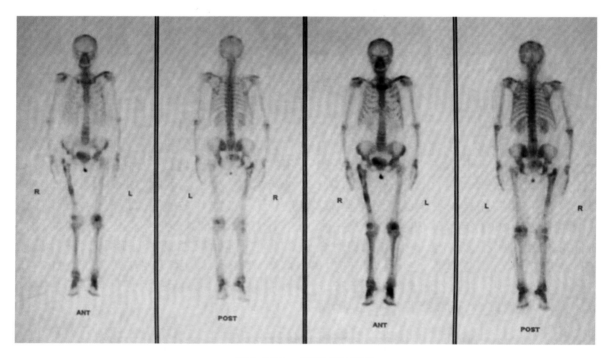

图 3-2-38　术前 ECT 检查

诊断:右全髋关节置换术后股骨假体松动

诊疗分析过程:诊断首先应考虑是否感染,术前 CRP、ESR 均正常,考虑感染的可能性较低,但仍不能完全排除,术中需进一步做快速病理证实。诊断的难点在于患者股骨假体是否松动,尽管患者股骨假体近端骨水泥周围可见透亮区,但并未累及其他区,对照术后系列随访片也未见明显假体下沉表现。但患者疼痛特点符合股骨假体松动表现,ECT 示股骨假体近、远端有核素浓聚表现。综合判断患者疼痛系股骨假体松动引起,此外,鉴于患者髋臼内衬磨损严重,既往假体为 Sulzer 假体,目前已停产,遂决定行人工全髋关节髋臼及股骨假体翻修术。

手术方案:取右髋后外侧切口,远端部分与原切口重合,长约 20cm,依次切开皮肤皮下,切断外旋肌群,剥离软组织,彻底切除关节囊及周围瘢痕组织,并送快速病理排除感染。暴露髋关节,探及聚乙烯内衬磨损,变性泛黄,坏死组织形成。取出聚乙烯内衬,取出螺钉两枚,用 Zimmer 公司髋臼假体取出器(zimmer explants system)取下 48mm(Sulzer)髋臼假体。探及后壁变薄,少量缺损,48mm 及 50mm 髋臼锉加深髋臼至髋臼内壁,安装 52mm Zimmer 公司 Continuum 假体及 36mm 内径聚乙烯内衬。探查股骨假体松动,清理近端周缘后,轻松拔出股骨假体。清理近端骨水泥至柄近端 5/6。延长切口约

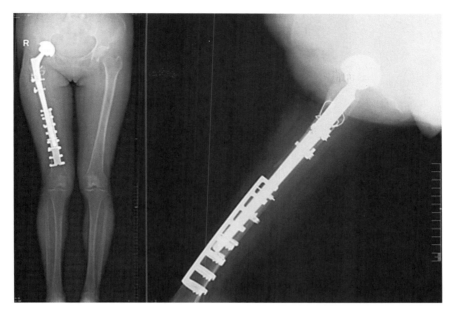

图 3-2-39　术后 X 线片

20cm（总长度约 40cm），假体远端至远端骨水泥远端开长槽骨窗，清理骨水泥。Zimmer 钢缆预扎骨窗近远端，Lima 公司股骨髓腔依次扩锉至 16mm，安装 200mm×18mm Lima 公司股骨 Revision 翻修假体，假体远端略过骨窗远端。回植开窗的骨皮质，两股钢缆环扎，安装 9 齿股骨远端记忆合金环抱器，骨窗远端 3 齿。缝隙及股骨近端植同种异体颗粒骨。近端扩髓，安装 Lima 公司 90mm 股骨近端袖套假体。安装 36mm Zimmer 公司 Metasul 股骨头。复位髋关节，检查关节活动度良好，透视证实假体位置及型号合适。冲洗刀口，放置负压引流自体血回输器，逐层缝合。术中出血约 700ml，输血 400ml。

结果：术后 3 天非负重下地行走，术后 4 周开始部分负重，8 周完全弃拐负重行走（图 3-2-39）。

关注点：患者翻修难点在于股骨远端充填大量骨水泥，需要开窗取出，这将损害股骨峡部对假体的固定作用，并易导致术后假体远端骨折，遂决定予以环抱器加强固定。

（朱振安　李慧武提供）

病例分析 7

病史简介：患者男性，67 岁。因"双侧髋关节翻修术后 10 年，右髋疼痛 3 个月"入院。患者 17 年前因股骨头坏死进行双侧人工全髋关节置换术，10 年前因"无菌性松动"分别行右侧和左侧人工全髋关节翻修术，两次手术间隔半年。翻修术后患者关节功能良好，日常从事重体力劳动。自诉 3 个月前轻微扭伤后出现右大腿疼痛，可自行行走，

卧床休息及口服镇痛药物无效，症状逐渐加重，不能站立。至外院摄片示右侧股骨假体断裂。

入院体格检查：双下肢等长，双髋部可见 15cm 手术瘢痕，切口愈合良好。右侧髋关节活动受限，右股骨纵向叩击痛阳性，右髋活动范围 0°~60°。Harris 评分 51 分。左髋关节活动范围 0°~90°。实验室检查：血常规正常，ESR 18mm/h（正常 <20mm/h），CRP 9.5mg/L（正常 <10mg/L）。

影像学检查：右侧髋关节翻修术后双髋正位 X 线片（图 3-2-40）及左侧髋关节翻修术后 X 线

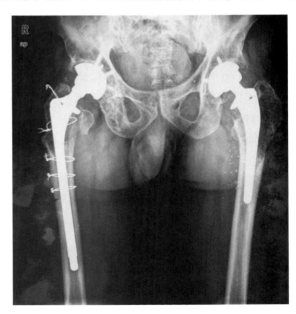

图 3-2-40　右侧第一次翻修术后，进行 ETO 术并进行近端重建

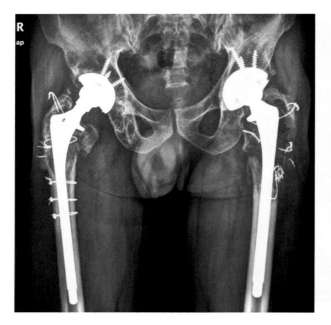

图 3-2-41 随访显示假体远端骨长入良好，但近端骨吸收进行性加重

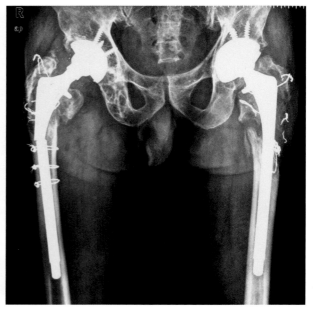

图 3-2-42　影像学显示在应力集中处出现假体断裂

片（图 3-2-41），入院时双侧髋关节正位片显示右侧股骨假体断裂，断端移位，双侧股骨近端骨吸收明显（图 3-2-42）。

诊断：双侧髋关节翻修术后；右侧髋关节假体断裂松动。

手术方案：进行股骨侧翻修，更换直径更大的翻修假体，进行近端髓腔"缩容"重建；更换内衬及股骨头。

诊疗过程分析：患者影像学显示右侧股骨假体断裂，必须进行翻修手术，通过影像学随访发现髋臼侧假体无移位，固定良好，故本次手术不更换髋臼侧假体，仅更换内衬。但须做好内衬锁定机制损坏的准备，如出现这种情况则直接将新内衬使用骨水泥固定于原髋臼假体。本次手术最大困难在于如何将固定良好的股骨假体远端取出。取出时最好能使用配套的专用环钻（图 3-2-43），避免过度

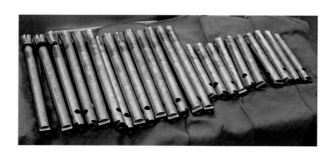

图 3-2-43　进行假体远端取出时选择环钻可以减少骨量丢失

丢失骨量。当没有类似器械时可考虑进行股骨截骨，但在截骨过程中应注意防止股骨骨折，且应准备内固定器械。在翻修过程中应注意增加股骨柄直径，且股骨假体远端应超过截骨远端股骨髓腔直径三倍以上，并使用异体骨板增加强度，防止应力骨折（图 3-2-44，图 3-2-45）。首次翻修后定期随访发现股骨近端骨吸收进行性加重，这是由于翻修假体近端应力遮挡所致，因此再次手术时应加强近端重建，防止再次出现假体断裂。患者截骨面已达到股骨峡部，因此在选择翻修假体时应注意选择抗旋能力强的直柄翻修假体。

结果：患者术后 6 周扶拐下地部分负重行走，术后 3 个月完全弃拐负重行走。但左侧再翻修手术术后半年，左侧再次出现明显疼痛，摄片示左侧股骨柄断裂（图 3-2-46）。手术方案同右侧，但由于影像学显示右侧股骨近端骨吸收更加严重，因此应选择可进行近端重建的特殊翻修假体（图 3-2-47）。

术后一年随访，关节功能正常，Harris 评分 80 分。假体稳定固定位置良好。

经验教训：由于长柄翻修假体主要靠股骨峡部进行固定，一般假体远端骨长入均比较理想，但这种情况下很多患者会出现近端应力遮挡所致的骨吸收，应力在骨长入区域的近端会出现明显应力集中，会出现金属疲劳性断裂。这对于体重较大，活动强度高的患者尤其应当注意。文献报道使用

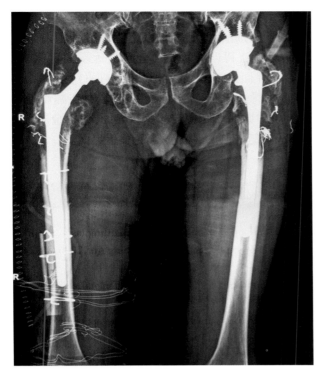

图 3-2-44 术后影像学资料显示异体骨板进行截骨线处加强

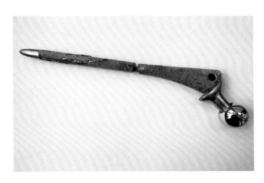

图 3-2-45 取出的断裂假体

这种假体进行翻修时应尽可能选择远端直径在
12mm 以上的型号,如果峡部较窄无法达到这种直
径应加强近端骨重建并适当限制患者活动度。

(吴海山 李晓华 王波提供)

假体周围骨溶解导致假体松动的全髋关节翻修治疗

前面部分已经提到,全髋关节置换术后假体
负重界面摩擦产生磨损颗粒,特别是聚乙烯磨损颗
粒,随着关节炎向骨或骨水泥-骨界面间隙迁移,
并在局部停滞,激活破骨细胞产生骨侵蚀、破坏、吸
收,即形成假体周围骨溶解。如果在早期骨溶解仅
局限于局部并且影响假体固定(局灶性骨溶解),此
时进行积极的处理(前述),可以成功保留稳定固定

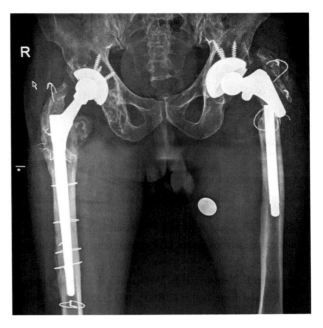

图 3-2-46 左侧假体在同样位置出现断裂,右侧再次翻修
术后近端骨量恢复良好

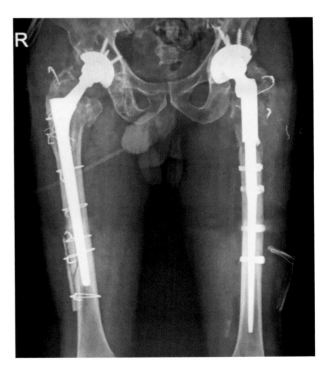

图 3-2-47 左侧选择特殊类型假体畸形翻修

的假体。但是,骨溶解病变继续进展,导致假体-骨
界面大范围骨溶解,则导致假体松动,此时唯一有
效的治疗就是清除骨溶解病灶,假体翻修。

而在进行此类病例的翻修时,要注意以下几个
问题:①骨溶解导致髋臼、股骨侧存在不同程度的
骨破坏、骨缺损,如何重建骨缺损是重点要考虑的

问题之一。可根据骨缺损的程度、范围以及对假体再次植入时的影响,选择自体骨(通常来源受限)、同种异体骨、人工骨或包括钽金属块在内的其他骨修复材料。②假体选择:由于骨溶解导致的骨破坏,髋臼侧通常需要大直径臼杯或 JUMBO 臼杯(美国 Mayo Clinic 将其定义为臼杯直径男性大于 66mm,女性大于 62mm),常规三孔或多孔,非骨水泥臼杯;而股骨侧则需要准备直径较大、长柄(至少有超过 4cm 或超过股骨直径 2 倍以上距离股骨髓内与所选择假体获得匹配固定)、全涂层远端固定假体。③负重界面的选择:通常原负重界面(包括聚乙烯内衬、股骨头)均存在不同程度的磨损,在翻修时需要更换耐磨损性能更佳的负重界面,包括金属 / 陶瓷 - 高铰链聚乙烯、陶瓷 - 陶瓷负重界面。

参 考 文 献

1. Keating JF, Grant A, Masson M, et al. Randomized comparisonof reduction and fixation, bipolar hemiarthroplasty, and total hiparthroplasty: treatment of displaced intracapsular hip fractures in healthy older patients. J Bone Joint Surg Am, 2006, 88: 249-260.

2. Frihagen F, Nordsletten L, Madsen JE. Hemiarthroplasty or internal fixation for intracapsular displaced femoral eckfractures: randomised controlled trial. BMJ, 2007, 335: 1251-1254.

3. Jing Wang, Baoguo Jiang. Arthroplasty or internal fixation for displaced femoral neck fractures: which is the optimal alternative for elderly patients? A meta-analysis. International Orthopaedics (SICOT), 2009, 33: 1179-1187.

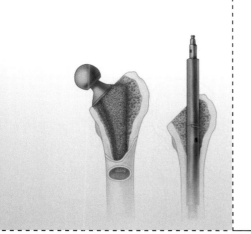

骨缺损的处理及假体选择

第一节　概述

一、髋臼骨缺损分型、处理及假体选择

全髋关节置换术是现代医学中最成功的手术之一,接受全髋关节置换术的患者数量每年都在增加,并且患者也越来越年轻,越来越活跃。然而,这也预示着需要做全髋关节翻修术的患者数量也在增加。Kurtz 等人统计的美国全髋关节翻修数量在 1990 年是 24 000 例,到 2002 年已达 43 000 例,占全髋关节置换术的 17.5%。目前国内的翻修量也在逐年上升。长期以来,全髋关节置换术失败的主要原因都是无菌性松动,其他失败的原因包括感染性松动,反复脱位,假体位置不良,假体周围骨折和假体的力学失败等。在大多数病例中失败均导致骨溶解,这样在许多翻修术中都需要解决骨量丢失的问题。通常那些因大量严重骨丢失而失败的病例,其翻修的成功率要低些。

而在全髋关节翻修中髋臼翻修更常见。对于骨水泥髋臼假体来说更是如此,Callaghan 等人对 330 例行 Charnley 全髋关节置换术的患者进行了 30 年的随访,他们发现因髋臼松动而翻修的比例是 7.3%;而因股骨柄松动而翻修的比例仅为 3.2%。Keener 等人对 93 例小于 50 岁的髋关节置换的患者进行了最少 25 年的随访,他们发现有 18 例患者因为髋臼出现问题进行翻修;而只有 5 例患者因为柄的问题进行翻修。对于非骨水泥髋臼假体来说也一样,Bojescul 等人对 100 例行 PCA 全髋关节置换的患者进行了 15.6 年的随访,共有 64 例生存。其中 17% 的患者行髋臼翻修,而只有 7% 的患者行股骨柄翻修。在髋臼侧,松动的过程可以导致腔隙性缺损,但在更严重的病例中,会发展成节段性缺损并伴有腔隙性缺损。解决这些骨量丢失的方法不仅取决于剩余骨的质量和骨丢失的严重程度,还取决于有一定技术的医生的经验水平。

全髋关节翻修术通常更困难,而且与初次置换相比效果更差,并且并发症要高。Ong 等人对 1997—2006 年间 39 410 例首次置换和 7411 例翻修手术进行样本资料统计,他们发现初次置换的感染率是 1.3%,翻修的感染率是 13.9%。初次置换后的翻修率是 1.6%,而翻修术后的再翻修率是 36.6%。与初次置换相比,翻修术时间更长,出血更多,并且脱位、感染、血栓栓塞、神经麻痹、股骨骨折或穿孔和机械性并发症的发生率以及死亡率均要更高。那些由于磨损或由于碎屑和炎症产生的骨溶解而导致的髋臼骨缺损常常使翻修术变得异常困难,是目前翻修术中的难点。正确处理髋臼骨缺损的前提是正确评价骨缺损,所以选择合适的骨缺损分类方法对骨缺损的严重程度评估和治疗方法的选择有重要的意义。

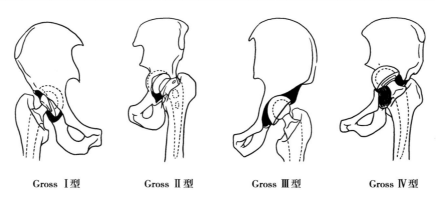

Gross Ⅰ型　　Gross Ⅱ型　　Gross Ⅲ型　　Gross Ⅳ型

图 4-1-1　髋臼骨缺损的 Gross 分类

（一）病因

髋臼骨量丢失是全髋关节翻修术所面临的一个主要问题,原因有很多种:①由磨损,松动或感染导致的骨溶解;②之前手术中骨切除过多,特别是患者之前做过表面置换或髋臼翻修手术时;③之前存在髋臼骨折或髋臼发育不良导致的骨缺损,在手术时没有纠正;④取出髋臼假体或骨水泥时无意间破坏骨质。

（二）分型

髋臼骨缺损的分类对术前设计,术中发现的描述和术后结果的比较有很大用处。在许多文献中描述的分类系统中哪种系统最有用,仍然没有达成共识,实际上,这些分类系统往往很难使用和记忆,并表现出观察者自己在不同时间分型和观察者之间的分型存在差异,目前广为接受的是 Gross 分类、Paprosky 分类和 AAOS 分类。

1. Gross 分类　Gross 分类法分为 4 型(图 4-1-1)。Ⅰ型:骨缺损有限;Ⅱ型:包容性骨缺损,前后柱及臼缘完整;Ⅲ型:非包容性骨缺损,骨缺损 < 髋臼的 50%;Ⅳ型:非包容性骨缺损,骨缺损 > 髋臼 50%。Gross 分型的主要目的是判断是否可以进行异体骨结构植骨,简单,明了,有效,通过平片就可以进行分类。

2. Paprosky 分类(1990)　Paprosky 根据前后位骨盆、髋关节 X 线片中髋关节中心上移、坐骨支骨溶解、髋关节中心内移和泪滴骨溶解的程度,将髋臼骨缺损分为 3 型(图 4-1-2)。Ⅰ型,没有上移;Ⅱ型,髋臼上移 <3cm;Ⅲ型,髋臼上移 >3cm。进一步又将Ⅱ型分为ⅡA:臼内壁完整,边缘完整,轻度坐骨溶解,Kohler 线完整,>70% 杯与骨接触;ⅡB:臼内壁完整,边缘部分缺损,>70% 杯与骨接触;ⅡC:臼内壁缺失,边缘不完整(<30%),>70% 杯与骨接触。Ⅲ型分又为ⅢA:前后柱缺损,内壁缺失

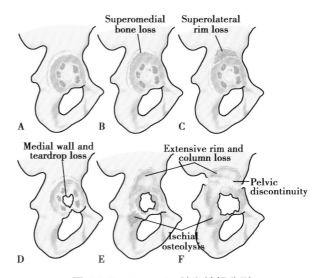

图 4-1-2　Paprosky 髋臼缺损分型
A. Ⅰ型；B. Ⅱ型；C. ⅡB 型；D. ⅡC 型；E. ⅢA 型；F. ⅢB 型

骨缺损在 10 点至 2 点之间,40%~70% 臼杯与骨接触;ⅢB 型:严重前后柱缺损,内壁缺失,可有骨盆不连续,骨缺损在 9 点至 5 点之间,<40% 臼杯与骨接触。

（1）髋关节的中心移位:在闭孔最上缘处画一水平线,称闭孔参照线,测量移位的髋关节中心到这条线的距离。

髋关节中心点的移位方向决定骨破坏的程度:①偏向外侧上方移位,后柱破坏为主;②向上、向外和向后移位,后柱破坏严重;③向上内移位,明显的前柱破坏。要注意前柱的缺损破坏,重建较困难。

（2）髋关节中心上移程度:①轻微,距离闭孔横线上方 3cm 以内;②明显,距离闭孔横线上方 3cm 以上。

中间的移位程度可由 Kohler 线的完整程度来评估。

Kohler 线即骨盆泪滴线。X 射线片可见它由三条线构成:①外半圆,相当于髋臼的前壁;②长而直的内缘线,相当于小骨盆侧壁;③短而连接的弓形线,相当于髋臼切迹半柱形的皮质。当内壁严重和前柱一定程度破坏时,髋关节中心点内移,内移程度要通过 Kohler 线的完整性来判定,也被用于判定前柱缺损的量。通过对此种征象与对髋臼泪滴破坏及坐骨溶解程度的评估,可分别确定前下壁、后下壁以及韧带破坏程度。

(3) 髋关节中心内移程度:①Ⅰ级:在 Kohler 线外侧;②Ⅱ级:移至 Kohler 线处;③Ⅱ+级:在 Kohler 线内侧,扩展全盆腔内;④Ⅲ级:移至盆腔内;⑤Ⅲ+级:明显移至盆腔内。

(4) 坐骨的破坏:坐骨累及的毫米数决定了后柱和后壁下部的累及程度。0~7mm 轻度的溶解对壁和韧带造成的影响很小,7~14mm 的累及可导致更大的壁破坏且在分类中属于中度,重度有更大的累及,即有了后下壁和后下韧带的结构丢失。以闭孔上缘水平线开始测量。

(5) 坐骨支骨溶解程度:轻度:0~7mm 后柱和后壁破坏轻,无影响。中度:7~14mm 后柱和后壁破坏较大。重度:大范围坐骨骨溶解,是严重的结构性后壁和后柱骨缺损。

(6) 髋臼泪滴的破坏:髋臼泪滴是一种 X 线征象,由骨盆的杯状窝和内部平面形成,是髋臼切迹和骨盆内壁在 X 射线片上投影所形成。髋臼切迹代表髋臼的内侧面。当泪滴的外侧面被破坏时,说明损伤只累及髋臼壁的下部,而不致累及髋臼前、后柱下部。泪滴内侧面破坏:髋臼前、后柱下部受损。这个结果可与坐骨溶解程度相联系以决定破坏是更前还是更后。

泪滴的破坏程度:①轻度:外侧缘少量骨缺失;②中度:外侧缘完全缺失;③重度:外侧缘与内侧缘都有骨丢失。

具体分型如下:

Ⅰ型:很小的骨溶解和移位,>90% 杯与骨接触(图 4-1-3)。

泪滴骨溶解:无。

坐骨骨溶解:无。

Kohler 线骨溶解:Ⅰ度。

Ⅱ A 型:向上移位 <3cm,臼内壁完整,边缘完整,轻度坐骨溶解,Kohler 线完整,有 >70% 的杯与骨接触(图 4-1-4)。

泪滴骨溶解:轻度。

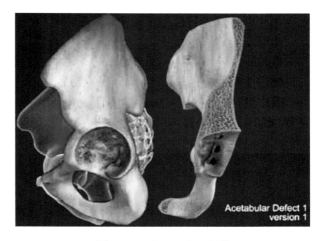

图 4-1-3 Paprosky Ⅰ 型

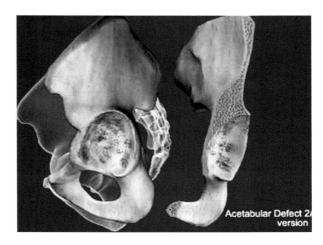

图 4-1-4 Paprosky Ⅱ A 型

坐骨骨溶解:轻度。

Kohler 线骨溶解:Ⅰ度。

髋臼上移:<3cm。

Ⅱ B 型:向上移位 <3cm 臼内壁完整,边缘部分缺损,>70% 杯与骨接触(图 4-1-5)。

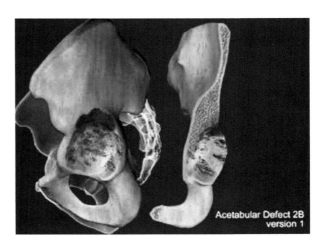

图 4-1-5 Paprosky Ⅱ B 型

泪滴骨溶解:轻度。

坐骨骨溶解:轻度。

Kohler 线骨溶解:Ⅰ~Ⅱ度。

髋臼上移:<3cm。

Ⅱ C 型:向上移位 <3cm,臼内壁缺失,边缘不完整(<30%),>70% 杯与骨接触(图 4-1-6)。

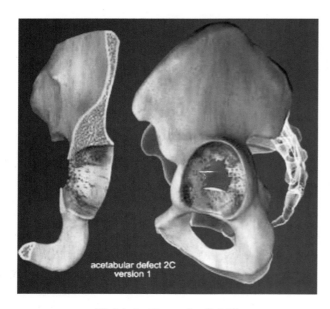

图 4-1-6 Paprosky ⅡC 型

泪滴骨溶解:中度到重度。

坐骨骨溶解:轻度。

Kohler 线骨溶解:Ⅲ度。

髋臼上移:<3cm。

Ⅲ A 型:向上移位 >3cm,前后柱缺损,内壁缺失,骨缺损在 10 点至 2 点之间,40%~70% 杯与骨接触(图 4-1-7)。

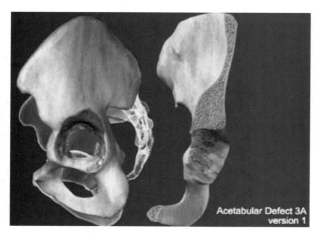

图 4-1-7 Paprosky ⅢA 型

泪滴骨溶解:中度。

坐骨骨溶解:轻度到中度。

Kohler 线骨溶解:Ⅱ~Ⅱ⁺度。

髋臼上移:>3cm。

Ⅲ B 型:向上移位 >3cm,严重前后柱缺损,内壁缺失,可有骨盆不连续,骨缺损在 9 点至 5 点之间,<40% 杯与骨接触(图 4-1-8)。

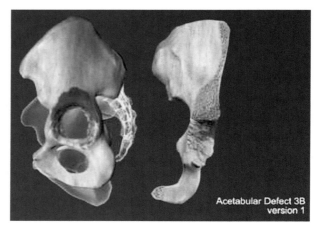

图 4-1-8 Paprosky ⅢB 型

泪滴骨溶解:重度。

坐骨骨溶解:重度。

Kohler 线骨溶解:Ⅲ⁺度。

髋臼上移:>3cm。

Paprosky 使用频率已经超过了 AAOS 分型,而且使用人数在逐渐增加。它对使用生物压配臼翻修有直接的指导作用并且分型比较细致。通过对泪滴、坐骨、Kohler 线是否有骨溶解及是否有髋臼上移来判断髋臼前壁、后壁、内壁以及上壁是否有骨缺损及其严重程度。为临床医生重建髋臼方法的选择提供了指导。

3. AAOS 分类(1990) 1993 年由 D'Antonio 首先提出,后由美国骨科学会(AAOS)修订,曾经在美国使用较为广泛。AAOS 分类将髋臼缺损分为 5 型。

Ⅰ型:节段型缺损(图 4-1-9)。

Ⅰ A:边缘型髋臼骨缺损(上方、前方、后方壁缺失)。

Ⅰ B:中央型髋臼骨缺损。

Ⅱ型:腔隙型缺损 髋臼腔内容量丢失,这可能会造成髋臼壁损伤然而髋臼边缘是完整的(图 4-1-10)。

Ⅲ型:混合型缺损(腔隙型缺损与节段型缺损共存)(图 4-1-11)。

Ⅳ型:骨盆中断髋臼失去结构完整性(图 4-1-12)。

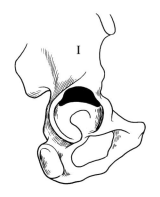

图 4-1-9　Ⅰ型　节段性缺损

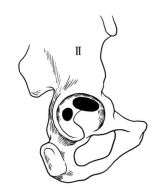

图 4-1-10　Ⅱ型　腔隙性缺损

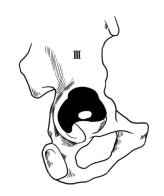

图 4-1-11　Ⅲ型　混合性缺损

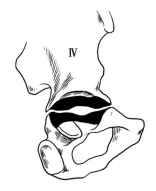

图 4-1-12　Ⅳ型　骨盆中断

Ⅴ型：髋关节融合。

（1）髋臼节段性骨缺损：又称非包容型缺损，是指髋臼的支撑半球（包括髋臼内侧壁）骨组织的任何一部分的完全性缺失。根据缺损部位又可以分为边缘型和中央型两种，其中中央型髋臼缺损表现为髋臼内壁的磨损或穿孔。

（2）髋臼腔隙性骨缺损：又称为包容型缺损，是指髋臼腔骨性结构的容量性丢失，但髋臼壁和髋臼柱是完整的，其骨缺损可在髋臼的上方、前方、后方或整个髋臼窝深陷。与节段性骨缺损不同，腔隙性的中央型髋臼缺损表现为髋臼内突畸形，而无穿孔的改变。

（3）混合性骨缺损：是节段性和腔隙性的交叉类别。

（4）骨盆不连续性骨缺损：是指缺损贯穿髋臼的前、后柱，并将髋臼的上下两部分完全分离。

（5）髋关节融合性骨缺损：并无缺损，只是髋臼被骨性组织所充填，要找到真正的髋臼位很困难。

AAOS 分类法使用较多，但比较繁琐。它未能反映出骨缺损的程度，没有说明残余髋臼的骨量与支持髋臼假体的能力，该分型与髋臼的重建方法和髋臼的稳定性间没有直接的关联性，它只给出了对缺损的描述性解释而没有提供解决问题的建议。另外，它只是一个能够用于术中的方法，所以它不能为术前评价提供任何放射学决断，因此对生物固定臼杯翻修指导意义不大。这一分类法在打压植骨技术中使用较广，但是单纯使用无法了解骨缺损的严重程度，在打压植骨中也应结合使用 Paprosky 分型。

（三）处理及假体选择

有很多假体和方法可用于修复和重建髋臼缺损，包括单纯骨水泥固定型髋臼，单纯生物型半球形假体，生物学固定假体＋颗粒骨植骨，生物学固定假体＋结构植骨、Jumbo 杯、高位髋臼、Oblong 椭圆形假体、双极假体、螺旋臼、髋臼加强环或加强杯、金属网加打压植骨、组配式髋臼重建系统、骨水泥假体＋打压植骨技术、定制假体等。非骨水泥半球形多孔涂层假体现在看来使用的最为广泛，主要因为它们中长期临床效果很好并易于安装。非骨水泥半球形臼杯用途广泛，随着技术的变化可以用于多种但不是所有的髋臼翻修中。下面我们分别加以讨论。

1. 骨水泥固定型髋臼假体　骨水泥固定型

表 4-1-1　采用骨水泥髋臼翻修的松动率和翻修率

Author	N	Follow-up〔y〕	Age〔y〕	Loosening	Revision
Amstutz 1982	66	2.1	51.7	20.0%	9.1%
Callaghan 1985	69	3.6	62.1	57.4%	17.4%
Kavanagh 1985	81	4.5	61.8	40.7%	10.0%
Pellici 1985	67	4.0	47.0	29.0%	12.0%
Strömberg 1988	67	5.0	47.0	12.0%	21.0%
Retpen 1989	195	4.3	67.0	/	27.7%
Marti 1990	60	8.9	71.0	16.7%	8.3%
Engelbrecht 1990	140	7.4	59.2	37.9%	12.1%
Kershaw1991	60	6.3	64.5	10.0%	30.0%
Strömberg 1992	204	7.0	64.0	6.4%	16.0%
Garcai 1995	148	11.5	59.0	19.6%	12.8%
Loro 1995	107	7.7	62.5	4.6%	4.3%
Katz 1997	68	11.9	63.7	39.7%	23.5%
All	1364	6.6	61.3	23.9%	15.5%

髋臼为聚乙烯材料,长年使用可造成磨损,其磨损率为每年 0.1~0.3mm,以使用 30 年为例,其壁厚不能小于 5mm。髋臼假体的固定应使骨水泥有一定厚度并分布均匀,而骨水泥固定髋臼翻修效果差,因为骨水泥是填充剂,不是黏合剂,髋臼窝植入床已完全硬化,光滑的内骨膜与骨水泥整合能力下降,在这种情况下,骨水泥不可能与植入床之间达到"微交锁"的状态,因此达不到稳定假体的目的。

　　与非骨水泥压配臼对比,其翻修率高出 5.6 倍,平均松动率高出 4.7 倍。1997 年 PalphpKatza 报道应用第 2 代骨水泥技术、骨水泥型髋臼翻修随访 11.9 年的结果,发现 16% 的髋臼假体被再次翻修。故作者建议停止使用单纯骨水泥型髋臼假体进行髋臼侧人工全髋关节翻修。表 4-1-1 显示了不同作者进行骨水泥髋臼翻修的效果,松动率及翻修率都非常高。

　　2. 非骨水泥髋臼假体　大多数现有的非骨水泥假体(图 4-1-13)都有一些相似的设计,包括具有生物活性能提供骨长入或骨长上的金属外杯,钛金属是最常使用的材料,但是最近又引进了钽金属及相似截骨的多孔材料。在一些设计中还使用了羟基磷灰石多孔涂层。大多数现代假体是组配式的,放入臼杯内的摩擦界面与臼杯是分离的。这一摩擦界面根据特殊的系统和术者的选择可以是高交联聚乙烯的,可以是金属的或是陶瓷的。在全髋关节翻修术中使用非骨水泥半球形假体的适应

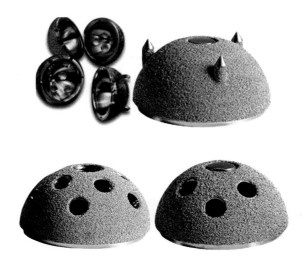

图 4-1-13　不同类型的生物型髋臼假体

证要根据术者的理念而定。当满足下面三个主要标准时使用这一假体就可以获得成功:①有足够的骨量对臼杯提供满意的初始稳定性;②臼杯可以牢固固定到骨骼上一段时间以允许生物固定发生;③宿主骨有足够的质量和数量以提供假体稳定的生物固定。大多数 Paprosky Ⅰ型、Ⅱ型的髋关节都符合这些标准。在一些 Paprosky ⅢA 型和ⅢB 型的患者中也满足了这些标准。但是当怀疑骨组织的生理修复能力,例如骨盆骨坏死或 Paget病以及有骨盆中断病例时,要慎重使用这种假体。

　　最近对挪威关节置换注册中心 4762 例髋关节翻修的回顾研究显示,非骨水泥臼杯的成功率

表 4-1-2 不同作者采用非骨水泥髋臼翻修的松动率和翻修率在翻修术中使用非骨水泥臼杯的并发症

Author	N	Follow-up〔y〕	Age〔y〕	Loosening	Revision
Hedley 1988	61	1.7	54.2	9.8%	0.0%
Mcganni 1988	75	1.2	/	0.0%	0.0%
Morscher 1989	164	3.8	/	/	4.9%
Emerson 1989	46	1.8	55.0	21.7%	0.0%
Tanzer 1992	140	3.4	57.0	4.3%	0.7%
Padgett 1994	129	3.7	50.0	0.0%	5.0%
Paprosky 1994	147	5.7	57.4	2.0%	2.0%
Lachiewicz 1994	60	5.0	55.0	0.0%	0.0%
Lawrence 1994	43	9.0	57.0	12.0	7.0%
Eckardt 1995	21	1.6	59.0	0.0%	0.0%
Dorr 1995	139	4.3	57.0	1.4%	4.3%
Silverton 1995	115	8.3	50.0	7.0%	11.3%
Mulliken 1996	50	4.6	64.0	6.0%	0.0%
Wirtz 1997	210	5.6	67.0	0.0%	2.4%
Chareancholvanich 1999	40	9.0	50.0	5.0%	13.0%
All	1400	4.3	56.9	4.9%	2.7%

比骨水泥臼杯的成功率要高。采用非骨水泥髋臼假体进行重建的翻修术获得了显著的成功,一系列研究报道平均随访时间为 13.9 年,无一例因为无菌性松动而再翻修。表 4-1-2 显示了不同作者采用非骨水泥髋臼翻修的松动率及翻修率,明显低于采用骨水泥髋臼翻修的效果,甚至可以达到初次置换的效果。

有症状性的假体松动在重建的早期或晚期都可能发生。这一问题主要表现为腹股沟或臀部的疼痛。一系列平片是发现这一问题最好的诊断方法。进展性的臼杯移位,臼杯位置改变,螺钉固定失败(折断或预示移位的圆晕)和骨 - 假体之间完全的透亮线都预示着假体松动。轻微的松动可以通过臼杯上缘硬化性骨反应和臼杯内部骨 - 假体界面新的或进展性的透亮线确定。

在臼杯放入时可能发生骨折。臼杯直径与最后使用的髋臼锉型号达到最佳匹配并在臼杯打入时避免过度用力可以降低这一并发症的发生率。脱位在翻修中比在初次置换要更常见,因为骨骼解剖变形,软组织缺损和髋关节生物力学改变。而高位髋关节中心的脱位是因为股骨和骨盆下方的撞击。Jumbo 臼杯的脱位部分因为臼杯的直径和股骨头尺寸的不匹配。这种不匹配遗留一个潜在的大的间隙,这一间隙缺少软组织附着会导致股骨头脱位;另外,使用小头与大髋臼匹配,更易造成假体 - 假体撞击而导致脱位,使用更大的股骨头

(36mm 或更大)会减少与 Jumbo 臼杯相关的脱位率。

如果臼杯边缘突出超过髋臼骨前方和下方可能会发生髂腰肌腱和非骨水泥臼杯之间的撞击。使臼杯位置达到最佳可以将这一问题的发生率降到最低。

(1)半球形单髋臼生物型假体:半球形假体便于确定假体安放位点,减少骨质去除,也便于假体安放时进行微调。Emerson 等人认为与其他类型的髋臼假体相比,半球形臼杯假体更稳定,不易上移。半球形生物型髋臼假体的优点还在于可以通过几枚螺钉获得辅助固定。大多数学者都主张翻修术中使用螺钉。但要注意安放螺钉也存在损伤神经血管组织的危险,因此术者必须熟知安放螺钉的"安全区域"。但是 Dorr、Wan 和 Hedley 等人却认为在翻修术中不使用螺钉并不会导致假体松动率升高。事实上,初期臼杯与髋臼很难实现确实的贴附,使用螺钉辅助固定有助于臼杯的早期固定,防止早期假体微动,有利于周围骨组织的迅速长入,从而获得假体的长期稳定。对于接近正常而仅有小的包容性缺损髋臼使用压配臼我们可以理解,但对于有更大骨缺损是否可以使用半球形臼杯假体要根据骨缺损严重程度确定。

Hendricks 和 Harri 对 446 例翻修进行回顾性研究,平均随访时间 12.5 年,他们发现使用半圆形非骨水泥压配臼杯的成功率是 99.1%,因臼杯松动再翻修率为 0.9%。Jones 和 Lachiewicz 对 211 例

翻修进行回顾性研究,平均随访时间是 12 年,成功率是 95%,失败的原因是无菌性松动,他们还发现体重 >82kg 是一个危险因素。Park DK 等人对 138 例使用半圆形生物杯翻修的患者进行了至少 20 年的随访,其成功率为 95%。Del la Valle 等人对 138 例患者平均随访 15 年得出 96% 的成功率。Padget 等人认为半圆形非骨水泥压配臼杯在小的骨缺损下是首选。Hallstrom 等人经过 10 年的随访发现与非结构植骨同时使用有非常好的效果,只有 4% 的松动率,也就是说半圆形生物杯结合髋臼底颗粒植骨,可以达到非常好的效果。Jones 等人得出结论存在下列情况时效果不佳,骨盆骨质量不佳,有严重骨缺损[椭圆形、内壁穿孔、前和(或)后壁缺损]及肥胖等。Gaecta-Cimberlo 发现如果骨缺损大于 50% 是压配杯的禁忌证。

在评估翻修成功率时,我们发现大多数翻修术的临床结果比初次置换差,其主要原因是翻修术的患者通常因为之前的手术导致肌肉功能很差,而且在有骨缺损的情况下,往往无法使髋关节的生物力学完全恢复。翻修术中假体固定的影像学评估很困难,主要因为骨盆标志变形,使用移植骨,最主要的是在假体与骨界面之间部分透亮线的临床意义不确定。大多数文献将臼杯稳定定义为随着时间变长假体没有进行性移位或假体位置改变,在假体 - 骨界面之间完整的透亮线距离没有大于 2cm 并没有固定螺钉的损坏。然而这些标准可能将一些只有纤维长入稳定而没有骨长入稳定的臼杯称为稳定。所以我们要将这一情况考虑在内。

(2)生物固定假体加颗粒骨植骨:大多数需要行翻修手术的病例往往存在骨吸收、骨溶解和假体松动,因此大多数翻修术在磨削髋臼后都残留一些腔隙性缺损需要植骨修补。我们认为颗粒植骨临床效果很好,这一想法大多数都是建立在有限的影像学资料上。但是我们也要意识到判断这些颗粒移植骨是否真正长上通常是很困难的。

如果骨缺损属腔隙性,即髋臼四周边缘柱完整,或者髋臼内侧壁有缺损时可大量颗粒骨植骨,为了达到颗粒骨之间紧密聚集,可用髋臼锉反锉压实,然后按初次全髋关节置换手术操作的要求植入假体,假体必须同时用螺钉固定,要注意螺钉固定方向、部位和螺钉长度,通常髋臼上方或后上方较安全,螺钉长度尽量长,2~3 个为宜。

(3)生物固定假体加结构植骨:在某些后壁或上壁缺损的病例中,结构植骨可以对半球形臼杯提供需要的额外支撑。AAOS 缺损分类系统中的 III 型或 Paprosky III A 型可采用这一术式,这一种骨缺损通常是指髋臼顶部有较多缺损,髋臼的前柱和后柱完整,髋臼自身骨量保持约 70%,但对假体上方的支撑能力已减弱。这种情况可考虑采用结构性异体骨植骨,以恢复支撑假体的稳定性,有利于骨长入,移植骨组织可获得愈合连接,为了增加手术成功率,臼杯必须依靠足够的剩余骨量使骨长入的机会达到最大,而且要求植骨块达到一定量和一定质,即要求使用足够大的优质异体骨,以修补骨缺损区,这样不易被吸收,同时磨削结构移植骨提供给臼杯一个合适的内部形状。此外,初期牢固稳定十分重要,不然植骨易吸收会导致手术失败,这就要求结构移植骨用螺钉或钢板固定在骨盆上。

压配杯可以结合结构植骨使用,但是臼杯被植骨覆盖的面积一定要 <50%,接触面积 <30% 时效果最佳。一个非骨水泥臼杯过度的依赖结构移植骨会因为结构植骨的塌陷而导致生物固定的失败和晚期的臼杯松动。

最近,模块化钽金属加强块可以替代骨移植来填充骨缺损,Nehme 等人报道了 Mayo 临床中心使用钽金属加强块的情况,16 例重建使用骨小梁金属臼杯并用螺钉将骨小梁金属加强块固定在宿主骨上,用骨水泥将加强块固定到臼杯上,经过 24~39 个月的随访,没有假体出现松动的证据。

(4)Jumbo 杯:当骨丢失比较少时,在标准髋关节中心放置一个传统的半球形臼杯就可以得到良好的临床效果。然而在一些严重骨丢失的病例,我们必须使用其他方法将臼杯放到足量的宿主骨上。两种方法可以达到这一目标:①使用一个更大的臼杯;②将臼杯放到更高的位置。这两种方法都是"追求"骨量,因此它们都不能像打压植骨技术那样提供足够的骨量重建。

许多存在额外的结构骨丢失的 II 型和 III 型缺损可以通过使用巨大臼杯进行重建。Whaley 和 colleagues 将 Jumbo 臼杯定义为臼杯直径在女性大于 62mm,男性大于 66mm;或翻修假体直径比原来使用假体的直径大 10mm 也叫 Jumbo 杯。有很多公司可以提供特大的髋臼假体。

Jumbo 臼杯的优点是可以增加宿主骨和臼杯的接触面积,使骨长入或骨长上的表面积达到最大。增加接触面积可以通过将力量分配到更大的面积上而预防臼杯移位。使用 Jumbo 臼杯还可以减少移植骨的使用。与将臼杯放到所谓的高位髋臼中心不同，Jumbo 臼杯可以使旋转中心接近正常。同时软组织张力好，骨性撞击少，还可以增加股骨头的大小，而这可以减少脱位的发生率。而且它的手术操作也比 Oblong、IBG 及加强环简单而有效。

这项技术的缺点是为了植入臼杯可能必须要磨挫掉部分宿主骨，上方的骨缺损过度磨搓会损伤前后壁，这种情况下可能在打入髋臼时产生臼底骨折（图 4-1-14），尤其是在髋臼部骨质硬化时更容易出现骨折，甚至出现髋臼不连续，这时只能采用加强环重建（图 4-1-15）。所以在髋臼骨质硬化时，压配不要太多，压配 1mm 就行，在打入髋臼时不用使用太大暴力，多次轻轻击打。另外大臼杯的缺点还有骨量不会通过重建得到恢复，保留骨量少。

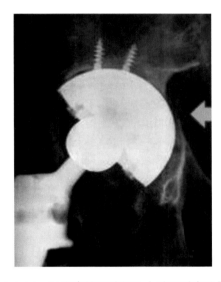

图 4-1-14　过度磨锉导致打入大髋臼时出现骨折

Jumbo 臼杯假体与结构植骨和松质骨植骨都可以同时使用。在这些病例中，Jumbo 臼杯必须与宿主骨获得足够的接触以允许骨长入发生。与宿主骨接触的比例多少才足够现在还没有确切的结论，但是 50% 的接触面积是理想的，如果采用新的多孔材料臼杯，30% 的接触面积也可以获得满意的效果。因为 Jumbo 杯本身就很大，即使这么大面积的 30% 的实际面积也可以获得足够支撑髋臼的生物长入界面。

1）适应证和禁忌证：Jumbo 臼杯适用于能获得稳定两点固定的 Ⅱ 型缺损和 Ⅲ 型缺损中。使用 Jumbo 杯，髋臼前壁的保留不是必需的。可以通过两点固定获得足够的初始稳定，两点固定可以通过前壁上方和后下壁坐骨处获得，或通过髋臼的后上方和前下方之间获得。再使用螺钉进行额外固定以提供臼杯必须具有初始稳定性。Jumbo 臼杯可以用在腔隙性缺损、节段性缺损或混合性缺损中。必须有足够的骨量对臼杯提供初始支撑，必须使臼杯在骨长入发生的愈合阶段具有最小的微动，而且必须有足够的接触面积和骨质量以允许生物长入的发生。

相关的禁忌证包括放射性缺血性坏死、骨盆不连续和髋臼假体与骨的接触面积过小。在骨盆不连续的病例中，如果结合使用前后柱钢板固定可以使用 Jumbo 臼杯。如果后柱的缺损过大，非骨水泥髋臼假体固定可能无用，这时可以使用一个 Jumbo 臼杯和结构植骨或金属加强块结合使用，但是必须有足够的宿主骨接触以完成骨长入或骨长上以及初始结构必须稳定。

2）术前计划：为了使重建效果最佳，良好的术前计划是必需的。髋臼缺损的 Paprosky 分级

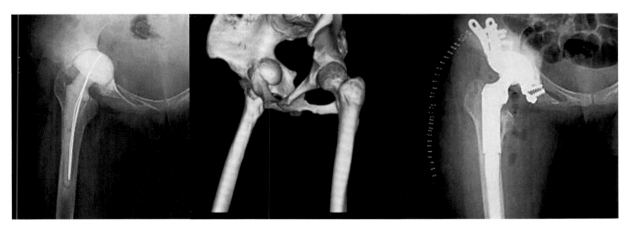

图 4-1-15　髋臼硬化，在打入生物髋臼时出现髋臼骨折而出现骨盆不连续，不得不使用加强环重建

系统可以作为重建的指导原则。将缺损情况进行分级以决定合适的重建技术是非常重要的。包括前后位,侧位,Judet 斜位片的平片将会对缺损有一个大概的认识。如果对骨盆不连续或髋臼壁的缺损有任何疑问,CT 扫描可以更清晰地显示髋臼的骨性解剖,因为髋臼假体可能隐盖缺损。术前计划必须包括异体骨、多孔金属加强块及骨盆重建钢板的准备。如果存在骨盆不连续或严重的前后柱或髋臼壁缺损可能要用到加强环或骨盆重建钢板。

术前应该用模板测量得出臼杯的最佳尺寸,但是必须要注意到模板仅仅是作为一个指导。模板的准确性受到拍片技术的影响(例如放大率及旋转)。所以它不是决定最后假体尺寸,安放位置和 offset 的唯一因素。然而,模板作为一个大概的指导方法并确定合适尺寸的假体是非常有用的。假体尺寸的最终确定必须在术中建立在解剖标志和剩余骨量的基础上。

手术入路由术者的经验和是否需要暴露后柱来决定。大多数的翻修手术既可以采用前外侧入路也可以采用后方入路。如果需要固定后柱就必须采用后方入路。因此计划采用前外侧入路的医生在暴露前外侧以前应该确信不需要使用后柱钢板。

3) 手术技术:Jumbo 杯固定原则:①臼下部与上方臼顶;②保留后柱;③必要时可以牺牲前壁;④沿前壁做颗粒骨植骨(图 4-1-16)。

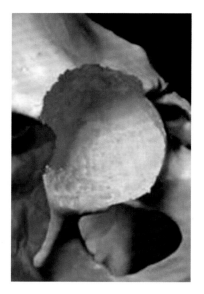

图 4-1-16 使用 Jumbo 臼杯时髋臼情况

Jumbo 杯手术技术关键词:①从大号髋臼锉开始锉,避免偏离中心;②不要磨搓过多,保留后壁;③避免锉穿内壁,最后要反锉;④选择大 2~3mm 的髋臼;⑤使用多枚螺钉固定(图 4-1-17)。

手术入路的选择是建立在术者的喜好和是否需要暴露后柱和(或)后壁,充分显露髋臼非常关键。术者必须切除瘢痕组织并松解关节囊以充分移开股骨。尽管没有讨论假体取出技术,但是需要再三强调的是,一定要减少由假体取出导致的骨破坏以获得最佳质量的骨重建。在臼杯取出后,清除髋臼腔内的纤维组织评估剩余骨量。一定要

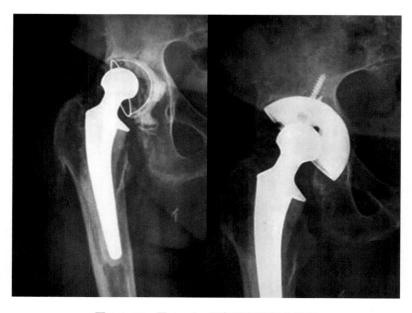

图 4-1-17 用 Jumbo 臼杯进行翻修的情况

清楚地确定前后柱、髂骨、坐骨的情况。如果存在骨盆不连续，后柱一定要放置骨盆重建钢板进行重建。

确认髋臼缺损情况后，注意力就转移到剩余髋臼骨量的准备上。手术的目的是臼杯获得足够的压配固定。要完成这一目标需要假体-宿主接触面积最大并将额外的骨丢失降到最低。保持前后柱的完整性是极其重要的。最初的准备从髋臼锉开始，要求髋臼锉尺寸与缺损的大小非常接近。最初使用髋臼锉是为了测量缺损的尺寸而不是准备骨量。如果术者选择一个小尺寸的髋臼锉会导致扩髋臼时髋臼锉偏心。原则是将假体与缺损达到最佳匹配并移除最少骨量。轻柔地控制髋臼锉以避免无意中损害骨骼是至关重要的。将髋臼锉放在缺损的中心以避免产生一个椭圆形缺损，因为这会使臼杯获得压配固定的能力变差。然后采用逐渐增大尺寸的序贯方式用髋臼锉磨削髋臼直到获得两点固定。根据骨丢失的方式，两点固定应该在前后壁之间，可以在髋臼的前上和后下之间或髋臼的后上方和前下方之间。应该按 Lewinnek 等描述的范围用髋臼锉准备臼杯假体植入的骨床。最后使用的髋臼锉应该在骨床上获得足够的稳定性。

我们推荐扩髋臼时髋臼锉每次增加 1~2mm 以获得足够的初始稳定性。过多的扩髋臼会导致医源性骨折。最终确定的臼杯放置在准备好的骨床上。在打入最终假体前要确定骨盆是稳定的。必须要注意假体最终位置以避免发生不稳定、撞击、肢体不等长和磨损加速等问题。将假体轻柔地打入防止骨量较少的髋臼发生骨折，应该在这时证明臼杯是稳定的。在所有病例中都使用额外的螺钉固定。螺钉应该放置在由 Wasielewski 等定义的"安全"区域。

髋臼内衬可以选择标准、高边、偏心型、高offset 型和限制性等高交联聚乙烯内衬。放入股骨头试模，评估软组织张力，假体稳定性，是否撞击以及肢体长度。有证据表明更大的球头会减少由大的髋臼假体与相对小的头不匹配导致的不稳定。

如果最终假体被植入，必须仔细关闭软组织。当使用后方入路时缝合关节囊就显得格外重要。

4）术后康复：术后的负重状态必须由臼杯获得最后固定的稳定性来决定。如果 Jumbo 臼杯与宿主骨接触面积很大并获得极好的初始稳定性，则可以全部负重。如果初始稳定性有问题或骨丢失的程度较大，应该限制负重 6~12 周。

5）并发症：在锉髋臼、置入臼杯试模或打入最终的髋臼假体时都可能发生髋臼骨折。必须注意最后使用的髋臼锉尺寸和臼杯尺寸的匹配度。最后打入假体时要轻柔。与初次置换相比，髋关节翻修术有更高的脱位率。

6）临床**结果**：使用非骨水泥 Jumbo 臼杯的髋臼翻修术在现有文献中表明是成功的。即使在骨量丢失严重的病例中，使用 Jumbo 臼杯时，也可以获得非常满意的效果。Hendricks 和 Harris 最近更新了他们的研究发现没有无菌性松动的病例。在术后随访平均 13.9 年时所有臼杯都固定良好。Whaley 等报道术后 8 年有 2% 的患者发生无菌性松动。如果将因任何原因去除假体作为终点则翻修率为 5%。这些病例中最常见的并发症是脱位，89 个病例中有 11 例发生脱位。在另一项研究中，Patel 等人对 42 例使用 Jumbo 臼杯的患者进行了总结研究，发现 10 年的成功率是 92%，并得出结论周缘和后柱的支撑很关键。Berry 等人对 89 例患者进行平均 12 年的随访（最少 10 年），其中 61% 的患者进行了颗粒植骨，10% 的患者进行了结构植骨，结果是 5 例因杯松动再翻修，4 例感染，1 例脱位，10 年的成功率为 93%。Jasty10 年随访发现在位率是 95%。Gustke6 年随访发现在位率是 99%。Dearborn 等 10 年随访的假体在位率是 100%。

7）存在问题：目前 Jumbo 臼杯存在的主要问题是脱位率高。Whaley 等人对 89 例行 Jumbo 臼杯翻修的患者进行最少 5 年的随访，成功率是 95%，其中有 11 例发生脱位。Conroy 等人对澳大利亚注册中心 65992THA 中的翻修病例进行研究发现，非水泥臼脱位率高于水泥臼，而小头脱位率更高。Park 等人对 138 名患者进行最少 20 年随访后发现，21 例再翻修病例中有 8 例原因是复发性脱位，8 例是感染。有明确的证据证明，使用更大的股骨头（36mm 或更大）会减少与 Jumbo 臼杯相关的脱位率，因此使用非水泥压配臼翻修尽可能要使用大直径股骨头。

（5）高位髋臼：髋关节中心具体上升多少才是高位髋关节中心还没有定义，但是 Harris 等将泪滴线上方 35mm 定义为高位髋关节中心。Dearborn 和 Harris 报道了 46 例髋关节，对其中的 40 例随访了至少 10 年，1 例因无菌性松动进行再翻修，1 例出现影像学上松动。44% 的患者出现了 Trendelenburg 步态,脱位率为 11%。1989 年,Dearborn 用将髋臼假体置于原髋关节旋转中心上方的方法进行翻修,10 年随访 36 例中 2 例失败。Johnson 等人设计髋关节的机械模型并发现:旋转中心向上、外位移约 2cm,关节应力增加 22%。Ranawat 和 Lachiewicz 随访一组施行髋关节成形术的风湿关节炎病例,发现非解剖位置的骨水泥型髋臼假体的松动发生率明显增高。Ranawat 发现在髋臼中心高于正常解剖位置 1cm 的髋关节置换中,17 例患者中有 16 例 X 线显示假体出现了松动(93%);而在髋臼假体固定于正常解剖位置的髋关节置换中,13 例患者没有一例出现松动。Brand 等人发现旋转中心单上移 2cm,髋关节的关节应力只增加 5%。同样,Doehring 强调,髋关节的旋转中心只向上移位,不改变关节应力的方向和大小。Delp 与 Maloney 应用计算机模拟正常髋关节发现,上移 2cm,髋外展肌力下降 44%。Dearborn 等人发现当旋转中心上移时,撞击 / 脱位的发生率高达 11%。

采用骨水泥髋臼翻修,采用高位髋臼技术不是很好的选择,但是如果采用非骨水泥假体翻修,高位髋臼技术是一种选择,尤其是对一些髋臼周围有严重骨溶解的特殊病例,选择高位髋臼技术可以简化手术,避免复杂的重建技术;缩短翻修手术的时间;还可以使用陶瓷对陶瓷界面。前提是在高位安放髋臼的同时一定要内移髋臼,这样会减少重力臂,减少髋臼假体受力,避免 Trendelenburg

步态。另外,一定选择组配式股骨假体,利用患侧肢体的调整,避免下肢不等长,避免臀中肌失效(图 4-1-18)。

1)高位髋臼的优点:①避免结构性植骨;②增加宿主骨与假臼的接触面积以便骨长入;③不用结构植骨可以降低感染的机会;④手术时间短。

2)高位髋臼的缺点:①非解剖生理位置,松动率高;②这种高位关节中心需要特殊的股骨重建方式以恢复肢体长度和软组织张力,有时无法达到双下肢等长,外展肌力减弱,增加关节应力,以及发生撞击和脱位的几率增高;③股骨与骨盆下方的撞击会导致髋关节不稳定和脱位,撞击最多发生于髋关节外旋时的后方;④大量骨缺损,髂骨翼宽度也可显著减少,从而不能有效支撑髋臼假体,因此可能只能用直径较小的臼杯假体;⑤高位髋臼发生大转子骨不连的几率是 11%,高于其他翻修方法;⑥对于后上象限的螺钉置入可能损伤髂外动、静脉与股神经;而后下象限的螺钉置入是相对安全的。

3. Oblong 椭圆形假体　全髋关节失败病例的临床 X 线片往往显示髋臼假体向上移位,因为髋臼假体松动时,它们通常向上方移位,导致缺损的上下直径比前后侧直径要大,即纵向径大于前后径,最终造成髋臼类似椭圆形缺损。

如果上柱缺损较小,可以单纯扩大髋臼窝前后径,使一个椭圆形髋臼窝又还复到圆形髋臼窝,可以选择大号(Jumbo)假体而达到重建髋关节的

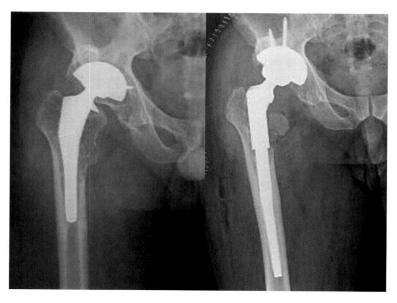

图 4-1-18　采用高位髋臼技术进行髋关节翻修可以避免复杂的髋关节重建,必须内移髋臼,并使用组配式股骨假体调整下肢长短

目的,但这种方法只适合少量的上柱缺损,即不可能牺牲过多前、后柱骨量来满足扩大髋臼窝的前后径,以便植入 Jumbo 假体。

采用大块结构性异体骨移植,修补骨缺损,以提供假体的稳定性并且可恢复髋关节正常球中心位置,这一术式的早期疗效是满意的,既达到假体的稳定,又有较好的手术成功预见性,但大块结构异体骨有吸收的可能。

对于髋臼顶部缺损,生物型固定假体高位髋臼植入也是一个很好的选择,早期手术效果较好。但问题是假体不在正常的球中心位置上,面临着撞击,脱位,松动等问题。

Oblong假体(DePuy Orthopaedics,Warsaw,IN),又叫椭圆形假体或子母臼假体,它就是被设计用来解决这种类型的缺损,该假体由两个不同直径半圆球重叠成一体,金属外壳整个表面为多孔涂层,假体外形为椭圆形。它通过将假体与髋臼缺损的形状相匹配和将假体植入到剩余髋臼边缘上使骨-假体紧密贴在一起。该假体植入后能恢复正常旋转中心,可获得早期机械稳定性。这种假体最适合用于椭圆形缺损。

(1) Oblong 臼杯的设计特点:

1) 臼杯是全多孔涂层的并依赖生物长入达到固定。

2) 臼杯被设计用来获得力学稳定因此避免使用结构植骨。

3) 臼杯可以重新建立正常的髋关节解剖中心,这样可以减少高位髋关节中心观察到的骨性撞击,减少关节反应力。

曾有报道认为,大量失败病例的计算机扫描(CAT)资料显示变形的髋臼窝几何形态似乎是由两个半球面重叠而成的,而且由于失败假体的上移程度差异,使骨缺损的几何形态和方向也各不相同。但有一个规律,即髂翼上骨缺损越多,那么髋臼窝后倾程度越大。为了适合常见的椭圆形的髋臼窝,目前市场上供应两种类型的椭圆状假体 E-15 和 E-25(图 4-1-19)。该假体根据髋臼假体主轴延长程度来命名。E-15 是指假体主轴延长 15mm,而 E-25 是指主轴延长 25mm;半球状部分假体直径起始为 51mm,以后每增加 3mm 为一假体规格,最大直径为 66mm。E-15 系列假体设计为无前倾,10° 内收,而 E-25 系列假体有 15° 前倾,20° 内收,该假体材料为钴-铬合金,假体外壳表面为两层多孔涂层,假体中心部分用 6.5mm 螺钉固

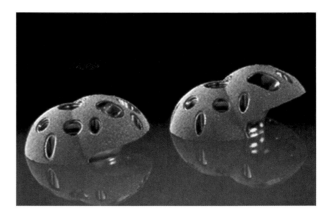

图 4-1-19 市场上的两种Oblong假体,左为 E-15,右为E-25

定,假体周边用 5.0mm 螺钉固定。聚乙烯内衬通过螺钉锁定在相应位置。

(2) 适应证:使用 Oblong 的主要适应证是单独的上方臼缘缺损,即 AAOS Ⅰ 型缺损,而且这种缺损太大不容易转化成大的半球形髋臼。尽管将小的边缘缺损转换成半球形是髋臼翻修最常使用的方法并有很好的长期临床结果,但是将大的缺损转换成半球形缺损需要牺牲大量的宿主骨。在一些严重的病例中,可能会导致前后柱缺损。Oblong 臼杯可以更好地匹配剩余骨缺损,减少宿主骨丢失。Oblong 臼杯也可以用在 AAOSⅢ型混合型骨缺损中,在这些缺损中,必须保证 Oblong 臼杯有足够的边缘支撑以承受负重。可以使用边缘和顶部螺钉辅助固定,但是宿主骨边缘有足够支撑是一个绝对必须因素,以确保臼杯稳定和固定。使用 Oblong 臼杯的适应证可以扩展到臼缘上部缺损合并有内壁缺损,但是再一次强调臼杯必须能得到臼缘的充足支撑。在骨盆不连续的病例中,Oblong 臼杯只有在骨盆不连续被钢板固定和髋臼骨边缘有充足骨量支撑假体的情况下才能使用。偶尔,Oblong 臼杯还可以在初次置换中使用。在髋臼上缘缺损过大,而股骨头的骨量不足以满足骨缺损的需要时,Oblong 臼杯可能会提供理想的解决方法。在髋臼骨折后骨丢失同时合并有股骨头坏死就是一个例子。Crowe Ⅲ 型发育性髋关节不良的患者可能也是 Oblong 臼杯的适应证,因为髋臼上缘骨缺损同时股骨头质量很差,这样自体骨移植效果不会很好。

(3) 手术操作:在这些病例中,髋臼的充分暴露是必需的,观察缺损的位置和几何形状同时评估前后柱的情况,鉴别髋臼横韧带和内壁以确定髋关节的旋转中心。如果这些标志丧失,确定髂骨和骨盆的方向也可以确定髋关节旋转中心。有报

道认为,如果假体表面有大于 25% 裸露区(无骨组织覆盖)应考虑使用 Oblong 假体。通常先研磨扩大真髋臼窝部分,充分注意要保留一定骨量的前柱和后柱,髋臼窝植入床准备妥当后,连接特殊的用于髋臼顶部骨缺损区域的髋臼锉。通常上部骨缺损区研磨直径小于真髋臼窝直径 1mm,磨削上半球时一定要注意不要向内侧磨削太多,因为这可能导致臼杯前倾和外展变小。在股骨假体植入后将臼杯试模放入以评估臼杯与宿主骨的接触、方向以及髋关节的稳定性。我们通常在臼杯获得最佳位置前都要反复的磨锉、试验复位和评估假体方向和稳定性,如果需要的话可以进行颗粒骨移植以填充内壁的腔隙性缺损。该假体需要使用 6.5mm 和 5.0mm 两种规格螺钉将假体固定于髋臼窝内,以便获得初期即刻稳定。

(4)临床**结果**:已经发表的结果表明仔细的选择患者会得到良好的结果。Berry 等人报道 38 例使用 Oblong 臼杯的全髋关节翻修术,随访时间是 3 年,在这些病例中只有 1 例因为松动再翻修。而这例患者 Oblong 臼杯依赖结构移植骨支撑的面积大于 50%,所有其他的病例在最近的随访中假体都很稳定而且 Harris 评分都显著提高,所有患者的髋关节中心都恢复原位而不需要异体骨移植。Chen 等人报道了 37 个髋关节使用 Oblong 臼杯的情况,平均随访时间是 41 个月。2 个关节因为松动再翻修,而外 7 个臼杯考虑松动或可能松动。这9 个髋关节中的 8 个术前平片都发现 Kohler 线破

环(Paprosky ⅢB 型),这表明内壁骨丢失显著。这种缺损的下方骨丢失减少了对臼杯下叶的支撑,因此会导致内侧移位。所有患者髋关节中心在垂直位上都得到了改善。

4. 螺旋臼 螺旋臼虽然属于生物臼的一种,但是与半圆形生物臼相比,在翻修中的效果相差很多。1988 年,Engh 等报道了应用螺旋臼翻修的结果,4 年的失败率为 27.4%,虽可以获得早期稳定性,但长期稳定性不佳。原因是假体不适合,髋臼缺损量大。而 Ayenza 和 Engh 等发现螺旋臼的随访结果也差强人意。因此已经放弃用螺旋臼对髋臼进行翻修重建。

5. 髋臼加强环或加强杯 加强环(APC)在假体和残留的骨盆骨之间提供很大接触面积,将力量分担到一个大的区域,减少假体移位的可能。它也允许使用颗粒植骨或大的结构植骨来治疗大的骨缺损,连接宿主骨的缝隙,这样可以保护移植骨免于受到有害的关节应力。APC 在骨盆不连续上方或下方区域提供固定,因此可以同时治疗骨盆不连续和失败的臼杯假体。

发展到现在,加强环的主要作用是作为对半圆形生物臼翻修的一种补充,是为了能下台的一种方法。加强环主要有以下几种:

(1)臼顶加强环 -Müller 环:短期效果较好,但有报道 10 年随访生存率小于 80%。Rosson 等人认为 Müller 环联合应用螺钉固定的植骨块主要应用于髋臼周缘的节段型缺损(图 4-1-20)。而

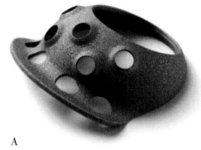

图 4-1-20 Müller 环的应用
A. Müller 环;B. 使用 Müller 环进行髋臼翻修

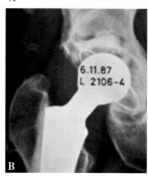
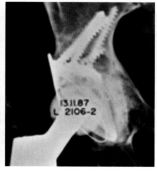
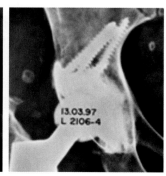

Zehnter 与 Ganzs 发现，由于 Muller 环较小，只能固定于髂骨，不能被骨盆下壁支持，在有较大骨缺损的患者中应用受到限制，术后 7.2~8 年随访时发现，44% 发生移位。故这种加强环只适用于髋臼顶壁小的缺损、前/后柱缺损或孤立型腔隙型缺损。与 Burch-Schneider 防内突环不同，无论是 Muller 环还是 Ganz 环都不需要过多地剥离髂骨周围的外展肌。该装置设计时，固定螺钉只能位于后上或前上象限。其中前上象限可能损伤髂内外动、静脉。

（2）Kerboull 杯及 Burch-Scheider 杯：

1）Kerboull 杯：Kerboll 髋臼加强器械首次由 Marcel Kerboll 设计于 1974 年，它由不锈钢制成的有四个交叉支的半球形臼杯组成（图 4-1-21）。它的垂直钢板远端有一个钩插入泪滴下方（当这部分骨仍然完整时），近端有一个圆形钢板用于髂骨螺钉固定。以大块结构性植骨于承重区（边缘或中心），填充前后壁的缺损；或应用松质骨颗粒植骨填充腔隙型缺损。2000 年，Marcel 及 Kerboll 等报道 10 年随访的满意率为 90%，效果可靠，由于 Kerboull 环侧翼是张开和固定的，可以为移植骨提供机械支持；较大的应力分布面在理论上可以减少假臼的位移；下方的钩置于泪滴的下方，可以保证骨盆的连续性。

2）Burch-Schneider 杯：Burch-Schneider 杯是由 Burch 于 1974 年设计并由 Schneider 于 1975 年进行改进，19 世纪 80 年代初期，Burch-Scheidercage（B-Scage）开始应用于临床。该装置具有上下两个翼，上翼（髂骨）和下翼（坐骨）可以用多个螺钉固定到骨盆骨上，以增强稳定性（图 4-1-22）。早期应用时，用骨水泥来填充骨缺损，由于骨质丢失和松动，逐渐发展为应用自体或异体植骨，长期随访效果良好。2000 年，Stephen Wachtl 等报道随访 8 年生存率为 92%。2001 年，Winte E 等报道了随访 7.5 年的结果，应用 0.5~1mm³ 的松质骨粒植骨，结果令人满意。Peter 等报道 B-Scage 3 年的失败率为 14%，主要原因为技术失误，未能将下翼完全植入坐骨。最近 Giil 也获得了同样的结果。B-Scage 可以提供实时稳定并允许早期负重，保护其下方植骨免受过高的应力并促进塑形过程。Peters 等发现，应用 B-Scage 后随访 2.8 年，髋臼壁骨量明显增多。内侧壁平均由 1.9mm 增加至 l0.1mm。Rosson 和 Schatzker 中期随访研究表明，Burch-Schneider 抗内突环比 Muller 环更有效。但这种方法要求完全暴露坐骨，可能损伤股神经、尿道；当不能完全植入坐骨时其稳定性受到影响；术后脱位、假体断裂、松动等也有报道。Rosson 认为髋臼后上壁的完整对于 B-Scage 是非常重要的。

（3）适应证：加强环的主要适应证是大量的非包容性缺损或包容性缺损但是宿主骨太少非骨水泥臼杯无法获得坚强的螺钉固定，并且骨长入时间延长。APC 重建系统可在 Paprosky Ⅲ B 型缺损中和偶尔的 Ⅲ A 型缺损中使用。Ⅰ 型和 Ⅱ 型缺损可以通过非骨水泥半球形假体治疗。

（4）结果：一些作者最近已经报道了这些加强环系统优秀的中长期结果。Winter 等发现在平均 7.3 年的随访中，38 例使用 Burch-Schneide 加强环合并移植骨的患者没有一例出现臼杯假体的

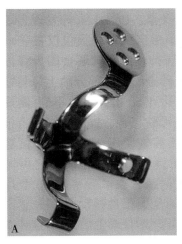
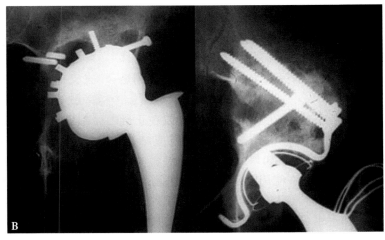

图 4-1-21　Keboull 环的应用

A. Keboull 环；B. 使用 Keboull 进行髋臼翻修

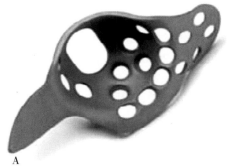

A

图 4-1-22 Burch-Schneider 杯的应用
A. Burch-Schneider 杯;B. 使用 Burch-Schneider
杯翻修

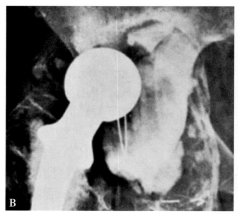

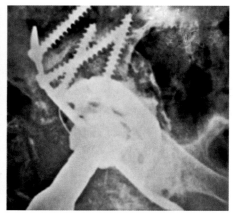

B

移位或松动,在所有患者的移植骨区域都发生了骨整合。Pieringer 等以取出加强环作为一失败的终点,他们报道平均随访时间 50.3 个月的成功率是 93.4%。使用相同的终止点,APC 在另一项研究中显示术后 21 年的存活率是 92%。Gallo 等报道 69 个髋臼翻修术中使用了 Burch-Schneider 加强环,术后平均随访时间 8.3 年的成功率是 80.9%。Boscainos 等报道 61 例髋臼翻修术使用髂坐骨加强环,平均随访时间 4.6 年的成功率是 76%。他们将成功定义为重建稳定没有再次髋臼翻修,移植骨长入,没有骨折或吸收。Perka 等发现随着 Paprosky 分期严重程度的证据,后柱缺损和上方缺损的加重,使用加强环进行髋臼重建术后的移位率也增加。其他研究也显示无菌性松动比例是 0~12%。

(5) 加强环的优点:它将髋关节中心放在正确的解剖水平,通过支撑保护移植骨(颗粒或结构)达到恢复骨量的目的。如果无法获得足够髋关节稳定性,加强环还允许使用限制性臼杯。加强环可以植入受过照射的髋臼并获得固定。如果加强环失败,再翻修手术可以在正确的解剖水平进行,因为骨量获得了恢复。

(6) 加强环的缺点:侧翼的放置需要更多的清

创,无形中会导致软组织受伤和脱位的可能性增加。现在生产的加强环不是由允许骨长入或骨长上的材料制成,这样就不会获得生物固定,这导致了许多病例发生生力学失败。

(7) 并发症:下面的研究回顾了使用加强环的并发症,例如固定失败、松动和移位。Perka 和 Ludwig 使用 Burch-Schneider 加强环有很高的成功率。术后 5.4 年随访的 62 例患者只有 3 例发生了无菌性松动。然而,所有这 3 例患者都是ⅢB 型骨缺损。这些作者发现移位与后柱缺损和 Paprosky 分型增加有直接关系。Udomkiat 等发现当缺损达到 60%,或上方承重区的骨缺损仅仅被骨水泥或颗粒移植骨填充时,髋臼金属环会因为移位而失去支撑。他们推荐金属支撑部分的上缘与宿主骨接触的面积应该达到 60%,如果达不到,需要使用结构植骨而不是颗粒植骨。Paprosky 等也报道过 16 例骨盆不连续病例使用髋臼加强环重建的效果,16 例中的 11 例使用后柱钢板固定再加上异体结构植骨。5 例患者在术后平均 46 个月时需要翻修,其中 4 例是无菌性松动,1 例是感染性松动。另外有 3 例出现影像学上的松动,这样总的失败率达到了 44%。其他可能的并发症还包括神经麻痹(坐骨神经,腓神经,臀上神经),侧翼的断裂,脱位和感染等。

（8）总结：目前加强环只能作为一种短期治疗方法，还需要长期随访以确定其疗效。由于远期疗效不明，故只能作为一种辅助结构。当有严重骨缺损时，不能单独应用加强环，因为加强环不能获得有效的支持，反复应力承载可以使金属弯曲、疲劳断裂或固定螺钉拔出。

6. 金属网　金属网加植骨是髋臼骨缺损重建的一种有效的方法，该技术从 1984 年发展至今已经相当成熟；植骨可以直接修复骨缺损，金属网则能在负重区起到早期和持久的支撑作用。金属网孔能刺激并允许新生骨长入形成锚固效应，使网和髋臼壁融合成一体，不仅增加了髋臼强度，同时也减少了金属网疲劳断裂的可能性。

不同类型的髋臼金属网有其各自不同的特点：①髋臼内侧壁型：呈花瓣状，在 Slooff-Ling 技术中同时运用两层金属网，内层网罩可防止移植的碎屑骨突入盆腔，外层网罩可支托移植碎屑骨，避免冲洗和安放骨水泥时碎屑骨移动或脱落；另外，术后新生血管可通过内层网罩进入植骨区，骨水泥可通过外层网罩与植骨层相嵌，而使髋翻修后松动大大减少。②髋臼边缘型：在自攻、自钻螺丝钉的辅助下，在髋臼边缘植骨时起到明显的支撑作用。螺丝钉设计独特，植入快捷简单，不易滑出，且可最大限度减少断钉的可能。③平面型：可根据需要随意塑形，可以用于任何怀疑存在生物力学降低而需要额外的支持和巩固作用的骨的部位。

7. 组配式骨小梁金属髋臼重建系统　图 4-1-23 显示的是，Mayo 临床中心对 2443 例使用不同种类的第 1 代或第 2 代多孔涂层非骨水泥白杯进行髋

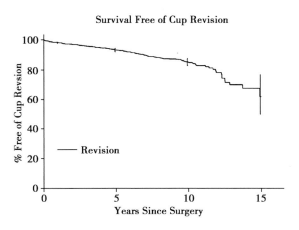

图 4-1-23　Mayo 临床中心 2443 例采用非骨水泥臼杯髋臼翻修的结果

臼翻修的 15 年随访的回顾性研究。他们发现假体在体内使用的第一个 10 年后有稳定而逐渐增高的失败率。这一晚期的失败形式在所有使用的假体中都存在，这些失败可归因于多种因素，包括髋臼假体的松动、摩擦界面的退化、锁定装置的失败和伴随的背侧磨损。在这些病例的一小部分中，60 例髋臼翻修需要骨移植结合第 1 代非骨水泥半球臼杯，他们对这些病例进行了最少 5 年的随访。发现，如果被植骨覆盖的臼杯部分来自移植骨少于 25% 的病例中，有 12% 的失败率，然而在 27 个臼杯被植骨覆盖部分大于 50% 的病例中，有高达 78% 的失败率（包括影像学和临床失败）。对于那些髋臼严重骨丢失的病例，结构植骨、加强环，定制假体等是重建的主要方式。

非骨水泥半球形假体在髋臼重建术 10 年后的成功率下降以及重建髋臼大量缺损的其他技术的成功是有更好生物和力学特性的髋臼假体发展的动力。在过去的 7 年中，有学者使用由多孔钽金属构成的髋臼臼杯和加强块，以组配式的形式解决了不同种类的严重性髋臼骨缺损。这一组配系统可以填充大的阶段性缺损或在关键支撑部位的腔隙性缺损，采用这一方法可以允许臼杯放在解剖水平或接近解剖水平上。使用钽金属臼杯允许用炭化钨钢钻额外钻孔，并将螺钉旋入孔中。将聚乙烯内衬用骨水泥固定在臼杯内，通过产生一种"锁定螺钉"的作用提供额外的稳定性。当髋臼螺钉被骨水泥覆盖时会防止螺钉在负荷下反向或成角微动。

（1）生物特性：多孔钽金属（骨小梁金属）最常用于髋关节和膝关节的重建术中。多孔钽金属生物材料是通过商用纯钽金属沉积在相连多孔的碳骨架之上制成的。这一金属结构的孔隙率（75%~80% 的体积孔隙率）超过其他经常使用的多孔表面例如钛丝微孔结构（40%~50% 的孔隙率）和烧结粒珠涂层（30%~35% 的孔隙率）。多孔钽金属具有更多的利于骨长入的微小容量，这可以使界面的抗剪切力量更大。组织学分析表明 4 周后有 40%~50% 的孔隙被新骨填充，并且其界面固定强度比其他体积孔隙率更小的多孔材料要强。除了快速骨长入和界面强度增加，多孔钽金属还具有材料弹性大的重要生物力学特性，并且它的界面摩擦系数要比其他假体的摩擦系数大。多孔钽金属在松质骨上的摩擦系数是 0.88~0.98，这要远远高于之前报道的传统多孔涂层和烧结粒珠材料的

摩擦系数（0.50~0.66）。这种增强的摩擦系数可以提供更好的初始稳定性，因此会改善初始力学稳定，而这对于获得长期生物固定是非常关键的。多孔钽金属的弹性模量在皮质骨和松质骨之间，并比那些类似的钛金属和钴铬合金材料要低。这种弹性模量可以产生一种更接近生理的力学传递到周围的骨中，理论上可以减少应力遮挡的发生。多孔钽金属对硬化骨的变形是因为它的弹性和可塑性，这些性质可以改善初始稳定性和形状匹配性，进而在假体完全打入时降低骨折的发生率。

基于多孔钽金属这些独特的生物特性，我们在髋臼翻修重建，特别是在严重髋臼缺损时使用这种假体，应该说这种假体是严重骨缺损髋臼翻修的未来（图 4-1-24，图 4-1-25）。

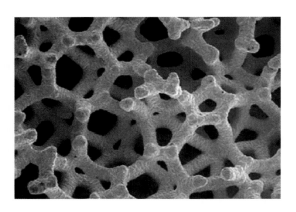

图 4-1-24　电子显微镜中钽金属的微观结构

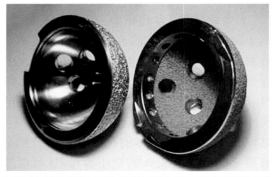

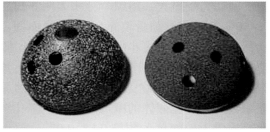

图 4-1-25　左侧是钛金属臼杯，右侧是钽金属臼杯

（2）术前计划和手术技术：下面列出了这一组配式髋臼翻修系统每个部分的优点和缺点以及手术技术建议。

髋臼加强块（图 4-1-26）：

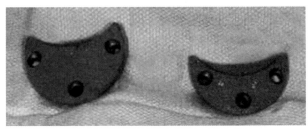

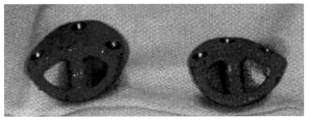

图 4-1-26　骨小梁金属加强块

① 优点：当存在关键部分的节段性缺损时给半球形臼杯提供稳定的支撑。避免结构植骨潜在的骨吸收导致力学支撑的丢失。增加多孔长入材料和臼杯结构与宿主骨的接触面积。

② 缺点：这是一个新方法，只有相对短期的数据证明有效。如果发生固定失败，可能会存在分离，可能产生颗粒碎屑。当假体固定牢固而又需要移除假体会很困难（例如，存在感染的情况）。

（3）手术技术建议：要根据骨缺损的程度、位置以及臼杯在宿主骨上的力学支撑情况决定是否和在哪里使用加强块。

1）首先使用加强块（在后面详细讨论Ⅱ型或Ⅲ型加强块）重建半球形髋臼腔，然后将臼杯假体以最佳位置放入到重建后的髋臼中。

2）先将臼杯假体放入髋臼中然后再加上加强块可能更容易些，特别是在上外侧臼缘缺损时（在后面详细讨论Ⅰ型加强块）。

3）使假体结构与完整宿主骨的接触面积达到最大化。

4）用松质骨移植填充剩余的骨缺损和加强块的窗口。

5）如果可能的话用螺钉将加强块牢固地固定到宿主骨上。

6）将加强块通过骨水泥牢固地固定到臼杯上避免移动和产生碎屑。在加强块或臼杯与宿主骨之间不要使用骨水泥。

7) 用螺钉将钽金属臼杯固定到坐骨区域或后柱下方(区域 3),同时还有髋臼顶部或耻骨处也用螺钉固定。

8) 将髋臼内衬用骨水泥固定到螺钉头的顶部会产生一种"锁定螺钉"类型的固定,这种固定使螺钉角度固定,减少来回或成角移动的机会(特别是在骨质疏松的骨骼中)。

9) 如果标准孔的位置无法使螺钉提供有效的固定,钽金属臼杯允许术者在臼杯上用炭化钨钢钻钻孔,以获得最佳的位置。

10) 在最初的全髋关节翻修术中使用髋臼加强块的 16 个病例中,术后最少两年的随访中没有一例出现临床或影像学上的松动(Nehmea 等,2004)。

表 4-1-3 为髋臼骨缺损及重建方法。

表 4-1-3 髋臼骨缺损及重建方法

组配式骨小梁金属髋臼加强块系统	
Paprosky 髋臼缺损分型	骨小梁金属髋臼加强块结构分型
Ⅰ型,髋臼边缘、前后柱完整,只有小的局部腔隙性缺损	没有加强块的翻修臼杯(钛金属或骨小梁金属臼杯)±颗粒植骨
ⅡA 型中等上内侧移位 >50% 宿主骨接触面积	没有加强块的翻修臼杯(钛金属或骨小梁金属臼杯)±颗粒植骨
ⅡB 型中等上外侧移位 >50% 宿主骨接触面积	Ⅰ型加强块:钽金属翻修臼杯 ± 上外侧加强块,依据臼杯的稳定性
ⅡC 型单独内侧移位,Kohler 内侧,周缘完整	没有加强块的翻修臼杯(钛金属或骨小梁金属臼杯)± 内侧颗粒植骨

续表

组配式骨小梁金属髋臼加强块系统	
Paprosky 髋臼缺损分型	骨小梁金属髋臼加强块结构分型
ⅢA 型严重的上外侧移位 <50% 宿主骨接触面积缺损 < 周缘的 1/2	Ⅱ型加强块:钽金属翻修臼杯 + 大的上外侧加强块;如果力学固定不足就考虑 Cup-Cage 结构
ⅢB 型严重的上内侧移位 <50% 宿主骨接触面积缺损 > 周缘的 1/2,Kohler 内侧,可能骨盆不连续	Ⅲ型加强块:钽金属翻修臼杯 + 加强块作为"脚"放在上侧和(或)内侧;如果力学固定不足就考虑 Cup-Cage 结构
骨盆不连续	钽金属翻修臼杯 + 后柱钢板固定,或一体的 Cup-Cage 结构,或两种同时使用

(4) 金属加强块种类:

1) Ⅰ型髋臼加强块:用于上外侧骨缺损的加强块(图 4-1-27)。

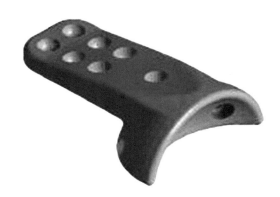

图 4-1-27 替代 7 型结构植骨的加强块

Ⅰ型加强块上缘延伸以替代更大的结构植骨(图 4-1-28)。

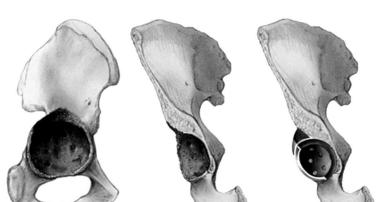

图 4-1-28 髋臼加强块应用

A. 轻至中度的髋臼上外侧缺损(矢状位);B. 轻至中度的髋臼上外侧缺损(冠状位);C. 用Ⅰ型髋臼加强块处理缺损;D. 术后平片

2）Ⅱ型加强块：在上方放置加强块获得一个"椭圆形臼杯"的模块化组装可以填补髋臼的椭圆形缺损，就像在 Paprosky 分类ⅢA型缺损中看到的那样（图 4-1-29）。

3）Ⅲ型加强块：Ⅲ型加强块放置在髋臼内侧使臼杯假体在解剖位置获得支撑，使臼杯与剩余的宿主骨接触，就像在许多 Paprosky 分类ⅢB型缺损中看到的那样（图 4-1-30）。

（5）Cup-Cage 组合：骨盆不连续、骨质量很差或缺损很大，使得臼杯很难在宿主骨上获得稳定（即使使用加强块），这种情况可以通过结合使用加强环和骨长入臼杯来解决（我们称之为 Cup-Cage 组合）。

1）优点：增强固定和生物长入所需的力学支撑，将加强环放在"臼杯顶部的上方"。避免结构植骨，因为结构植骨再承载负重时往往会发生骨吸收。在大量缺损时，可以使用松质骨移植避免了重建骨骼。在加强环放置好后，聚乙烯内衬可以选择最佳角度（不考虑与加强环的外展或前倾角度一致）。比订制假体便宜更易于安装。

2）缺点：这是新的概念，还没有长期的临床随访和证明。如果多孔臼杯没有获得骨长入，则这一组合与单独使用加强环的效果一样不好。过去，为了适应成品的加强环设计，往往需要大直径骨长入杯（60mm 或更大），然而，最近加强环的尺寸型号逐渐增加，有了可以适匹配 54mm 大小的翻修臼

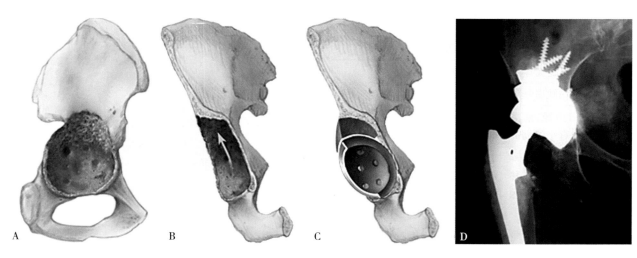

图 4-1-29 填补髋臼缺损

A. 中到重度的椭圆形上外侧髋臼缺损（矢状位）；B. 中到重度的椭圆形上外侧髋臼缺损（冠状位）；C. 用Ⅱ型髋臼加强块处理缺损；D. 术后平片

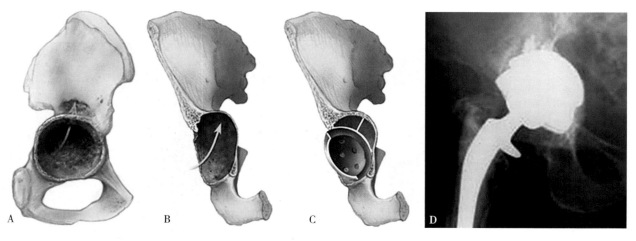

图 4-1-30 中、重度髋臼缺损

A. 中度到重度的髋臼上内侧移位（矢状位）；B. 中度到重度的髋臼上内侧移位（冠状位）；C. 用Ⅲ型髋臼加强块处理缺损；D. 术后平片

杯,或更大尺寸的翻修臼杯。

3）使用 Cup-Cage 组合的技术:

① 准备髋臼骨面,以允许多孔骨长入臼杯在宿主骨上获得最好的支撑,并使螺钉固定最牢固。

② 决定臼杯的稳定性和与宿主骨的接触面积。

③ 如果固定不牢固或与宿主骨的接触面积过小就增加加强环。

④ 放入臼杯后在原位放入加强环,髂骨翼固定在上方,坐骨翼固定在坐骨沟槽中或固定在坐骨外表面远处。

⑤ 可以选择单独使用髂骨翼或坐骨翼(另外一个如果不需要可以用炭化钨钢钻切除)。

⑥ 将聚乙烯内衬用骨水泥固定在加强环内(也固定在臼杯上)。

8. 打压植骨技术　打压植骨技术(IBG)是一项很有吸引力的手术,因为使用这一方法我们可以恢复损害的骨量。我们可以预料如果随着时间的延长所有关节手术都可能失败,将来必须要进行翻修,采用这种技术会使骨量的情况得到改善并使第二次翻修术变得更容易进行。大多数临床结果是可以的,即使经过长期观察也是如此。IBG技术不是一个简单易懂的技术,成功与否取决于术者的经验。术者应该理解这项技术的基本原则。糟糕的技术会导致早期不稳定和髋臼假体的移位。我们相信完全理解这项技术的精髓会使临床结果达到最佳(图 4-1-31)。

IBG 是一种重建骨量丢失的生物方法。用锤子和击打器进行结实的打压是基础。对于重建节段性骨缺损我们需要使用金属网。当考虑使用IBG 技术时,推荐从简单的腔隙性缺损做起,这样可以熟悉技术和相关器械。当然最好的骨水泥技

术和经证明有效的假体是必需的。

在髋关节翻修中,必须要检查出失败的原因。有菌性松动的治疗与无菌性松动的治疗完全不同。有菌性松动是这一技术主要禁忌证之一。在用 IBG 技术进行重建以前,一定要尽全力排除感染。在怀疑感染的病例中,应该进行实验室检查和术前髋关节穿刺培养以检查感染是否是松动的原因。在有菌性松动病例中,应该首先用手术方式和药物疗法治疗存在的感染,仅仅在感染得到抗生素的合理治疗后在二期手术中才可以使用 IBG 技术。

在骨盆不连续的髋臼翻修术中,必须要先将骨盆骨折稳定。仅仅使用柔软的金属网重建这种骨盆不连续会导致失败。金属网太薄和太易弯曲,使用节段螺钉无法完全固定骨盆骨折。必须使用合适的骨盆钢板和螺钉进行固定才能达到完全稳定。只有在骨盆骨折固定以后才能使用金属网覆盖节段性缺损并将其转换成能用打压颗粒骨填充的腔隙性缺损。

打压植骨技术在因骨盆放射治疗导致的骨量丢失和失败的髋关节置换术患者中有很高的失败率。无生机的骨盆骨并不是一个适宜骨长入的合适的宿主骨床,而且感染率也无法接受的高。

当使用 IBG 技术时,必须掌握髋臼骨水泥技术的基本知识,否则不会得到好的结果。

（1）术前计划:在翻修术的术前计划中,我们应该意识到术中遇到的骨量缺损和髋臼变形通常比术前平片所显示的要严重。因此必须有两个方向的高质量平片来评估解剖变形的严重程度,骨溶解的位置和程度,以及可能的骨水泥分布情况。一个好的经验法则是平片只反映了真实情况的50%(图 4-1-32)。平片并不能清晰地反映出所有

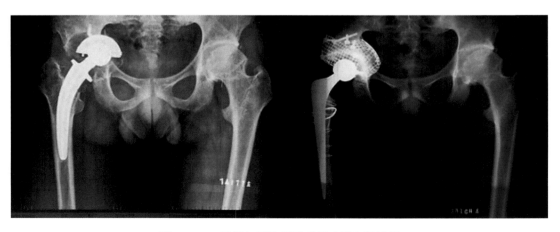

图 4-1-31　采用打压植骨技术重建髋臼骨缺损

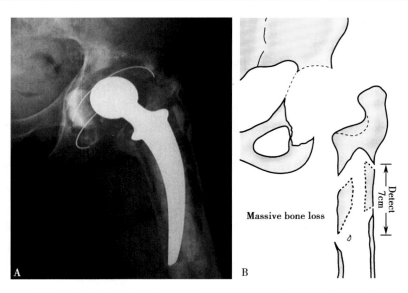

Massive bone loss

Detect 7cm

A　　　　B

图 4-1-32　平片只能显示真实情况的 50%，一个平片不能清晰的显示出所有的缺损或骨折

缺损或骨折。如果两个方向的平片不足以确定缺损的程度，可以考虑 CT 扫描。可以通过研究对侧情况来很好地完成假体术前计划。特别是当对侧髋关节没有受到影响或对侧髋关节置换假体表现良好并位于原位时，可以将模板放在对侧进行测量。用这种方法可以获得肢体等长并建立合适的 offset。将模板放在患侧可以提供更深刻关于骨量丢失的见解，使术者和手术小组对手术范围有所准备，使术者能很好地评估所需的材料：金属网，钢板，螺钉和移植骨的数量。

像前面提到的那样，患者的年龄，他或她的身体健康状况，以及相关疾病的存在等因素非常重要。而且，实验室检查结果应该考虑在内（例如，血沉、白细胞计数、C- 反应蛋白、血红蛋白及血细胞比积等）。如果患者不适合经历大手术或预期寿命很低，IBG 不是合适的治疗方法。

（2）手术技术：

1）显露：我么常规使用后外侧入路。然而，其他入路也同样有用。髋臼的完全暴露时是必需的。要能看清楚髋臼前壁，内侧壁，顶部区域，后壁和骨缺损部位。但是如果显露不充分，应该考虑到大转子截骨。使用后外侧入路，则很少需要大转子截骨。确认主要标志是必需的。因为正常解剖可能被先前手术产生的瘢痕组织破坏。这些主要标志是大转子末端，小转子，臀大肌在股骨上的止点，臀中肌和臀小肌的下缘，坐骨和坐骨神经。在切开关节囊以前要行关节穿刺抽出关节液做白细胞计数和分类，同时送检做细菌培养。髋臼的广泛

显露是必需的。切开关节囊后标记后方皮瓣。随后清除所有髋臼边缘的瘢痕组织并沿周围行关节囊切除术。仔细地清除瘢痕组织并松解关节囊在近端股骨的近端附着处可以预防股骨从髋臼脱出或股骨向前移位时发生骨折。如果需要，可以松解髂腰肌肌腱。可以清楚地看到失败的髋臼假体，此时取出假体并尽可能多地保留宿主骨量。对假体界面进行活冷冻切片检查，进行细菌培养。在所有培养完成后，全身应用抗生素。然后用刮匙将界面薄膜和可能的剩余骨水泥从髋臼壁和髋臼缘处刮除干净。要检查是否有臼缘缺损或内壁缺损，选择金属网的类型和形状。评估需要重建的骨量。

2）髋臼骨的准备：对全部髋臼进行仔细检查以发现所有髋臼骨的缺损。横韧带几乎总是存在的，它可以作为一个标志，髋臼的重建以此为标记。横韧带通常变得肥厚，在将拉钩放到横韧带下便于重建之前可以将横韧带修剪一下。用球头磨砖对髋臼骨壁打磨使其渗血。仔细检查找到任何隐蔽的内侧或臼缘骨缺损通过这些臼杯试模，可以轻松地确定臼缘上外方缺损的范围。将臼杯试模靠着横韧带放在适当的最佳位置。对于髋臼缘上缘或后上缘的节段性缺损用金属网片覆盖，用特殊的剪刀和钳子将金属网片修成与缺损匹配的大小和形状，臼缘周围的金属网放置在骨盆的外面。将覆盖在骨盆上的肌肉（外展肌群）拉开，尽量减少对神经血管的损伤。这些外周的金属网必须用最少 3 枚螺钉牢固地固定到骨盆上，特别要注意将金属网的前缘及后缘固定到髂骨上。自钻螺

钉和自攻螺钉更容易使用。对于髋臼内壁的骨缺损或虽然无明显的骨缺损，但是不能耐受重力打压时，要采用金属网片加强髋臼内壁，以往曾经使用金属网杯加强，因为出现一些并发症后改用金属网片。将金属网片修成适合髋臼底的形状，打压使其与臼底伏贴，至少3枚螺丝钉固定。这时髋臼变成了包容性的腔隙性缺损。确保金属网安装方向正确，这时可以将臼杯试模放入。这些螺钉的方向应该与骨盆骨垂直以达到最佳固定（图4-1-33）。这项技术的关键是金属网的前后角要固定牢固。在螺钉固定完成后术者要试着将金属网从宿主骨上提起以检查是否固定牢固。禁止任何螺钉松动，如果需要的话，可以增加螺钉数量。如果需要，金属网前后角的固定可以通过额外的环扎线加强，特别是在后方用环扎线穿过坐骨。在臼缘处，如果固定不牢固或骨的质量很差，每隔2cm打一个螺钉是一个好的方法。如果需要的话，内壁金属网也要修剪到合适的尺寸。当内壁完整但薄弱时，在打压植骨过程中可能会发生髋臼骨折。术者不应该因为害怕造成内壁骨折而减少有力地打压植骨。如果内壁金属网获得完美、稳定的匹配就不总是需要螺钉固定。然而，如果术者有怀疑，可以使用小的片段螺钉固定。在关闭所有的节段缺损后，髋臼就变成了一个包容性的腔隙性缺损。最后必要的步骤是处理宿主骨。髋臼的硬化部分必须钻出小而浅的孔（大概是2mm）。钻孔的目的是在供体骨床和移植骨之间建立更好的接触表面以利于血管

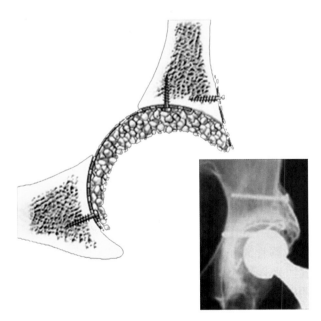

图 4-1-33　螺钉应该与骨和金属网垂直

再形成。在打压植骨之前，用脉冲冲洗清洗髋臼。

3）移植骨的准备：制作髋臼打压植骨使用的骨块最理想的是新鲜深冻松质骨，直径是8~10mm。它们是用咬骨钳人工制作的。也可以使用碎骨机。大多数商用碎骨机看起来可以使用并很有吸引力，但是大多数商用碎骨机磨出的骨块太小（2~6mm），不适合用于髋臼。现在市面上一种特殊开发的碎骨机可以磨出8~10mm的骨片。在制作骨块前必须人工或用碎骨机去除股骨头上所有的软组织和软骨。如果软组织和软骨包含在打压植骨块中会降低植骨结构的稳定性并妨碍骨长入。

4）打压植骨和假体植入：在灌洗完宿主骨后，腔隙性缺损被大的骨块压紧。首先先使用小的打压器分别将几个不规则的缺损打压填满。髋臼内壁的缺损必须规则，这样内壁金属网能合适地安放在规则的骨表面上并在所有区域都受到支撑，否则内壁金属网会晃动。

全部的腔隙性缺损被填充并逐层打压。移植骨被打压器或锤子压实。打压的植骨层厚度至少应该是5mm。如果植骨层厚度少于5mm，骨水泥会穿透这一薄层移植骨，宿主骨会与骨水泥结合在一起。这会阻碍移植骨的再血管化和与宿主骨的结合。移植骨也必须放置在金属网边缘的下方并被打压结实，随后整个髋臼壁通过移植骨的逐层打压获得重建。最后使用的打压器的尺寸决定臼杯的尺寸。打压器的尺寸要比计划使用的臼杯的尺寸大2~4mm，因为这样可以获得至少2mm的骨水泥层。臼杯试模放在植骨壁上以确定最后髋臼的大小。在准备抗生素骨水泥时始终用最后使用的打压器对重建的髋臼维持压力。在骨水泥枪插入后，用与初次置换相同的压力将骨水泥压入。最后放入选择好的臼杯，维持臼杯上的压力直到骨水泥完全凝固。

5）关闭伤口：在选择股骨假体前尝试复位，再将股骨假体和头放入后，进行髋关节的复位。在尝试复位时要确定采用IBG技术的髋臼重建在压力下一定要稳定，而不应该在复位时发生脱位。一定要避免产生牵引力。一定要保证臼杯的位置在使用人为压力时不会脱位。在关闭切口前，要彻底清洗伤口并脉冲冲洗。通过高压脉冲冲洗仔细清除所有剩余骨块和骨水泥颗粒以防止出现三体磨损。可以在髋关节区域放置一根低压负压引流管。然后，如果可能的话将后方关节囊和外旋肌群用

不可吸收线重新附着在大转子上。仔细缝合深筋膜,皮下以及皮肤组织。

（3）术后康复:术后,大多数患者卧床最多两天以使广泛手术暴露后的软组织恢复。术后 1~2 周可以在床边坐起,1 个月下地,6 周开始部分负重,6 周后在门诊进行影像学和临床复查,大多数病例在 6~12 周时允许使用两个拐杖逐渐进行负重达体重的 50%,3 个月内逐步过渡到完全负重。唯一的例外是患者的重建广泛(例如骨盆不连续或严重内壁缺损并植了很多骨)。

（4）并发症和易犯错误:使用商用碎骨机来制作重建需要的骨块很有吸引力,但是也有一些问题存在。首先,如果研磨机用来生产的骨块来自于新鲜深冻股骨头,这些股骨头必须要清除所有软组织和软骨。如果软组织碎片仍然在股骨头上并被研磨在颗粒骨中,这会阻碍重建的生物力学行为。在人活组织检查中,已经显示出这些颗粒从来不会长入并在重建骨中一直残留为软骨碎片影响重建。第二,必须认识到大多数商用碎骨机产生的骨颗粒大小是 2~5mm。对于股骨 IBG 来说,这种大小的骨块可以使用,因为移植骨的尺寸 4mm 要更好。然而对于髋臼来说,必须使用直径为 8~10mm 的骨块。这些大的骨块更容易被打压并能在植骨颗粒间产生一个更好的锁定。有生物力学试验表明在简单腔隙性缺损病例使用 IBG 技术重建后的髋臼稳定性,大的骨块是 4mm 的小骨块稳定性的两倍。打压植骨的技术也很重要。使用 IBG 技术时,对髋臼锉施力以相反方向磨削移植骨会大大降低臼杯的稳定性。一项试验已经显示当使用这一技术时,臼杯初始微动高达 2~3mm。特别是当反向磨削与碎骨颗粒植骨共同使用时(大小是 1~3mm)。

9. 定制假体　在全髋关节翻修术中对于有严重骨缺损的患者,现在有很多种治疗选择,包括使用半球形臼杯、特大半球形臼杯假体、髋臼打压植骨、大块结构植骨、Oblong 椭圆形臼杯、组配式骨小梁金属臼杯和加强块以及非定制髋臼加强环。在大量髋臼周围骨丢失的患者,如 Paprosky ⅢB 型患者使用这些方法后出现很多问题,包括固定失败、假体周围骨折、髋关节不稳定和未恢复功能性髋关节力学而导致步态的改变。

另一个设计用来减少这些失败机制的假体是定制的三翼髋臼假体(CTAC)(图 4-1-34)。这一定制假体是通过骨盆的薄层 CT 扫描制作的,它设计了一个中心穹顶以适应髋臼的中心缺损,与髂骨

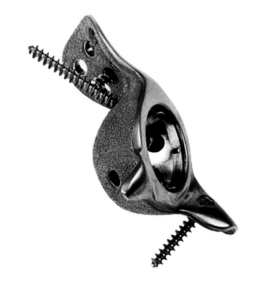

图 4-1-34　多孔,羟基磷灰石涂层的定制三翼臼杯假体

上方接触。从中间穹顶伸出的 3 个翼在髂骨,坐骨和骨盆上提供额外的固定。聚乙烯或金属内衬通过一种组配式锁定装置锁至中央穹顶处。

（1）适应证:通常,CTAC 的髋臼重建的方法最适用于 Paprosky 分类 ⅢB 型的患者。

（2）假体设计:对有假体在位或没有假体在位的骨盆行标准的 CT 扫描,从髂前上棘到闭孔之间的 CT 扫描厚度是 3mm,骨盆的剩下部分为 5mm。这些未压缩的数据记录在 CR-ROM 上并送到假体生产商那里。生产商会应术者的要求提供详细的说明。金属减伪影软件用来建立一个一对一的三维半骨盆模型供术者分析。工程师依据术者在骨盆模型上做的侧翼的标记,随后准备一个假体的高分子材料模型。股骨头中心位置是根据患者的特殊情况确定的,包括肢体不等长,股骨假体是否保留,对侧肢体的长度和现在髋臼假体的大小,这些情况应该在开始的时候特殊说明。通常,股骨头中心的垂直位置通过闭孔的上面作为一个参考点而确定。前柱和后柱的剩余骨量在冠状面上决定股骨头的中心,而侧翼的几何形状和假体面的直径在矢状面上引导股骨头的中心。假体面的方向是通过确立臼杯外展角和前倾角而确定的。外展角的确定使用闭孔平面作为一个参考。前倾角的确定使用髂骨环平面和闭孔作为参考。

髂骨翼和坐骨翼含有很多 6.5mm 螺钉用的钉孔。坐骨翼上最好有 5 或 6 个螺钉孔,因为已经证明这一区域是最常发生固定失败的地方。两排 3 或 4 个(共 6~8 个)螺钉已经证明能够完全固定髂骨翼(图 4-1-35)。骨盆翼尺寸更小,没有螺钉孔。用机器

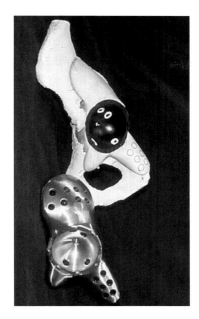

图 4-1-35　CTAC 的高分子材料模型以及最终假体

将假体的内部几何形状做成一个组配式锁定机制，这样可以匹配标准髋臼假体使用的组配式聚乙烯内衬或金属内衬。CTAC 的骨接触面(包括侧翼部分)都喷涂上多孔骨长入材料以促进材料与骨的结合。现在的 CTAC 设计使术中更易于插入并在假体后方为额外的植骨提供空间。一个重要的假体设计特点是建立一个中间穹顶可以与剩余的髂骨上方紧密接触以减少作用在三个固定翼上的剪力。

(3) 手术技巧:CTAC 最好通过广泛的后外侧入路植入。当臀小肌和臀中肌从髂骨环上翘起时一定要注意保护臀上血管和神经。对髋臼假体严重内突的患者，可能要行腹膜后入路并仔细将髂骨血管系统从内突的髋臼假体上分离，然后再通过扩大后外侧入路取出。经消毒的三维骨盆模型应该放在消毒区域以供术中术者参考来选择合适的假体安放位置。应该像术前决定的那样，在术中去除少量骨质以匹配半骨盆模型上去除的骨质部分。这通常是围绕剩余髋臼部分的骨骼的薄弱边缘。CTAC 的放入从插入坐骨翼或髂骨翼开始。当插入髂骨翼时，将髋关节向近端移位，屈曲一些以放松外展肌群，这样可以方便髂骨翼的插入。当髋关节伸展时旋转坐骨翼和骨盆翼到指定位置。应该最先用螺钉将坐骨翼固定到坐骨上，这里的骨质量最差，骨溶解最常见。然后用螺钉固定髂骨翼，要注意保护臀上神经血管结构。这时放入试模内衬或最后的组配式髋臼内衬。在有骨盆不连续的病例，术者有两个选择。假体可以放在骨盆的

原位以起到固定的作用,或采用复位的方式准备。当选择原位的方法时,假体和它的臼杯位置计划用来固定缺损而不用复位。如果计划采用复位的方式,制作 CTAC 时要将臼杯置于骨盆复位后的位置。使用这种方法时要首先用髂骨螺钉将髂骨翼与骨骼拉紧接触减少骨盆不连续,并旋转骨盆的内半侧到与上半骨盆相对正确的方向。在存在骨盆不连续的患者中一定要进行后柱的钢板固定,而且最初 CTAC 设计时一定要将这一点考虑进去。

用颗粒植骨填满 CTAC 内侧剩余的腔隙性骨缺损,通常在放置 CTAC 之前和之后都要进行植骨(通过假体和剩余髋臼周围缘之间的剩余间隙填放)。在有严重坐骨溶解的患者使用骨水泥加固坐骨螺钉可能是必要的。术后,患者要求保护性负重直到出现移植骨长入的最初影像学症状。

(4) 临床**结果**:Holt 和 Dennis 等报道了定制型三翼髋臼假体使用的结果。共有 26 例翻修患者使用了 CTAC,所有患者都有严重骨丢失(Paprosky ⅢB 或 AAOStype Ⅲ 或Ⅳ),3 例患者术前有骨盆不连续。这一回顾性研究的平均随访期是 54 个月(24~85 个月),患者的平均年龄是 69.2 岁(44~82 岁),其中有 18 名女性,8 名男性。有 23 名患者(88.5%)获得临床上的成功。它们将成功定义为患者不用辅助装置就可以独立行走,CTAC 在影像学上稳定没有移位。Harris 评分平均从 39 分(29~54)上升到 78 分(68~89)。26 名患者中的 23 名(88.5%)术前需要步行辅助装置,而术后 26 名患者中的 18 名不需要任何辅助装置就可以行走。

3 个假体出现了假体松动和螺钉从坐骨处移位,没有发现螺钉断裂。松质骨植骨看起来在所有 CTAC 假体稳定的患者中都长入的很好。假体失败主要因为坐骨固定失败,并在术后 18 个月时出现临床和影像学上的失败。所有这 3 例失败病例都继发于假体松动,术前 3 例中的 2 例存在骨盆不连续,在这两名患者中没有使用额外的后柱钢板进行固定。第三名患者使用了额外的后柱钢板进行固定,其骨盆达到了临床愈合。额外的并发症包括两例术后发生脱位,已经采用非手术疗法成功治疗。两名患者走路跛行,Trendelenburg 试验阳性,在这两名患者中都采用了延长后外侧入路,可能在显露髂骨时损伤了臀上神经。两例都没有发现感染。

(5) 讨论:有多种选择可用于治疗全髋关节翻修术中髋臼周围因子骨缺损。而治疗方法的选择应建立在以下几点上:骨缺损的严重程度和类型、

获得假体与骨结合坚固稳定的能力及长期可预见的假体生存率。

使用标准压配髋臼假体建立一个高的髋关节中心会改变髋关节中心和外展肌的生物力学机制，导致肢体不等长和脱位率增加。尽管这种技术可以通过放置臼杯在剩余宿主髋臼骨而越过骨盆不连续，它并不能完全处理骨盆断裂的问题。双极半髋置换已经被禁止了，因为早期假体移位和移植骨吸收导致早期失败。尽管打压植骨生存率是85%~94%，它主要适用于Paprosky Ⅰ型和Ⅱ型缺损。这种重建方法在前后柱主要部分缺失的大量髋臼缺损病例中不能提供足够的假体稳定性。即刻髋臼周围骨量恢复和对新移植髋臼假体的结构支撑是大块结构植骨的早期优势。不幸的是大量的调查报道了这些结构植骨的过早失败，因为假体松动和晚期植骨的骨吸收或塌陷。使用结构植骨再加上额外的后柱钢板或加强环会使临床结果得到改善。Jumbo杯、Oblong椭圆形髋臼假体和加强环在严重骨缺损的髋臼翻修中有更高的成功率。当获得宿主骨对假体的足够支撑时，使用Jumbo髋臼假体会得到很好的结果。尽管使用Jumbo假体的结果很好，但是这一技术在有骨盆不连续和有极大、形状复杂的骨缺损患者中使用结果并不令人满意。据报道Oblong椭圆形假体的中期临床结果很好。然而使用这些假体治疗大量缺损的假体还存在争议，因为，它们需要一个完整的后柱进行支撑。这些假体更适用于Paprosky Ⅰ~ⅡA型骨缺损。

使用一个Jumbo半球形髋臼假体治疗因大量髋臼周围骨丢失而失败的全髋关节置换术患者时，如果不能获得与宿主骨有足够接触面积，则应该使用相应形态的加强环。它们的优势是在髋臼周围剩余骨（髂骨和坐骨）处获得固定的同时可以保护重建的植骨。失败率范围变化很大，主要是晚期加强环移位或断裂，髋臼假体松动或加强环移位导致的脱位。与CTACs相比，这些器械没有使用骨长入的多孔涂层，而且翼存在断裂的可能。新的非定制组配式骨小梁加强块与加强环可以组配，这种假体将组配式加强块加入到加强环的结构中，并通过增强的侧翼给假体提供额外的稳定性。现在还没有这些假体临床使用的报道。

另一个最近处理极严重髋臼骨缺损的技术Cup-Cage结构。Hanssen等已经报道了16名患者使用这些假体经过平均31个月的随访后的结果。

尽管早期结果很好，但是根据这些数据就下任何实质性的结论还不够成熟。

使用CTACs的短-中期结果是可以的。潜在的优势包括在剩余宿主骨上获得坚强的固定（髂骨、坐骨及骨盆），为骨长入多孔涂层表面提供了一个稳定的环境。这些多孔涂层的CTACs在骨长入的机制和影像学表现上与多孔涂层半球形假体是一样的。定制设计增强了匹配的准确性。生物力学上，这种假体比传统的非定制假体更结实。这种结实表现在报道的病例中没有假体断裂的情况。这种设计可以使术者选择多种组配式聚乙烯内衬（中央型、高边型增加offset型或限制型）或金属内衬，这可以增强术者术中获得髋关节稳定性的能力。但是长期结果还有待观察。

CTACs的缺点包括费用增加和手术延迟，通常假体制作时间要4~6周。为了准确安放髂骨翼需要显露髂骨，这会增加损伤臀上神经的概率。因为这个原因，推荐行大转子截骨以在安放CTAC时松弛臀上神经和血管。

如果不额外使用后柱钢板而在骨盆不连续患者中单独使用这种假体其效果还有争议。在严重坐骨骨溶解的病例中推荐用骨水泥正确坐骨骨螺钉的固定。理想状态下，CTAC应该设计成两排，每排3或4个髂骨螺钉（一共6~8个）和最少4或5个坐骨螺钉。假体的穹顶中央部应该设计成能接触到剩余髂骨下缘以减少作用在髂骨、坐骨或骨盆固定翼上的剪力。通过在宿主骨建立即刻稳定，恢复正常髋关节中心和恢复骨量，CTAC是处理极严重髋臼周围骨缺损的实用方法。

（四）我们的处理原则

1. 髋臼翻修的基本原则　①完整取出失败的髋臼假体，同时必须最大限度地保留残存髋臼骨组织，以便植入新的髋臼假体；②必须正确评估髋臼缺损程度，以便决定髋臼重建方法；③修复缺损的骨组织对髋臼假体表面提供最大限度覆盖率；④选择适当固定方法和髋臼假体，假体尽量选择非骨水泥假体，其手术简单，容易，可重复性好；⑤术中灵活，如螺钉孔数量、部位，内衬和头大小有多种选择；⑥界面最好选择Delta陶瓷对陶瓷界面，增加耐磨性，避免再次出现假体周围骨溶解，避免再次翻修；⑦股骨头大小尽量选择36mm以上，以减少脱位率；⑧手术时间要尽量控制在2.5小时内，减少感染的可能。

将缺损情况进行分级以决定合适的重建技术

是非常重要的。Paprosky 分类和 Gross 分类可以作为重建的指导原则。而 AAOS 分型是最没用的分型。

2. 根据 Paprosky 分型选择重建方法的原则

（1）Paprosky Ⅰ型或ⅡA型缺损：两种骨缺损存在相似之处，此型髋臼骨缺损的重建以半圆形非骨水泥压配臼为首选。能用螺钉的情况下尽量用螺钉，不需要进行结构植骨，ⅡB型骨缺损可能需要颗粒植骨来填充骨缺损。

（2）ⅡB、ⅡC型：髋臼前、后、内侧壁都有缺损，甚至臼内壁磨漏，>70% 的杯与髋臼接触，依然可以选择半圆形非骨水泥压配臼，需要多根螺钉加强，可适当将臼上移（非高旋转中心），可能需要 Jumbo 臼杯和臼底进行植骨。

（3）ⅢA型：髋臼假体上移超过 3cm，臼环不完整，骨缺损未超过 50%，使用压配型髋臼假体加结构植骨仍能获得很好的初始稳定性。臼缘缺损超过圆周的 1/3 但不到 1/2，缺损通常位于 10 点钟到 2 点钟之间的位置。这种类型的骨缺损主要形成向上的移位，而非向内侧移位，髋臼顶部严重骨缺损，不能为假体提供支撑性的髋臼顶，可以选择下列方法：

1）Jumbo 臼杯加多根螺钉固定。

2）高旋转中心技术（high hip center）（图 4-1-36）：Dearborn 和 Harris 发现使用螺钉将半圆形压配杯固定到臼上壁，10 年只有 6% 发生松动。

3）压配杯结合结构植骨：压配杯可以结合结构植骨使用，但是臼杯被移植骨覆盖的面积一定要 <50%，接触面积 <30% 时效果最佳。结构植骨可以通过螺钉或钢板固定，结构植骨的选择通常是股骨远端 7 字植骨和大的股骨头（图 4-1-37）。

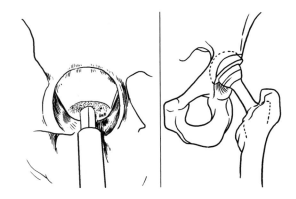

图 4-1-36　高旋转中心技术

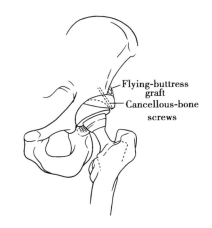

图 4-1-37　结构植骨

4）打压植骨技术（IBG）（图 4-1-38）：打压植骨技术我们在国内开展较早，做了 80 多例髋臼打压植骨，从早期看效果较好，但长期看失败率较高。结合金属网的打压植骨技术可以重建髋臼严重的骨缺损，会给以后可能的翻修储备骨量，使髋关节的解剖中心得以重建，技术依赖性较高。但是，由

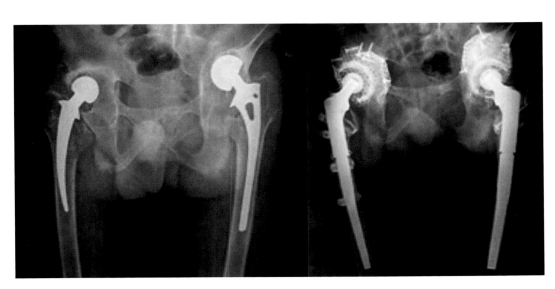

图 4-1-38　Paprosky ⅢA 型骨缺损，以前通过打压植骨技术重建

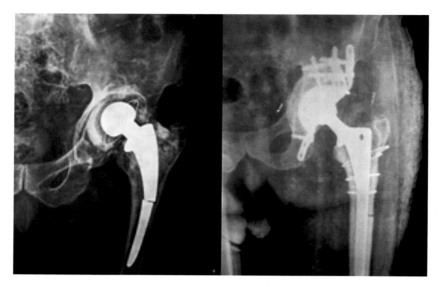

图 4-1-39 使用加强环进行重建

于生物大杯的发展及手术效果的提供,已经代替了很多提前技术,因此对于不严重的骨缺损,生物臼完全可以满足需要,而不需要做打压植骨。而对有严重骨缺损的患者,打压植骨的长期效果较差。并且该技术手术时间长,步骤多,需要大量异体骨,增加了感染机会;出血多,增加对患者的生理打击;不能使用 Delta 陶瓷对陶瓷界面,只能使用 PE 臼;使用大直径股骨头的几率也小,对髋臼来说,现在我们已经基本不用这一技术了。

5)加强环(图 4-1-39):我们认为是没办法的办法,是为了下台的办法。因为存在以下问题:①断翼(图 4-1-40),原因有两点,一是加强环的翼过薄,二是加强环没有牢固地固定在宿主骨上,而是固定到了移植骨上,当发生骨吸收时就会发生断翼,不过由于工艺改进等现在断翼问题已经减少很多;②脱位(图 4-1-41),是目前加强环最主要的问题;③只能用 PE 臼;④骨溶解,只要存在聚乙烯臼杯,就会存在骨溶解。但是加强环也有它存在的价值,当宿主骨与臼杯接触面积小于 50% 时,比如 Gross Ⅳ 型髋臼缺损可以使用,操作相对简单,手术时间相对短,在使用中要尽量使用高交联聚乙烯臼和 36mm 直径股骨头假体,如果找不到与 36mm 股骨头相匹配的聚乙烯臼杯时,可以将内衬与髋臼假体接触的部分磨花,然后用骨水泥直接粘到髋臼上,就可以使用 36mm 的股骨头了。随着国内可以得到的 Jumbo 杯的尺寸越来越大,加强环的使用也在减少。

6)TM 垫块结合 TM 翻修杯,减少植骨骨吸收,目前只能使用聚乙烯衬(图 4-1-42)。

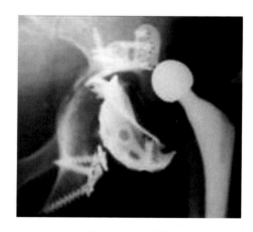

图 4-1-40 断翼

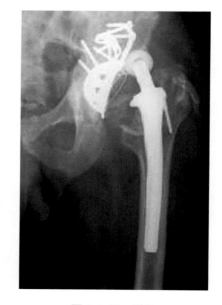

图 4-1-41 脱位

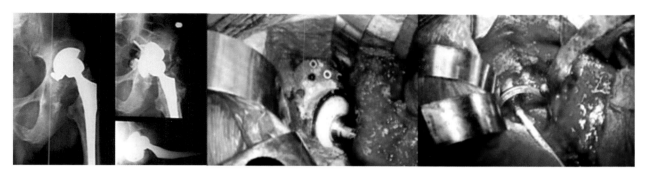

图 4-1-42 使用 TM 垫块 +TM 翻修杯翻修的情况

（4）ⅢB 型：ⅢB 型是髋臼骨缺损中最严重的一种类型，整个髋臼已经丧失了对髋臼假体的支撑作用，骨缺损达到 50% 以上，此时采用骨长入的压配型髋臼假体已经不可能，只能使用加强环、钢板加 TM 臼杯、Cup-Cage 组合或 Triflange 特制假体。

1）双柱钢板 +TM 杯（不能用半圆形压配杯）（图 4-1-43）。

2）TM 加强块 +TM 翻修臼（图 4-1-44）。

3）特制假体 -Triflange：带有锁定装置，可使用陶瓷界面和大直径股骨头，但是成本太高，国内较难实现，目前 Triflange 的髂骨翼有被 TM Buttress 加强块替代的趋势。

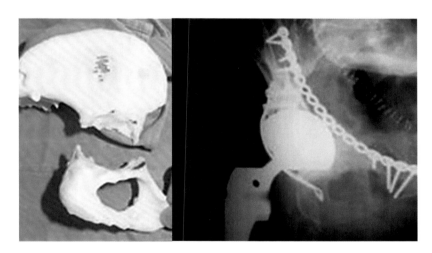

图 4-1-43 使用双柱钢板 +TM 杯进行髋臼重建的情况

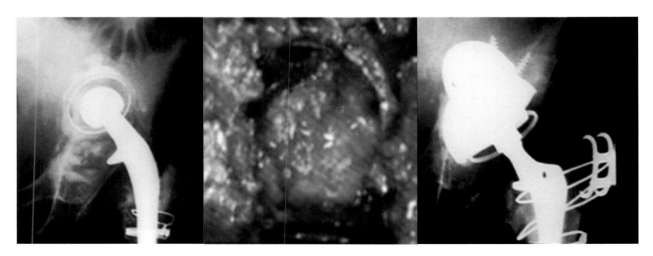

图 4-1-44 ⅢB 型缺损采用 TM 加强块加 TM 杯重建

3. Gross 骨缺损分型

(1) Ⅰ型:骨缺损有限。

髋臼选择:半圆形非水泥压配杯。

(2) Ⅱ型:包容性骨缺损(前后柱及臼缘完整)。

髋臼选择:半圆形非水泥压配杯 + 臼底颗粒植骨。

(3) Ⅲ型:非包容性骨缺损(小于髋臼的 50%)。

髋臼选择:Jumbo 杯、半圆形非水泥压配杯 + 异体结构植骨、或半圆形非水泥压配杯高位安放。

(4) Ⅳ型:非包容性骨缺损(大于髋臼的 50%)。

髋臼选择:加强环。

二、股骨骨缺损分型、处理及假体选择

(一)病因

骨量丢失是全髋关节翻修术所面临的一个主要问题,原因有很多种:

1. 骨溶解　松动、磨损或感染导致的骨溶解。

2. 翻修手术　翻修术中取股骨柄假体时导致骨量丢失。

3. 应力遮挡　过度僵直或全多孔表面涂层导致的应力遮挡。

4. 严重骨质疏松　股骨皮质菲薄。

(二)分型

现有的股骨缺损的分类方法中,AAOS 及 Paprosky 股骨缺损分型得到了较为广泛的认同和应用。

AAOS 股骨缺损分型将股骨缺损分为节段性和腔隙性缺损。后来再细分为Ⅰ~Ⅵ型。Ⅰ型,节段性缺损;Ⅱ型,腔隙性缺损;Ⅲ型,混合性缺损;Ⅳ型,股骨对线不良,旋转或成角;Ⅴ型,股骨髓腔闭塞;Ⅵ型,股骨不连续(图 4-1-45)。

Paprosky 股骨缺损分型对于指导翻修假体选择更加实用。Paprosky 总结了以往分型的优缺点,根据使用全涂层多孔柄假体是否能在股骨髓腔中获得固定的能力进行的分类,把股骨缺损分为Ⅰ~Ⅳ型(图 4-1-46)。Ⅰ型,股骨干骺端微小缺损,

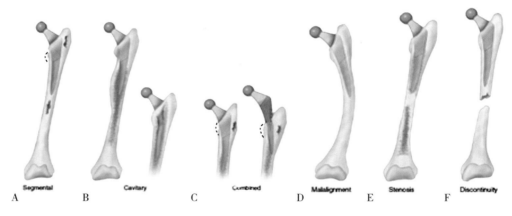

图 4-1-45　AAOS 股骨缺损分型

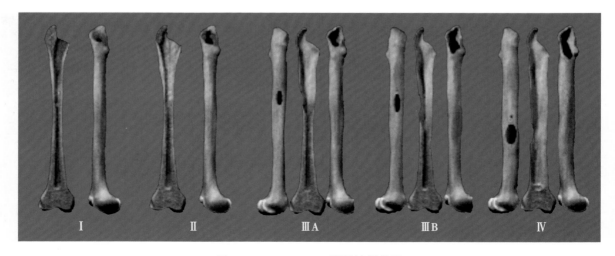

图 4-1-46　Paprosky 股骨缺损分型

骨干完整;Ⅱ型,干骺端广泛缺损,股骨距消失,股骨干完整;ⅢA型,股骨干骺端广泛缺损同时伴部分骨干缺损,但可用于远端固定的骨干长度>5cm;ⅢB型,股骨干骺端严重损坏同时伴骨干广泛缺损,可用于远端固定的骨干长度≤5cm;Ⅳ型,广泛的干骺端损害,峡部无支撑,髓腔增宽。

(三)股骨缺损处理方法及假体选择

1. 治疗原则　处理股骨侧骨缺损应注意以下原则:①首先,要正确评估股骨骨缺损的情况,以便决定重建的方法,我们的经验是使用Paprosky分型评估股骨骨缺损;②其次,依据股骨骨量情况选择适当固定方式和股骨假体,股骨翻修手术中最好使用非骨水泥柄,在患者经济条件允许情况下,选择远端固定锥形组配式柄,可以减少脱位,稳定性更好;③最后,"稳定压倒一切",股骨假体的初始稳定至关重要,另外,要考虑综合前倾角的问题,使用组配式的股骨柄可以调整综合前倾角。

2. 假体选择　使用Paprosky分型评估股骨骨缺损的情况,选择合适的固定方式和股骨假体是正确处理股骨骨缺损的关键。我们的经验是:Paprosky Ⅰ型,可以按照初次置换处理,最好选择锥形初次置换假体;Paprosky Ⅱ型,少数情况可选择全涂层锥形柄假体或扁平锥形柄假体;Paprosky Ⅰ~ⅢA型大多数情况都可选择远端固定非组配式股骨假体;Paprosky Ⅰ~ⅢB型均可选择远端固

定锥形组配式柄;PaproskyⅣ型,处理困难,可以使用打压植骨结合骨水泥柄重建,少数情况下可以选择肿瘤假体或异体骨-假体复合物(allograft prosthesis composite,APC)等特殊技术。

(1)近端固定的初次置换股骨假体:近端固定的初次置换股骨假体应用于股骨翻修的适应证较少:少数的Paprosky Ⅰ型骨缺损,尤其是表面髋失败或"无柄髋"失败的病例,首选使用近端固定的初次置换股骨柄(图4-1-47)。少数的Paprosky Ⅱ型骨缺损可以使用全涂层锥形柄假体或扁平锥形柄假体。使用近端固定的初次置换股骨假体必须注意假体的旋转及轴向初始稳定。

目前,因为锥形初次柄的广泛应用,并且因为远端固定柄的影响太广,翻修术中取柄困难,所以对于Paprosky Ⅱ型以下的缺损,近端骨质相对尚可,而近端固定的锥形柄假体有很好的旋转稳定和轴向稳定,所以近端固定锥形柄有增加使用的趋势(图4-1-48)。

(2)远端固定的非组配式股骨假体:远端固定的非组配式股骨假体是处理股骨骨缺损的经典选择,经典的假体是Solution,广泛适用于Paprosky Ⅰ~ⅢA型(图4-1-49)。文献报道,使用远端固定的非组配式柄翻修的170例,长期随访结果,5年假体在位率98%,10年假体在位率90.6%。

对于Paprosky Ⅰ型骨缺损,一般无内翻畸形,不需要做大转子延长截骨(extended trochanteric

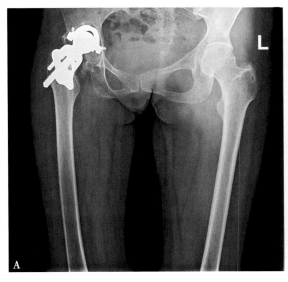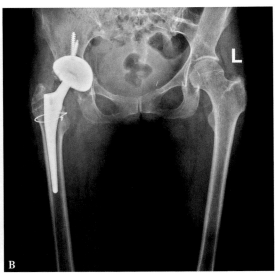

图4-1-47　手术前后X线片

A.右侧"无柄髋"置换术后髋臼及股骨部分假体均松动;B.选择近端固定的初次置换柄翻修,髋臼部分采用生物臼翻修

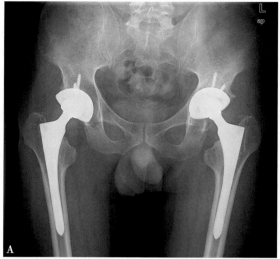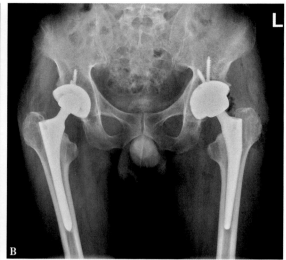

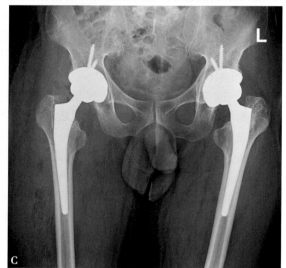

图 4-1-48　手术前后 X 线片表现

A. 双侧髋关节置换术后疼痛 1 年,排除感染,诊断为假体无骨长入造成的假体固定不牢固;B. 先行左侧全髋关节翻修术,术中证明假体界面无骨长入,股骨采用 Corail 初次置换锥形柄翻修,髋臼选择生物髋臼,36mm 大直径股骨头假体;C. 分期再行右全髋关节翻修术,仍然选择 Corail 初次置换锥形柄进行股骨翻修。髋臼选择生物髋臼,36mm 大直径股骨头假体

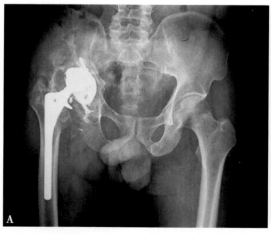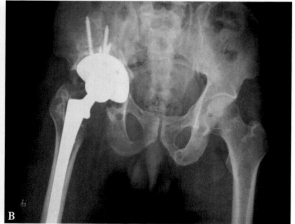

图 4-1-49　翻修后 X 线片

A. 右侧 THA 置换术后髋臼内衬磨穿,假体周围骨溶解,股骨是 Paprosky Ⅱ型骨缺损;B. 股骨部分采用远端固定的非组配柄 Solution 假体翻修,髋臼使用 72mm Jumbo 杯翻修

osteotomy，ETO），选用 6 号柄即可；Paprosky Ⅱ型合并内翻畸形，近端扩髓或假体柄植入时极易造成大转子骨折，勉强插入的假体也多会处于内翻位，所以应该行 ETO 并选用 8 号柄；PaproskyⅢA 型远端仍然可获得稳定的固定；PaproskyⅢB 远端无法获得足够的固定，失败率达 28%。

使用远端固定柄应注意，假体远端与股骨干峡部的擦配（scratch fit）范围必须超过 5cm，才能获得牢固的旋转稳定。当远端擦配范围大于 5cm，可以得到 90% 的骨长入；而当擦配小于 5cm，则仅有50% 的骨长入。

虽然远端固定的非组配式柄效果良好，但是其仍存在以下缺点：①因为是远端固定，重力是通过假体柄，再经过股骨远端传导，这样股骨近端会因为应力遮挡而导致骨量丢失；②因为固定方式是假体在股骨峡部的擦配固定，而峡部多数为皮质骨，弹性小，所以打入假体时很容易造成股骨干骨折，骨折的发生率可达到 30%，所以最好在术中做远端预防环扎；③如果再翻修时，假体取出困难，往往需要特殊器械先将股骨假体从圆柱形态部分的近端将假体锯断，然后使用环钻分离假体远端部分和股骨干部分的界面，将假体远端部分取出。如果没有特殊工具想取出股骨假体是不可能的；④假体折断，多数发生在 BMI 较大患者、股骨内侧近端对假体没有足够支撑的情况及使用小号假体时。所以在临床上尽量避免使用过细的柄。

（3）非骨水泥固定组配式股骨假体：非骨水泥固定组配式股骨假体分为两类：

一类是股骨近端固定的组配式股骨假体，以 S-ROM 假体为代表，这是一类特殊假体，前提是股骨近端还有比较完整骨质支撑，所以这种柄在翻修中的广泛使用的频率不是太多，可以用到 Paprosky Ⅰ型或Ⅱ型骨缺损（图 4-1-50）。如果使用翻修 S-ROM 柄可以用到 Paprosky ⅢA，Cameron 甚至可以使用到 Paprosky ⅢB，但是其他人的经验较少。此外还有一种特殊应用，就是用在 Crowe Ⅳ型先天性髋关节脱位做完全髋关节置换后，需要股骨翻修时，因为股骨髓腔太细，无法使用远端固定假体，只能选择 S-ROM（图 4-1-51）。

另一类是股骨远端固定的组配式股骨假体，也就是通常所指的非骨水泥固定组配式股骨假体。根据远端形态可以分成远端圆柱状或远端锥形柄，远端圆柱状假体的固定原理同远端固定广泛涂层假体，但是增加了前倾角、颈长及 offset 独立调整能力，并且在假体取出时，不必锯断假体，相对容易（图 4-1-52）。而后者在旋转稳定性和轴向稳定性方面都优于前者，远端圆柱状柄可以用于 Paprosky Ⅰ～ⅢA 型缺损；远端锥形柄可用于 PaproskyⅢB 骨缺损，后者的典型的代表是 MP 假体。

非骨水泥固定组配式股骨假体的设计特点包括：①可以获得远近端同时固定；②圆锥形外形控制轴向稳定；③沟槽设计控制旋转稳定；④组配式设计可以调整长度、偏距及前倾角，更符合解剖重

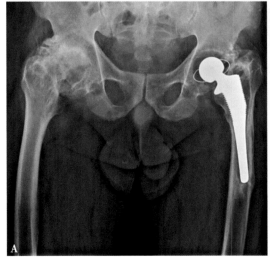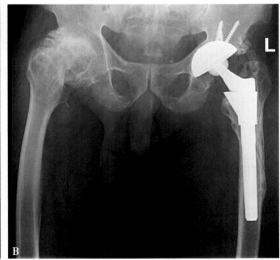

图 4-1-50　手术前后 X 线片

A. 左侧 THA 术后股骨假体松动，造成左侧股骨 Paprosky Ⅱ～ⅢA 型缺损；B. 采用 S-ROM 假体进行股骨翻修，髋臼侧采用生物臼翻修

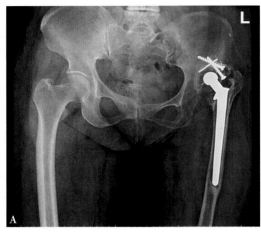
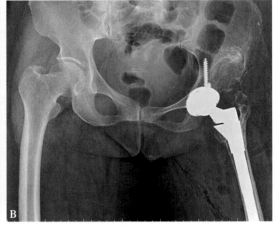

图 4-1-51　手术前后 X 线片

A. 左侧 Crowe Ⅳ 型先髋骨水泥固定股骨假体松动,取假体后股骨属于 Paprosky Ⅲ A 型骨缺损,但是股骨髓腔太细;B. 选择 S-ROM 翻修假体进行股骨翻修,髋臼采用生物臼原臼安放

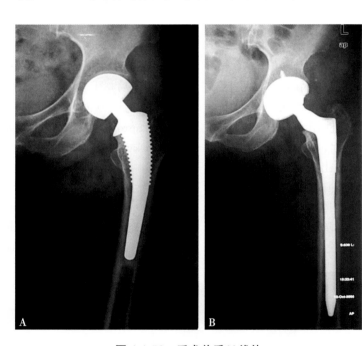

图 4-1-52　手术前后 X 线片

A. 左半髋关节置换术后髋臼磨损,取股骨假体后,股骨属于 Paprosky Ⅱ 型缺损;
B. 髋臼采用生物髋臼翻修,股骨选择远端固定远端圆柱状组配式假体翻修

建的要求。组配式柄具有前倾角、偏心距及长度可独立调节的优势,使其可以应用于某些复杂病例翻修。如:髋臼后壁缺损,翻修时为了达到最大的宿主骨接触,难以按照理想的前倾角安装臼杯,可能需要将髋臼安放在没有前倾或后倾的位置,此时可以用组配柄加大股骨前倾角达到理想的综合前倾角;股骨近端畸形或严重骨缺损难以判断股骨前倾角时,可用组配柄调节前倾角达到理想的综合前倾角(图 4-1-53);再如,髋关节旋转中心

上移时,肢体长度无法调节,可以用组配式柄调节长度。非骨水泥股骨组配式多孔假体的缺点包括:接口处磨损及假体折断。

Kwong 等人报道,143 例使用 MP 假体翻修,2~6 年随访,假体在位率为 97%,平均下沉 2.1mm,临床效果满意。MP 假体下沉的原因与假体远端直径及假体长短选择有关,我们的经验是:①尽量选择粗直径柄。对于骨质疏松的翻修患者,在做远端扩髓时要注意避免螺旋骨折,因此在扩髓时,用

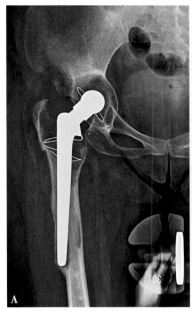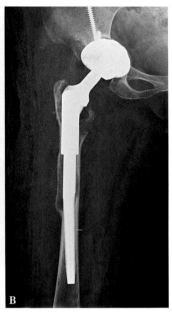

图 4-1-53　手术前后 X 线片

A. 右侧骨水泥型 THA 术后股骨假体及髋臼假体都松动,股骨属于 Paprosky ⅢB 型骨缺损;B. 采用远端锥形组配柄行股骨翻修,因为股骨近端骨溶解严重,判断股骨前倾的近端标志缺如,采用组配式股骨柄,可以自由调整前倾角。髋臼采用 Jumbo 杯翻修

一把持骨钳夹持住股骨近端保护;②在远端直径足够时,尽量选择相对短的柄;直径无法达到时,可以通过加长柄代偿;③长短选择还要考虑患者身高,矮个患者选择长柄容易造成柄远端穿出股骨远端前皮质或造成股骨远端骨折,如果有远端穿出皮质时需要用异体皮质骨加强,避免发生迟发骨折(图 4-1-54)。

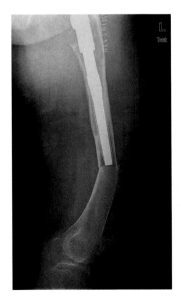

图 4-1-54　股骨骨质疏松严重的患者,采用 MP 翻修术后 3 天出现迟发性股骨远端骨折

(4) 骨水泥固定的股骨假体:骨水泥固定的股骨假体在翻修手术中的效果不好,文献报道再翻修率及假体松动率均较高。这是因为翻修手术时,骨水泥假体固定所依赖的松质骨被广泛破坏,骨水泥与松质骨之间的微交锁不足。

不建议使用骨水泥固定的股骨假体,除了以下几种情况:①骨水泥中骨水泥固定技术;②患者高龄,预期寿命较短;③严重骨质疏松,这时远端固定假体无法获得稳定的固定,不得不使用加长型骨水泥固定柄(图 4-1-55);④特殊的感染病例;⑤放射照射过的股骨;⑥特殊情况的Ⅳ型骨缺损。

3. 特殊技术

(1) 打压植骨骨水泥固定技术:打压植骨技术作为一种可以重建骨量的方法,在欧洲某些国家应用较为广泛。但是由于远端固定翻修假体使用简便、效果确切、手术时间短等原因而逐渐取代了打压植骨技术。然而如果患者存在 PaproskyⅣ型股骨缺损,则打压植骨技术还有存在的价值。打压植骨技术是特制的一种技术,是由 Gie 最早报道的是在翻修中,彻底清除原来的假体,清除骨水泥和假膜组织,如果有节段性缺损,即非包容性缺损,可以使用金属网和环扎钢丝封闭缺损区的骨皮质,使非包容性缺损变成包容性缺损。然后将远

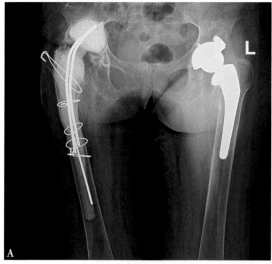
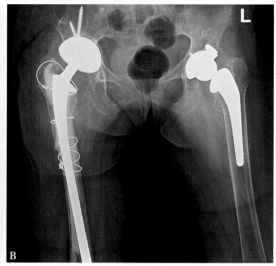

图 4-1-55　手术前后 X 线片

A. 右 THA 术后假体周围感染,已经行清创,假体取出,抗生素骨水泥占位器植入,在第一次清创时因为股骨严重骨质疏松,已经出现股骨骨折;B. 在二期翻修时,因为严重骨质疏松,远端固定股骨假体无法获得稳定的固定,还会出现股骨再骨折,所以选择加长型骨水泥股骨假体翻修,同时使用的是加入万古霉素的骨水泥,提高控制感染的成功率

端髓腔用髓腔塞塞住,然后在其中逐渐添加 $4mm^3$ 的深冻异体骨颗粒,通过反复击打插入的直径逐渐增大的套管捣棒进一步压实移植骨,不断用力夯实植骨颗粒,直至试验性假体在轴向应力和旋转应力作用下均保持稳定时为止。打压植骨重建骨量利于将来的翻修,中长期效果满意。但是打压植骨存在的缺点是:手术时需要特殊器械;手术时

间较长,出血多,对技术要求高;需要大量异体骨;假体下沉率及股骨骨折率较高(图 4-1-56)。

(2)异体骨 - 假体复合物技术:APC 作为一种不得已的方法,也可以用于 Paprosky IV 型骨缺损(图 4-1-57)。APC 是先将假体的近端部分使用骨水泥固定于异体骨上,然后将异体骨与宿主骨相固定,该技术能增加骨量储备,对假体提供近端支

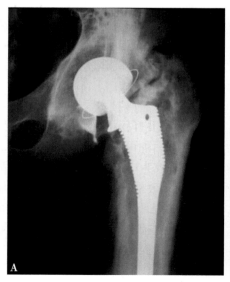
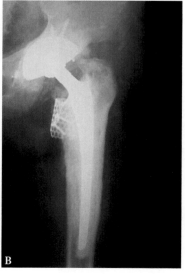

图 4-1-56　手术前后 X 线片

A. 左全髋关节置换术后髋臼及股骨假体松动,股骨近端严重骨缺损;B. 选择打压植骨技术重建股骨,同时重建了股骨距,髋臼部分采用生物臼翻修

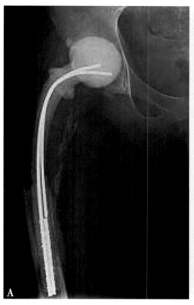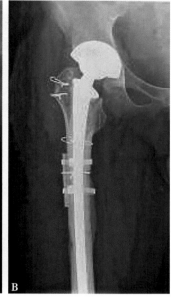

图 4-1-57 手术前后 X 线片

A. 右髋因股骨近端骨巨细胞瘤而行股骨肿瘤假体全髋关节置换术,术后发生感染,在我院行
彻底清创,抗生素骨水泥占位器植入术后,股骨近端缺如;B. 采用 APC 技术对股骨翻修重建,
臀中肌残端疤痕通过钢丝固定到大粗隆上,髋臼选择生物臼杯翻修,36mm 大直径股骨头

持,还可将大转子以及外展肌等软组织重新附着重建外展功能。

宿主骨 - 异体骨间的固定方法要根据宿主残留骨的质量、APC 直径大小来确定。如果二者直径相当,假体柄可直接压配、或使用骨水泥与宿主骨固定,一些医生认为与宿主骨间不需要使用骨水泥固定,使用骨水泥还可能增加骨不连的发生率,并给以后的翻修增加困难。异体骨与宿主骨之间的接口处可制成台阶状以提供额外的防旋稳定。但如果异体股骨的直径小于宿主骨,此时使用套叠法进行固定,如使用该方法,需要支撑植骨和(或)钢板固定以减少假体下沉的危险。如果股骨近端实在无法进行重建,以及活动要求不高的老年患者、无法耐受长时间手术的患者,可以使用股骨近端替代型假体,如肿瘤假体。

(周勇刚 孙长鲛 刘华玮)

第二节 病例分析

病例分析 1

病史简介:男,44 岁,左髋关节置换术后 8 年,活动后疼痛 3 年。

诊断:左髋关节置换术后股骨假体松动

手术方案:后外侧延长入路,合适的半圆形非骨水泥压配臼,能用螺钉的情况尽量用螺钉,不需要植骨

诊疗过程分析:该患者术后一段时间出现关节活动后的疼痛,休息后疼痛消失,患者年龄较轻,平常活动量大,从平片上看股骨柄远端也有基座,说明假体有松动。患者血沉、CRP 及 IL-6 都在正常范围。初步考虑不像感染,因为假体周围感染的疼痛为静息痛,同时血沉,CRP,IL-6 都应该升高,但要注意的是即使血沉和 CRP 都正常的情况下,也不能完全排除关节假体感染,因此术中应该做冷冻切片,该患者术中冰冻显示每高倍镜视野中性粒细胞数小于 5 个,因此我们果断进行一期翻修。在手术方案上,该患者髋臼未上移,完整未变形,有局部的腔隙性骨溶解,Kohler 线完整,为 Paprosky I 型缺损,类似于初次全髋置换手术时的髋臼状态。在这种情况下,半圆形非骨水泥压配臼为首选,尽量使用螺钉加强,不需要植骨(图 4-2-1)。

结果:患者术后 1 周扶拐下地部分负重行走,术后 2 个月完全弃拐负重行走。

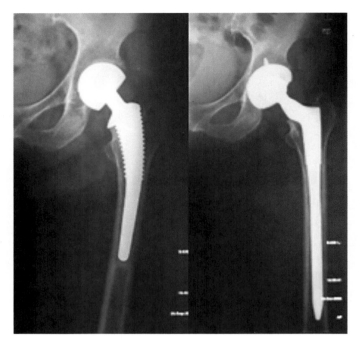

图 4-2-1   Paprosky Ⅰ型缺损用半圆形非骨水泥压配臼加螺丝钉翻修

（孙长鲛   周勇刚提供）

病例分析 2

病史简介:男,48 岁,左髋关节置换术后 12 年,疼痛 2 年。

诊断:左髋关节置换术后股骨假体松动

手术方案:后外侧延长入路,半圆形非骨水泥压配臼 + 螺丝钉 + 颗粒植骨进行翻修(图 4-2-2)。

诊疗过程分析:患者血沉,C- 反应蛋白,白介素 6 都在正常范围内,没有静息痛和红肿发热。从片子上看患者骨溶解比较严重。由于患者选择的是金属对聚乙烯假体,我们考虑主要是骨溶解导致的假体松动。那么造成这种现象的原因是什么呢? 目前发现金属、骨水泥、聚乙烯颗粒单一或

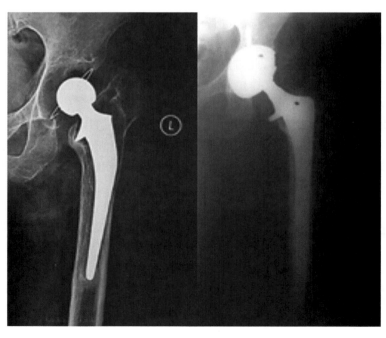

图 4-2-2   Paprosky ⅡA 型缺损用半圆形非骨水泥压配臼 + 螺丝钉 + 颗粒植骨进行翻修

混合均可引起骨溶解,由于数量巨大,聚乙烯颗粒被认为是最主要因素。目前关于骨溶解形成机制(以及预防和治疗)主要有以下三个方面:①磨损颗粒的产生;②假体周围骨质与颗粒接触;③碎屑颗粒引起的细胞反应。大多数聚乙烯颗粒都是由于磨损、黏附、微疲劳、第三方磨损等机制产生。假体周围膜所聚集的颗粒数量要远远大于我们用光学显微镜所观察到的。以往我们使用的髋关节假体大多数摩擦界面是金属对聚乙烯。除了最早期的产品,因为聚乙烯内衬过薄会出现聚乙烯内衬碎裂的问题,后来增加了聚乙烯内衬的厚度,就很少出现内衬碎裂的问题了。另外,如果按照每年0.1~0.2mm 的磨损率来计算,最薄的内衬也应该可以使用 40~80 年,而厚一些的衬垫应该可以使用终身了。但是事实并非如此。当置换髋关节后,进口产品 10 年以上或国产产品 7~8 年以上就有一些患者出现髋臼周围骨溶解了,严重者还会出现髋臼假体松动,不得不再做翻修手术了。随着时间的延长,这个数量还会不断增加。因此,问题在于聚乙烯磨损产生的磨损颗粒诱导的一系列生物学反应,最终激活破骨细胞的活性而产生骨溶解。这是一种人为造成的疾病,是影响假体使用寿命的根本原因。因此要彻底避免产生聚乙烯磨损颗粒,我们可以采用其他磨损界面替代聚乙烯,如使用高交联聚乙烯或如陶瓷对陶瓷界面。从 20 世纪70 年代开始,氧化铝陶瓷就开始在临床上应用,多

年的临床及相应的实验室数据证明,陶瓷在所有商用界面中是最硬的,有很好的抗划痕和抗第三体磨损作用,表面光滑和湿性好决定了它的磨损是最小的。磨损颗粒是惰性的,骨溶解极低,临床报道翻修率极低,即使是年轻患者 10 年假体在位率也达到了 99.4%。本病例为早期翻修病例,采用了高交联聚乙烯摩擦界面翻修。手术方面,原髋臼假体上移 <3cm,前柱和后柱均保持完整,臼内壁完整,边缘完整,轻度坐骨溶解,Kohler 线完整,为 Paprosky ⅡA 型缺损,>70% 杯与骨接触,可以对假体起到支撑作用,因此不需要进行结构植骨,我们用半圆形非骨水泥压配臼 + 螺丝钉 + 颗粒植骨进行翻修。

结果:患者术后 2 周扶拐下地部分负重行走,术后 3 个月完全弃拐负重行走。

(孙长鲛 周勇刚提供)

病例分析 3

病史简介:女,67 岁。右髋关节置换术后 10 年,活动后疼痛 3 年。

诊断:右髋关节置换术后

手术方案:后外侧延长入路,68mm Jumbo 臼杯 + 多根螺钉固定(图 4-2-3)

诊疗过程分析:该髋臼假体同样为聚乙烯臼杯,骨溶解严重,柄严重内翻,面对骨溶解严重的情况我们要排除感染。该患者是活动后疼痛,非静息痛,同时血沉,CRP,IL-6 都在正常范围内,核素

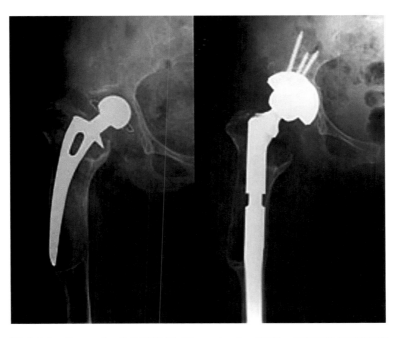

图 4-2-3 Paprosky ⅡB 型缺损 68mm Jumbo 臼杯 + 多根螺钉固定翻修

骨扫描的结果是无法排除感染,核素骨扫描对诊断感染无特异性,这种骨扫描只是反映骨发生感染后不同的炎症介质和骨的代谢反应,阴性结果可以帮助排除活动性感染,阳性结果对于诊断活动性感染的特异性价值不大。同样,最终还要看术中冰冻,该患者冰冻结果为每高倍镜视野中性粒细胞数小于5个,因此我们决定进行一期翻修,从片子可以看出髋臼假体上移<3cm,有较大的骨缺损,但是其内侧壁、前柱以及后柱骨结构较为完整,为Paprosky ⅡB型缺损。与压配型髋臼假体接触的髋臼自身骨组织超过了70%,我们选择Jumbo臼杯进行翻修,Jumbo cup仍然是半圆形生物压配杯,其定义为男性臼杯≥66mm,女性臼杯≥62mm或比初次置换臼杯大10mm以上。Jumbo cup的优点有很多:与宿主骨直接接触面积大,一般假体为了增加接触面积,会进行颗粒植骨,这样在宿主骨和假体之间会增加一个界面,可能影响骨长入;旋转中心接近正常,软组织张力好,骨性撞击少,可增加头的大小,操作比Oblong、IBG及加强环简单而有效。与其他臼杯需要靠整个髋臼固定不同,Jumbo杯只需要两点固定即可,一点是坐骨支,一点是前上方的髂骨。缺点是骨量丢失更多,会影响到下次翻修手术,但如果选择好的界面就会避免骨溶解。以往国内大杯较少,面对严重骨缺损时,没有Jumbo杯就只能使用加强环,这也是国内较

多使用加强环的原因。现在Jumbo杯国内已经可以有78mm大杯了。但是Jumbo杯的主要问题是脱位率较高,主要原因是假体和假体撞击增加,因此在使用Jumbo杯的时候一定要使用大头。本例中我们选择36mm的股骨头以减少脱位和撞击的发生,同时多根螺钉固定增加初始稳定性。

结果:患者术后3周扶拐下地部分负重行走,术后3个月完全弃拐负重行走。

(孙长鲛　周勇刚提供)

病例分析4

病史简介:女,65岁右髋关节置换术后8年,活动后疼痛1年。

诊断:右髋关节置换术后

手术方案:后外侧延长入路,半圆形非骨水泥压配臼+多根螺丝钉+臼底植骨(图4-2-4)。

诊疗过程分析:从片子可以看出,髋臼假体主要向内侧移位,Kohler线破坏,轻度向上移位,属于Paprosky ⅡC型缺损。ⅡC型髋臼骨缺损与ⅡA型、ⅡB型骨缺损的主要区别在于髋关节中心向内侧移位明显。由于移位主要是向内侧,髋臼前上柱可以对假体提供一定的支撑。坐骨支骨溶解较少意味后柱骨缺损较少,仍能保持着支撑假体的作用。因此仍然可以选用半圆形非骨水泥压配臼为首选,多根螺钉加强,为了恢复髋关节的解剖选择中心,髋臼底部采用颗粒骨压实植骨。

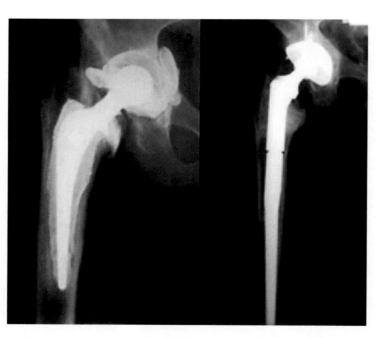

图4-2-4 Paprosky ⅡC型缺损用半圆形非骨水泥压配臼+多根螺丝钉+臼底植骨

结果：患者术后 2 周扶拐下地部分负重行走，术后 3 个月完全弃拐负重行走。

（孙长鲛　周勇刚提供）

病例分析 5

病史简介：男，48 岁，因为强直性脊柱炎行左髋关节置换术后 18 年，疼痛 1 年。

诊断：左髋关节置换术后

手术方案：后外侧延长入路，半圆形非骨水泥压配臼 + 多根螺丝钉 + 远端固定假体 +cable ready（采用高旋转中心技术）（图 4-2-5）。

诊疗过程分析：X 线片显示整个坐骨和耻骨支大面积骨都溶解，髋臼上移严重，超过 3cm，前后柱缺损，内壁缺失，40%~70% 臼杯与骨接触，属于 Paprosky ⅢA 型骨缺损。如果选用加强环，下方无法固定，如果想使用 Jumbo 杯，无足够骨质支撑，也无法使用 Jumbo 杯。我们发现髋臼极上方还有一小块地方骨质尚好，为了简化手术，我们选择高旋转中心技术，因此将臼杯在高位固定。多数人认为，髋关节旋转中心位置是影响术后假体应力分布的最主要因素，髋臼假体的安放应该尽可能置于髋臼的解剖位置上，并要保证髋臼假体正常的包容，且尽可能的恢复患肢的长度。髋臼假体旋转中心与解剖旋转中心的不符合会直接影响手术效果，我们认为高位髋关节旋转中心不失为一种选择，这种方法可以不植骨，臼杯与宿主骨接触

良好，手术时间短，降低了感染机会，也可以选择 Delta 陶瓷界面，但要注意手术时要同时将臼杯内移，减少关节反应力，选择组配式股骨翻修假体，达到双下肢等长，维持臀中肌张力，从而可以获得正常步态。选择生物臼杯高位安放，不会影响使用寿命，这点与使用骨水泥杯有区别。

结果：患者术后 2 周扶拐下地部分负重行走，术后 3 个月完全弃拐负重行走。

（孙长鲛　周勇刚提供）

病例分析 6

病史简介：女，59 岁，左髋关节置换术后 2 年，疼痛伴获得受限 2 年。患者 2 年前因髋臼发育不良、股骨头坏死行左髋关节置换术，术后卧床休息 3 个月后下地活动，感到左髋及左膝部疼痛，活动受限，左下肢短缩，无下肢麻木感，未予特殊处理，后疼痛逐渐加重，必须扶拐才能行走约 200m，为进一步诊治来院治疗。

诊断：左髋关节置换术后髋臼松动

手术方案：后外侧延长入路，半圆形非骨水泥压配臼 + 异体结构植骨技术（图 4-2-6）。

诊疗过程分析：该患者术前是髋臼发育不良，髋臼覆盖不好，而采用髋臼上方自体结构植骨，因为固定不确切，同时因为髋臼向内移不够，上方主要靠植骨支撑，这样导致植骨吸收而髋臼失去上方支撑，而髋臼假体尚未与宿主骨骨性结合而出

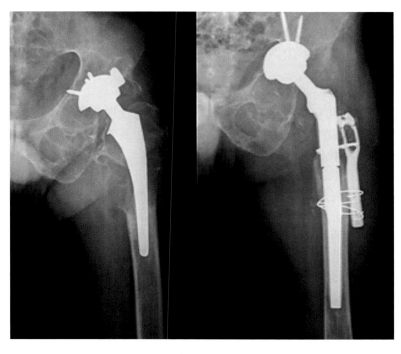

图 4-2-5　使用高旋转中心技术进行翻修

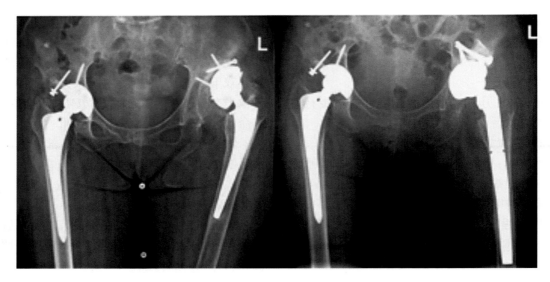

图 4-2-6　髋臼上方缺损用 7 字型异体股骨远端进行植骨重建髋臼

现髋臼松动。另外,因为髋臼内移不足,左侧重力臂增加,关节反应力也增加,不但走路没有恢复正常,植骨块吸收及移位的几率很高。因为髋臼上移超过 3mm,并且髋臼上方骨量不足,单纯使用 Jumbo 杯已经不可能。高位安放也很困难,我们选择异体结构植骨来处理这种缺损。使用异体股骨远端修成倒 7 形。将植骨放在髋臼上方的缺损处,轻轻敲击使其切开部分像拱璧一样靠在髋臼上方和髂骨上。用 2 颗 6.5mm 松质骨拉力螺钉固定,然后用髋臼锉磨挫髋臼和植骨,形成完整的髋臼窝,尽量内移髋臼,然后植入 Pinnacle 多孔生物臼。初次稳定非常牢固。

结果: 患者术后 2 周扶拐下地部分负重行走,术后 3 个月完全弃拐负重行走。术中制成的 7 字结构植骨用螺钉固定重建髋臼。

Paparosky 对 147 例进行深冻股骨头 + 非水泥杯翻修手术进行研究,经 5.7 年随访后发现无一例松动,移植骨 100% 与宿主骨结合。Gross 对 56 例存在轻度前后柱缺损的患者使用压配杯 + 结构植骨,5~12 年随访只有 5% 发生松动。Sporer 等人报道了 23 例 Paprosky ⅢA 型髋关节使用数字 7 形状的远端股骨进行结构植骨的情况。平均随访时间 5.3 年,17 个臼杯仍然达到临床和影像学上的稳定。Hooten 对 27 例行非水泥臼杯 + 结构植骨的患者进行研究,其中 16 例使用股骨头,11 例使用股骨远端,经过 4 年随访发现有 44% 的患者出现松动,并得出结论臼杯与移植骨接触面积超过 50% 时失败率增加。Shinar 对 70 例翻修术使用压配杯 + 结构植骨的方法,平均随访时间 16.9 年,

得出结论:如果 60% 的杯由移植骨支撑,失败率为 62%,如果 30% 以下杯由植骨支撑,无失败。

(孙长鲛　周勇刚提供)

病例分析 7

病史简介: 患者男性,42 岁。主诉双髋关节置换术后 12 年,左髋疼痛 5 年。患者于 2000 年 4 月因双侧股骨头坏死,行双侧人工全髋关节置换术。术后恢复良好,术后 7 年出现双侧髋关节疼痛,术后 9 年出现行走困难,需挂双拐,最远可步行数十米,影响生活。右侧发生髋关节假体脱位,于 2012 年 9 月行右侧人工髋关节翻修术,于 2012 年 12 月行左侧人工全髋关节翻修术。

诊断: 双侧关节置换术后髋臼松动

手术方案: 后外侧入路,分两次进行翻修,异体骨颗粒植骨 +72mm Jumbo 臼杯 + 多根螺钉固定(图 4-2-7)

诊疗过程分析: 术中均发现髋臼大块缺损。本病例的主要特点在于髋臼重建策略的选择。可选择的髋臼重建方式包括植骨 + 生物臼杯固定或髋臼加强环 + 骨水泥固定。髋臼加强环的固定方式属于机械固定,仅依靠螺钉将加强环固定在髂骨上,然后在臼底填压颗粒样松质骨,使用骨水泥固定髋臼假体。这种固定方式会随着时间的进展产生螺钉周围的应力集中,造成局部骨质溶解,进而出现螺钉摆动,机械固定失效。而且机械固定的时间无法预测,耐久性不可靠,同时,其他问题还包括断翼,脱位及只能用 PE 臼,只要存在聚乙烯就会存在骨溶解。考虑患者年轻,应当选择更为可靠的固定方式。因此本病例选择异体骨颗粒植骨 +

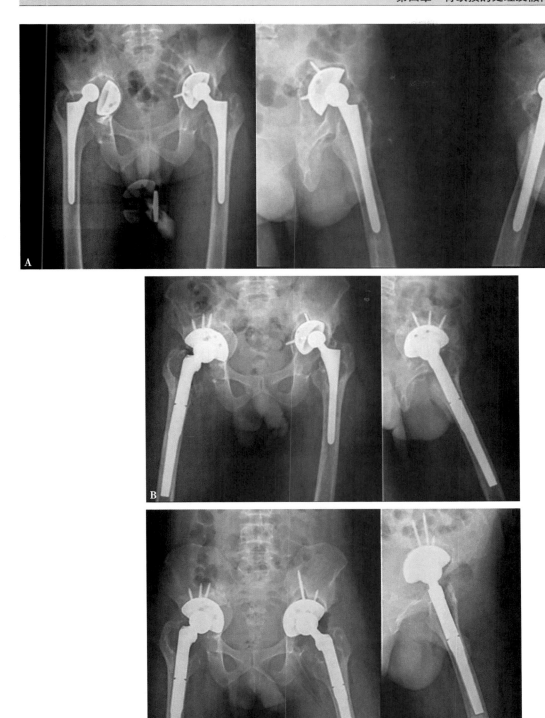

图 4-2-7　翻修后 X 线片

A. 双髋关节置换术后双侧髋臼假体;B. 右髋关节翻修术后,72mm Jumbo 白杯 + 异体颗粒骨植骨 +MP 股骨柄假体;C. 左髋关节翻修术后,72mm Jumbo 白杯 +MP 股骨柄假体

72mm Jumbo 臼杯技术固定重建髋臼。两侧选择的重建方式一样,由于左侧髋臼缺损严重,应该使用更大的 Jumbo 杯,当时国内最大的 Jumbo 杯只有72mm,略显不够大。如果有更大的 Jumbo 杯会更好。现在最大 Jumbo 杯可以达到 78mm。

结果:患者术后 3 周扶拐下地部分负重行走,术后 3 个月完全弃拐负重行走。

（孙长鲛　周勇刚提供）

病例分析 8

病史简介：患者男性，73 岁。主诉左侧人工髋关节置换术后 9 年，左侧髋部疼痛活动受限 1 年。患者 9 年前行左侧人工全髋关节置换术。术后左髋部持续疼痛，活动受限，以后逐渐加重，于术后 6 年行左侧人工髋关节翻修术，翻修术后左髋部无明显疼痛不适，行走时有异常响动，1 年前患者自觉行走时出现左髋部疼痛，假体松动，活动受限，经保守治疗无效来院就诊。

诊断：右髋关节翻修术后髋臼假体松动

手术方案：后外侧入路，选择 68mm 髋臼，Jumbo 技术生物固定，辅助螺钉固定，提供了很好的初始稳定性（图 4-2-8）。

诊疗过程分析：术中脱位髋关节，顺利取出股骨头和柄，清理股骨髓腔内生物假膜，然后顺利取出髋臼聚乙烯内衬，全层钛网，3 枚螺钉及 1 枚原来已断裂残留的螺钉，清理髋臼内生物假膜，磨挫

髋臼，打入非骨水泥直径 68mm Pinnacle 金属外杯，使用 3 枚螺钉加强固定金属杯，安装 68mm 高交联聚乙烯内杯 MP 股骨假体。髋臼假体松动是最常见的远期并发症之一，也是最常见的翻修适应证。目前对于髋臼假体松动的诊断还没有一个统一标准。每次检查都应常规检查 X 线片，观察假体、骨质和水泥的情况及两者之间界面的情况。仔细与之前拍摄的片子对比检查是否有假体松动等情况。这样有助于我们发现髋臼假体周围病变进展的变化。Delee 和 Charnley 将髋臼假体及其表面分为 3 个区域。对于骨水泥型髋臼假体来说，从骨盆及髋臼假体的 X 线片上可发现以下一系列变化：①骨水泥覆盖区域出现骨吸收并且范围逐渐扩大，特别是范围大于 2mm 或者术后 6 个月以上仍继续进展；②骨水泥及臼杯向内上方向移位、突入骨盆，髋臼内壁皮质骨折；③髋臼外展角及前倾角度数改变，提示假体位；④臼杯磨损，股骨头表面

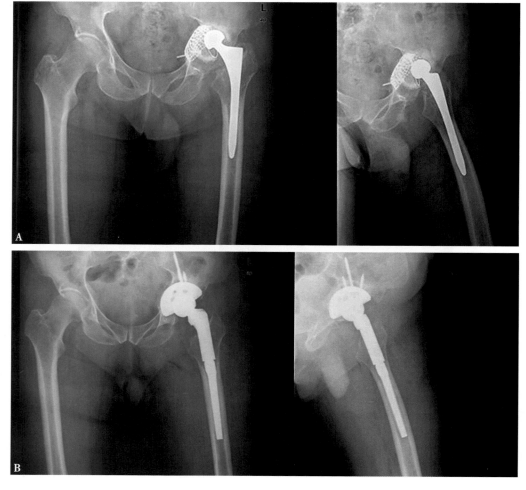

图 4-2-8　假体松动 X 线片

A. 做髋臼松动第一次翻修后，髋臼再次松动；B. 选择 68mm Jumbo 杯翻修

与臼杯边缘距离减少;⑤臼杯及水泥断裂(少见);⑥在髋臼的一个或多个区域中大量骨水泥周围可见 2mm 宽的透亮带,周围可伴有 / 无密度增高的硬化带。非骨水泥型髋臼杯松动影像学诊断标准与非骨水泥柄相似。Engh 等将其划分为:稳定;可能不稳,即出现进行性放射学透亮带;完全不稳,假体出现可测量的移位。在近 10 年的随访中,非骨水泥型、表面大量微孔的髋臼假体出现松动较少见。大多数报道主要是髋臼假体微孔周围出现透亮线的几率,目前还没有确定这些发现的意义。Leopold 等人发现 50% 以上的翻修假体都可在 1 个或多个区域发现不进展的透亮线,但他们无任何临床症状,所以认为这些透亮线是无意义的。其他种类的非骨水泥型假体成功较少。一些螺旋臼杯或表面涂有羟基磷灰石涂层但无微孔的假体早期失败率较高。这些假体不像松动的骨水泥型假体出现那些透亮线,但在片子上可发现明显移位。本病例特点是首次翻修时,假体重建选择了臼底钛网植入,而未做确切的打压植骨,只是选择骨水泥填充髋臼骨缺损,从而导致髋臼翻修失败。另外,聚乙烯假体的磨损造成髋臼受力改变以及假体周围大面积骨溶解,髋臼假体翻转,髋臼内陷,外展肌短缩等问题。因此,再次翻修手术的难点在于选择什么样的髋臼重建策略,本病例选择 68mm 髋臼,Jumbo 技术生物固定,辅助螺钉固定,提供了很好的初始稳定性。

结果:患者术后 3 周扶拐下地部分负重行走,术后 4 个月完全弃拐负重行走。

(孙长鲛　周勇刚提供)

病例分析 9

病史简介:男性,44 岁,2009 年 3 月因车祸致多发伤就诊,诊断考虑急性胆囊炎、肝破裂和粉碎性骨盆骨折,于急诊行胆囊切除联合肝脏修补术,骨盆骨折未予处理。同年 6 月,患者病情稳定后接受骨盆骨折钢板螺钉内固定术。2009 年 10 月,患者因右髋创伤性关节炎以及局部异位骨化再次就诊(图 4-2-9A),入院查血常规、CRP、血沉以及体温均正常。予部分钢板移除合并右髋关节置换术。1 个月后复查关节功能恢复可,X 线片显示假体位置正常(图 4-2-9B)。2010 年 4 月,患者因右髋疼痛再次入院。X 线片提示右髋臼杯松动(图 4-2-9C)。体温、血常规、CRP、血沉均提示正常。

诊断:右髋关节置换术后臼杯松动,胆囊切除术后。

处理过程以及结果:完善各项检查后行右髋关节翻修术。术中发现关节周围大量肉芽组织,术中冷冻切片病理检查提示镜下白细胞大于 5 个,诊断假体周围感染性松动。予臼杯翻修联合载万古霉素骨水泥固定。术中判断股骨柄固定牢固,未予翻修。术后 4 个月复查 X 线片提示假体位置可,髋关节功能佳(图 4-2-9D)。术后 3 年随访 X 线片提示假体位置正常,未见松动(图 4-2-9E),周围骨化性肌炎较前加重,但关节功能尚可。

讨论:准确判断假体松动原因是髋关节翻修的一个难点。在本病例中,第一次关节置换术前复杂的髋关节局部骨性结构、原先良好的骨盆骨折愈合情况、患者正常的生命体征以及相关炎性指标,均误导笔者认为这是一例力学因素导致的髋臼假体松动,而忽视了潜在的感染可能。

在缺少足够的临床体征以及阳性的实验室结果的前提下,区分感染性松动和非感染性松动非常困难。细菌培养曾经被认为是诊断感染的"金标准",但是有文献报道,对于低毒性或隐匿性感染病例该种方法的假阴性率高达 50%。因此 AAOS 指南曾建议在获取培养样本前应停用抗生素 2 周。第二,白细胞计数、血沉、CRP 同样被认为是诊断假体周围感染的敏感指标,但是它们的准确性仍存在一定争议。已有研究表明,许多因素如抗生素的使用就对这些指标存在干扰。第三,术前关节炎白细胞计数以及中性粒比值也被认为是诊断假体周围感染的一个好指标。但仍需要指出的是,一些基础疾病如痛风同样会引起关节液中白细胞计数和中性粒比值的改变。第四,术中冷冻病理切片是诊断假体周围感染的一个比较好的方法。它的准确性主要受到以下几个因素的限制:①病理医生的经验;②组织样本的质量;③抗生素的使用;④存在痛风等基础疾病;⑤存在碎屑病引发的炎症反应。

本例病理有益的启示:即使患者临床体征以及实验室结果均正常,如果存在关节置换早期失败、快速而大量的关节周围骨量丢失以及早期的感染病史(急性胆囊炎),那么必须要排除假体感染的可能性。术中冷冻病理组织切片就是一个比较好的选择。

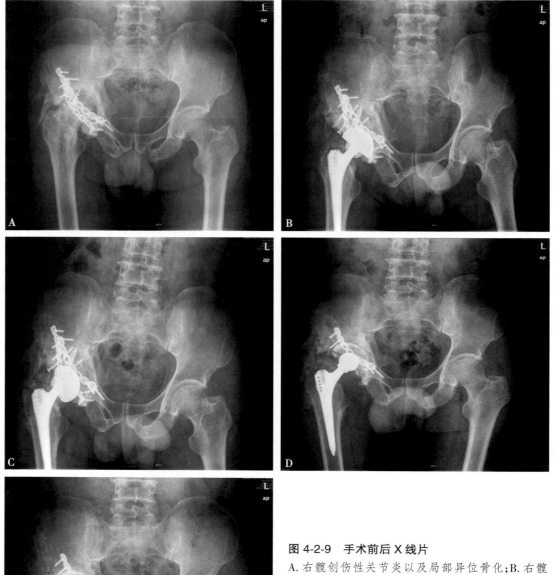

图 4-2-9　手术前后 X 线片

A. 右髋创伤性关节炎以及局部异位骨化；B. 右髋关节换术后；C. X 线片提示右髋臼杯松动；D. 翻修术后 4 个月复查 X 线片提示假体位置；E. 术后 3 年随访 X 片提示假体位置正常，未见松动

（严世贵提供）

病例分析 10

病史简介：患者男性，78 岁。1981 年因右髋关节创伤性关节炎行髋臼杯置入术，术后 1 年因为外伤后髋关节剧烈疼痛，于 1982 年行右髋关节翻修术，2000 年无明显诱因出现行走后右髋部疼痛，休息后缓解，1 年前疼痛逐渐加重，行走困难，上下楼时疼痛明显。

诊断：右髋关节翻修术后假体松动

手术方案：后外侧入路，髋臼加强环 + 骨水泥固定髋臼假体 +MP 股骨柄（图 4-2-10）

诊疗过程分析：术中见关节后侧瘢痕增生明显，外旋肌群和臀小肌处异位骨化严重，保护坐骨神经，于转子间窝处和关节后侧清理瘢痕、异位骨化。髋臼内见大量聚乙烯颗粒所致骨溶解而形成的纤维膜，清理近端的纤维膜，彻底清除髓腔内的骨水泥，见整个髋臼腔骨缺损严重，髋臼腔明显增大，髋臼内、上壁、坐骨支处局部节段性骨缺损。

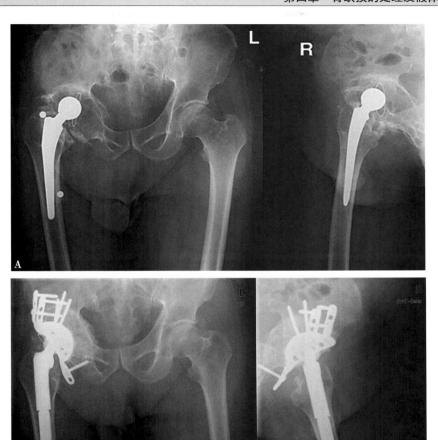

图 4-2-10　手术前后 X 线片
A. 右髋关节置换术后髋臼假体松动；B. 采用加强环 + 骨水泥固定髋臼假体 +MP 股骨柄翻修术后

磨锉髋臼内硬化骨，显露髋臼上方髂骨、坐骨、髋臼缘、冲洗后取 4 个异体的股骨头，修剪成直径为 5~8mm 的颗粒骨，打压植骨于髋臼内，取外直径 63mm 的髋臼加强环，贴附于髋臼内壁和植骨床、坐骨、髂骨、髋臼缘，螺钉固定加强环牢固。搅拌骨水泥置入加强环内，植入 50mm 聚乙烯臼杯于加强环内，植入 MP 假体和 28mm 陶瓷股骨头。

结果：患者术后 3 周扶拐下地部分负重行走，术后 3 个月完全弃拐负重行走。

（孙长鲛　周勇刚提供）

病例分析 11

病史简介：患者男性，34 岁。主诉双髋关节置换术后疼痛 3 余年，加重 20 天入院。患者于 7 年前因双髋关节发育不良行双髋关节置换术，于 3 年前开始出现双髋疼痛，尚可耐受，于 20 天前不慎摔伤后双

髋疼痛加剧以右侧为甚，为求进一步诊治来院治疗。

诊断：双髋关节置换术后髋臼聚乙烯衬磨损

手术方案：两侧髋关节同时进行翻修，单纯行双侧髋臼翻修，选择加强环重建（图 4-2-11）

诊疗过程分析：患者主要是髋臼内衬磨损，接近磨穿，因为患者年轻，如果不进行翻修，将导致假体周围骨溶解更严重，以致于无法重建。所以决定对髋臼进行翻修。因为患者双侧股骨假体周围的骨水泥壳完整，未见周围有透光性，说明股骨假体稳定，如果取骨水泥非常困难，还会造成股骨的骨质破坏，所以决定保留股骨假体。因为原来髋臼很小，取出髋臼后，周围骨缺损严重，无法植入生物臼，只能选择加强环重建，因为两次骨缺损的严重程度不同，所以左侧使用带坐骨翼的加强环，而右侧使用了不带坐骨翼的加强环。用骨水泥固定

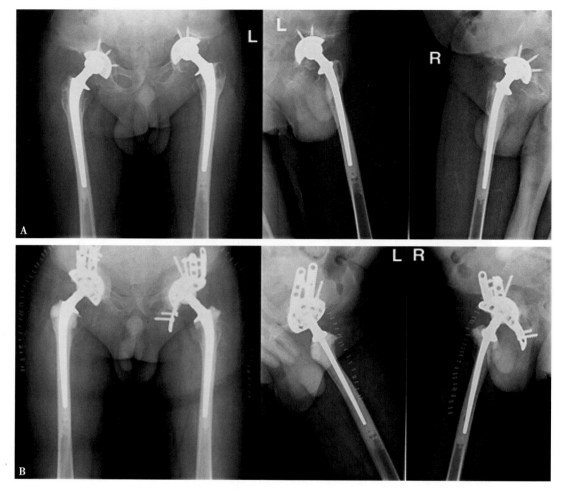

图 4-2-11　手术前后 X 线片

A. 双髋关节置换术后聚乙烯衬严重磨损假体松动；B. 两侧采用加强环同时单纯进行髋臼翻修术后

46mm 的聚乙烯髋臼杯，安放 28mm 陶瓷头假体。

结果：患者术后 3 周扶拐下地部分负重行走，术后 3 个月完全弃拐负重行走。

（孙长鲛　周勇刚提供）

病例分析 12

病史简介：患者男性，47 岁，以发现"左髋部疼痛半年，突发疼痛伴活动受限 2 天"为主诉入院。患者于 6 年前在外院因双侧股骨头缺血性坏死行双髋关节全髋关节置换术，术后康复出院，近 6 年来双髋关节活动功能良好，无疼痛不适。近半年来患者自述无明显原因感到左髋部疼痛，并且出现跛行。2 天前突然出现左髋疼痛并无法活动左下肢，来院。门诊以"双髋关节置换术后左髋关节假体松动并脱位"收住我科。

诊断：双髋关节置换术后，左髋人工关节假体松动并脱位（图 4-2-12）。

手术方案：后外侧入路，取出髋臼假体，植骨

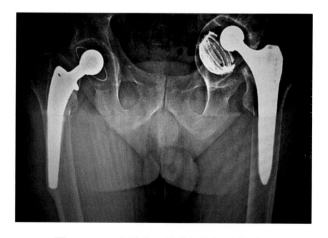

图 4-2-12　左髋人工关节假体松动并脱位

并压配臼翻修，股骨假体不动，更换股骨头

诊疗过程分析：对于此例患者，通过影像学检查，诊断明确，必须行髋臼侧翻修手术治疗，股骨侧假体无松动，故术前计划进行股骨头的置换。在

这里,我们要考虑的就是如何制订手术计划了。在这里我们依然要强调的是:

1. 确定诊断是全髋关节翻修手术计划的第一步。

2. 排除感染是所有翻修手术患者进行手术前准备的重要步骤。

3. 通过体格检查可以初步判断是髋臼侧的问题还是股骨侧的问题,此例患者 X 线片及明确诊断,髋臼螺旋臼完全松动移位,同时髋臼内陷严重。

4. 完善必要的检查:X 线片;CT(可了解髋臼骨缺损情况);血沉、C- 反应蛋白(初步判断是否存在感染可能)。

患者术中见关节囊内关节液清晰,周围软组织及瘢痕无水肿增厚迹象,排除了感染。髋臼假体及内衬轻松一起取出,而股骨柄骨长入牢靠结实,若行全髋关节翻修,则患者创伤极大且预后变差,在排除了感染的情况下且股骨假体锥度通用,故未行股骨柄的拔出置换。患者髋臼内陷严重,术中见髋臼环的完整性较好,故行压配植骨处理内陷问题(图 4-2-13)。

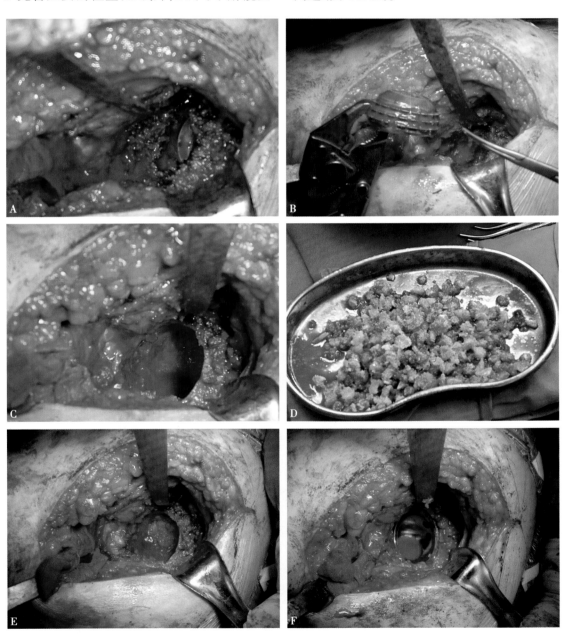

图 4-2-13 术中所见

A. 髋臼假体松动明显;B. 取出假体;C. 磨锉髋臼;D. 异体骨植骨前准备的碎骨粒;E. 将骨粒放入髋臼内并用锉反转打压植骨;F. 放置新臼

结果:患者术后第3周即可开始下床持拐活动,双下肢等长。术后3个月完全弃拐活动(图4-2-14)。

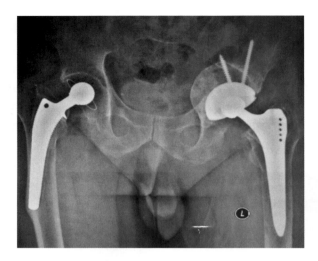

图4-2-14　术后3个月X线片

(吾湖孜　张晓岗　曹力提供)

病例分析13

病史简介:女性,47岁,2000年因外伤致"双侧股骨颈骨折"行双侧股骨颈骨折切开复位DHS内固定术"。2010年行骨盆X线片检查发现"右侧股骨头缺血坏死Ⅳ期",于外院行右侧人工全髋关节置换术。术后卧床1个月后开始下地部分负重行走,出现右侧腹股沟区疼痛,行走后加重,休息后缓解,无明显夜间疼痛;由于疼痛导致患者一直扶双拐右下肢轻度负重行走,疼痛逐步加重伴右下肢跛行,服用非甾体抗炎药无效,遂于2012年6月转我院就诊。摄骨盆X线片示:右侧人工全髋关节假体松动移位,髋臼骨缺损(图4-2-15)。感染指标:CRP 0.8mg/dl,ESR 7 mm/H,降钙素原(−)。病程中无发热,无皮肤红肿及窦道形成,否认外伤史,否认激素应用史。

诊断:右髋关节置换术后假体无菌性松动

手术方案:髋关节后外侧入路,取出松动假体,钽金属垫块联合/钽金属臼杯重建髋臼,非骨水泥矩形股骨柄翻修

诊疗过程分析:在对一个松动的髋臼假体进行翻修之前,最重要的是找出假体松动的原因,否则所有增强假体固定的尝试、骨重建的技术都将面临失败的危险。该患者感染指标均正常,结合患者病史以及体征,我们初步排除由于感染因素所导致的假体松动。回溯该患者病史发现自右髋关节接受全髋置换后,患者一直存在腹股沟区域疼痛,提示髋臼假体初始稳定性不足是导致松动的直接原因。髋臼假体初始稳定性不足的原因通常有:①骨床质量差;②骨床覆盖面积少;③压配失效。我们推测该患者既往双侧股骨颈骨折,螺钉内固定后右侧出现股骨头无菌性坏死,病变逐渐发展至Ⅳ期。在这一过程中,塌陷股骨头以及外露的螺钉所导致的机械性磨损致使髋臼骨缺损影响了初次全髋关节置换手术中髋臼假体的稳定

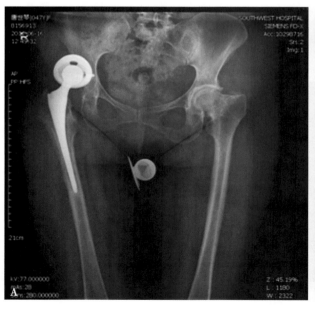
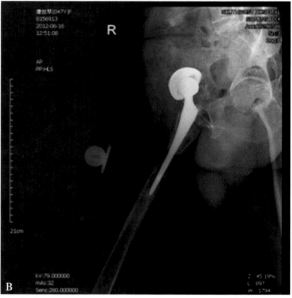

图4-2-15　X线片示右侧人工全髋关节假体松动移位,髋臼骨缺损

性。假设患者假体初始稳定性不足是由于上述因素导致，那么在翻修中我们所面临的情况将比第一次置换更加糟糕，因为松动的髋臼假体在负重行走的过程中机械性磨损使得骨缺损更加巨大：按照 Paprosky 分型，该患者目前髋臼骨缺损为 3B 型，术中我们发现该患者髋臼骨床质量极差，骨面以硬化骨和纤维结缔组织为主，髋臼组件上移超过 2cm，存在髋臼边缘、髋臼顶部、后壁和前后柱的结构性骨缺损，髋臼杯安放之后无论是近期压配固定还是远期骨长入固定都十分困难（图 4-2-15）。如何重建髋臼骨缺损，如何实现假体稳定成为手术面临的巨大挑战。

我们首先考虑能否采用同种异体骨结构性植骨重建骨缺损，但该患者骨缺损巨大，同种异体骨移植物整合改建的结果存在一定的不确定性，可能出现植骨处骨不连、植骨块吸收、假体松动、不稳、感染等并发症。而目前研究证实钽金属材料具备良好的机械性固定性能和生物学固定性能：其摩擦系数为普通金属界面的 2 倍，初始稳定性显著提高；钽金属材料孔隙率能够达到 75%~80%，大大增加了骨长入的表面积，同时使得假体和骨面之间的交锁力量得以显著增强，减少了界面微动的发生。大量的文献报道均证实其在髋臼骨缺损病例中能够获得良好、迅速的固定和较高的生存率，如 Weeden 报道 43 例 Paprosky Ⅲ 型髋臼严重骨缺损使用钽金属垫块，平均随访 2.8 年，成功率为 98%。

基于上述分析，我们制订了术中髋臼侧翻修手术策略：

1. 采用 Jumbo 杯技术重建前后柱骨缺损，假体选择使用骨长入更好的钽金属臼杯（TM），增大钽金属臼杯直径后能够在植入髋臼杯时保证最大的骨接触面积并获得髋臼前后柱骨质支撑，同时增大臼杯能够有效减少骨缺损体积，减少植骨量：增加 25% 直径等效于 1 个股骨头体积；增加 44% 直径等效于 2 个股骨头体积（图 4-2-15A）。

2. 使用钽金属垫块（TM augment，Zimmer，美国）取代同种异体结构性植骨重建髋臼顶部和后壁骨缺损，用 36mm 髋臼锉在垫块预置部位磨锉髂骨骨面至点状渗血，通过螺钉将钽金属垫块和髂骨骨面紧密固定，髋臼杯和钽金属垫块之间 1mm 间隙使用薄层骨水泥进行界面封闭和桥接。给予髋臼假体足够的支撑，减少结构性植骨并发症发生率；同时简化技术操作；缩短手术时间，降低术中感染几率（图 4-2-15B）。

3. 股骨侧采用常规长度矩形生物型股骨柄（CLS，Zimmer，美国）进行翻修。

髋臼假体松动并向外上移，髋臼顶部骨缺损（左图）；髋臼假体松动后呈后倾位，髋臼前、后柱骨缺损（右图）（图 4-2-16）。

该患者髋臼骨缺损为 Ⅲb 型（左图），CT 扫描发现髋臼顶部结构性骨缺损（右图）髋臼后壁严重结构性骨缺损（图 4-2-16）。

使用直径 52mm 髋臼假体翻修（原臼杯直径

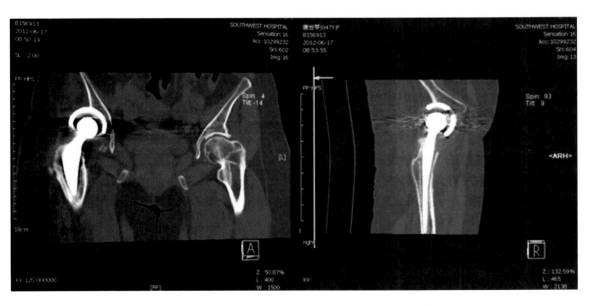

图 4-2-16　髋臼假体松动并向外上移，髋臼顶部骨缺损

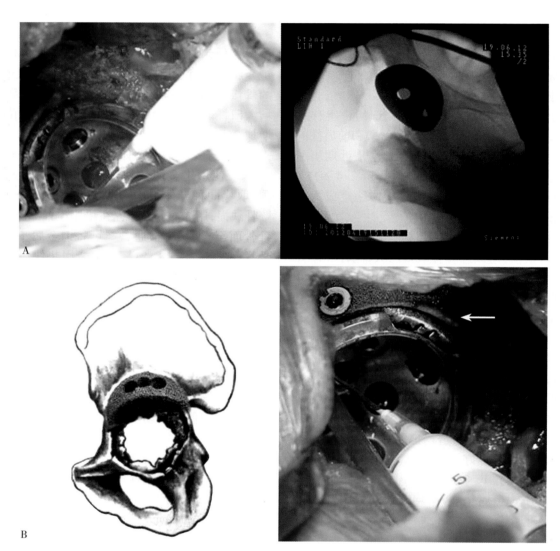

图 4-2-17　术中操作
A. 翻修术中及透视；B. 使用增大直径的臼杯后髋臼上缘及后壁仍存在骨缺损

为 46mm），在髋臼前后径向上获得足够的填充；髋臼后壁（白色箭头）骨缺损，仅余纤维结缔组织膜；使用增大直径的臼杯后髋臼上缘及后壁仍存在骨缺损（图 4-2-17）。

　　钽金属垫块充填髋臼上部负重区骨缺处，通过注射器将骨水泥注入钽金属垫块与多孔型钽金属臼杯之间 1mm 间隙（白色箭头）进行界面封闭和桥接。

　　结果：患者术后 3 个月扶拐下地部分负重行走，保持负重重量为 15kg，术后 9 个月复查假体无明显移位后逐步弃拐完全负重行走。复查骨盆平片示：假体稳定，未出现透亮线及松动。在钽金属垫块上方 1 区存在假体周围间隙（白色箭头），术后 9 个月这一间隙仍存在，臼杯稳定，无松动、移位。没有发现假体周围出现进展性透亮线（图 4-2-18）。

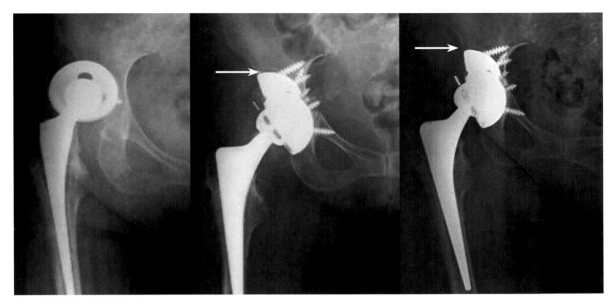

图 4-2-18 术后 9 个月 X 线片

术前右侧髋臼假体松动合并髋臼负重区严重骨缺损；右侧髋臼假体翻修术后 3 个月在髋臼金属垫块上方 1 区存在假体周围间隙（白色箭头）；翻修术后 9 个月假体周围间隙仍存在，但未进行性增加，假体稳定；术中为增加假体的骨覆盖，增加了 10° 髋臼杯外展角，使用 10° 防脱位高边衬垫（黄色虚线示）对增加的外展角度进行矫正获得正确的头臼对合位置。

（杨柳 何锐提供）

病例分析 14

病史简介：患者女性，57 岁。主诉左髋关节置换术后疼痛 2 余年，加重半年入院。患者于 8 年前因左侧股骨颈骨折在当地县医院行左髋关节置换术，术后 2 年开始出现左髋疼痛，活动后加重，尚可耐受，近半年左髋疼痛加剧，为求进一步诊治来我院治疗。

诊断：左髋关节置换术后髋臼侧假体松动

手术方案：后外侧入路，异体骨植骨 +66mm TM 髋臼，生物固定，Jumbo 技术，辅助螺钉固定，提供了很好的初始稳定性。

诊疗过程分析：患者主要入院完善血沉，CRP，均在正常范围内，病史主要是腹股沟及髋关节外侧活动后出现疼痛，否认大腿侧的疼痛，结合影像学检查考虑是髋臼侧假体松动。因为患者股骨假体周围未见有透光性，说明股骨假体稳定，所以决定保留股骨假体。从片子可以看出髋臼假体内移，有较大的骨缺损，但是其内侧壁、前柱以及后柱骨结构较为完整，为 Paprosky ⅡC 型缺损。对ⅡC 型中重度缺损，大杯即 Jumbo cup 仍然能够解决大部分问题，其优点是与宿主骨直接接触面积大，一般超过 50% 的宿主骨接触即可，如果用 TM 杯或者超微孔涂层的臼杯超过 30% 即可，可以避免进行大量异体骨颗粒植骨，这样在宿主骨和假体之间会增加一个界面，可能影响骨长入；能够恢复正常旋转中心，软组织张力好，而且可以选择不同的内衬及大头预防术后脱位的发生。

结果：患者术后 2 周扶拐下地部分负重行走，术后 2 个月完全弃拐负重行走。术中植骨 +66mmTM 杯（图 4-2-19）

术前术后 X 线片（图 4-2-20）。

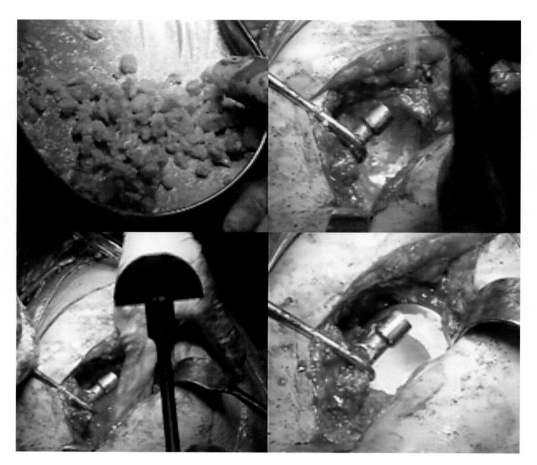

图 4-2-19   术中植骨 +66mm 臼杯

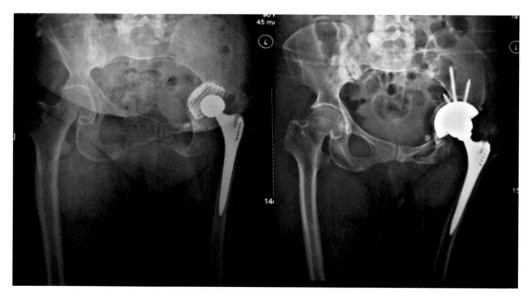

图 4-2-20   翻修术前、术后 X 线片

（任姜栋   张晓岗   曹力提供）

病例分析 15

病史简介：患者女性,69 岁。主诉左髋关节置换术后疼痛 2 余年,加重半年入院。患者于 3 年前因左侧股骨颈骨折在当地县医院行左髋关节置换术,术后 1 年开始出现左髋疼痛,活动后加重,尚可耐受,近半年左髋疼痛加剧,为求进一步诊治来我院治疗。

诊断：左髋关节置换术后髋臼侧假体松动

手术方案：后外侧入路,选择 62mm TM 髋臼,生物固定,Jumbo 技术 + 上方 TM 块,辅助螺钉固定,提供了很好的初始稳定性。

诊疗过程分析：患者主要入院完善血沉,CRP,在正常范围内,病史主要是腹股沟及髋关节外侧活动后出现疼痛,否认大腿侧的疼痛,结合影像学检查考虑是髋臼侧假体松动,X 线片提示：当地县医院初次髋臼侧安放骨水泥臼杯,对于 60 多岁的活动功能良好的股骨颈骨折患者来说是不合理的,术后一年即出现臼侧松动,所以决定对髋臼进行翻修。因为患者股骨假体周围未见有透光性,说明股骨假体稳定,所以决定保留股骨假体。从片子可以看出髋臼假体上移大于 3cm,有较大的骨缺损,但是其内侧壁、前柱以及后柱骨结构较为完整,为 Paprosky ⅢA 型缺损。对ⅢA 型中重度缺损,大杯即 Jumbo cup 仍然能够解决大部分问题,其优点是与宿主骨直接接触面积大,一般超过 50% 的宿主骨接触即可,

如果用 TM 杯或者超微孔涂层的臼杯超过 30% 即可,可以避免进行大量异体骨颗粒植骨,这样在宿主骨和假体之间会增加一个界面,可能影响骨长入；能够恢复正常旋转中心,软组织张力好,而且可以选择不同的内衬及大头预防术后脱位的发生,但是对于 Paprosky ⅢA 型缺损因为髋臼上移超过 3mm,并且髋臼上方骨量不足,单纯使用 Jumbo 杯已经不可,在不伤害髋臼前后壁的前提下,需要对髋臼的上方进行重建。我们可以选择：①用大杯加结构植骨。结构性植骨优点是经济实惠,缺点是初始稳定性较差不能早期负重活动,可能出现骨吸收或者不愈合等并发症。②用大杯加 TM 块。优点是可以根据术前骨缺损的程度选择不同的组合,不同方向和形态的 TM 块,能够获得初始稳定,早期下床负重,远期骨长入好,确定手术相对复杂,费用昂贵。③大量异体骨 + 髋臼支架。在没有大杯的情况下,只有选择髋臼加强环,能够获得初始稳定,早期下床负重,远期骨长入差,出现早期松动,甚至加强环断裂等并发症。

结果：患者术后 2 周扶拐下地部分负重行走,术后 2 个月完全弃拐负重行走。

Paprosky ⅢA 型缺损 选择 62mm TM 髋臼,生物固定,Jumbo 技术 + 上方 TM 块,辅助螺钉固定(图 4-2-21)。

术中照片(图 4-2-22)。

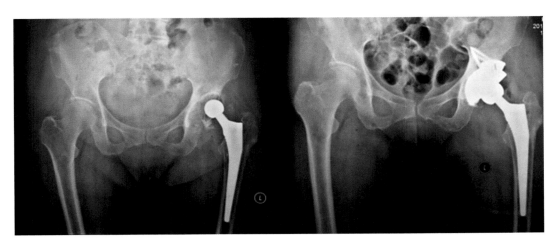

图 4-2-21　翻修术前、术后 X 线片

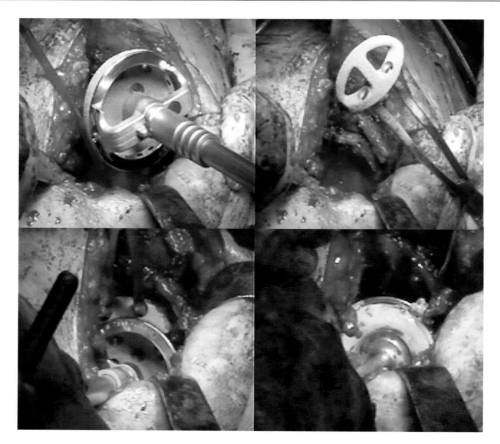

图 4-2-22 术中操作

（任姜栋 张晓岗 曹力提供）

病例分析 16

病史简介:患者女性,73 岁。主诉右髋关节置换术后疼痛 2 余年,加重半年入院。患者于 3 年前因左侧股骨颈骨折在当地县医院行右髋关节置换术,术后 1 年开始出现左髋疼痛,活动后加重,尚可耐受,近半年左髋疼痛加剧,为求进一步诊治来我院治疗。

诊断:右髋关节置换术后髋臼侧假体松动

手术方案:后外侧入路,髋臼侧异体骨颗粒植骨 +cup-cage 技术(TM 臼杯 + 髋臼加强环)+ 多根螺钉固定,提供了很好的初始稳定性。

诊疗过程分析:患者主要入院完善血沉,CRP,均在正常范围内,病史主要是腹股沟及髋关节外侧活动后出现疼痛,否认大腿侧的疼痛,结合影像学检查考虑是髋臼侧假体松动,所以决定对髋臼进行翻修。因为患者股骨假体周围未见有透光性,说明股骨假体稳定,所以决定保留股骨假体。从片

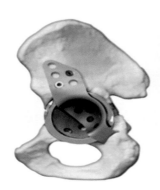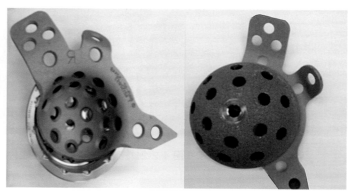

图 4-2-23 异体骨颗粒植骨 +cup-cage 技术

子可以看出髋臼假体上移大于 3cm,有较大的骨缺损,骨盆不连续,为 Paprosky ⅢB 型缺损。异体骨颗粒植骨 +cup-cage 技术(TM 臼杯 + 髋臼加强环),尤其对于骨盆不连续,髋臼壁不完整的翻修采用该方法,可以获得良好的初始稳定性,并通过 TM 杯重建骨盆的连续性,重建髋臼的完整性,对 cage 给予良好的支撑,通过 TM 杯与部分宿主骨的长入,及植入的异体骨的骨长入获得长期的稳定性,

能够重建髋臼旋转中心,cage 固定在髂骨上与 TM 杯之间用骨水泥链接固定,获得最大限度的支撑,所以对骨盆不连续,髋臼壁大块缺损的翻修,此种方法比较可靠(图 4-2-23)。

结果:患者术后 2 周扶拐下地部分负重行走,术后 2 个月完全弃拐负重行走。

术前术后 X 线片(图 4-2-24)。

术中可见骨盆不连续,髋臼后壁缺如(图 4-2-25)。

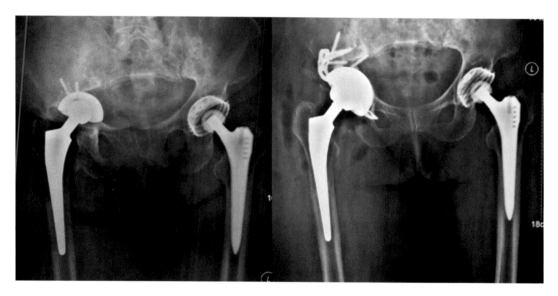

图 4-2-24　翻修术前、术后 X 线片

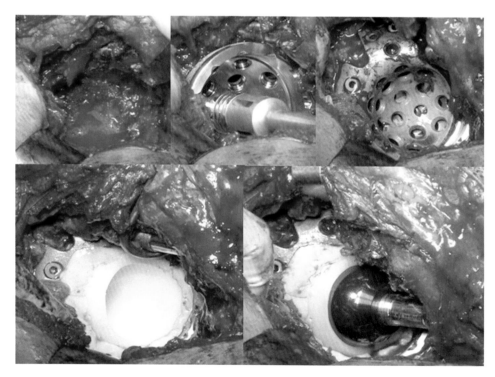

图 4-2-25　翻修术中所见

(吾湖孜　张晓岗　曹力提供)

病例分析 17

病史简介: 患者女性,46 岁。主诉双髋关节置换术后 12 年,右髋关节疼痛 1 年。患者于 12 年前因双侧高位先天性髋关节脱位,行双侧人工髋关节置换术。术后恢复良好,术后 11 年出现右侧髋关节疼痛,近 1 个月出现行走困难,影响生活。当地医院拍片:右髋人工关节脱位。随即转入院进一步治疗。

诊断: 双侧全髋关节置换术后髋臼磨损,左侧人工关节脱位。

手术方案: 后外侧入路,由于股骨侧假体未见松动,决定保留,仅同期进行髋臼侧翻修,左侧相对简单先行翻修:髋臼侧聚乙烯取出,更换高交联聚乙烯,用骨水泥固定,更换加长股骨头,恢复臀中肌张力,避免术后脱位。右侧:髋臼侧已经出现骨溶解,术中根据髋臼的稳定程度决定是否行全部翻修,初步决定植骨更换内衬,或者异体骨颗粒植骨 TM 臼杯 + 多根螺钉固定。

诊疗过程分析: 患者主要入院完善血沉,CRP,均在正常范围内,病史主要是活动后疼痛,静息痛及夜间痛不明显,病史较长,诊断明确。本病例的主要特点在于髋臼重建策略的选择。左侧髋臼未见明确假体松动,术中也证实髋臼侧假体稳定,仅仅聚乙烯磨损碎裂,导致髋关节脱位,由于患者既往高位先天性髋关节脱位行人工关节置换术,髋臼发育差,骨量保留不多,如果将髋臼假体取出,重新植入新的假体,可能会出现髋臼侧骨质缺损,髋臼不完整,无法重新生物固定,需要安放 cage 等,对于年轻人来讲,此做法手术创伤大,远期效果不肯定,如果再次翻修难度可想而知。所以决定,仅仅更换聚乙烯,将高交联聚乙烯内衬用骨水泥固定于髋臼,可以自由调整前倾及外展角度,同时更换加长股骨头恢复臀中肌张力。此种翻修方法,有大量文献报道,手术创伤小,远期效果良好,术中尽量将髋臼侧及聚乙烯打毛糙,聚乙烯与髋臼之间的骨水泥厚度控制在 1~2mm,避免固定不牢靠或者早期松动等并发症。右侧髋臼术中发现上方、后上方、坐骨已经出现大面积骨溶解,清理后,发现髋臼已经不稳定,无法继续保留,将髋臼假体取出后,发现髋臼上方、后上方缺损,后壁薄弱,坐骨部分骨溶解,骨盆尚连续,决定给予植骨 +TM 杯 + 螺丝固定,更换加长股骨头恢复臀中肌张力,术后卧床待骨长入后下床活动,结果,术后 2 天复查 X 线片出现髋臼假体移位,重新进行探查翻修,术中发现,髋臼后柱、后壁骨折、骨盆的连续性丧失,考虑由于第一次术中敲击用力过大导致骨折,决定用异体骨颗粒植骨 +cup-cage 技术(TM 臼杯 + 髋臼加强环)+ 多根螺钉固定。

结果: 患者术后 4 周扶拐下地部分负重行走,术后 3 个月完全弃拐负重行走。

术前、术后 X 线片、二次手术后 X 线片(图 4-2-26)。

右侧第一次手术术中照片(大量植骨后,TM 杯与宿主骨的接触很少,勉强固定后失败)(图 4-2-27)。

右侧第二次手术中发现骨盆后壁后柱骨折,采用 cup-cage 技术(图 4-2-28)。

左侧术中用高交联聚乙烯 + 骨水泥翻修(图 4-2-29)。[左侧翻修详见第七章病例分析 11]

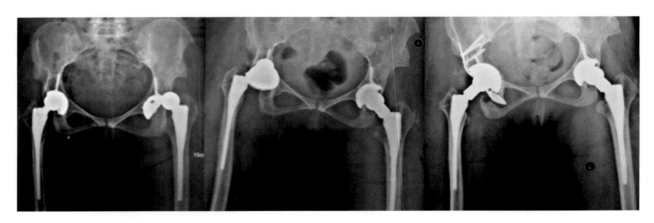

图 4-2-26   术前、术后 X 线片二次手术后 X 线片

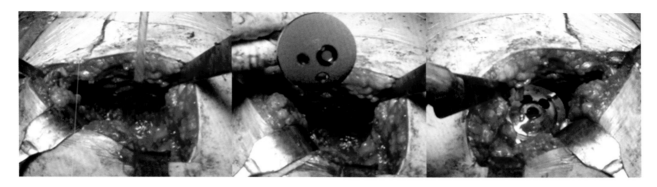

图 4-2-27 第一次手术术中照片

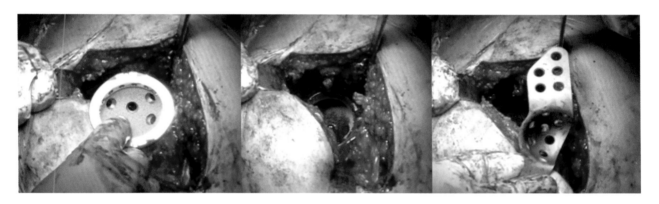

图 4-2-28 第二次手术中发现骨盆后壁后柱骨折,采用 cup-cage 技术

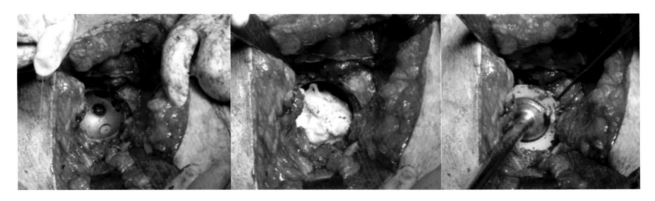

图 4-2-29 高交联聚乙烯 + 骨水泥翻修

(吾湖孜 张晓岗 曹力提供)

病例分析 18

病史简介:患者女性,53 岁。主诉双髋关节置换术后 23 年,双髋关节疼痛 10 年。患者于 23 年前因双侧股骨头坏死,行双侧人工髋关节置换术。术后恢复良好,术后 10 年出现双侧髋关节疼痛,近 5 年出现行走困难,需挂双拐,影响生活。于 2013 年 5 月行右侧人工全髋关节翻修术,于 2014 年 5 月行左侧人工全髋关节翻修术。

诊断:双侧全髋关节置换术后髋臼、股骨侧假体松动。

手术方案:后外侧入路,分两次进行翻修,右侧相对简单先行翻修:髋臼侧异体骨颗粒植骨 +70mm Jumbo 臼杯 + 多根螺钉固定,股骨侧 Wagner SL 翻修柄。左侧:髋臼侧异体骨颗粒植骨 +cup-cage 技术(TM 臼杯 + 髋臼加强环)+ 多根螺钉固定,股骨侧 Wagner SL 翻修柄。

诊疗过程分析:患者主要入院完善血沉,CRP,均在正常范围内,病史主要是活动后疼痛,静息痛及夜间痛不明显,病史较长,诊断明确。右侧翻修不作详细阐述,本病例的主要特点在于髋臼重建策略的选择。重点叙述左侧髋臼侧的翻修策略。左侧髋臼大块缺损,后壁缺损,髋臼假体上移大于 3cm,骨盆尚连续,为 Paprosky ⅢA 型缺损。可选择的髋臼重建方式包括:①异体骨植骨 + 髋臼加强环 + 骨水泥固定。髋臼加强环的固定方式属于机械固定,仅依靠螺钉将加强环固定在髂骨上,然后在臼底填压颗粒样松质骨,使用骨水泥固定髋臼

假体。此固定即时稳定性良好,由于 cage 为表面涂层没有良好的骨长入,所以,cage 必须建立在骨盆的连续性良好的基础上,要有足够的支持,或宿主骨,或植骨,或 augment,尽管如此,远期仍然较大可能出现螺钉松动,cage 断裂松动,机械固定失效。②钛网打压植骨 + 骨水泥固定,钛网打压植骨对髋臼的包容性要求较高,如果髋臼包容性差,大量异体骨打压植入后无法获得活动良好的稳定,没有宿主骨的支持,远期出现骨吸收,再次松动的风险很高,所以,对广泛非包容性缺损钛网打压植骨应该慎重考虑。③异体骨颗粒植骨 +cup-cage 技术(TM 臼杯 + 髋臼加强环),对于骨盆连续性欠佳或者不连续,髋臼壁不完整的翻修采用该方法,可以获得活动良好的初始稳定性,并通过 TM 杯重建骨盆的连续性,重建髋臼的完整性,对 cage 给予良好的支持,通过 TM 杯与部分宿主骨的长入,以及植入的异体骨的骨长入获得长期的稳定性,能够重建髋臼旋转中心,cage 固定在髂骨上与 TM 杯之间用骨水泥链接固定,获得最大限度的支撑,所以对骨盆不连续,髋臼壁大块缺损的翻修,此种方法比较可靠。该患者选择此技术进行翻修。

结果:患者术后 3 周扶拐下地部分负重行走,术后 3 个月完全弃拐负重行走。

术前、术后 X 线片(图 4-2-30)。

术中发现髋臼后壁缺损,植入大量异体骨,安放 TM 杯及 cage(图 4-2-31)。

术后 6 周复查髋臼骨长入良好(图 4-2-32)。

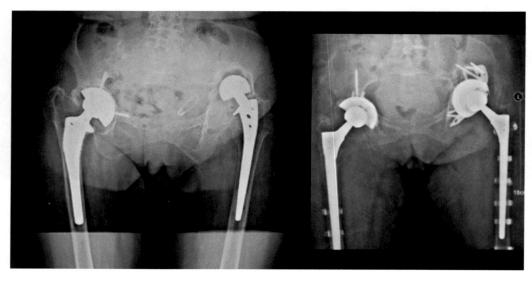

图 4-2-30 术前、术后 X 线片

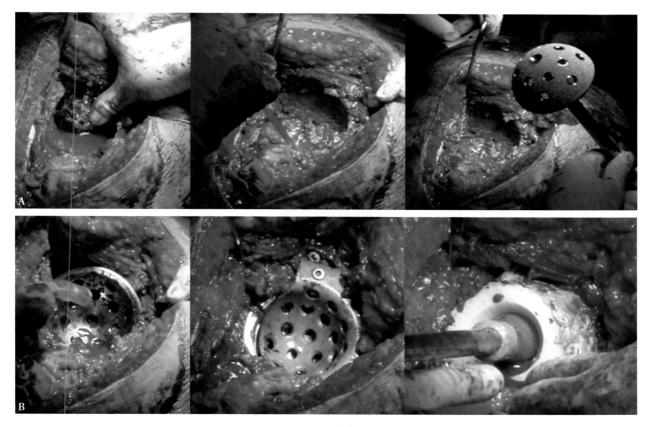

图 4-2-31 术中所见

A. 异体骨碎骨粒及髋臼磨锉后髋臼锉内骨泥混合填充植骨,并安置钽杯;B. 安置髋臼支架,并牢靠固定,使钽杯与骨泥充分接触,最后骨水泥粘髋臼内衬于合适的外展及前倾角

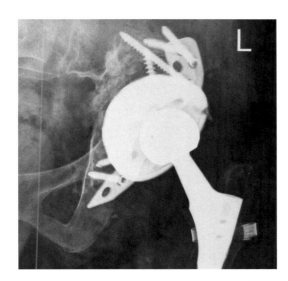

图 4-2-32 术后 6 周复查髋臼骨长入良好

(任姜栋 张晓岗 曹力提供)

病例分析 19

病史简介:女性,52 岁,2004 年 4 月因"左股骨颈骨折"于外院行"左侧人工全髋关节置换术",术后正常活动。术后 1 年起逐渐出现左髋活动后疼痛,进行性加重。2007 年 2 月起症状明显加重,行走困难,行 X 线检查发现"左侧髋臼内陷",当地未作特殊治疗。2008 年 2 月来院就诊。患者既往有"类风湿"病史,不规律服用激素、雷公藤等药物,入院时口服泼尼松 30mg,qd,其他无特殊。

诊断:左侧人工全髋关节置换术后假体松动(Paprosky 分型 髋臼ⅢB 型,股骨ⅢA 型)、左髋中心性脱位(图 4-2-33)。

左 THA 术后 4 年,左侧髋臼假体及骨水泥突入骨盆,股骨近端骨缺损伴股骨矩缺如。

手术方案:后外侧延长入路,松解关节周围软组织及瘢痕,髋臼选用钛网加强、颗粒骨打压植骨、骨水泥臼固定;股骨选用打压植骨、非骨水泥型长柄假体。

诊疗过程分析:患者左侧人工全髋关节置换术后左髋进行性疼痛,影像学可见假体移位,诊断左侧人工全髋关节置换术后假体松动明确,手术指征明确。患者关节置换术后 1 年即出现左髋症状及假体移位,推测手术失败与初次手术髋臼打磨过深、臼底支撑力量薄弱有关。患者髋臼及股

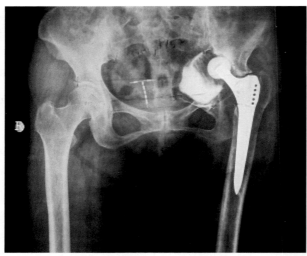
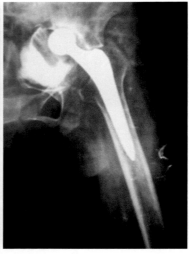

图 4-2-33 左侧人工全髋关节置换术后假体松动、左髋中心性脱位

骨侧均存在严重骨缺损,术前需首先确定骨缺损的分型以指导手术治疗。从髋关节 X 线片上看,髋臼假体及骨水泥向上向内移位并已经突入骨盆内,伴坐骨支骨溶解,髋臼侧骨缺损 Paprosky 分型为ⅢB 型,股骨侧干骺端及股骨干均存在骨缺损,但主要位于干骺端伴股骨矩缺如,且股骨峡部可固定非骨水泥型假体的长度超过 5cm,因此股骨侧骨缺损 Paprosky 分型为ⅢA 型。根据以上所述治疗原则,初步确定的治疗方案是髋臼侧选用钛网加强臼底、颗粒骨打压植骨并选用骨水泥型髋臼假体,而股骨侧可在打压植骨的基础上选用长柄

生物型带股骨矩假体。

确定初步治疗方案后,除完成常规的术前准备工作之外,考虑到患者既往存在类风湿关节炎,入院时仍服用泼尼松 30mg,qd,因此术前请内科会诊,并根据内科会诊意见每周将泼尼松减量直至 10mg/d。由于患者髋臼假体和骨水泥已经突入骨盆内,为尽可能降低术中盆腔脏器的损伤,术前补充盆腔血管造影及增强 CT 三维重建,以更好地判断假体和骨水泥与盆腔脏器,尤其是大血管的解剖关系。从血管造影(图 4-2-34)上看,髂血管通畅,提示骨水泥或假体尚未压迫髂血管,但可能存在

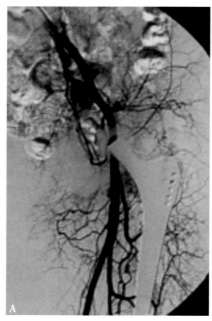
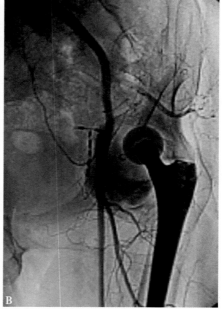

图 4-2-34 髂血管通畅,提示骨水泥或假体尚未压迫髂血管

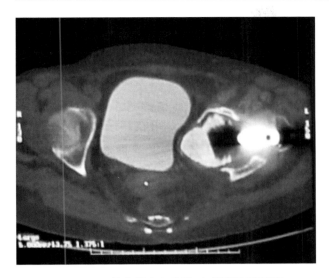

图 4-2-35　骨水泥突入盆腔，与膀胱距离较近

粘连，术中取出假体和骨水泥时要警惕血管损伤。从增强 CT 上看（图 4-2-35），骨水泥突入盆腔，与膀胱距离较近。

术中发现，关节腔内大量纤维瘢痕组织形成、髋臼假体及骨水泥突入盆腔、股骨假体脱位并嵌顿于髋臼上缘和聚乙烯假体之间、髋关节无法脱位，遂经同一切口内股外侧肌与臀中肌之间进入、劈开臀小肌、切除关节前方纤维瘢痕组织，并用骨刀凿除部分聚乙烯假体后缘，最终成功脱位髋关节。术中完全取出髋臼假体，但部分骨水泥与盆腔软组织粘连、无法取出。为避免盆腔内血管等

重要结构损伤，遂保留部分骨水泥。臼底采用钛网塑形填充后，采用同种异体深冻股骨髁磨成的颗粒骨植于钛网内，然后再选用钛网加强环固定、放置骨水泥和聚乙烯臼杯。颗粒骨大小一般为 5~10mm，制备颗粒骨时如果有专门的碎骨器械可有效缩短手术时间。放置臼杯时可适当增加前倾角以避免髋关节后脱位的发生。刮除股骨侧纤维膜、修整股骨颈近端、扩髓后发现股骨侧固定牢靠，遂直接打入生物型带股骨矩假体。该患者髋臼上方骨缺损严重、股骨假体上移明显，因此重建髋臼时避免髋臼旋转中心过度上移。翻修术还需恢复关节周围软组织张力，尽可能降低术后脱位发生率，因此术中要选择合适颈长的股骨假体并反复测试关节稳定性和下肢长度。该患者由于股骨矩缺失，因此放置股骨假体时需注意前倾角的调整，使之与髋臼前倾角相匹配，否则也容易发生术后脱位。此外，还需仔细修复外旋肌群以进一步恢复髋关节周围软组织张力。股骨侧也可选用组配式假体，相对于普通假体，能更方便地调整股骨假体颈长和前倾角度等，但费用较高。

结果：患者术后 3 个月后下地部分负重，6 个月完全负重。术后定期随访，未发生感染、脱位及神经损伤等并发症。术后 4 年随访时功能良好，能正常生活，并从事简单体力活动，Harris 评分 71 分，复查 X 线片提示假体固定牢固（图 4-2-36）。

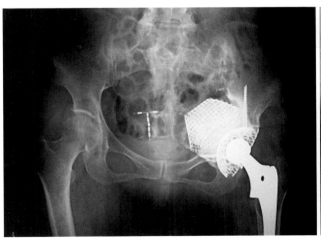
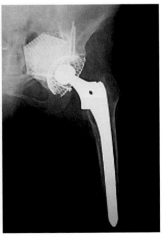

图 4-2-36　术后 4 年随访时假体固定牢固

（翁习生提供）

病例分析 20

病史简介：女性，71 岁，1989 年因"右髋关节发育不良继发骨关节炎"于外院行"右侧人工全髋关节置换术"，术后恢复正常工作和生活。1998 年起右髋出现活动后疼痛，进行性加重，2004 年 12月就诊于本院，行 X 线片提示髋臼假体向内上移位、股骨假体周围骨溶解。既往高血压病史，控制良好，余无特殊。

诊断：右侧人工全髋关节置换术后假体松动

手术方案：后外侧延长入路，髋臼选用钛网重建臼底、结构骨植骨及颗粒骨打压植骨、钛网加强环及骨水泥臼杯固定；股骨侧保留原假体、颗粒骨打压植骨。

诊疗过程分析：患者右侧人工全髋关节置换术后髋关节疼痛，进行性加重，X 线片可见假体松动和骨缺损，手术指征明确。患者全髋关节置换术后 9 年出现症状，考虑与假体磨损和松动有关。从 X 线片上（图 4-2-37）看，髋臼假体向内向上移位，

Kohler Ⅱ 度，股骨侧骨缺损主要位于干骺端，股骨干轻度受累，根据 Paprosky 分型，髋臼侧为 ⅢA 型，股骨侧为 Ⅱ 型，术前在完善髋关节三维 CT 的基础上，初步确定的治疗方案是髋臼侧选用异体结构性植骨联合颗粒骨打压植骨、钛网加强环及骨水泥型臼杯固定，而股骨侧可在打压植骨的基础上选用长柄生物型假体。另外，术前讨论时选择的备选方案包括：①如果骨盆不连续，则采用重建钢板固定骨盆后再重建髋臼；如果骨包容性良好，也可考虑采用大号或巨型臼杯重建髋臼；②如果髋臼为包容性骨缺损，则采用打压植骨；③髋臼内螺钉如果不能取出，且不影响打磨和假体置入，则不需要取出；④如果股骨假体稳定，则保留原假体、仅行打压植骨。

术中松解粘连、瘢痕组织及臀大肌止点，探查见股骨头脱位、臼杯翻转于髋臼内侧、髋臼内有断裂的钢丝及螺钉、髋臼前后壁和臼底为薄层骨质，股骨假体稳定、不能取出，但假体外侧及前后存在

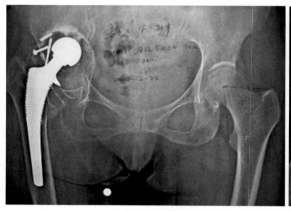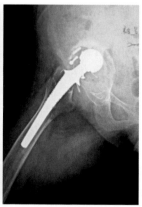

图 4-2-37 X 线片髋臼侧为 ⅢA 型，股骨侧为 Ⅱ 型骨缺损

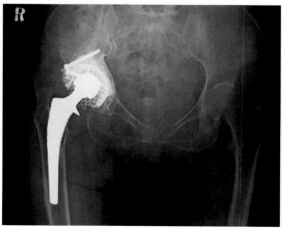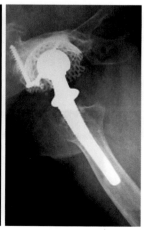

图 4-2-38 术后 7 年随访时假体固定牢固

骨溶解,遂决定于髋臼侧行异体股骨头结构性植骨及打压植骨,髋臼钛笼加强环重建、骨水泥型聚乙烯臼杯固定,股骨侧保留原假体,在假体周围行颗粒骨打压植骨。术中螺钉位于髋臼缘,因而取出容易。同上例患者一样,本例患者髋臼上移明显,因此注意恢复正常髋臼旋转中心及下肢长度。与上例一样,本例患者术中采用螺钉固定钛网臼杯以增加初始稳定性。由于未更换股骨假体,因此如果髋臼旋转中心过高就可能导致外展肌和髋关节周围软组织张力不足、髋关节松弛以及下肢短缩等。

结果:患者术后 3 个月后下地部分负重,6 个月完全负重,术后 7 年复查患者能正常生活和工作,Harris 评分 99 分,X 线片见假体固定牢固(图 4-2-38)。

(翁习生提供)

病例分析 21

病史简介:女性,73 岁,1998 年因"右髋关节发育不良"于本院行"右侧人工全髋关节置换术",术后恢复正常工作和生活。2007 年 6 月起右髋出现活动后疼痛,进行性加重,行 X 线片提示髋臼假体向内上移位、股骨假体周围骨溶解、下沉移位。既往史无特殊。

诊断:右侧人工全髋关节置换术后假体松动

手术方案:后外侧延长入路,髋臼选用钛网重建臼底、颗粒骨打压植骨、钛网加强环及骨水泥臼杯固定;股骨侧大转子截骨、颗粒骨打压植骨、生物型长柄假体固定。

诊疗过程分析:患者右侧人工全髋关节置换术后髋关节疼痛,进行性加重,X 线片可见假体松动和骨缺损,手术指征明确。从 X 线片上(图 4-2-39)看,髋臼假体向上向内移位,Kohler II 度,股骨侧骨缺损主要位于干骺端,股骨干轻度受累,根据 Paprosky 分型,髋臼侧为 II B 型,股骨侧为 II 型。相对于前两个病历,本病例骨缺损较轻。根据骨缺损的程度,术前讨论时认为,髋臼侧 Paprosky 分型为 II B 型,因此可以在植骨后选用普通臼杯,患者为髋关节发育不良,髋臼外上方可见突出的骨性边缘,术中需要将其去除,以减少术后髋关节撞击的可能。同时,从 X 线片上看,该患者髋臼仍较浅,因此髋臼的型号可能较小,因此术前准备时要备足各种型号的假体。如果术中发现骨缺损较 X 线片中严重,则应考虑选用钛网重建髋臼、异体颗粒骨打压植骨、钛网加强环及骨水泥型臼杯固定,而股骨侧可在打压植骨的基础上选用长柄生物型假体。如果术中股骨假体取出困难,则可能需行股骨大转子截骨或股骨开窗。

术中发现,髋臼假体上移、髋关节周围软组织挛缩、臼底、前壁及顶部骨质缺损,髋臼骨缺损较术前 X 线片估计的严重,遂决定用钛网重建髋臼结构和旋转中心,同种异体颗粒骨打压植骨后钛网加强环覆盖植骨床、骨水泥臼杯固定。术中股骨

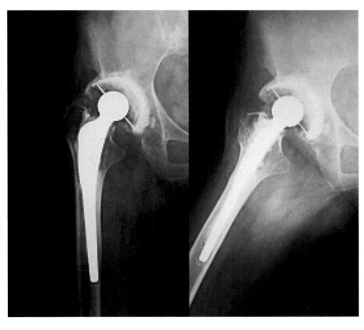

图 4-2-39 术前 X 线片,骨缺损 Paprosky 分型为 II 型

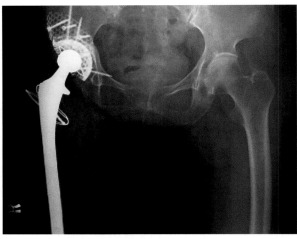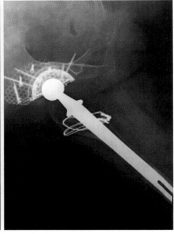

图 4-2-40　术后 4 年随访时假体固定牢固

假体和骨水泥取出困难,遂采用大转子截骨后完整取出股骨假体和骨水泥。扩髓后采用生物型长柄假体,近端骨缺损区采用打压植骨,并用两股钢丝将大转子固定于小转子上。

髋臼假体向上向内移位,Kohler Ⅱ 度,髋臼侧 Paprosky 分型为 ⅡB 型;股骨侧骨缺损主要位于干骺端,股骨干轻度受累,Paprosky 分型为 Ⅱ 型。

结果:患者术后 3 个月后下地部分负重,6 个月完全负重,术后 4 年复查患者生活可自理,Harris 评分 73 分,X 线片示假体固定牢固(图 4-2-40)。

（翁习生提供）

病例 22

病例简介:女性,65 岁,双髋关节置换术后 6 年余,近 1 年左髋部疼痛伴活动受限。该患者缘于 2005 年因双侧股骨头坏死行双侧全髋关节置换手术治疗(图 4-2-41),术后 5 年患者活动基本正常,近 1 年左髋部疼痛伴活动受限,在当地医院给予对症治疗后病情未见好转,为求进一步治疗而来我院,门诊以"左全髋关节置换术后假体松动"收入院。

诊断:左侧全髋关节置换术后假体松动

手术方案:后外侧入路,髋臼侧打压植骨、髋臼加强环固定、骨水泥型假体置入;股骨侧打压植骨、加长型骨水泥假体翻修。

诊疗过程分析:首先确认该翻修手术适用症:①全髋关节置换术后出现疼痛、功能明显减退,影响日常活动;②有假体松动或骨质缺损的影像学证据。通过其入院后 X 线检查可发现该患者髋臼侧骨质缺损较重,髋臼假体松动向内上方移位(图 4-2-42),应给予植骨修复重建髋臼环,同时采用

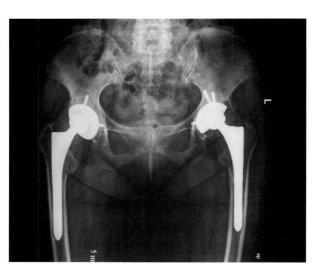

图 4-2-41　2011 年 6 月 30 日 X 线片。显示髋臼侧 1 区存在骨溶解

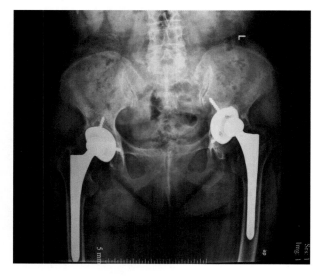

图 4-2-42　2012 年 5 月 17 日 X 线片。显示髋臼侧明显骨缺损,髋臼假体移位。股骨近端 1 区及 7 区存在骨溶解

髋臼加强环,然后在加强环内置入骨水泥型假体,以加强髋臼初期稳定性。该方法更有利于增加髋臼骨量,也更符合髋臼的生物力学结构,有利于假体的远期稳定。股骨侧可见股骨骨皮质完整,股骨近端松质骨少量缺失,假体远端周围无透亮线形成,因而判断远段髓腔内面的松质骨仍保留,可为骨水泥型假体提供有效的锚固。近端的骨缺损考虑通过打压植骨来处理。假体柄的长度方面,选择加长柄假体,原因如前文所述。术中所见:臼杯取出后,确定髋臼骨缺损为 AAOS Ⅲ 型;Paprosky ⅢA 型。股骨假体未松动,故打拔出股骨假体(图 4-2-43),但探查发现股骨近端存在骨溶解导致的骨缺损(AAOS Ⅱ 型;Paprosky Ⅱ 型)(图 4-2-44)。取深低温保存的无菌同种异体股骨头 4 枚,制成骨粒,应用无水酒精处理后行髋臼侧及股骨近端的打压植骨(图 4-2-45~图 4-2-47)。髋臼侧采用加强环固定、骨水泥型假体置入,股骨侧加长骨水泥型假体置入。

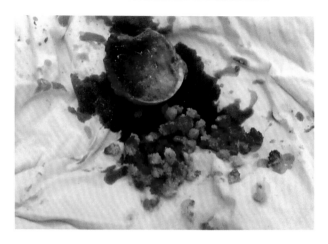

图 4-2-45 取同种异体股骨头制成骨粒

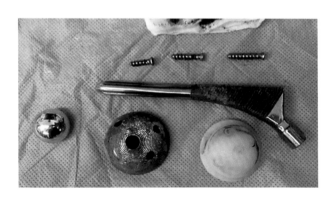

图 4-2-43 取出的假体,股骨假体远端表面有少量骨长入,髋臼内衬有偏心性磨损

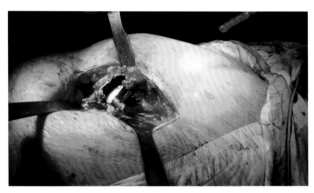

图 4-2-46 于股骨髓腔内插入相应号码的髓腔锉,于髓腔锉的周围行打压植骨

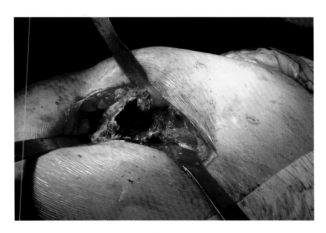

图 4-2-44 股骨近端骨缺损(AAOS Ⅱ 型;Paprosky Ⅱ 型)

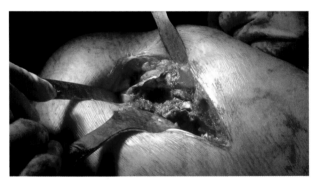

图 4-2-47 股骨近端打压植骨后

结果: 患者手术顺利,术后 3 日扶拐下地部分负重行走,术后 2 周拆线,切口愈合良好。术后复查 X 线片显示植骨确实,假体位置好(图 4-2-48)。

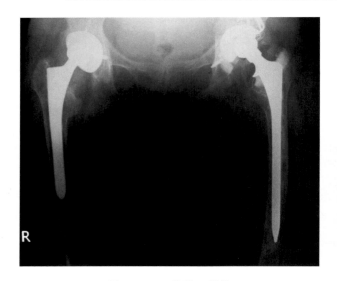

图 4-2-48　术后 X 线片

（高忠礼提供）

病例 23

病例简介：女性，67 岁，右髋关节置换术后 8 年余，近 2 年左髋部疼痛伴活动受限。该患者缘于 2005 年因右侧股骨颈骨折于当地医院行骨水泥型人工全髋关节置换，术后关节功能基本正常，近 2 年左髋部疼痛伴活动受限，逐渐加重，为求进一步治疗而来院，门诊以"右全髋关节置换术后假体松动"收入院。

诊断：右侧全髋关节置换术后假体松动

手术方案：后外侧入路，股骨侧组配型长柄非骨水泥假体固定，取髂植骨行股骨近端打压植骨，髋臼侧如无松动则不予处理。

诊疗过程分析：首先确认该翻修手术适应症：①全髋关节置换术后出现疼痛、功能明显减退，影响日常活动；②有假体松动或骨质缺损的影像学证据。通过其入院后 X 线检查可发现该患者的股骨水泥型假体明显松动下沉，伴骨缺损（AAOS Ⅱ 型；Paprosky Ⅱ 型）（图 4-2-49）。髋臼假体周围无明显透亮线形成，无松动迹象。该患原来采用的假体为骨水泥型假体，松动后造成骨质吸收，髓腔内壁已经成为光滑的皮质骨面，无法为骨水泥型假体提供必要的锚固，因而决定选用长柄的非骨水泥固定假体，未增强髓腔的匹配度，拟采用组配型假体。髋臼侧无松动迹象，如经术中探查确认，则予保留。术前拍摄等大小的双髋关节正位 X 线片行术前计划，确定假体的尺寸及长度。术中所见：股骨侧假体明显松动，清理股骨近端的瘢痕组织后将股骨假体柄取出（图 4-2-50）。髋臼假体未松动。彻底清除

股骨髓腔内的骨水泥及瘢痕组织。在影像监视下依次扩髓，确保髓腔锉不会从外侧皮质骨薄弱处穿出，股骨近端骨缺损（图 4-2-51）。使用的假体远端直径为 18mm，与术前计划一致。股骨近端骨缺损取髂骨制成骨粒后打压植骨充填（图 4-2-52）。

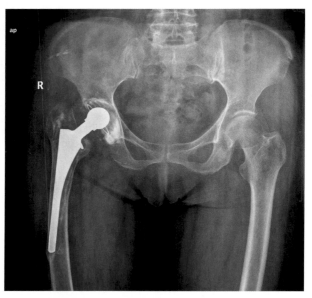

图 4-2-49　术前 X 线片显示股骨假体明显松动下沉

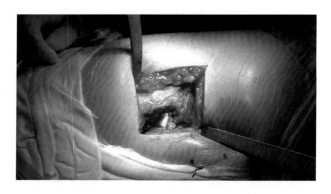

图 4-2-50　股骨假体松动、下沉

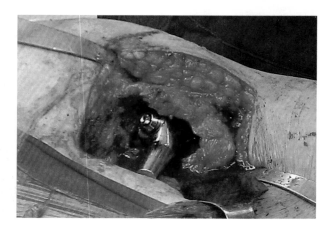

图 4-2-51　股骨近端骨缺损

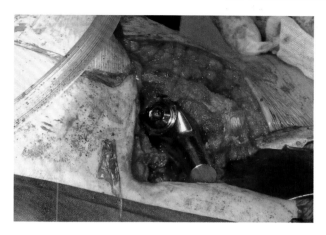

图 4-2-52　股骨近端骨缺损打压植骨后

结果: 患者手术顺利,术后 3 日扶拐下地部分负重行走,术后 2 周拆线,切口愈合良好。术后复查 X 线片显示植骨确实,假体位置良好(图 4-2-53)。

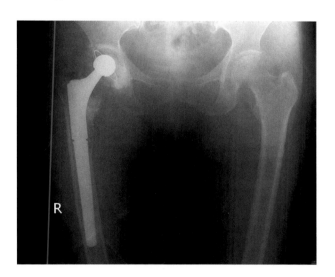

图 4-2-53　术后 X 线片

(高忠礼提供)

病例分析 24

病史简介: 男性,61 岁,2008 年 5 月股骨颈骨折行全髋关节置换术,术后 3 个月,出现窦道,自行在当地医院行换药及抗生素治疗,无明显好转,2008 年 9 月于西安交通大学医学院第二附属医院行窦道切除置管冲洗术,术后伤口愈合后 2 周再次出现红肿及窦道,2008 年 10 月行假体取出,抗生素骨水泥占位器置入术,术后常规给予抗生素 6 周,体温及 C- 反应蛋白正常后 2009 年 5 月占位器取出,全髋翻修术,2010 年 5 月不慎摔倒因假体周围骨折行切开复位内固定术,2011 年 3 月再次出现窦道,再次行假体取出旷置术,2011 年 11 月入我院要求翻修手术。患者否认风湿等结缔组织疾病,无长期服用激素病史。

诊断: 左髋关节置换假体感染旷置术后并严重骨缺损(图 4-2-54)

手术方案: 后外侧延长入路,彻底扩创,定制型股骨全长远端锁定假体结合同种异体骨重建髋关节翻修。

诊疗过程分析: 感染是关节置换术后的灾难性并发症,一旦发生,临床处理十分棘手。通常需要进行多次翻修手术,临床预后不佳,严重时,患者可能面临关节融合和截肢的危险。患者 61 岁,髋关节置换术后反复感染,股骨侧有严重的骨缺损,肢体缩短,处理起来很棘手,考虑到患者相对年轻,所以我们应该考虑做一个翻修重建手术以恢复关节功能。但是如何判断感染是否已经得到控制和何时进行关节翻修手术仍有争论,目前意见基本考虑二期进行翻修,但是时机仍没有得到共识。间隔时间太短,抗生素骨水泥未能有效杀灭病原菌,感染复发率可能升高。间隔时间太长,有可能出现占位器折断,容易产生骨水泥碎屑,加重骨吸收,引起患肢骨质疏松、肌肉萎缩、关节挛缩,关节功能受到影响。目前清创术后检验指标正常

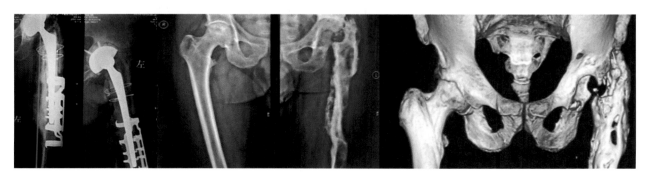

图 4-2-54　左髋关节置换假体感染旷置术后并严重骨缺损

6个月到1年是较为普遍的看法。

经术后随访复查血沉与C-反应蛋白,在血沉和C-反应蛋白接近正常(图4-2-55),旷置术后8个月行二次翻修术。术中彻底清除残余骨水泥和可能感染组织及缺血坏死组织,使用过氧化氢溶液、生理盐水和安尔碘浸泡、反复冲洗骨床。由于股骨侧严重的骨缺损,考虑到以下影响因素:①增加假体与髓腔的接触面积,降低单位负荷;②对严重骨质缺损起到髓内固定作用;③避免股骨近端的应力集中;④利用股骨远端-假体间的牢固的锁定固定,弥补近端股骨髓腔因骨质缺损和骨硬化造成的固定强度减弱。我们选择近端进行大段的

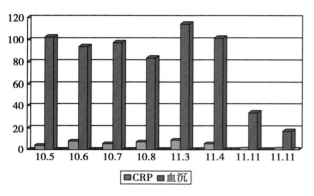

图 4-2-55   血沉与C-反应蛋白检查结果

异体骨植骨,远端锁定的定制假体,利用残留的自体骨包壳包绕后重建臀中肌以及其他外旋肌止点以恢复患者的运动功能(图4-2-56)。

二期翻修置入骨水泥型还是非骨水泥型翻修假体一直存在争论。作为经典的人工髋关节感染二期翻修手术,通常二期手术中置入抗生素骨水泥型翻修假体,骨水泥中加入抗生素,有利于减少感染复发率。但近年来研究发现,相对于非骨水泥型假体,骨水泥型翻修假体更容易出现假体松动、下沉等并发症,因此近年来越来越多的学者主张使用非骨水泥翻修假体。因此我们此次翻修的定制假体采用非骨水泥的固定技术,在假体与股骨髓腔的缝隙中紧密打压植入自体松质骨颗粒,同时借助远段股骨与假体的锁定初始稳定,为生物学固定创造有利条件。术后根据之前细菌培养和药敏试验选择敏感抗生素,静脉使用2周后改口服抗生素6周。术后复查x线片,假体位置良好,肢体长度基本恢复(图4-2-57)。

结果:患者术后4周扶拐下地部分负重行走,术后6个月复查血沉,C-反应蛋白基本正常,X线片示植骨处骨痂出现,术后9个月弃拐负重行走,关节基本无痛,患者对关节功能较为满意(图4-2-58,图4-2-59)。

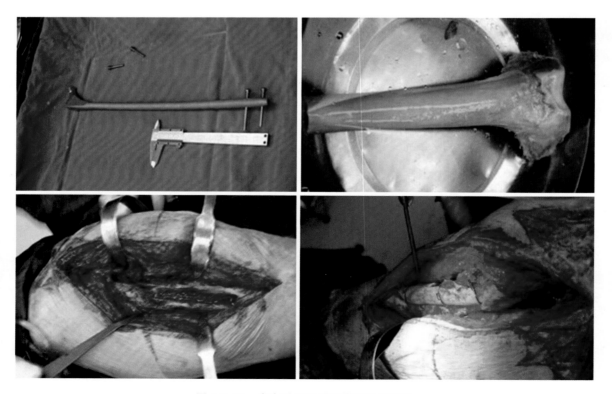

图 4-2-56   术中采用同种异体皮质骨植骨

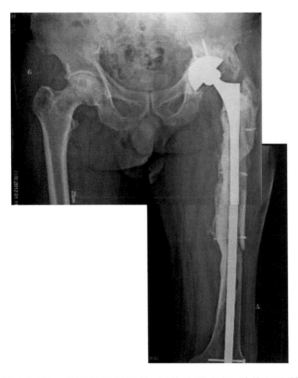

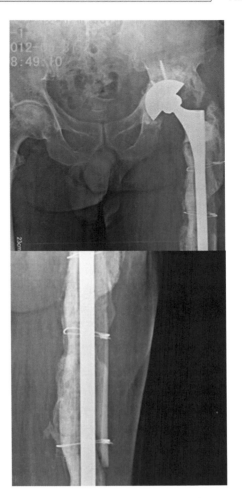

图 4-2-57　术后复查 X 线片,假体位置良好,肢体长度基本恢复

图 4-2-58　术后 9 个月 X 线片

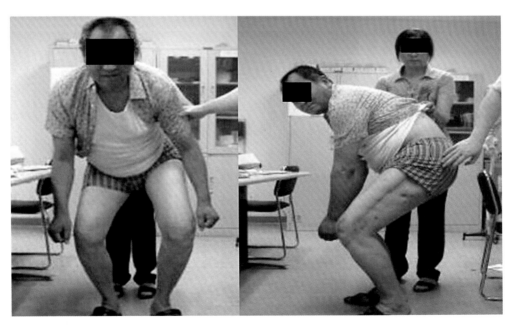

图 4-2-59　术后关节功能良好

（王坤正　樊立宏提供）

病例分析 25

病史简介：女性，44 岁，2000 年因右髋部疼痛不适，在外院诊断"右股骨骨巨细胞瘤"，介于Ⅱ~Ⅲ期。先行保守植骨术，取双侧髂骨植于右股骨近端。术后未有明显改善，右髋部持续疼痛。并于 2002 年 5 月侧身时发生股骨近端骨折，再次至该医院，给予右侧全髋关节置换术（定制组合假体，北京布莱斯）。于 2012 年 6 月因弯腰时右髋部疼痛，外院拍片示：右髋关节置换术后，右髋关节假体断裂。为求诊治，来西安交通大学医学院第二附属医院就诊。患者否认外伤史，无风湿等结缔组织疾病，无长期服用激素病史。

诊断：右髋关节置换术后假体断裂（图 4-2-60）

手术方案：后外侧延长入路，截骨取出假体及内固定，非骨水泥加长柄及同种异体骨植入重建翻修。

诊疗过程分析：髋关节置换手术后，导致骨溶解、假体松动、断裂、感染、反复脱位的后果，需要以最小的损伤取出假体，然后植入新的假体，辅以骨或骨替代品移植，以重建关节稳定性和运动功能。髋关节翻修术的成败，关键在于找出原手术的不足和错误，在新的一次手术中加以修正，方能在不利条件下，获得比上次手术更好的结果。该患者之所以发生假体松动断裂考虑如下原因：①与假体本身的材质和制造加工工艺有关；②与使用者有密切关系，当假体过度磨损或疲劳，在承受较强外来冲击时，可致假体断裂。该患者系骨巨细胞瘤患者，病理类型介于Ⅱ~Ⅲ期，有轻度侵袭性，严重破坏股骨近端骨质，造成股骨近端大段骨缺损，为 AAOSⅠ型，节段性缺损，近端完全缺损，致使第一次植骨术后，在遭受外力或剪切力时发生骨折。鉴于骨缺损考虑，第二次手术行全髋关节置换时采用股骨距置换型骨水泥假体，并用块状骨水泥固定及钢丝捆扎假体以防止移位（图 4-2-61~图 4-2-63）。这在一定程度上缓解了股骨近端的大段骨缺损。但金属的应力结构及寿命远不如人体正常骨质，加之关节周围软组织附着差，关节固定及稳定装置残缺，使患侧关节生物力学严重改变。遂在置换后 10 年间反复磨损，并持续接受应力刺激，最终弯腰动作使其遭受无法承受之应力而断裂。

因此，有效改善患者股骨近端大段的骨缺损，使局部恢复正常解剖结构是使得人工关节稳定的至关因素。鉴于患者骨缺损严重，自体骨来源有限，无法满足大量植骨的需要。目前重建大段骨缺损主要有三种方法：异体骨关节移植，异体骨及人工关节复合物重建以及定制型人工关节。考虑异体骨及人工关节复合物重建有如下优点：①保存骨量，有利于后续的翻修；②大段异体骨提供了良好的软组织附着，有利于软组织及韧带附着重建及肌肉功能的恢复；③人工关节可以使异体骨所售的应力更均匀，从而减少骨折发生率；④人工关节置换减少了软骨蜕变对关节功能的影响，克服

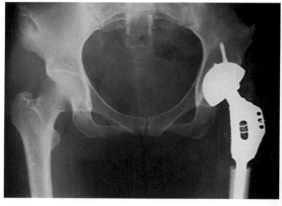

图 4-2-60　右髋关节置换术后假体断裂

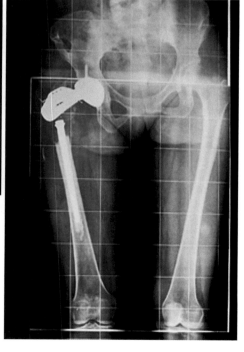

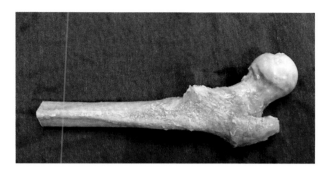

图 4-2-61　同种异体大段股骨

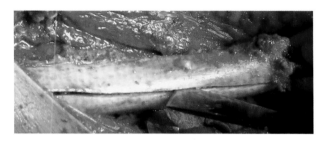

图 4-2-62　同种异体大段股骨植骨

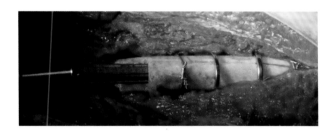

图 4-2-63　块状骨水泥固定及钢丝捆扎假体

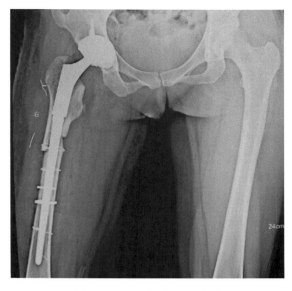

图 4-2-64　翻修术后 X 线片

了晚期关节面塌陷、关节强制的缺点；⑤具有良好的关节功能，能早期活动。因此此次翻修手术选择异体骨及人工关节复合物重建（图 4-2-64）。

　　由于患者假体自远近端结合部断裂，使得股骨断柄假体固定嵌在髓腔中，拔出相当困难。常用方法为：环锯、紧式拔除器、骨开窗或是转子的延长截骨。考虑此患者为骨水泥假体，在体时间长，且为肿瘤患者，骨质保留意义重大，环锯及紧式拔除器会造成骨量丢失及劈裂骨折可能，不利于术后愈合，遂选择股骨大转子延长截骨以方便断柄取出并保留骨量。取出断柄后复位骨折块。近端同种异体骨，制备榫卯结构，行异体骨开口、扩髓，与股骨远端嵌合，钛镍合金金属记忆卡环以及钛缆重建股骨近端连续性。

　　结果：患者术后 2 个月扶双拐下地行走，术后 4 个月扶单拐负重行走，术后 8 个月持续扶单拐行走（图 4-2-65）。

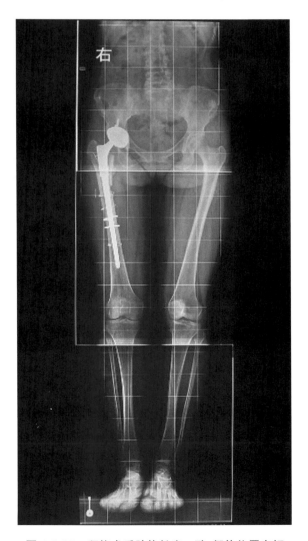

图 4-2-65　翻修术后肢体长度一致，假体位置良好

（王坤正　樊立宏提供）

病例分析 26

病史简介: 男性,63 岁,THA 术后 15 年行走后出现疼痛,15 年前因 FHN 行 THA 手术(图 4-2-66),术后患者一直未有不适,正常活动,从不限制各种活动(图 4-2-67)。在术后 10 年时复查发现髋臼内部有磨损表现(图 4-2-68),但患者未有不适(图 4-2-69),15 年后患者出现负重疼,拍片显示髋臼松动(图 4-2-70,图 4-2-71)。

诊断: 左 THA 术后 15 年,髋臼松动。

手术方案: 髋臼松动

术前 CT 检查臼床有大量骨缺损,柄未松动,采取 cage 髋臼支架固定,同时加异体骨植骨。

诊疗过程分析: THA 术后 15 年,因髋臼衬磨损造成大量骨溶解,使髋臼大量骨缺损,在翻修术中因臼床骨大量骨缺损,必须使用髋臼支架同时植骨重建髋臼。此病例说明,THA 术后内衬磨损可造成臼床骨量骨缺损,翻修此类病例在髋臼重建时只能采取 cage 髋臼支架固定(图 4-2-72)。该患者术后过多活动。提醒我们今后 THA 术后患者,术后活动要相对控制,以减少磨损。

结果: 髋臼翻修成形后患者恢复正常关节功能活动。

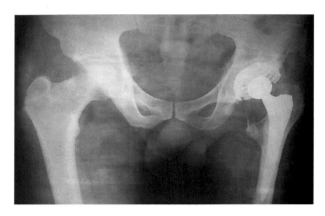

图 4-2-66　左 THR 术后 2 个月,金属头

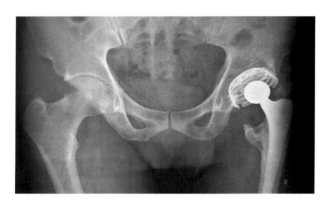

图 4-2-67　左 THR 术后 6 年 7 个月

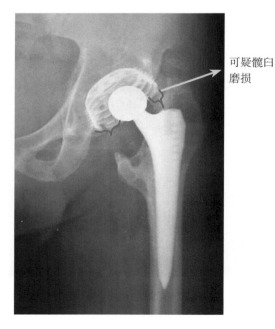

图 4-2-68　左 THR 术后 10 年

可疑髋臼磨损

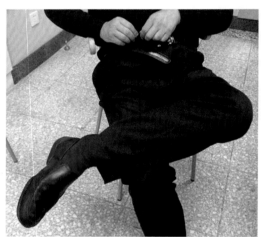

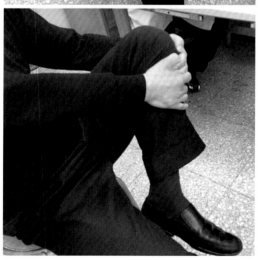

图 4-2-69　术后 11 年患者无症状

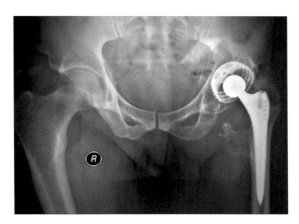

图 4-2-70 术后 15 年
髋关节疼痛

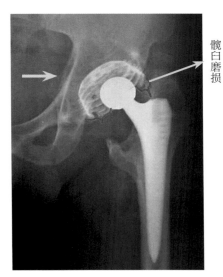
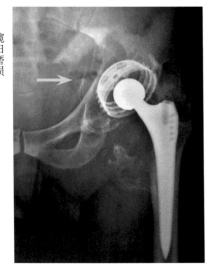

髋臼磨损

图 4-2-71 术后 10 年,15 年髋关节 X 线对比

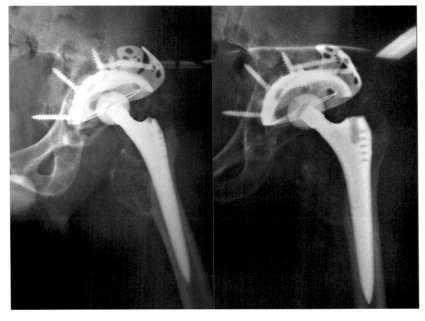

图 4-2-72 翻修术后 1 周

（寇伯龙提供）

病例分析 27

病史简介：患者女性，80 岁，因"右全髋关节置换术后 15 年，右髋关节疼痛伴功能障碍 2 年"于 2008 年 5 月 5 日入院，入院前 X 线片提示右全髋关节置换术后，髋臼侧假体松动伴髋臼侧骨缺损，股骨假体松动下沉（图 4-2-73）。

诊断：右全髋关节置换术后假体松动

手术方案：完善术前准备后，患者于 2008 年 5 月 9 日在全麻下行右全髋关节翻修术。术中采用组配式非骨水泥股骨假体进行股骨侧重建。髋臼侧骨缺损采用打压植骨技术进行重建，为预防打压植骨过程中髋臼底部骨折，在打压植骨之前在臼底置入钢网进行加强，打压植骨后置入骨水泥型髋臼杯（图 4-2-74）。

诊疗过程分析：髋臼打压植骨技术结合骨水泥髋臼置换是髋臼翻修中一种比较有特点的方法。这种方法通过打压植骨重建髋臼的骨结构并恢复髋关节的旋转中心，因此是一种更为符合生物学原则的髋臼重建技术。髋臼打压植骨最适用的情况为髋臼发生明显骨缺损的病例，对年轻的严重骨缺损患者更是如此。

本例患者髋臼侧骨缺损严重，为 Paprosky Ⅲ 型，虽然患者年龄较大，但患者仍有较多的活动量和功能要求，故术前计划选择打压植骨技术进行髋臼侧骨缺损的重建，在恢复髋臼骨量的同时解决假体的固定问题。术中假体取出后，髋臼内的纤维假膜组织用骨膜剥离器和刮匙从髋臼骨床表面刮除，骨床表面进一步用髋臼锉打磨至骨面渗血。患者的髋臼内壁虽然完整但很薄弱，打压植骨操作很可能造成臼底骨折，因此选用金属网预防性覆盖于髋臼内壁，降低骨折发生可能。

尽管打压植骨技术适用于各种年龄的患者，但是对于高龄或全身情况不佳的患者，患者预期寿命有限或活动量极小，一些简单的手术方法已

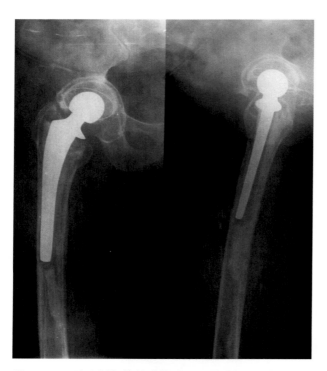

图 4-2-73　髋臼侧假体松动伴髋臼侧骨缺损，股骨假体松动下沉

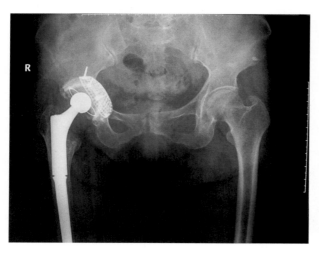

图 4-2-74　臼底置入钢网进行加强，打压植骨后置入骨水泥型髋臼杯

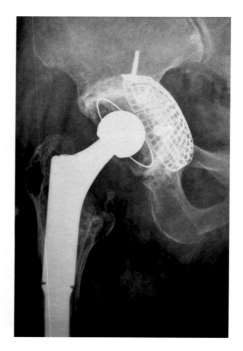

图 4-2-75　术后 4 年 X 线片见髋臼侧植骨部位骨整合良好，髋臼假体周围无透亮线，髋臼及股骨侧假体固定稳定

可以在此期间缓解病痛,这时应尽量简化手术,保证患者的安全。

结果:患者翻修术后 3 个月开始部分负重,术后 6 个月脱拐行走。末次随访为术后 4 年,患者无髋关节疼痛,髋关节功能良好,复查 X 线片见髋臼侧植骨部位骨整合良好,髋臼假体周围无透亮线,髋臼及股骨侧假体固定稳定(图 4-2-75)。

（张先龙提供）

病例分析 28

病史简介:女性,62 岁,患者因"右髋关节置换术后 20 余年,疼痛伴活动受限 6 年余"入院,患者于 1987 年不慎外伤致"右股骨颈骨折",行"右侧人工全髋关节置换术",术后恢复良好。6 年前患者感右髋部疼痛,活动受限,且症状逐渐加重,不能行走。X 线片及 CT 检查示:右侧人工全髋关节置换术后假体松动,假体周围骨质破坏(图 4-2-76)。查体:右髋后外侧见一 20cm 的手术瘢痕,可髋后外侧饱满,右下肢外旋畸形,较对侧缩短约 10cm。右髋部压痛感明显,活动受限,右下肢肌肉萎缩。

诊断:右侧人工全髋关节置换术后假体松动,右髋臼及股骨骨缺损(髋臼侧 Paprosky ⅢB 型,股骨侧 Paprosky Ⅳ型)。

手术方案:右侧全髋关节翻修术,髋臼侧自体髂骨 + 异体颗粒骨植骨 + 加强柄骨水泥翻修,股骨侧髋臼侧自体髂骨 + 异体颗粒骨及结构性植骨条 + 钛缆环扎 + 长柄骨水泥假体翻修。

手术过程:

1. 暴露假体 扩大后外侧原切口进入,假体周围见大量的棕褐色坏死组织,股骨骨皮质多处溶解,髓腔明显扩大,残留骨皮质菲薄呈鸡蛋壳状,并存在多处皮质丢失,髋臼见混合性骨缺损,累及前后柱。

2. 假体取出 彻底清除髋臼及股骨骨髓腔内及周围的坏死组织、界膜,至骨面新鲜。

3. 植骨,安装假体 髋臼予以自体及异体骨颗粒植骨,充分填塞、打压,置入髋臼带翼加强杯(图 4-2-77),安装高分子聚乙烯骨水泥假体,并按透视调整角度。股骨侧于中上段内外侧植同种异体皮质骨形成夹板,捆绑带固定,缺损处植入颗粒骨,骨水泥加长柄(长 300mm)打入(图 4-2-77~图 4-2-80)。病理(术中所取坏死组织):纤维瘢痕组织及异物肉芽肿和少量骨组织,伴大片纤维素样渗出物。

诊疗过程分析:磨损颗粒、第三体、应力遮挡伴发的骨吸收、假体松动后的骨与骨水泥及骨与金属界面直接磨损、假体周围骨折、假体周围感染以及医源性因素均可造成骨缺损,严重的骨缺损是导致全髋关节翻修十分困难的主要原因。那么,如何使残留的骨质对翻修假体达到理想的覆盖和初始稳定、恢复髋关节中心以及下肢长度、并增加骨储备便在翻修术中显得更为突出。术前详细了解病史、仔细查体、认真进行影像学准备并了解患者对手术后的期望对任一翻修病例是必不可少

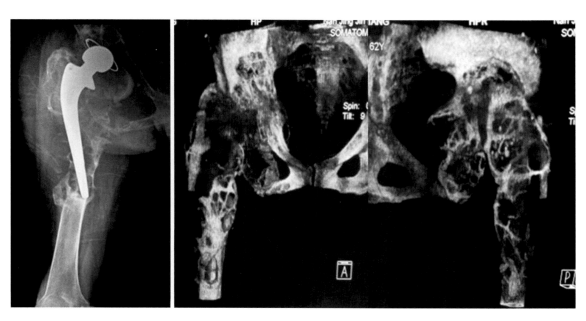

图 4-2-76 右髋臼及股骨骨缺损(髋臼侧 Paprosky ⅢB 型,股骨侧 Paprosky Ⅳ型)

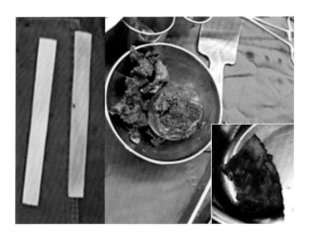

图 4-2-77　自体髂骨,异体股骨头及皮质骨条

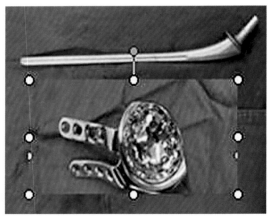

图 4-2-78　异体皮质骨条及 300mm 长度股骨柄及带翼加强杯

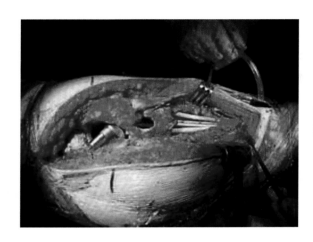

图 4-2-79　植骨后改变,股骨侧假体支撑

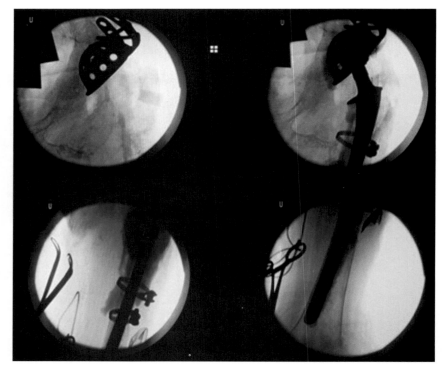

图 4-2-80　术中透视所见

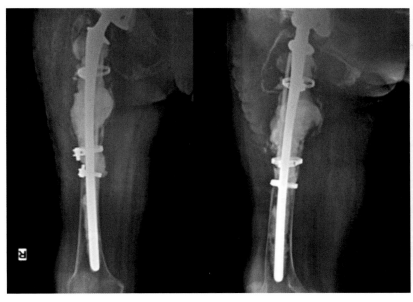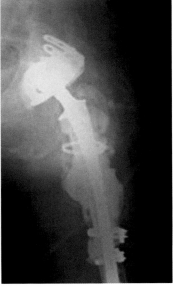

图 4-2-81 术后 X 线片所见

的。该病例，初次手术到翻修时间长，并在患髋出现症状，如疼痛、跛行、活动受限的情况下带病活动时间亦较长，从而可能出现假体周围大范围骨缺损，假体移位、患肢明显短缩、肌肉及血管神经亦挛缩，加上失用性骨质疏松引起的骨质进一步吸收，无疑对手术方案的制订有着重要作用，并明显影响手术难度，要求有多次处理高难度髋关节翻修的手术技术及经验，并对术者心理状态及手术团队的整体素质亦有较高要求。本案例骨缺损髋臼侧为 Paprosky ⅢB 型，股骨侧为 Paprosky Ⅳ型，髋臼侧臼底尚存，髋臼前后柱均累及，股骨近侧假体周围骨质明显膨胀，骨皮质丢失，不能为生物型臼柄提供良好的骨床及支撑，且该患者年龄较轻，翻修术后假体寿命相对初次置换较短，故应考虑髋臼侧及股骨侧均予以结构性植骨联合颗粒性植骨，增加骨量及骨储备，髋臼侧采用加强杯骨水泥型假体，股骨侧则采用超长假体柄（300mm）并以骨水泥固定以达到即刻稳定，术中进行软组织平衡，并评价血管神经的张力，以尽量恢复肢体长度及正常的 off-set，术后见假体位置良好（图 4-2-81），双下肢等长。对于如此大范围的骨缺损，还应认真排除可能的病变，如感染、肿瘤、类风湿关节炎等，故术前应作相应的讨论，术中进行病理学检查。该患者骨缺损考虑与以下因素有关：①假体松动后长期活动并服用类固醇类药物导致的严重骨质疏松；②假体松动后长期活动，假体摆动与周围骨质的撞击；③磨损颗粒导致的骨吸收；④应力遮挡引起的骨吸收；⑤可能曾经存在假体周围骨折。对该病例进行全髋关节翻修术的同时应进行相应的综合治疗，如抗骨质疏松三联疗法，术后正确的康复训练。对于任何一个全髋翻修病例，在术中可能出现任何关节置换可能出现的问题，故在准备翻修之前均应作出正确的评价，充分准备（包括麻醉、康复等围术期处理），并备齐各种型号假体，并对可能出现的意外预备相关方案，手术中应常规透视。

（赵建宁 周利武 王北岳提供）

病例分析 29

病史简介：患者男性，75 岁，以"右髋置换术后 8 年，疼痛 3 年，加重伴跛行 1 年"之主诉入院，患者 8 年前因"股骨头缺血坏死"在外院行右髋人工关节置换术，术后患者恢复良好。3 年前，无明显诱因出现右髋关节疼痛，活动时加重，静息疼痛消失，无夜间痛、静息痛等。就诊于本院，行双髋关节正位片示：假体松动。以"右髋关节置换术后假体松动"之诊断收入院。

入院查体：患者扶双拐步入病房，右髋部可见原后外侧手术切口，无红肿，右髋关节屈曲可达 60°，外展及内收活动均受限，右下肢相对长度较左下肢短缩 3cm。皮肤感觉未见明显异常。

实验室检查：血常规、血沉、CRP 及其他指标均正常。

影像学检查：可见髋臼假体已明显松动、内陷，髋臼内壁骨质缺损明显（图 4-2-82）

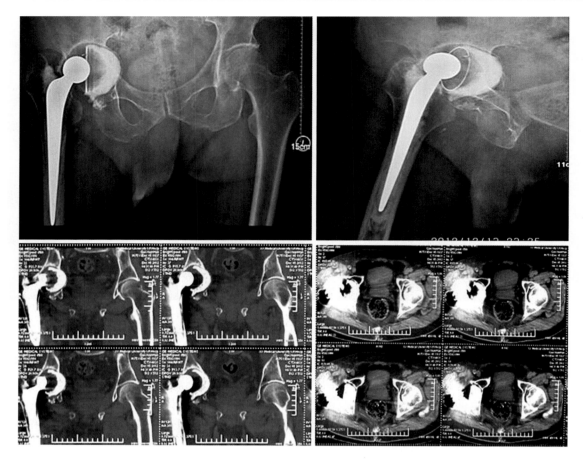

图 4-2-82 髋臼假体已明显松动、内陷，髋臼内壁骨质缺损明显

诊断： 右髋关节置换术后假体松动（髋臼侧 Paprosky ⅢA 型，股骨侧 Paprosky Ⅱ型）

术前计划： 该患者术前诊断明确，患者血沉及 CRP 均不高，且患者也无静息痛及夜间痛，考虑感染可能性较小，患者骨水泥髋臼已明显松动，髋臼侧内侧壁骨质缺损明显，股骨侧因患者无法提供准确的假体信息，无法判断股骨头假体的直径及锥度。综合患者情况，制订术前计划时，必须着重考虑以下几个方面：①骨质缺损的处理，患者臼底部骨质缺损已明确，CT 显示，髋臼后壁也存在骨质缺损，是否需要植骨，打压植骨或结构性植骨。②假体选择，髋臼侧是否需植入髋臼支架，股骨侧选用何种假体，骨水泥型或生物性。③骨水泥如何去除，髋臼侧骨水泥臼已完全松动，易于取出，但股骨侧骨水泥套取出则十分困难。

手术治疗： 取患者原髋关节后外侧入路，切开并显露人工关节，髋臼侧原骨水泥臼已松动，完全切除骨水泥臼边缘瘢痕组织后，完整取出骨水泥臼，探查髋臼四壁，见髋臼内壁大量骨质缺损，与腹膜相通，髋臼后壁包容性骨质缺损，前壁及臼顶部骨质尚可承载髋臼假体。虽然有研究显示螺旋臼假体远期生存率较生物型髋臼假体差，但考虑：①患者高龄，活动量不大；②螺旋臼假体具有良好的初始稳定性，我们仍选用大号螺旋臼假体，髋臼内壁及髋臼后壁包容性骨缺损处给予植入同种异体骨，后壁缺损并未影响假体稳定性，假体覆盖良好。探查股骨侧，见骨水泥-假体界面已松动，拔出股骨柄假体，见骨水泥套固定稳定且完整，考虑患者高龄，如要彻底取出骨水泥套，必须行截骨，则手术时间过长，创伤大，故将原骨水泥套打磨毛糙，彻底冲洗干净，在原骨水泥套中填入新的骨水泥（cement-in-cement 技术），安装相应型号骨水泥型股骨柄及陶瓷股骨头，术中出现大转子骨折，故安放捆绑带一根予以固定。术区放置引流管一根，逐层缝合。

术后第 1 天拔出引流管。考虑植入同种异体骨，术后抗菌药物使用 48 小时，预防感染。并常规抗凝预防深静脉血栓治疗。术后第 2 天扶双拐患肢部分负重行走，至术后 5 周逐渐过渡到完全负重。术后复查 X 线片如下（图 4-2-83）。

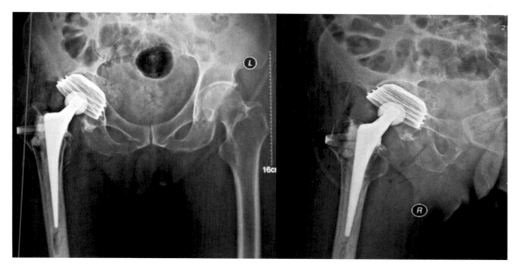

图 4-2-83　翻修术后 X 线片

（艾力　杨德胜　阿斯哈尔江　曹力提供）

病例分析 30

病史简介:患者男性,48 岁。以"左全髋关节置换术后左髋部疼痛 1 年半"入院。患者 1 年半前因左髋关节创伤性关节炎,在外院行了左全髋关节置换术。术后患者即出现左髋部疼痛不适症状,疼痛部位在腹股沟区及大腿近端,活动时加重,休息时可缓解,无静息痛,无夜间痛,症状逐渐加重。

入院体格检查:跛行步态,扶拐行走,左髋外侧可见陈旧的手术瘢痕。皮肤、软组织无红肿,皮温、张力正常;左髋主动屈髋 90°,伸 0°,外展 40°,左下肢相对长度较右下肢短缩 2cm;左髋部叩击痛及大转子叩击痛阳性。Harris 评分 62 分。实验室检查:血常规正常,ESR:14mm/h(正常 <20mm/h),CRP:4.89mg/L(正常 <8mg/L)。

影像学检查:X 线检查:股骨柄周围可见明显透亮带,柄可见下沉(图 4-2-84)。

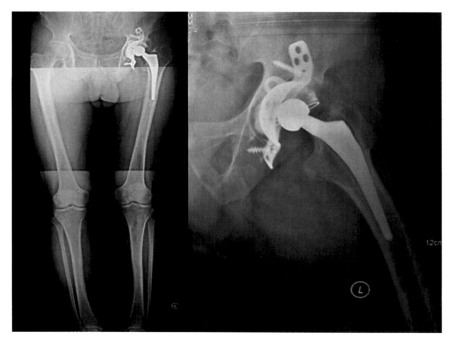

图 4-2-84　骨盆及患髋 X 线片

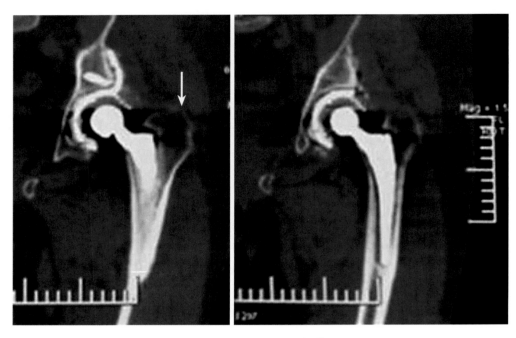

图 4-2-85 三维 CT 扫描

CT 扫描: 冠状面及水平面 3D-CT 扫描提示,髋臼侧髋臼支架下方可见部分骨溶解,股骨柄假体可见松动下沉(图 4-2-85)。

诊断: 左全髋关节置换术后假体无菌性松动

治疗方案: 对于此病例,患者接受初次全髋关节置换手术 1 年半,已出现髋部及周围的疼痛。可以看到,术者在初次手术中髋臼侧选择髋臼支架,股骨侧使用非骨水泥型假体。作为初次手术,髋臼侧使用髋臼支架是在髋臼侧骨量极其缺失无法支撑普通骨水泥臼杯或非骨水泥臼杯时的一种无奈选择。患者术后不久即出现髋关节疼痛症状,从疼痛特点来看,属于典型的无菌性松动,且患者局部皮肤无红肿热痛等,血沉及 CRP 也正常,故考虑诊断为无菌性松动。

术中见髋臼及股骨侧假体均松动,髋臼侧骨缺损较大,呈 Paprosky ⅢA 型,髋臼侧无法使用常规压配臼杯,再次使用髋臼支架予以固定,并在髋臼支架上方向髂骨内置以 3 枚螺钉固定至稳定。并使用骨水泥将高铰链聚乙烯内衬固定于髋臼支架内。术中探查股骨柄假体明显松动,不难取出,探查股骨侧骨缺损为 Paprosky Ⅰ 型,此处需提醒一点,取出股骨柄假体时必须注意彻底去除原股骨假体柄肩部的骨质,否则极容易引起大转子骨折(图 4-2-85 所示箭头处),股骨侧使用远端固定的非骨水泥矩形股骨柄。术后 X 线片所示如图 4-2-86。

结果: 术后第一天即部分负重下床活动,术后 1 个月(A),5 个月(B),10 个月(C)及两年半(D)随访,X 线片见假体位置良好,患肢功能恢复良好,末次随访时 Harris 评分 90 分(图 4-2-87)。

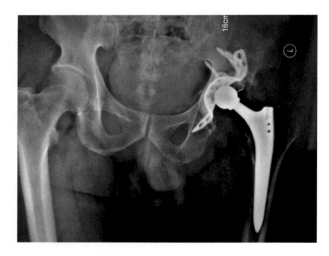

图 4-2-86 翻修术后 X 线片

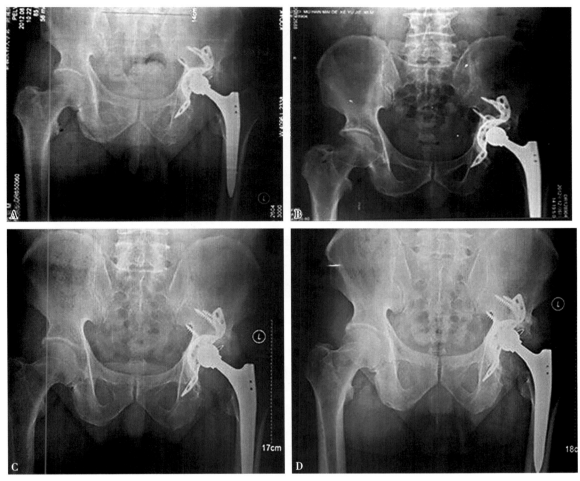

图 4-2-87　术后复查影像

A. 一个月；B. 五个月；C. 十个月；D. 两年半

（郭文涛　胥伯勇　阿斯哈尔江　曹力提供）

病例分析 31

病史简介:患者女性,48 岁。因"右全髋关节置换(total hip arthroplasty,THA)术后 9 年右髋部疼痛 1 个月"入院。患者 9 年前因右股骨颈骨折在当地医院行置换术,术后患者恢复良好,1 个月前无明显诱因出现右髋关节疼痛,部位以腹股沟区为主,活动后较明显,休息时可完全缓解,无静息痛,无夜间痛。

入院体格检查:跛行步态,扶拐行走,双下肢不等长,右髋外侧可见陈旧的手术瘢痕。皮肤、软组织无红肿,皮温、张力正常;右髋主动屈髋 90°,伸 0°,外展 10°;右髋部叩击痛及大转子叩击痛阳性。Harris 评分 62 分。实验室检查:血常规正常,ESR14mm/h(正常 <20mm/h),CRP 1.39mg/L(正常 <8mg/L)。

影像学检查:双髋关节 X 线检查提示:髋臼侧假体明显松动,移位(图 4-2-88)。

CT 扫描:冠状面及水平面 3D-CT 扫描提示,髋臼假体完全松动,股骨假体周围未见明确松动征象(图 4-2-89)。

诊断:右全髋关节置换术后假体无菌性松动

治疗方案:对于此病例,患者接受初次全髋关节置换手术 9 年,1 个月前出现髋部及周围的疼痛。可以看到,术者在初次手术中髋臼侧及股骨侧均使用非骨水泥型假体。此例患者术前的 X 线片提示髋臼侧骨量尚可,可以选择非骨水泥臼杯。患侧股骨柄无明显松动、下沉、移位,术中若稳定性、角度良好,可保留假体,仅更换股骨头。

术中所见与术前评估相同,髋臼侧假体明显松动,较容易取出,且未造成大量的骨缺损,取出髋臼后探查髋臼侧骨质缺损为 Paprosky ⅡB 型。因此,髋臼侧用常规生物型臼杯予以固定,并内置以 2 枚螺钉进一步加强稳定性,使用高铰链聚乙烯

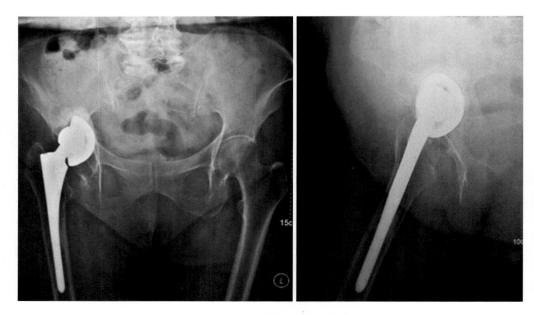

图 4-2-88   骨盆及患髋 X 线片

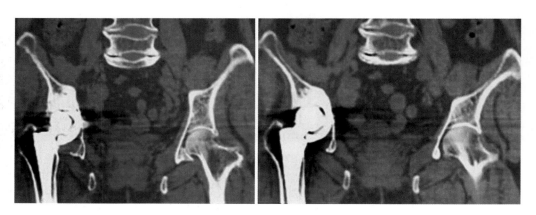

图 4-2-89   三维 CT 扫描

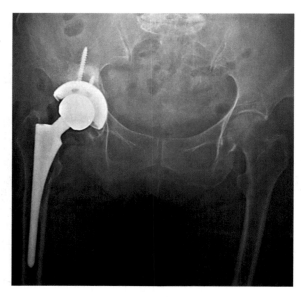

图 4-2-90   翻修后 X 线片所示假体位置及角度良好

内衬。术中探查股骨侧股骨柄稳定性及前倾角度良好,且锥度与我们术前准备的股骨头吻合,未予更换,仅更换原金属球头为黑金球头。

结果:术后 X 线片所示:假体位置及角度良好(图 4-2-90)。术后第一天扶双拐部分负重下床行走,疼痛症状完全缓解,髋关节功能良好。

(艾力　杨德胜　阿斯哈尔江　曹力提供)

病例分析 32

病史简介:患者女性,76 岁。主诉左髋关节置换术后 15 年,疼痛 3 年,加重 1 年入院。患者于 15 年前因股骨颈骨折而行左全髋关节置换,3 年前出现疼痛,近 1 年加重。为求进一步诊治来院治疗。

诊断:左髋关节置换术后髋臼松动(图 4-2-91)

手术方案:左侧髋关节翻修术,髋臼及股骨部分均采用打压植骨技术重建(图 4-2-92)。

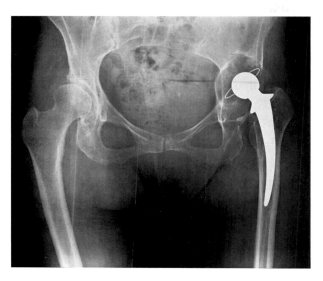

图 4-2-91 左髋关节置换术后髋臼松动

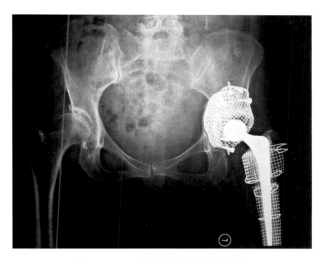

图 4-2-92 采用打压植骨技术翻修

诊疗过程分析： 从临床症状、体格检查及 X 线片上判断，左髋臼已经松动，髋臼周围骨溶解严重，并且向上移位明显。选择打压植骨技术重建髋臼，因为髋臼内移，准备在髋臼底铺垫金属网片，预防用力打压造成臼底骨折或将异体骨颗粒打入盆腔。因为原来是国产骨水泥股骨假体，虽然股骨假体没有松动，但是原来的股骨头不是标准件，无法与翻修后的髋臼匹配，所以决定也对股骨翻修。术中很容易将髋臼假体取出，而股骨假体固定非常牢固。股骨近端有骨溶解，侵袭小转子。容易将股骨假体取出，但是为了彻底取出股骨假体周围的骨水泥，在股骨柄远端开窗，帮助取出骨水泥。重建时，髋臼部分臼底垫金属网片，3 枚螺丝钉固定，髋臼外上缘固定一个网片，5 枚螺丝钉固定，采用 X-Chang 器械打压植骨牢固后，骨水泥固定髋臼

假体。股骨部分，用网片围住股骨远端开窗处的骨缺损，用网片围住小转子上方的骨缺损，然后采用 X-Change 器械打压植骨，然后用骨水泥固定 Exter 假体。使用 28mm 金属头。

结果： 患者术后 3 周扶拐下地部分负重行走，术后 3 个月完全弃拐负重行走。

结合金属网的打压植骨技术是对有严重骨缺损髋臼进行翻修重建的有效方法。1984 年 Mendes 等人首先报道金属网与颗粒骨植骨结合技术，经 6 年随访所有病例均成功，但是他们使用自体颗粒骨植骨重建髋臼内陷。而同年 Slooff 等人真正采用异体骨颗粒打压植骨结合金属网用于髋臼翻修，他们使用金属网进行加强，并使用 8~10mm 大小的骨颗粒打压结实后，采用骨水泥固定聚乙烯臼。这种技术的中长期临床效果也令人鼓舞。Schreurs 等人报道使用打压植骨进行髋臼翻修，随访 11.8 年时假体在位率为 94%。Wehen 等人报道随访 12.3 年时假体在位率为 94%。较多体内、外实验均证实打压的植骨块可以成活，活检病理结果也证明打压植骨的异体骨可以与宿主骨整合，达到骨重建的目的。

实现打压植骨的成功，首先需要将节段性骨缺损转变为腔隙性骨缺损，处理骨盆尚连续的骨缺损最为实用的技术就是结合使用金属网。

利用打压植骨技术进行严重骨缺损重建不但可以重建骨缺损区，还为以后可能进行的翻修储备骨量。此外还有一个显著的优点是可以正确重建髋臼的旋转中心。

在骨盆不连续的髋臼翻修术中，必须要先将骨盆骨折稳定。仅仅使用易弯曲的金属网重建这种骨盆不分离会导致失败。金属网太薄和太易弯曲，使用片段螺钉无法完全固定骨盆骨折。必须使用合适的骨盆钢板和螺钉进行固定达到完全稳定。只有在骨盆骨折固定以后才能使用金属网覆盖节段性缺损并将其转换成能用打压颗粒骨片填充的腔隙性缺损。

打压植骨技术在因骨盆放射治疗导致的骨量丢失和失败的髋关节置换术患者中有很高的失败率。无生机的骨盆骨并不是一个适宜骨长入的合适的宿主骨床，而且感染率也是无法接受的高。当使用 IBG 技术时，必须掌握髋臼骨水泥技术的基本知识，否则不会得到好的结果。

另外，随着 Jumbo 杯技术的推广，原来很多使用打压植骨重建的髋臼骨缺损，已经可以完全被

Jumbo 技术替代,所以打压植骨技术使用的范围越来越小。

（孙长鲛　周勇刚提供）

病例分析 33

病史简介： 男性,79 岁,因"右髋关节置换术后17 年,疼痛 2 年,加重 1 年"入院,患者于 1997 年行"右髋关节置换术及假体周围骨折钢板内固定术",术后恢复良好,2011 年无明显诱因出现右髋关节疼痛,活动不便,症状逐渐加重,活动明显受限,曾于当地医院检查考虑右髋人工关节假体松动,建议手术治疗,患者拒绝。患者疼痛加剧,影响正常生活,来院寻求治疗。照片检查示(图 4-2-93)：右髋人工关节置换术后假体松动,左侧股骨头坏死。于 2013 年 1 月因"左股骨头坏死"住行"左髋关节置换术"(图 4-2-94),术中留取左侧股骨头于本院骨库中。2013 年 4 月再入院行右髋关节翻修术。术中用患者的左侧股骨头中的部分松质骨

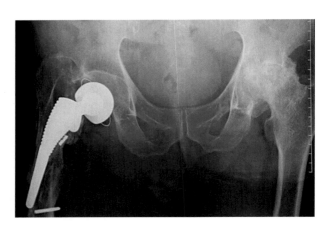

图 4-2-93　右髋松动 + 左股骨头坏死

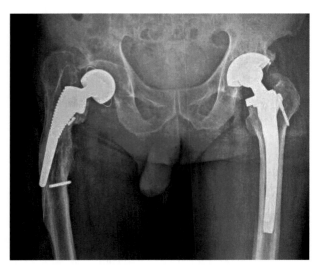

图 4-2-94　右髋松动 + 左髋置换术后

填补患者的右侧髋臼骨缺损。

诊断： 右髋人工关节置换术后假体松动

手术方案： 先行左侧人工全髋关节置换,留取股骨头作翻修时填补骨缺损用,3 个月后再行右髋关节翻修术。

诊疗分析过程： 79 岁男性患者,右髋置换术后17 年假体松动,左侧股骨头坏死,患者双髋疼痛剧烈,活动受限,手术指征明确。但患者年龄较大,且经历过多次手术的打击,有糖尿病病史,如同时行左髋置换 + 右髋翻修,风险较大。故我们决定先给患者行左侧髋关节置换,留取股骨头作翻修时填补骨缺损用,3 个月后再行右髋翻修术。

实施过程如下： 作右髋后外侧切口,髋臼侧见骨水泥假体周围瘢痕,界膜组织增生,呈黑色绒毛状,未见明显脓液。屈曲内旋牵拉股骨,同时钩牵拉脱位。股骨假体已松动,将股骨柄取出,见大量黑色界膜组织增生,取出骨水泥假体,仔细清理界膜组织。先处理髋臼,以 38mm 髋臼锉开始锉至58mm,见髋臼广泛渗血,溶骨性骨质缺损,外后方臼底已穿孔,仅留一层纤维组织。取患者上次手术无菌冷冻保存的股骨头(图 4-2-95),咬碎股骨头呈小块,铺于臼底植骨(图 4-2-96),磨挫反转挤压,见植骨呈均匀平整结实,遂安装臼杯(图 4-2-97),螺钉固定(图 4-2-98),置入超高分子聚乙烯髋臼杯。做股骨近端准备,应用髓腔扩大器扩髓,难以通过股骨干中段成角处,后内侧有螺钉卡住。与股骨中段楔形截骨调整股骨干成角(图 4-2-99),并取出螺钉,继续扩髓至 14 号,大量生理盐水冲洗后,复位时股骨干下段骨折,扩大皮肤切口,检查,为斜行骨折,未及膝关节。置入 MP 翻修柄,长度足够,捆绑带两根加强固定,配 28mm 陶瓷头。予以复位,检查髋关节被动活动良好且稳定。放置引流管,逐层关闭。

我们的经验： 对于骨缺损的处理,临床上常用异体骨植骨,费用较高,该例患者应用了自体股骨头植骨来修复髋臼骨缺损,充分利用了资源,同时减轻了患者的经济负担,但前提是患者的对侧股骨头需要手术切除。因此,对于这种一侧需要行人工关节置换,另一侧需要行翻修术的患者,我们可以用自体骨植骨。

结果： 术后 2 天拔除引流管,术后 4 天挂双拐下地,术后 2 个月弃拐,随访 3 个月假体位置满意(图 4-2-100,图 4-2-101),功能良好,Harris 评分87 分。

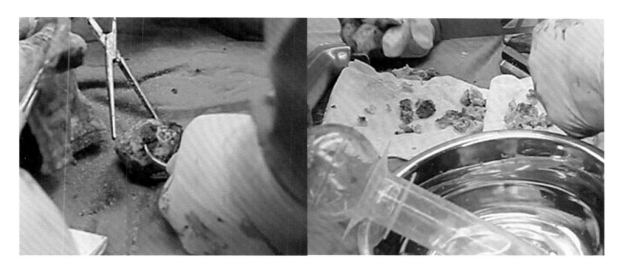

图 4-2-95　自体股骨头

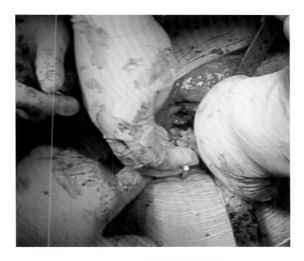

图 4-2-96　自体股骨头植骨

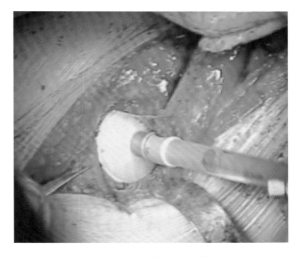

图 4-2-97　生物型臼杯置入

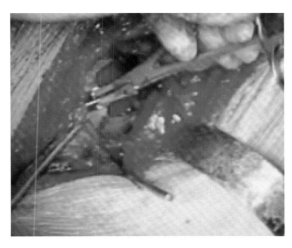

图 4-2-98　螺钉固定臼杯

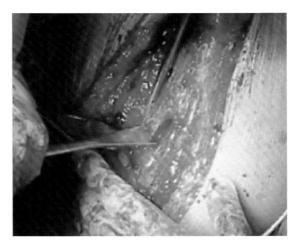

图 4-2-99　股骨中段楔形截骨

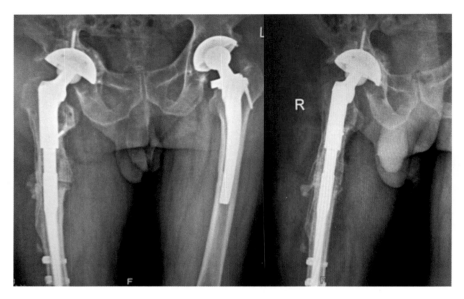

图 4-2-100   右髋翻修术后 3 天的正侧位 X 线片

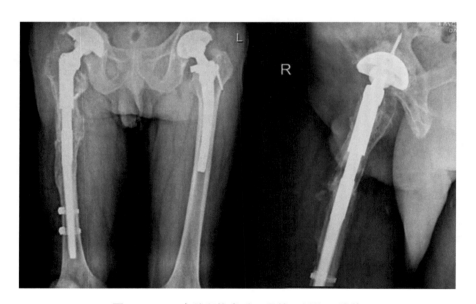

图 4-2-101   右髋翻修术后 3 月的正侧位 X 线片

（胡懿郃提供）

病例分析 34

病史简介：女性，75 岁，因"左髋置换术后反复疼痛 6 年"入院，患者于 2007 年因"左髋骨关节炎"在外院行"左侧骨水泥型人工关节置换术"，术后恢复差，左髋关节间断疼痛，活动受限，口服止痛药无缓解，遂到院就诊，照片检查示（图 4-2-102）：髋臼假体向盆腔内中心脱位，门诊以"左髋关节置换术后假体松动"收入院。

入院查体：查双髋外可见 10cm 切口，局部皮肤无红肿，左髋关节活动受限，内收疼痛明显，4 字

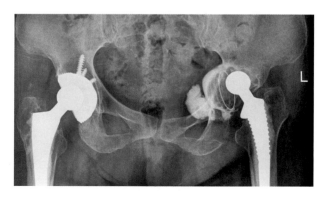

图 4-2-102   术前骨盆正位 X 线片

征阳性，"托马斯"征阳性，左下肢短缩 1cm。

诊断：左髋人工关节置换术后假体松动

手术方案：后外侧入路，骨水泥假体翻修术。

诊疗分析过程：患者因"左髋关节置换术后反复疼痛 6 年"入院，术后患肢功能欠佳，X 线左髋髋臼假体松动，位置改变，症状上患者无静息痛。

实施过程如下：取左髋后外侧切口，暴露髋关节，见髋臼骨水泥假体位置明显后倾，向盆腔内中心脱位，取出股骨头假体，探查发现股骨侧假体牢靠，无松动，故不予翻修。牵开显露髋臼假体，清理髋臼瘢痕，探查发现髋臼假体牢靠（图 4-2-103），难以取出。遂在原髋臼上以 38mm 髋臼锉开始锉致 52mm（图 4-2-104，图 4-2-105），去除原髋臼假体示踪钢丝，见髋臼周围骨质广泛渗血（图 4-2-105），骨质尚良好，生理盐水冲洗后，填骨水泥，置入新臼杯（图 4-2-106），并置换新的金属股骨头。

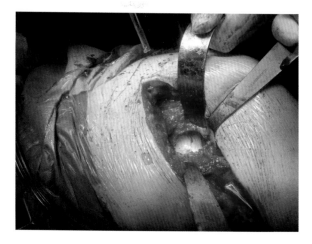

图 4-2-105　打磨后的髋臼

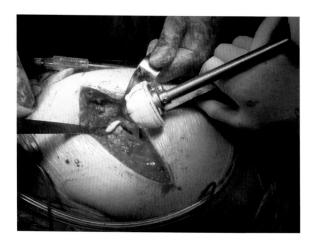

图 4-2-106　置入骨水泥及臼杯

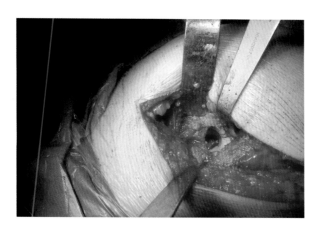

图 4-2-103　老的髋臼固定牢固

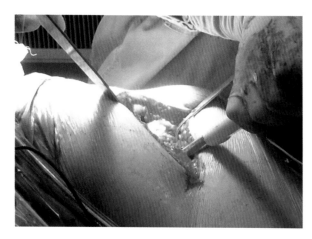

图 4-2-104　髋臼磨锉

我们的经验：术中见髋臼侧的假体固定较牢靠，如强制取出假体，可能导致大的骨缺损，使得新的假体难以固定，需要异体骨植骨、钛网杯等，不仅增加手术的难度、延长手术时间，也增加患者的经济负担，甚至可能影响患者的术后康复。而我们将原固定牢固的臼杯予以保留，在其表面再用骨水泥臼杯固定，国外也有文献报道此种翻修手术方法，也获得了较好的近中期临床效果。此种方法可以避免取出髋臼的困难及由此带来的骨量的进一步丢失，同时缩短了手术时间，利于患者术后的康复。

结果：术后 2 天拔除引流管，术后 3 天拄双拐下地，术后 2 个月弃拐，随访 3 个月假体位置满意（图 4-2-107，图 4-2-108），功能良好，Harris 评分 89 分。

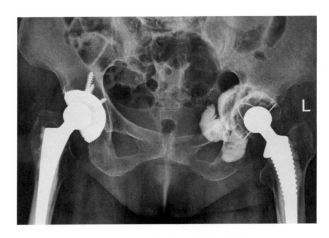

图 4-2-107　术后 3 天的正位片

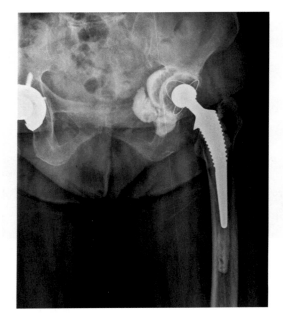

图 4-2-108　术后 3 月的正位片

（胡懿郃提供）

病例分析 35

病史简介：患者，男性，53 岁，因双侧股骨头坏死（图 4-2-109）（此诊断为外院诊断，本院对其诊断为双侧髋关节发育不良）于 2012 年 5 月行右全髋关节置换术，于 2012 年 7 月行左全髋关节置换术（均于外院）。患者右侧术后良好，左侧术后出现持续性疼痛，休息稍缓解。2013 年 3 月，患者因"左全髋关节置换术后疼痛 8 个月，加重 1 个月余"入住本院（图 4-2-110）。查体：左髋外形正常，未见明显肿胀，髋周轻压痛，股骨纵向叩击痛（–），左髋关节主被动活动可。辅助检查及化验结果：白细胞计数 6.1×10⁹/L，CRP1.7mg/L。入院后行 ECT 全身骨扫描（图 4-2-111），拟诊"左全髋关节置换术后假体

松动"行左全髋关节翻修术，术中股骨假体可轻松取下，见股骨大转子局部肉芽组织有糜烂表现，予以彻底刮除送培养为阴性。术后患者疼痛症状明显好转，予以出院（图 4-2-112）。

2013 年 5 月，患者再次出现左髋关节疼痛，入院后查：白细胞计数 6.3×10⁹/L，血沉 8mm/h，CRP 0.7mg/L。考虑患者精神源性疼痛，予以生理盐水疼痛部注射安慰剂治疗，效果不佳。此次住院过程中，再次询问病史，患者诉 2009 年曾因发现颈部淋巴结肿大于他院就诊，当时怀疑淋巴瘤可能。请血液科会诊，目前淋巴瘤诊断不明确。予患者疼痛部位注射封闭治疗，患者疼痛症状明显好转，予

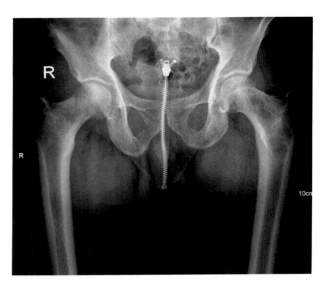

图 4-2-109　患者术前骨盆平片

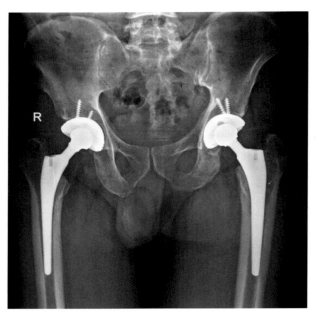

图 4-2-110　患者翻修术前骨盆平片

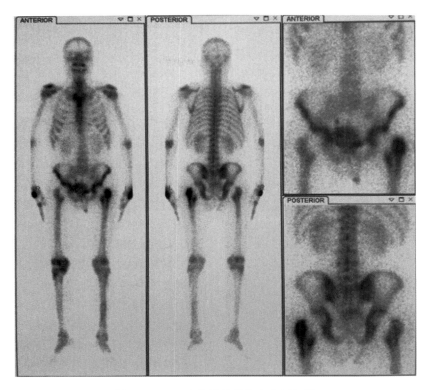

图 4-2-111 患者翻修术前全身骨扫描

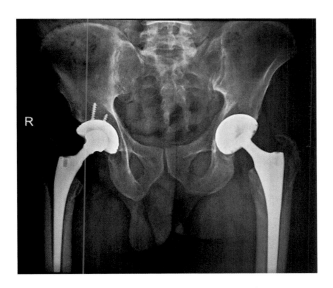

图 4-2-112 患者翻修术后骨盆平片

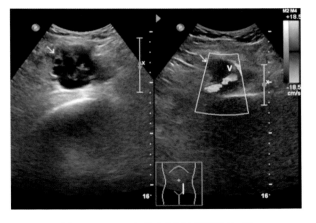

图 4-2-113 患者左侧大腿近端 B 超

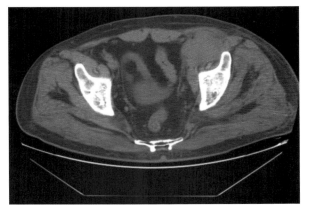

图 4-2-114 患者第三次入院骨盆 CT

以出院。

2013 年 7 月,患者出现左下肢肿痛,于本院血管外科就诊,查下肢深静脉 B 超(图 4-2-113)示:左侧髂静脉前方混合回声性质待定,左侧髂静脉未见明显异常。查骨盆 CT 平扫(图 4-2-114)提示左侧髋臼前方占位。这时我们重新回顾了整个病例过程并查阅其影像学资料,发现在翻修前的 CT 上一个层面看到了占位表现(图 4-2-115),但因为

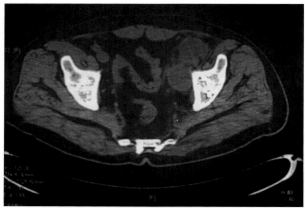

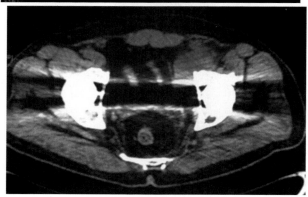

图 4-2-115　患者翻修前 CT

当时占位较小,且有假体伪影,所以并不明显。

诊断: 左髋部肿瘤。

手术方案: 切开活体病理组织检查。

诊疗分析过程: 患者因左髋置换术后持续性疼痛于本院就诊。髋关节置换术后疼痛的原因可以有很多,较为常见的有:感染、无菌性松动、异位骨化、假体脱位、假体周围骨折,较为少见的,如:髋臼假体后倾所致髂腰肌撞击、肌腱炎、血肿、腹股沟疝、股疝、闭孔疝引起的疼痛,或妇科、泌尿生殖系统病变引起的疼痛和神经根受压引起的疼痛。通过对炎症指标以及全身骨核素扫描检查,排除了术后感染与骨肿瘤的可能,根据病史考虑"假体松动"诊断。初次翻修术后,患者疼痛并未如预期解决,二次入院也未能发现患者的根本问题。直到患者肿瘤生长压迫血管引起下肢症状,我们才认识到问题的真正原因。这对我们来说是一个深刻的教训,对于术后的持续性疼痛,一定要注意恶性肿瘤的可能。另外,对于翻修手术,一定要有"翻修术前,必须明确诊断"的思维,尤其对于一些合并多种原因引起的疼痛,一定要仔细分析疼痛的性质、疼痛部位、诱发缓解因素及严重程度,尽可能多地考虑疼痛的可能原因并排除。

分析整个病例,另一个值得我们注意的是,一定要把握好初次全髋关节置换的适应证。从患者最初的骨盆平片观察,全髋置换适应证并不明确,掌握好手术的适应证,才能获得更好的手术效果及满意度。

结果: 行左髋部切开活检,术后病理示:(左髋臼软组织肿瘤)结合免疫组织化学考虑为 B 细胞淋巴瘤,转入血液科治疗。患者于血液科行放化疗后全身免疫能力下降,最终出现了左髋部感染,由于全身情况而放弃髋关节感染的治疗。

(蒋青提供)

病例分析 36

病史简介: 男性,63 岁,12 年前因"左侧股骨头缺血性坏死"在外院行左侧全髋置换术,半年前无明确诱因出现左髋部疼痛,活动后加重,近期逐渐加重,并出现肢体活动受限、短缩畸形,X 线检查发现"左髋人工关节松动",遂转来本院。入院查血沉及 CRP 均正常。

诊断: 左髋人工关节置换术后假体松动,左髋臼及股骨骨缺损(髋臼侧 Paprosky ⅡC 型,股骨侧 Paprosky ⅡB 型)(图 4-2-116)。

手术方案: 髋关节后外侧入路,髋臼侧采用 plus 螺旋臼,股骨侧采用 SLR 加长柄固定,骨质薄弱处捆绑带固定。

诊疗过程: 此患者术后 12 年出现负重后左髋部疼痛,活动受限,血沉及 CRP 正常,结合 X 线片考虑无菌性松动。手术入路:髋关节的后外侧入路,目的是要清楚地显露髋臼假体和股骨假体及周围软组织,利于手术操作,节省手术时间,减少出血,方便植骨内固定,顺利完成髋关节解剖功能的重建。由于患者骨质疏松,脱位时注意不要造成股骨骨折,髋臼侧假体取出原则是从骨水泥 - 假体界面之间进行,避免发生髋臼骨折或骨量丢失,减少骨缺损;我们使用螺旋臼,在应力下旋入骨床后固定牢固,不需螺钉固定,便于操作,又提高了操作的精确性和稳定性,使患者能够早期下床活动。此患者股骨侧选用生物型加长柄(即 SLR 柄),是髋关节翻修关节置换治疗的一种有效方法,术后患者可早期下地负重活动,避免了卧床并发症,功能恢复良好,在股骨假体取出后行髓腔锉扩髓时出现近端的裂缝骨折,原因考虑骨质疏松所致,给予捆绑带加固。术后效果良好。

结果: 患者术后扶拐下地部分负重行走,术后 3 个月骨折基本愈合完全弃拐负重行走(图 4-2-117)。

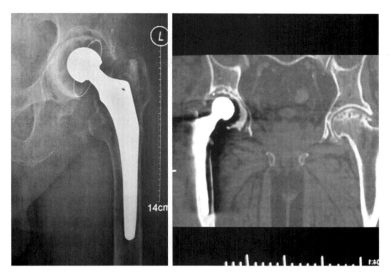

图 4-2-116　左髋臼及股骨骨缺损（髋臼侧 Paprosky ⅡC 型，股骨侧 Paprosky ⅡB 型）

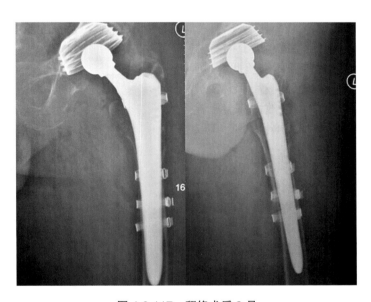

图 4-2-117　翻修术后 3 月

（任姜栋　张晓岗　曹力提供）

病例分析 37

病史简介:患者男性,65 岁,1988 年因"右髋关节创伤性关节炎"行全髋关节置换术。2011 年5 月无明显诱因患者出现右髋部疼痛并伴有跛行,站立、行走活动时疼痛明显,坐下及卧床休息时疼痛缓解。在外院拍片提示右髋关节置换术后假体松动,建议患者手术治疗,为彻底治疗患者于 2012年 5 月 7 日来本院。病程中患者无其他不适主诉,近 24 年来右髋部无其他不适及脱位情况发生。1988 年术后患者便有轻度跛行。

诊断:右髋关节置换术后假体松动(无菌性松动)(图 4-2-118)

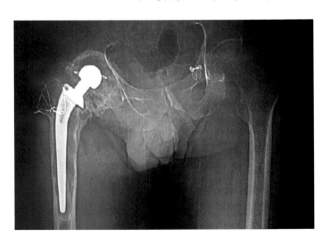

图 4-2-118　右髋关节置换术后假体松动

手术方案:后外侧入路,取出假体,非骨水泥翻修 SL 柄 + 螺旋臼翻修术。

诊疗过程分析:对于该患者而言诊断并不困难,关节已使用 24 年,术前 X 线片上髋臼侧及股骨侧可见明显骨吸收区域及松动迹象。该患者的诊断要点在于要排除是否是感染性松动或无菌性松动。术前检查红细胞沉降率:16mm/h;C- 反应蛋白:12.30mg/L;全身骨扫描(ECT)提示:右侧髋关节置换术后假体松动,考虑无菌性松动较感染可能性大。通过上述相关检查及患者详细的病史提供(出现疼痛前后无明确的感染病史)后,诊断右髋关节置换术后假体无菌性松动,基本排除了感染性松动可能。通过 X 线片可见患者初次全髋关节置换时使用的是骨水泥固定型假体,可见髋臼及股骨侧骨质疏松表现,在常规围术期准备的基础上采取了以下治疗:

1. 抗骨质疏松基础治疗:活性维生素 D+ 钙剂。

2. 患者 X 线片上可见大转子部钢丝捆绑,可以确定当时患者行了大转子截骨,X 线片示大转子处已完全愈合,因初次手术已 24 年,故术前向患者已详细交代若术中钢丝对手术无影响则不行其取出手术。

3. 翻修手术的适应证是翻修手术可以解决髋关节疼痛或功能障碍。症状必须有明确的原因,且通过翻修手术可以解决。对于没有明确原因的症状尝试性地进行翻修手术可能不会使症状改善。需要进行翻修手术的诊断包括:假体松动,反复脱位,重建后髋关节生物力学异常,假体周围感染与骨折或严重磨损。尽管明确诊断是评估患者是否需要手术干预的重要部分,凡是诊断在本质上并不能作为翻修手术的指征。有症状的松动是手术指征,对于此患者正是如此。患者初次手术为骨水泥固定假体,手术中的难点在于假体的取出及尽量保留髋臼及股骨骨质,同时还要彻底清理髓腔内及髋臼侧的残余骨水泥。因为是否为无菌性松动还要等待术中病理检查(取下的术区组织每高倍镜下计数白细胞计数)以及关节液的细菌培养结果才能明确诊断,若为感染性松动,而术中有未彻底清理残余骨水泥的话将大大增加再感染翻修的风险。患者术中选择了后外侧入路,该入路的要点是操作简单;对外展肌干扰少,对股骨髋臼均能提供良好显露,根据术中需要切口可进一步延伸扩大并可以进行各种转子截骨(如转子延长

截骨 extended trochanteric osteotomy,ETO),这一点对常需广泛充分显露的翻修术来说非常重要。本例患者术中股骨柄及臼均已完全松动,相对于股骨侧,髋臼侧的骨水泥清除较为顺利(图 4-2-119,图 4-2-120),而股骨侧因骨水泥已与股骨髓腔分层,取出也较为顺利,同时为彻底清除髓腔内骨水泥,我们可采用前端带倒刺的长骨刀放入髓腔内挂住残余骨水泥并倒打将其取出,或者用电动扩髓钻由小号至大号逐渐扩髓磨锉髓腔内残余骨水泥将其取出(图 4-2-121,图 4-2-122)。术中清理髋臼后见髋臼骨质情况基本完整但骨质疏松较明显,考虑患者年龄及早期初始稳定性,选择螺旋臼(图 4-2-123~ 图 4-2-125),而股骨侧则选择了翻修 SL 加长柄。

结果:患者术后第 2 日即开始下床持拐负重活动,术后 3 个月后完全弃拐负重行走(图 4-2-126,图 4-2-127)

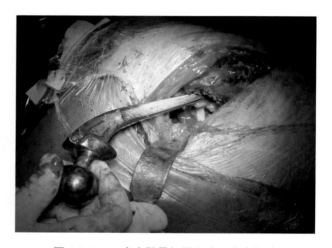

图 4-2-119   术中股骨柄及臼均已完全松动

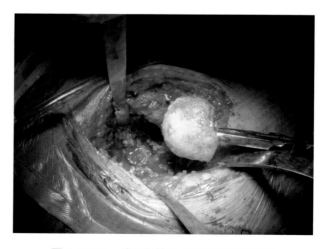

图 4-2-120   髋臼侧的骨水泥清除较为顺利

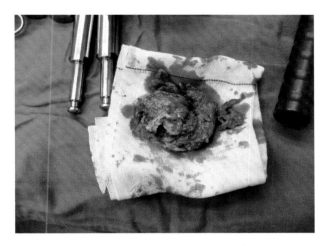

图 4-2-121　清除髓腔内骨水泥、肉芽组织

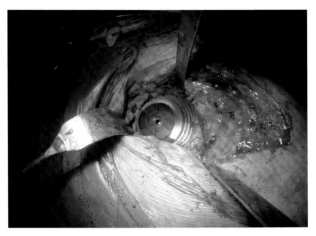

图 4-2-124　螺旋臼植入后

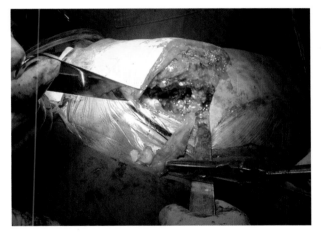

图 4-2-122　电动扩髓钻由小号至大号逐渐扩髓磨锉髓腔内残余骨水泥将其取出

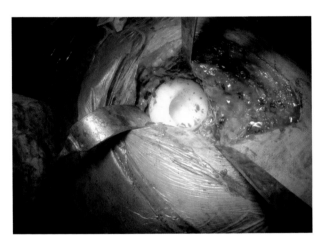

图 4-2-125　选择高铰链基乙烯内衬

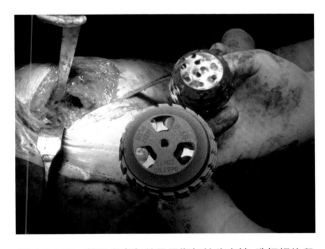

图 4-2-123　基于患者年龄及早期初始稳定性,选择螺旋臼

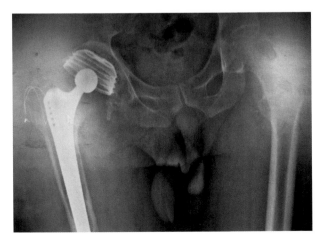

图 4-2-126　翻修术后 X 线片

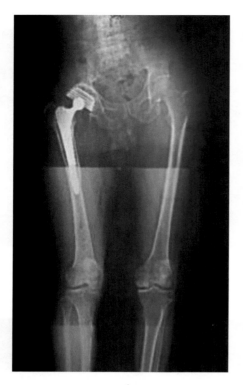

图 4-2-127　翻修术后双下肢 X 线片

（吾湖孜　张晓岗　曹力提供）

病例分析 38

病史简介：女,67 岁,因 FNF 行 THA 手术(图 4-2-128),术后半年患者出现负重疼痛(图 4-2-129),随时间延长,1 年后疼痛加重,影响生活活动。X 线片示:未见假体位置有异常(图 4-2-130)。检查血沉、C- 反应蛋白均正常。与术后 X 线片对比示:假体柄可见下沉(图 4-2-131)。做全身骨扫描未见异常(图 4-2-132)。

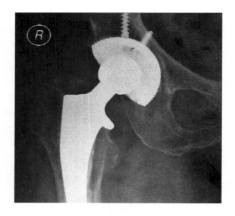

图 4-2-129　术后半年疼痛

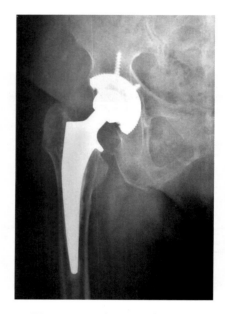

图 4-2-130　术后 1 年疼痛加重

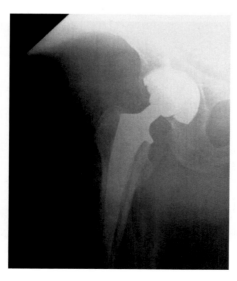

图 4-2-128　女,67 岁,全髋术后

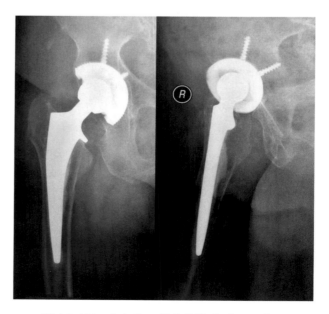

图 4-2-131　与初次 X 线片比较,柄有下沉表现

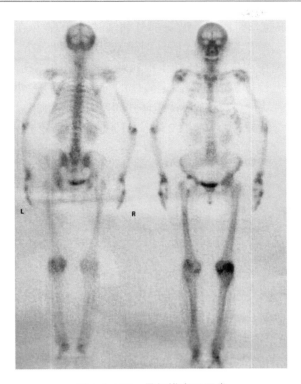

图 4-2-132　骨扫描未见异常

诊断: THA 术后柄松动

手术方案: 取髋前外侧切口取出松动柄,骨髓腔内存有骨水泥,前外侧股骨干开窗取出骨水泥,采用 SLR 加长柄固定,开窗处捆绑带固定,髋臼未松动未处理。

诊疗过程分析: 此患者 THA 术后半年出现疼

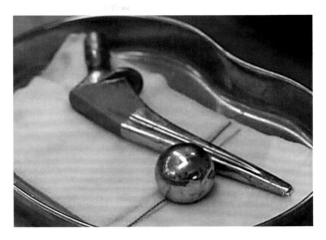

图 4-2-133　翻修取出假体

痛,1 年后加重出现严重的负重痛。临床检查患肢不肿,关节活动良好。只是负重疼。X 线片示假体位置良好,与初次 X 线片比较,柄有下沉表现。化验检查 C- 反应蛋白、血沉及骨扫描均未见异常。考虑疼痛是柄下沉松动造成。手术中证实柄松动。松动是骨水泥与假体之间。术中较容易将柄取出(图 4-2-133),但骨水泥残留在股骨髓腔内,开窗取出骨水泥,采用 SLR 加长柄,开窗复位捆绑带固定,术后患者症状消失,假体柄固定牢固(图 4-2-134)。此病例提示我们 THA 术后出现负重痛,说明假体有问题,通过化验及骨扫描检查可以除外感染引起。

结果: 翻修术后患者疼痛消失,关节功能恢复。

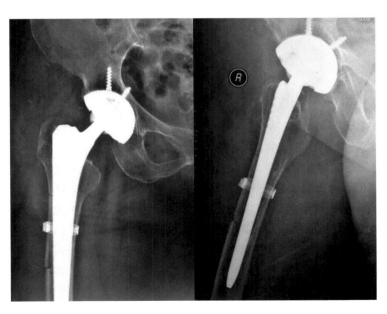

图 4-2-134　翻修术后

(寇伯龙提供)

病例分析 39

病史简介: 男性,56 岁,因为右全髋关节置换术后 12 年,疼痛并偶伴有异响来院就诊,门诊以有髋臼衬磨穿收入院,X 线片显示髋臼及股骨假体均无松动迹象,髋臼髋臼衬被金属头磨穿(图 4-2-135)。

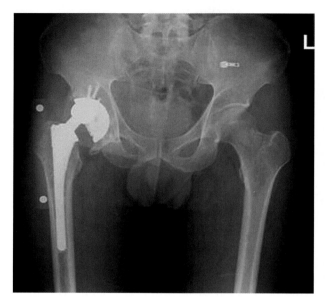

图 4-2-135　右 THA 术后髋臼衬磨穿,髋臼及股骨假体固定牢固

诊断: 右髋关节置换术后髋臼衬磨穿,髋臼假体周围骨溶解

手术方案: 后外侧入路,使用 ETO 技术,取出股骨假体,选择非组配式远端固定全涂层假体 Solution 翻修,用钛缆固定截骨部分。使用 Explant 固定牢固生物臼的取出器械,将髋臼杯取出,Jumbo 杯翻修,选择 36mm 大直径股骨头,金属对金属摩擦界面。

诊疗过程分析: 在详细了解病史及查体的基础上,结合影像学资料分析及实验室检查,排除了感染的可能,制订了一期翻修的手术计划。主要是因为髋臼安放过于垂直,聚乙烯衬外上方受力过大,导致局部髋臼衬过度磨损,最后金属头将聚乙烯衬磨穿。聚乙烯磨损颗粒造成髋臼周围严重骨溶解。但是髋臼金属杯没有松动,股骨柄假体也没有松动。

因为股骨部分固定牢固,我们选择 ETO 技术将股骨假体取出,既保护了股骨骨量,避免了意外的骨折,又缩短了取假体的时间。髋臼生物杯固定牢固,同时存在髋臼周围骨溶解,为了尽可能保留现存的骨量,减少手术时间,我们采用 Explant 器械将髋臼取出。髋臼部分使用 66mm Jumbo 杯翻修,

3 根螺丝钉固定。股骨部分翻修时,为了避免在股骨远端扩髓或打入假体时造成远端股骨骨折,我们先在截骨远端环扎 1 根钛缆,作为预防环扎,然后进行扩髓或远端固定假体的打入。然后将外侧截骨块复位,用 3 根钛缆环扎固定(图 4-2-136)。

结果: 患者术后 2 周扶拐下地部分负重行走,

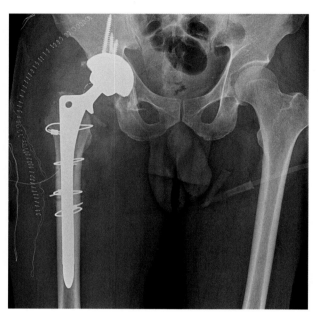

图 4-2-136　采用 ETO 技术取出原来股骨假体,然后使用远端固定全涂层假体 Solution 进行股骨翻修,截骨块复位后,使用钛缆固定

术后 2 个月完全弃拐负重行走。

(刘华玮　周勇刚提供)

病例分析 40

病史简介: 男性,70 岁,因左股骨头坏死于当地医院行全髋关节置换术,8 年后感左髋关节疼痛,逐渐加重,活动后加重疼痛,休息后缓解,为进一步治疗就诊于我院,X 线片显示髋臼及股骨假体均松动,股骨假体下沉(图 4-2-137)。

诊断: 左髋关节置换术后髋臼及股骨假体松动。

手术方案: 后外侧入路,取出髋臼及股骨假体,选择一期翻修,髋臼侧使用 Jumbo 杯翻修,股骨侧使用远端固定非骨水泥锥形组配柄翻修。

诊疗过程分析: 排除感染的可能性,决定一期翻修的手术计划。首先,髋臼假体松动并移位,造成髋骨缺损严重,为 Paprosky ⅡB 型,我们按照术前计划选择 Jumbo 杯翻修,逐渐扩大髋臼,最后使用到 72mm 多孔臼杯,3 根螺丝钉固定。在做髋臼时,我们发现髋臼后壁骨缺损(图 4-2-138),为获得

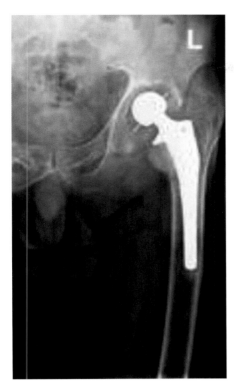

图 4-2-137　左 THA 置换术后髋臼及股骨假体松动,股骨假体下沉

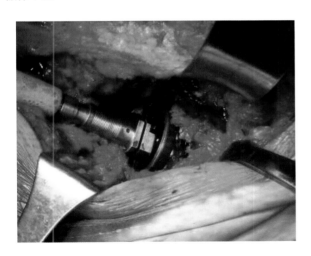

图 4-2-138　髋臼后壁骨缺损,按照常规前倾角安放,臼杯无法稳定,如果中立位安放臼杯,臼杯可以获得稳定,并且与宿主骨接触面积更大,所以我们在无前倾角的中立位安放多孔 Jumbo 杯,通过增加组配柄的前倾角而获得理想的综合前倾角

足够宿主骨接触及臼杯的稳定,无法按合适髋臼前倾角安放臼杯,所以将髋臼杯置于中立位。此时为了获得稳定的关节,我们决定使用远端固定的组配式锥形柄,增加股骨柄的前倾角以代偿髋臼的前倾,从而获得了理想的综合前倾角。所以我们使用远端固定锥形组配柄,MP 柄翻修(图 4-2-139)。

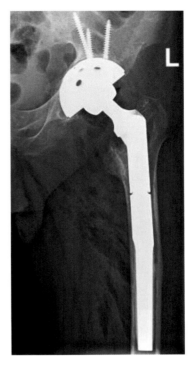

图 4-2-139　翻修术后的 X 线片

结果:患者术后 3 周扶拐下地部分负重行走,术后 3 个月完全弃拐负重行走。

(刘华玮　周勇刚提供)

病例分析 41

病例简介:患者女性,72 岁,1995 年因股骨头坏死行右侧人工股骨头置换术,1999 年因股骨假体松动行人工股骨头翻修术,2001 年因假体松动行右侧人工全髋关节翻修术,2005 年,患者再次因假体松动行右侧人工全髋关节翻修术,2013 年,患者因右髋部疼痛、跛行来院就诊,X 线片显示股骨假体松动,骨水泥与假体整体下沉,远端有残留的骨水泥及远端塞(图 4-2-140)。

手术方案:后外侧入路,取髋关节周围组织送快速冷冻病理,白细胞数 <5 个 / 每高倍镜下,则选择取出股骨假体一期翻修,白细胞数 >10 个 / 每高倍镜下则取出髋臼及股骨假体,行抗生素骨水泥间隔器植入术。

诊疗过程分析:疼痛部位位于股骨近端,负重行走加重,休息减轻。患者血白细胞、血沉、C- 反应蛋白、白介素 -6 正常。患者前次手术使用的是加长的骨水泥翻修股骨柄,X 线片显示股骨假体松动,因为上次手术骨水泥植入后骨 - 骨水泥界面松动,取出骨水泥后股骨髓腔内壁常呈现硬化、缺少骨水泥交锁依赖的松质骨,骨 - 骨水泥界面松动,

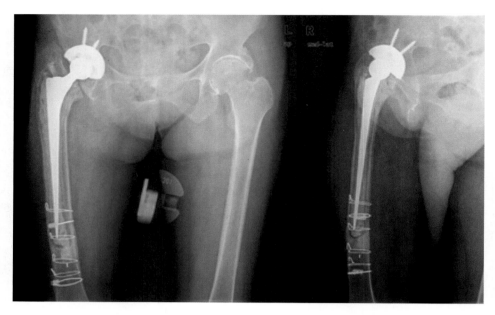

图 4-2-140 X 线片显示,股骨假体松动,骨水泥与假体整体下沉,远端有残留的骨水泥及远端塞

因此也缺乏 cement in cement 技术所依赖的完整骨水泥鞘,因此最合适的方案是取出假体及骨水泥,使用远端固定锥形组配式股骨柄固定,根据术前病史、体征、化验检查及术中快速冷冻病理,排除感染的可能性,决定一期翻修术,术中取出股骨假体,取出骨水泥鞘的骨水泥层,股骨柄远端骨水泥无法通过髓腔取出,在股骨柄远端外侧皮质开窗,

彻底取出股骨柄远端剩余骨水泥。根据患者术前 X 线片及术中评估股骨侧骨缺损情况为 Paprosky ⅢB 型,使用远端固定组配式锥形翻修股骨柄获得远端固定。股骨开窗处使用异体骨板环扎加强,髋臼使用生物臼翻修(图 4-2-141)。

结果:患者术后 4 周扶拐下地部分负重行走,术后 3 个月完全弃拐负重行走。

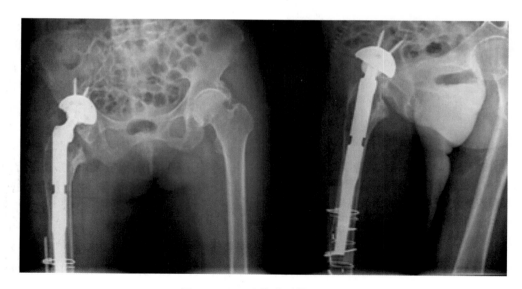

图 4-2-141 翻修术后的 X 线片

(刘华玮 周勇刚提供)

病例分析 42

病史简介：男性，65 岁，因为左侧全髋关节置换术后 10 年，疼痛 4 年，加重半年来我院就诊，X 线片示左股骨假体松动，下沉，股骨髓腔骨缺损很严重，为 Paprosky ⅢB 型缺损。

诊断：右髋关节置换术后假体松动

手术方案：后外侧入路，打压植骨技术进行髋臼和股骨重建，再进行髋关节翻修术。

诊疗过程分析：本例病例是在 10 年前做的，当时考虑股骨及髋臼骨缺损都非常严重，并且我们比较熟悉打压植骨技术，所以我们选用打压植骨技术进行股骨及髋臼重建翻修术。股骨部分通过打压植骨重建了股骨髓腔。髋臼也是采用打压植骨技术重建（图 4-2-142）。

1998 年 12 月至 2003 年 9 月，我们采用打压植骨技术对 48 例患者 72 侧髋关节进行了翻修，在股骨侧，如果股骨皮质有缺损，则先用矩形钛网片将缺损部位包裹，钢丝环保股骨和钛网片固定。如果股骨距部分有缺损，则先用三角形钛网片包裹股骨近端并塑成股骨距形态，用钢丝固定。然后在股骨远端置入远端塞，保留中间的导杆，在远端先用异体松质骨打压出约 2cm 厚的植骨区，置入股骨假体占位器后，在周围添加异体骨颗粒，并不断将其打实，直到股骨近端，然后用抗生素骨水泥固定假体，将关节复位，使用高分子编织线重建

短外旋肌群。平均随访时间 25 个月，采用 Harris 评分进行临床疗效评定，从术后及随访时的髋关节 X 线片上观察假体的位置是否有改变，假体与移植骨、移植骨与宿主骨之间是否有透亮线，并统计并发症的发生率。在股骨部分观察假体是否有下沉。透光线在正位片上借用 Gruen 的 7 分分区法进行记录；在侧位片上借用 Johnston 的股骨近端 7 分分区法进行记录。如果没有进行性透光线出现表明假体固定牢固，如果有进行性不连续的宽与 1mm 的透光线表明假体可能松动，如果有进行性连续的透光线或假体下沉超过 5mm 表明假体绝对松动。临床效果：术后患者均无明显疼痛，其中 1 例不敢完全负重，但是负重及活动时无疼痛。按照 Harris 评分标准，术前平均为 44.6 分（21~56 分），术后平均为 87.4 分（76~96 分），术后优良率达 90.3%。股骨侧 X 线片上未见股骨距处有骨吸收，未发现有股骨假体下沉或移位的表现。正位片上有 1 例有 1 区局限性透光线，2 例 7 区局限性透光线，均非进行性发展。说明股骨假体固定牢固，没有下沉。手术并发症：在我们的病例中出现 3 例股骨骨折，均在股骨侧翻修的术中出现，占全部翻修的 4.2%，占股骨侧翻修的 9.1%，其中 1 例股骨外侧大转子下方在打压植骨时皮质破裂，术中使用钢丝捆绑，1 例术中大转子骨折，使用螺丝钉固定；1 例术中股骨干穿孔，假体柄穿出股骨术，后 X 线

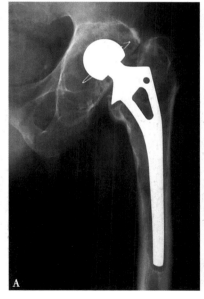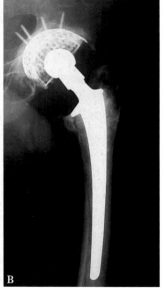

图 4-2-142　髋臼植骨重建

A. 术前 X 线片显示股骨假体松动，下沉，股骨骨缺损达 Paprosky ⅢB 型；

B. 采用打压植骨技术重建髋臼及股骨

发现,进行观察,未做处理。从短期随访中来看,打压植骨技术是一种有效重建髋关节置换术后松动所致严重骨缺损的方法。在股骨侧重建骨缺损的翻修中,Gie 等利用新鲜冷冻异体松质骨打压植骨和骨水泥固定股骨假体,随访结果显示并发症较少,从我们比较大量的临床翻修结果看,初期效果满意。

打压植骨是一种技术要求非常高的重建方法,其并发症发生率非常高。主要的并发症有股骨假体下沉、术中或术后股骨骨折或穿孔、髋关节脱位、股骨柄断裂等,最严重的并发症是术后股骨干骨折。股骨骨折和穿孔的发生率为 5%~24%,并且在以股骨骨量丢失为原因进行打压植骨的病例中发生率较高。术中骨折常发生在为了获得稳定的新骨内膜而用力打压植骨的过程中,如果皮质不完整,皮质壳应该用金属网或皮质骨支撑植骨加强。术中股骨干穿孔常发生在去除骨水泥过程中,如果发现可用金属网或皮质骨支撑植骨。术后股骨骨折可发生在柄的尖端或更近端,可能与术中股骨穿孔或骨折未被注意区的骨溶解或应力集中有关。在我们的病例中股骨骨折都发生在术中,并且发生在开展打压植骨技术的初期。这不但说明打压植骨技术的并发症发生率较高,同时也说明开展这项技术需要一个经验积累的过程,要经历一个学习曲线。假体下沉也是打压植骨术后发生率很高的并发症,文献报道可以达到 40%,甚至有报道达到 100%。虽然大多数的下沉率不到 4mm,但是也有些病例会随着时间的延长,下沉不断地增加,甚至需要进行翻修。这主要与翻修时所选用的股骨假体有关。由于 Gie 等提倡采用的股骨假体为 Exter,因此绝大多数文献报道均采用 CPT 类假体进行翻修,这类假体需要有在骨水泥壳中下沉再稳定的过程,然而这种下沉不应该超过 3~4mm。但是临床中有不少病例的下沉要超过这个数值,这也许与植骨打压不牢固有关。在我们的病例中并没有发现下沉病例,这主要是因为我们在绝大多数病例中主要采用的是有领的解剖型 SP-Ⅱ假体。其领部及解剖设计限制了假体在骨水泥壳中的下沉,这也是这种假体的一个优越性。

总之,嵌压植骨技术在髋关节翻修中不失为一种可有效地重建骨缺损的方法。不论是文献报道还是我们的临床结果都说明其临床效果可靠。但是一定要严格掌握手术适应证,该技术对术者的技术要求高、手术时间长、患者出血较多、手术费用较高、需要特殊的手术器械、并且并发症的发生率较高,因此只有对这项技术有深入的了解,并且有足够的技术积累、正确使用才能获得较好的临床效果。

(刘华玮　周勇刚提供)

病例分析 43

病史简介:女性 60 岁,主诉右侧全髋关节置换术后 16 年,疼痛 4 年。患者 16 年前因右侧先天性髋关节脱位行右侧全髋关节置换术。4 年前,患者感右髋关节疼痛不适、跛行,拍片示右髋关节置换术后髋臼及股骨假体松动,股骨近端缺损严重,为 Paprosky ⅢB 型(图 4-2-143)。

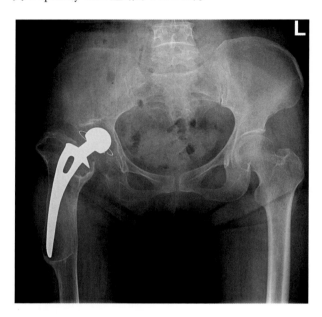

图 4-2-143　右髋关节置换术后髋臼及股骨假体松动,股骨近端缺损严重,为 Paprosky ⅢB 型

诊断:右髋关节置换术后假体松动

手术方案:后外侧入路,髋臼选择半圆形生物固定臼杯,争取使用 2~3 枚松质骨螺钉固定,股骨选择远端固定锥形组配柄 MP 翻修,采用金属对金属摩擦界面,36mm 股骨头假体。

诊疗过程分析:术中发现髋臼侧和股骨侧假体均松动,完整取出髋臼假体和股骨假体,磨削髋臼后取同种异体股骨头,做成松质骨颗粒,行髋臼臼底植骨,打入 62mm Pinnacle 非骨水泥金属外杯,对于女性患者,62mm 臼杯属于 Jumbo 杯,采用 3 枚松质骨螺钉固定,安装 38mm 金属内杯。对股骨髓腔磨挫后安装 MP 生物型股骨假体柄,然后安装 36mm 金属股骨头,由于 MP 假体属于远端固定假体,因此对于股骨近端的缺损我们未做处理

（图 4-2-144）。术后 5 年随访时，我们发现股骨近端残留的骨皮质围绕假体发生了重建，消除了大的骨缺损腔隙（图 4-2-145）。这说明我们当初的想法是正确的，对于采用远端固定假体，近端的骨缺损不必要行颗粒植骨，经过近端骨重建，完全可以封闭近端的骨缺损腔。这可以减少因植骨增加的时间，可以避免植骨造成的感染。

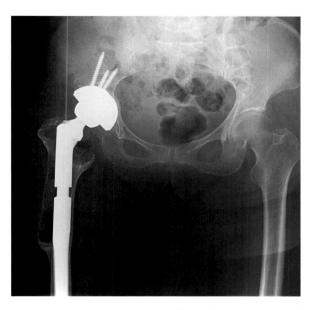

图 4-2-144　髋臼采用 Jumbo 翻修，股骨采用远端固定锥形组配式 MP 假体翻修，股骨近端骨缺损未予处理或植骨

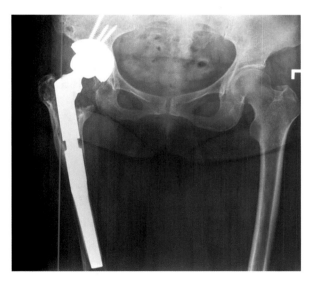

图 4-2-145　术后 5 年随访时，股骨近端残留的骨皮质围绕假体发生了重建，消除了大的骨缺损腔隙

结果：患者术后 10 天扶拐下地部分负重行走，术后 2 个月完全弃拐负重行走。

（刘华玮　周勇刚提供）

病例分析 44

病史简介：患者男性 68 岁，因右股骨颈骨折行右股骨头置换术后疼痛 7 年，加重并伴跛行 2 年入院。患者髋关节疼痛开始为启动痛，然后疼痛缓解，走路多了又感疼痛，后来疼痛逐渐加重而无法行走，来本院，以右股骨头置换术后假体松动收入院。入院后 X 线片显示右髋股骨头置换术后，骨水泥股骨假体松动，下沉，股骨髓腔很大，近端皮质菲薄，并有骨折，为 Paprosky ⅢB 型骨缺损（图 4-2-146）。

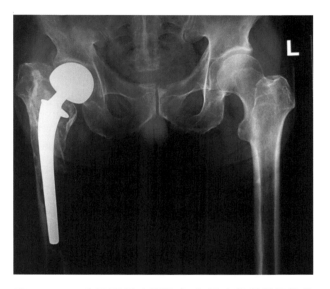

图 4-2-146　右髋股骨头置换术后，骨水泥股骨假体松动，下沉，股骨髓腔很大，近端皮质菲薄，并有骨折，为 Paprosky ⅢB 型骨缺损

诊断：右髋股骨头置换术后假体松动

手术方案：髋臼部分选择半圆形生物臼植入，股骨部分安全取出股骨假体和骨水泥后，采用远端固定锥形组配柄翻修，异体骨皮质骨做支撑植骨。选择陶瓷对陶瓷界面，36mm 股骨头假体。

诊疗过程分析：选择后外侧切口，显露股骨后，小心脱位，发现股骨近端皮质很薄，内侧及外侧均骨质处，股骨假体已经松动下沉，取出股骨假体，彻底清除周围的骨水泥。先使用生物髋臼假体植入髋臼，因为初始稳定很好，没使用螺丝钉增加稳定。然后小心扩大股骨远端髓腔，避免造成医源性骨折，植入 MP 假体。为了增强股骨假体周围的骨量，固定骨折，避免股骨转子区部分上移，减弱臀中肌的效能，使用异体皮质骨板做支撑植骨。然后，使用第四代陶瓷对陶瓷摩擦界面，36mm 大直径股骨头减少翻修术后脱位的风险（图 4-2-147）。

术后 4 年随访时,见异体皮质骨板与股骨整合重建,增加了股骨的骨量(图 4-2-148)。说明在翻修时,如果存在股骨干部有结构性缺损时,为了增加股骨骨量,进行异体皮质骨支撑植骨是有意义的。

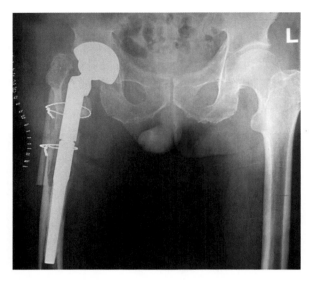

图 4-2-147 采用 MP 股骨假体翻修,为了增强股骨假体周围的骨量,固定骨折,避免股骨粗隆区部分上移,减弱臀中肌的效能,使用异体皮质骨板做支撑植骨

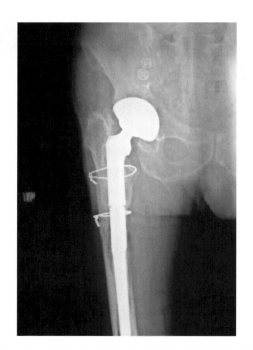

图 4-2-148 术后 4 年随访时,见异体皮质骨板与股骨整合重建,增加了股骨的骨量

结果:患者术后 2 周扶拐下地部分负重行走,术后 3 个月完全弃拐负重行走。

(刘华玮 周勇刚提供)

病例分析 45

病史简介:女性,56 岁。主诉因右髋关节置换术后疼痛 2 年入院。患者于 2 年前,因左髋 Crowe Ⅳ 先髋疼痛而行全髋关节置换术,手术中行股骨转子下截骨。术后下地走路一直感负重时疼痛,逐渐加重,来院拍片示左髋关节置换术后,股骨转子下截骨处出现肥大性骨痂,截骨远端假体周围出现连续性的较粗的透光线(图 4-2-149),以左全髋关节置换术后股骨假体远端不稳收入院。

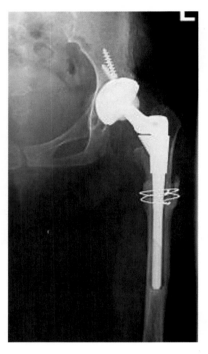

图 4-2-149 X 线片示左髋关节置换术后,股骨粗隆下截骨处出现肥大性骨痂,截骨远端假体周围出现连续性的较粗的透光线

诊断:左全髋关节置换术后股骨假体远端不稳

手术方案:后外侧入路,保留髋臼,单纯行股骨翻修,选择更粗一号的 S-ROM 假体,如果股骨距处骨质不够,可以将 Sleeve 反置安放。

诊疗过程分析:因为患者髋臼稳定,所以单纯翻修股骨。因为患者原来使用的 9mm 柄的 S-ROM 假体,虽然远端髓腔有所变粗,但是仍无法粗到可以容下 12mm 的远端固定柄,所以选择 S-ROM 假体翻修,现在远端髓腔变粗,可能会使用 11mm 的柄,这样近端的 Sleeve 必须从原来的 14B SML 改成 16B 或 16D,这样就不得不取出近端 Sleeve。术中脱位后,先将远端假体逆行打出,然后分离 Sleeve 与骨界面,取出 Sleeve,在取 Sleeve

时造成内侧股骨距处骨量丢失,所以置入新的16BSML Sleeve时将其反置,以获得最大的与宿主骨接触。然后植入11mmS-ROM柄(图4-2-150)。术后2年复查时,假体稳定,截骨端已经完全愈合,并重建塑形完成(图4-2-151)。

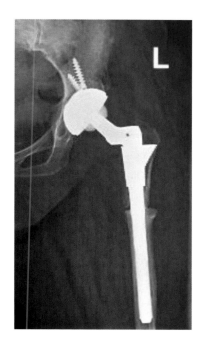

图4-2-150　采用11mmS-ROM柄翻修,近端Sleeve反置

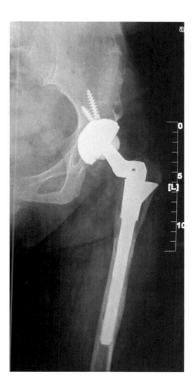

图4-2-151　术后2年,假体稳定,截骨端已经完全愈合,并重建塑形完成

结果:患者术后1周扶拐下地部分负重行走,术后2个月完全弃拐负重行走。

（刘华玮　周勇刚提供）

病例分析46

病史简介:患者女性,50岁。主诉双髋关节置换术后10年,双髋关节疼痛2年。于15年前无明显诱因出现双髋部疼痛,10年前行双髋关节置换术"采用无柄髋假体",近2年出现活动后双髋部疼痛,右髋关节活动时疼痛明显,行走距离约300m时疼痛症状加重,上下楼梯时须扶扶手,以双髋关节假体松动入住我科。X线片示双侧髋关节"无柄髋"假体置换术后,右髋假体松动(图4-2-152)。

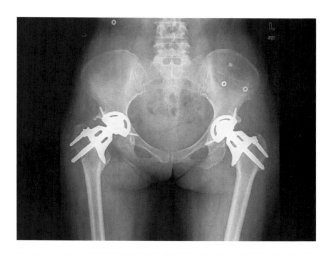

图4-2-152　双侧无柄髋关节置换术后,右侧髋关节假体松动

诊断:右髋关节置换术后假体松动

手术方案:后外侧入路,非骨水泥压配臼杯+螺钉加强固定+组配式近端固定假体。

诊疗过程分析:此患者术中探查见,原股骨柄侧假体周围见大量骨溶解颗粒,股骨侧假体固定钉松动,顺利取出股骨头及髋臼假体,屈曲内收内旋脱位股骨头,见关节腔内大量骨溶解颗粒,髋臼沉淀部分磨损,髋臼固定钉松动。无柄人工髋关节的设计理念表现在解剖学方面主要是保留了股骨颈,保留了股骨颈外形和长度、颈干角、前倾角及股骨颈血供,为正常的力学传导和生物学固定提供了良好的基础,减少因假体柄插入而引发的并发症。无柄人工髋关节的生物力学理念主要表现在最大限度保存了原有的应力传导和应力分布。在手术中应特别注意髋臼显露困难、股骨颈中心点偏差、罩杯安放偏差、复位困难、撞击脱位等问题。虽然无柄全髋置换术有种种理论上的优点,被其研制人称为"十好无柄","世纪人工髋关节",但其对全髋关节置换所面临的 2 个主要问题没有任何改进。首先全髋关节置换面临的最主要问题,是如何减少或避免聚乙烯磨损造成的骨溶解,而"无柄髋"仍然使用的是普通聚乙烯;其次,全髋关节置换面临的另一严重问题是脱位,而从假体设计考虑,应该增加头颈比,而"无柄髋"却减少了头颈比。从 1998 年开始第一个无柄髋关节置换至今有十几年的时间,但是翻修的病例不少。本病例在初次手术后 10 年出现假体松动,右髋内翻。术中探查可见关节腔内大量溶解颗粒,内衬严重磨损,髋臼内陷。取出假体后,髋臼侧选择生物固定臼杯。由于骨溶解造成髋臼侧骨缺损,为保证臼杯获得足够的骨质覆盖,不能选择常规的前倾角度进行安放。而股骨侧选择了组配式近端固定假体(图 4-2-153)。

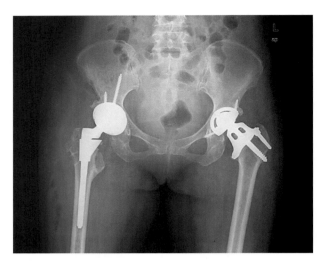

图 4-2-153 髋臼选择生物髋臼假体翻修,股骨选择近端固定组配式假体 S-ROM 翻修

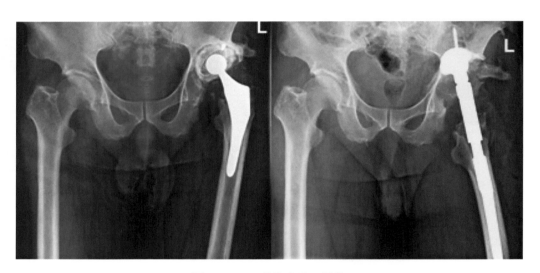

图 4-2-154 术前术后 X 线片

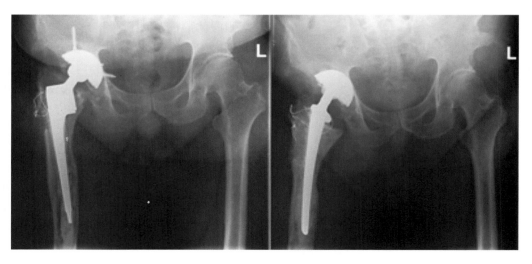

图 4-2-155 术前术后 X 线片

此类假体的优势在于可以调节股骨前倾角,从而获得满意的髋关节联合前倾角。

结果: 患者术后2周扶拐下地部分负重行走,术后3个月完全弃拐负重行走。

股骨组配式多孔假体按照固定部位可以分为两类:远端固定和近端固定。远端固定组配式柄,根据假体远端的形态可分成圆柱状柄和锥形柄。远端圆柱状柄可以用于Paprosky ⅢA型缺损;远端锥形柄可用于Paprosky ⅢB骨缺损,MP为其代表,特别适用于近段骨质量差,需要截骨的股骨畸形及某些假体周围骨折(图4-2-154)。近端固定组配式柄,需要近端骨量较好,适用于Ⅰ~Ⅱ型骨缺损,以S-ROM(Sivash-range of motion)为代表。尤其适用于原发病是Crowe Ⅳ的患者(图4-2-155)。

(刘华玮 周勇刚提供)

病例分析47

病史简介: 患者男性,82岁,以"左髋人工关节置换术后腰腿疼痛7年,加重1个月余"之主诉入院,患者17年前在外院行左髋人工关节置换术,术后患者恢复良好。7年前,无明显诱因出现术区及腰腿疼痛,无窦道、破溃及色素沉着,活动时疼痛症状加重,静息时症状消失,无夜间疼痛,无发热盗汗。患者未予重视,自行口服止痛药物治疗,近1个月,上述症状明显加重,就诊于我院。

入院体格检查: 患者挂双拐步入病房,左髋后外侧可见一长约10cm斜行手术瘢痕,局部无红肿、窦道等,皮温不高,左侧腹股沟区压痛阳性,股骨中上段压痛弱阳性,大转子叩击痛阳性,足跟轴向叩击痛阳性,左髋关节活动度:0°~80°,外展肌内收活动均受限,左下肢相对长度较右下肢短缩约2cm。双下肢皮肤感觉及肢体肌力未见明显异常。

实验室检查: 血常规:WBC:3.32×10^9/L,NE%:44.30%,ESR:26.00mm/h(正常<20mm/h),CRP:<1.00mg/L(正常0~8mg/L)。

影像学检查: 骨盆前后位X线片提示,左THA术后,骨水泥型髋臼假体及近端稳定性股骨柄假体均已明显松动,髋臼及股骨近端骨缺损,严重骨质疏松。(图4-2-156)

髋关节CT显示:髋臼Ⅰ、Ⅱ、Ⅲ区均骨缺损,但前后壁骨量尚可(图4-2-157)。

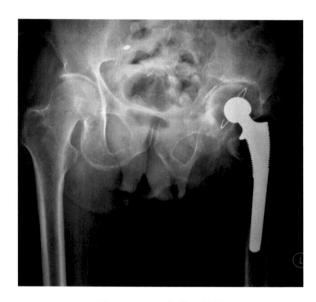

图4-2-156 术前X线片

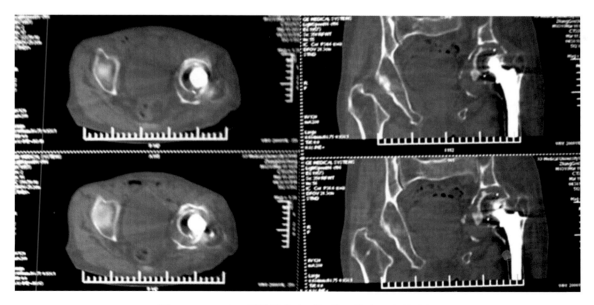

图4-2-157 CT显示髋臼Ⅰ、Ⅱ、Ⅲ区均大面积骨溶解

诊断:左侧全髋人工关节置换术后假体松动

治疗方案:此患者,无夜间痛及静息痛等症状,ESR 及 CRP 均无明显增高,局部术区也未见明显感染表现,综合考虑,我们初步判定,该患者为无菌性松动。患者股骨侧骨缺损为 Paproshy ⅢB型,骨缺损累及股骨近端干骺端及股骨干段,但峡部尚有部分骨质可承载假体,故我们术前计划使用生物型翻修柄,髋臼侧骨缺损为 Paproshy ⅡC 型,患者术前 X 线显示:髋臼内壁骨质缺损明显,泪滴已显示不清,同时骨溶解累及部分坐骨支,CT 显示臼顶部及底部骨缺损,但前后壁尚存,且考虑到患者年龄较大,术后活动量较小,螺旋臼初始稳定性好等,故虽然螺旋臼存在远期松动率较高的情况,髋臼侧我们仍选用螺旋臼假体。术中探查髋臼侧骨水泥臼已完全松动,较容易取出,髋臼侧翻修顺利完成(图 4-2-158,图 4-2-159),然后翻修股骨

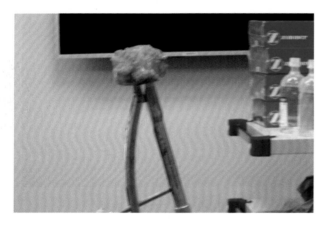

图 4-2-158 髋臼侧骨水泥臼已完全松动,较容易取出

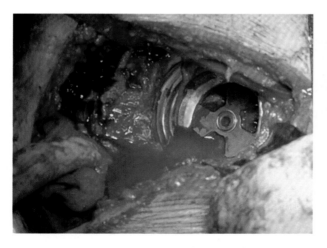

图 4-2-159 髋臼侧翻修顺利完成

侧,股骨侧假体为骨水泥型,试行拔柄,未拔出,为避免骨折,故行大转子截骨,取出假体及残留骨水泥,安装生物型矩形翻修柄,使用 6 根捆绑带牢固固定截骨端(图 4-2-160)。

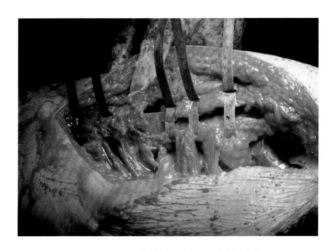

图 4-2-160 捆绑带牢固固定截骨端

结果:术后复查 X 线片示:假体位置良好(图4-2-161)。

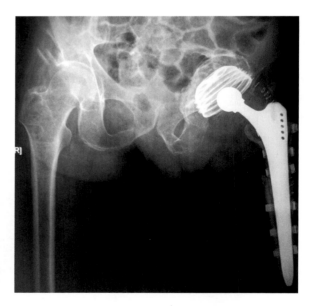

图 4-2-161 术后 X 线片示假体位置良好

患者术后卧床 2 个月后,扶双拐下床部分负重行走,疼痛症状完全消失,患者术后 2 个月及 4个月复查 X 线片示:假体位置良好,截骨端一部分愈合(图 4-2-162)。

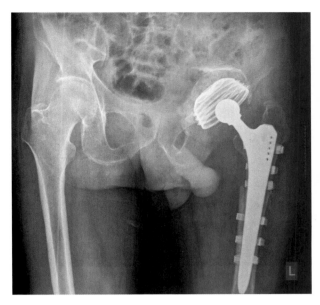

图 4-2-162 4 个月复查 X 线片示:假体位置良好,截骨端一部分愈合

(郭文涛 胥伯勇 曹力提供)

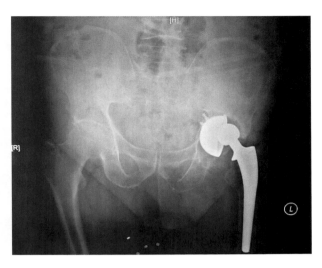

图 4-2-163 X 线片

病例分析 48

病史简介:患者男性,60 岁,2003 年因左股骨头缺血性坏死,在外院行左髋人工关节置换术,术后恢复良好,左髋部无特殊不适,于 2012 年 4 月无明显诱因下出现左髋部疼痛,随活动逐渐加重,休息后可缓解。患者诉疼痛位于髋关节外侧及前方腹股沟区,休息及睡眠时无明显疼痛。

入院体格检查:左髋可见一长约 15cm 手术瘢痕,无红肿、发热、压痛,左股骨大转子、左腹股沟中点压痛,左髋活动范围 0°~80°,左髋内收外展受限,左下肢肌力四级,Harris 评分 44 分。实验室检查:血常规正常,ESR10mm/h,CRP 3.3mg/L。

影像学检查:X 线(图 4-2-163)及 CT(图 4-2-164)检查:骨盆前后位 X 线片提示,左侧 THA 术后,原假体为骨水泥型假体,髋臼假体明显松动,外翻移位,股骨头中心上移,股骨柄假体未见明显移位、松动迹象。

诊断:左髋关节置换术后髋臼侧假体松动

手术方案:原手术切口,大号双锥度螺旋形臼杯,提供良好的初始稳定性。

诊疗过程分析:术前查体发现左股骨大转子、左腹股沟中点压痛,无大腿内外侧疼痛,血沉

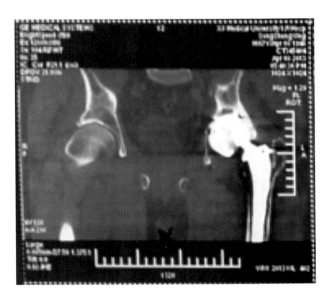

图 4-2-164 CT 扫描 髋臼负重区可见空洞样骨缺损

及 CRP 在正常值范围内,X 线及 CT 提示髋臼侧假体松动明显,外翻移位,股骨头中心上移,股骨柄假体未见明显移位、松动迹象。但髋臼环状结构尚完整,为 Paprosky ⅡB 型缺损,采用大号双锥度螺旋形臼杯,粗糙表面结合齿状螺纹确保早期植入稳定性,不需异体植骨及螺钉固定,防脱位内衬预防术后脱位的发生,能够恢复正常旋转中心。

结果:患者术后 3 天扶拐下地部分负重行走,术后 2 个月完全弃拐负重行走(图 4-2-165)。

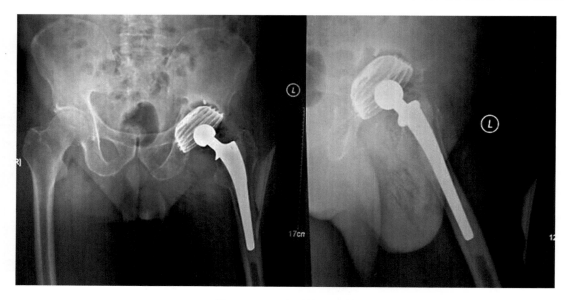

图 4-2-165 术后的 X 线片

（汪洋 李国庆 曹力提供）

病例分析 49

病史简介:患者女性,69 岁,因类风湿关节炎,在本院分别于 1998 年行右髋人工关节置换术,于 2004 年行左髋人工关节置换术后,于 2011 年无明显诱因出现右髋部疼痛、活动受限,行 X 线片提示右髋人工关节假体松动。

体格检查:双髋见长约 15cm 手术瘢痕,局部无窦道、红肿,右股骨大转子、腹股沟中点压痛阳性,右髋活动范围 0°~70°,左髋活动范围 0°~90°,右下肢外旋、外展活动受限。右下肢肌力三级,左下肢肌力四级。双下肢皮肤感觉正常。Harris 评分 34 分。实验室检查:血常规正常,ESR10mm/h(正常 <20mm/h),CRP 5mg/L(正常 <5mg/L)。

影像学检查:X 线及 CT 示(图 4-2-166,图 4-2-167):髋臼假体明显松动,外翻、向上移位,股骨头中心上移,股骨柄假体无明显移位,周围无骨质吸收区。

诊断:右髋人工关节置换术后假体松动:无菌性松动

手术方案:原手术切口,骨小梁金属(TM)臼杯,生物固定,螺钉辅助固定,获得良好初始稳定。

诊疗过程分析:根据入院后检查右股骨大转子、腹股沟中点压痛阳性,无大腿内外侧疼痛,血沉及 CRP 在正常值范围内,X 线及 CT 提示髋臼假体明显松动,外翻、向上移位,股骨头中心上移,

股骨柄假体无明显移位,周围无骨质吸收区。髋臼顶部缺损明显,股骨头中心上移,环状结构破坏。术中取出髋臼杯及球头,见髋臼侧缺损明显(图 4-2-168),为 Paprosky Ⅲ A 型缺损,采用骨小梁金属(TM)大号臼杯,与宿主骨接触超过 30% 即可得到良好的稳定性,避免异体骨颗粒植骨,能够恢复正常旋转中心,而且可以选择不同的内衬及大头预防术后脱位的发生(图 4-2-169)。

结果:患者术后 2 周扶拐下地部分负重行走,术后 2 个月完全弃拐负重行走。术后半年复查 X 线片,假体稳定固定(图 4-2-170)。

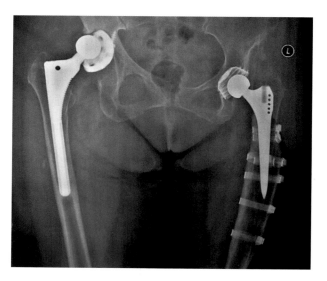

图 4-2-166 X 线片

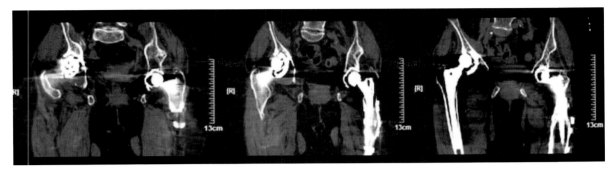

图 4-2-167　CT 扫描

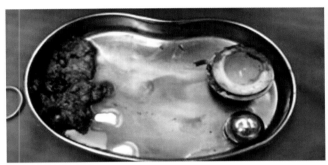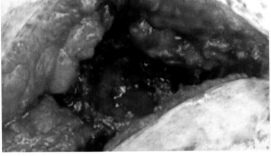

图 4-2-168　取出髋臼杯及球头,见髋臼侧缺损明显

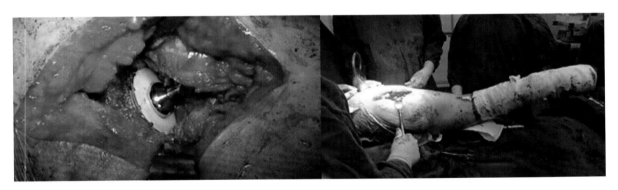

图 4-2-169　安放骨小梁金属臼杯并复位关节

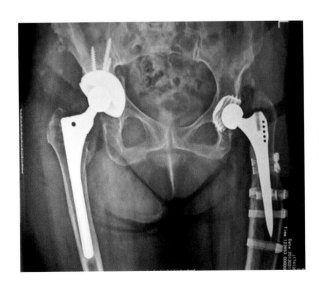

图 4-2-170　术后半年复查 X 线片,假体稳定固定

（汪洋　李国庆　曹力提供）

病例分析 50

病史简介：患者男性，51 岁。因"左髋疼痛 3 年，加重伴活动受限 1 个月"入院。于 2007 年在本院诊断为左股骨头缺血性坏死，行左髋人工关节置换术。术后关节功能、活动正常。入院前 3 年无明显诱因下出现活动后左髋部疼痛，并逐渐出现跛行，不伴发热，休息后可缓解。

入院体格检查：拄双拐行走，左髋周无皮肤、软组织红肿，皮温、张力正常；左髋主动屈髋 90°，伸 0°，外展 15°；左髋大转子、腹股沟中点压痛阳性。Harris 评分 62 分。实验室检查：血常规正常，ESR8mm/h，CRP 4.4mg/L。

影像学检查：X 线检查：骨盆前后位 X 线片（图 4-2-171）提示，左髋臼假体松动，内翻、向下移位，髋关节脱位，股骨头中心向上方脱位，与髋臼形成假关节，股骨柄假体未见明显松动，侧位片可见髋臼假体松动明显，髋臼周围骨质吸收，股骨柄假体位置良好。

诊断：左髋关节置换术后髋臼侧假体松动。

手术方案：原手术切口，髋臼支架，螺钉辅助固定，骨水泥技术。

诊疗过程分析：入院后检查左髋大转子、腹股沟中点压痛阳性，无大腿内外侧疼痛，血沉及 CRP 在正常值范围内，X 线提示左髋臼假体松动，内翻、向下移位，髋关节脱位，股骨头中心向上方脱位，与髋臼形成假关节，股骨柄假体未见明显松动，侧位片可见髋臼假体松动明显，髋臼周围骨质吸收，股骨柄假体位置良好。髋臼顶部缺损，股骨头中心上移明显，环状结构破坏，为 Paprosky ⅢB 型缺损，髋臼结构破坏，生物固定无法获得假体初始稳定，使用髋臼支架（cage）重建髋臼，螺钉固定，避免异体结构植骨，使用骨水泥将聚乙烯内衬以适当的角度固定于 cage 内，能够恢复正常旋转中心，预防术后脱位的发生（图 4-2-172）。

结果：患者术后 2 周扶拐下地部分负重行走，术后 2 个月完全弃拐负重行走。

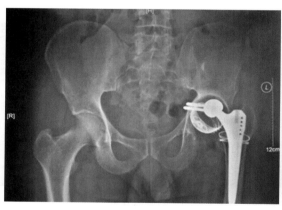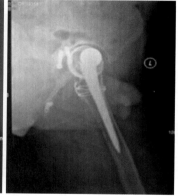

图 4-2-171　术前 X 线片

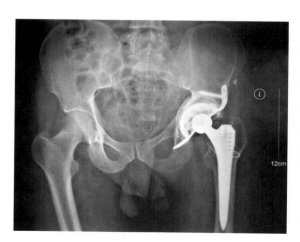

图 4-2-172　术后 X 线片

（汪洋　李国庆　曹力提供）

病例分析 51

病史简介：患者男性，72 岁。因"右髋人工关节置换术后 11 年，髋部疼痛 2 年，加重伴活动受限 3 个月"入院。患者于 2001 年因右股骨头缺血性坏死在外院行右髋人工关节置换术，术后关节功能、活动正常。入院前 2 年，逐渐出现活动后右髋部疼痛，不伴发热及跛行，疼痛常在夜间静息、休息时发生。入院前 3 个月，右髋症状加重伴跛行并且有深部触压痛。

入院体格检查：跛行步态，右髋周无皮肤、软组织红肿，皮温、张力正常；右髋主动屈髋 60°，伸 0°，内收、外展受限；右股骨大转子叩击痛、右下肢纵向叩击痛阳性，右下肢肌力三级。Harris 评分 54 分。实验室检查：血常规正常，ESR20mm/h，CRP 4.86mg/L。

影像学检查：X 线检查：患者 2011 年出现患髋症状时所拍摄的 X 线片（图 4-2-173）提示臼杯骨水泥 - 骨界面透亮区，提示为骨质溶解。

入院时查骨盆前后位 X 线片（图 4-2-174）提示，右髋人工关节置换术后，使用骨水泥型假体，骨水泥臼杯松动并向下移位，股骨头中心向上方移位且与髋臼形成假关节。股骨柄处似无明确松动痕迹。

冠状面及水平面 3D-CT 扫描（图 4-2-175）提示，臼杯周围松动明显，骨水泥 - 骨界面间见明显

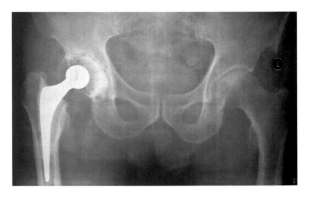

图 4-2-173　2011 年 X 线片

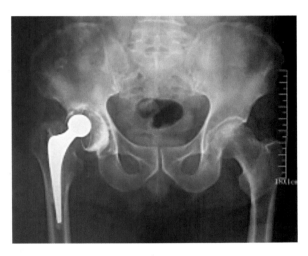

图 4-2-174　骨盆及患髋 X 线片

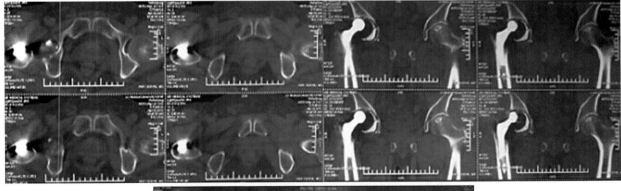

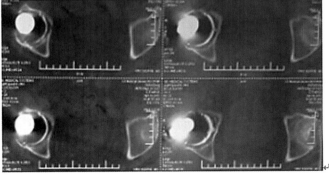

图 4-2-175　CT 扫描

骨溶解区,髋臼顶部被股骨头所磨损,股骨柄未见松动,固定牢靠,无移位。

诊断:右髋关节置换术后髋臼侧假体松动

手术方案:原手术切口(后外侧入路),选择大号双锥度螺旋形臼杯,提供好的初始稳定性。

诊疗过程分析:患者主要入院行血沉,CRP 检查,均在正常范围内,病史主要是腹股沟及大转子处活动后出现疼痛,无大腿前方及侧方的疼痛,影像学检查提示髋臼侧假体松动,X 线片及 CT 提示:初次置换使用的骨水泥臼杯及股骨柄,患者股骨假体周围未见有透光带,考虑股骨假体稳定,所以决定保留股骨假体。从片子可以看出股骨头中心

上移明显(>3cm),有较大的骨缺损,但是其内侧壁、前柱以及后柱骨结构较为完整,为 Paprosky ⅢA 型缺损。考虑患者已 72 岁,且骨水泥型假体取出后在髋臼内仍有残留骨水泥可能,故决定使用大号双锥度螺旋形臼杯,初始稳定性好,齿状结构固定牢靠,不需异体骨植骨,材料费用较低;能恢复正常旋转中心,可安放防术后脱位内衬,减少术后脱位的发生。以少的经济花费使患者最大限度地恢复功能。术中取出骨水泥型臼杯假体及其黏附的骨水泥(图 4-2-176)。

结果:患者术后 3 天扶拐下地部分负重行走,术后 1 个月完全弃拐负重行走(图 4-2-177)。

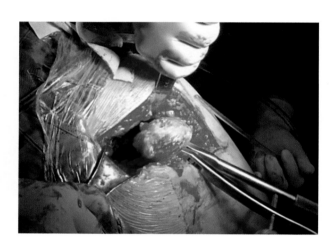

图 4-2-176 术中取出骨水泥型臼杯假体,及其黏附的骨水泥

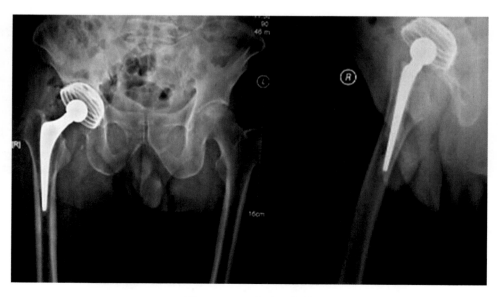

图 4-2-177 术后 X 线片

(莫和塔尔 李国庆 曹力提供)

病例分析 52

病史简介：患者男性，63 岁。因"双髋人工关节置换术后 12 年，右髋部疼痛 1 年"入院。12 年前因双侧股骨头缺血性坏死，在外院行双侧 THA。术后关节功能、活动正常。入院前 1 年，逐渐出现右髋部活动后疼痛（大腿前外侧），不伴发热及跛行，主要表现为活动后疼痛明显，休息后可缓解。入院前 6 个月，症状逐渐加重，自行口服止痛药物对症治疗。

入院体格检查：双下肢不等长，跛行步态，右下肢短缩约 2cm，双侧髋部分别可见一长约 20cm 手术瘢痕，右髋周无皮肤、软组织红肿，皮温、张力正常；主动屈髋 80°，伸 0°，外展 20°，内收及内外旋转活动受限，4 字试验阳性，大转子周围叩击痛，右下肢肌力 3 级。Harris 评分 44 分。实验室检查：血沉：22mm/h，C- 反应蛋白：6.05mg/L。

影像学检查：X 线检查：骨盆前后位 X 线片（图 4-2-178）提示，双侧 THA 术后，右侧髋臼假体内陷，与骨之间可见透亮的骨溶解区，股骨周围骨质密度不均，侧方及远端可见骨水泥影像。右髋侧位的 X 线片（图 4-2-179）提示股骨假体下沉，骨皮质菲薄，大转子周围骨皮质可见疑似缺损。

CT 扫描：冠状面及水平面扫描（图 4-2-179）提示，髋臼前内侧及负重区假体周围局部骨吸收，周围无反应性骨增生。股骨柄被骨水泥包裹，周围骨溶解明显。左髋部假体未见明显松动迹象。

诊断：右髋人工关节假体松动（无菌性松动）。

手术方案：原手术入路适当延长，清除骨水泥，选择大号双锥度螺旋形臼杯，翻修型锥形柄，获得初始稳定。

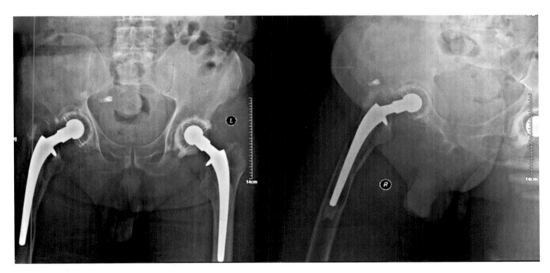

图 4-2-178 骨盆及患髋 X 线片

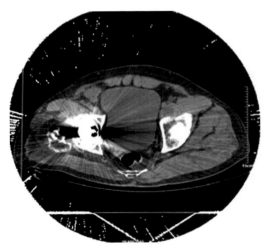
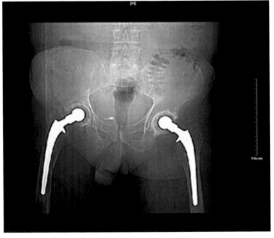

图 4-2-179 CT 扫描

诊疗过程分析: 患者入院后完善血沉、CRP,均无明显异常,主要症状为腹股沟及大转子处压痛,及大腿前方和外侧的疼痛,根据 X 线片及 CT 检查提示,双侧初次手术髋臼及股骨假体均为骨水泥型假体,右侧髋臼及股骨假体均松动,骨溶解明显,股骨头中心轻度上移(<3cm)但髋臼环形结构尚完好,其内侧壁、前柱以及后柱骨结构较为完整,为 Paprosky ⅡC 型缺损。股骨假体下沉,大转子处存在皮质缺损,股骨假体远端周围骨质破坏、重塑,峡部大于 4cm 为 Paprosky ⅢA 型缺损。对于髋臼侧ⅡC 型缺损,患者初次手术为骨水泥型假体,去除假体及骨水泥后髋臼内仍有可能残留骨水泥,使用大号双锥度螺旋形臼杯,初始稳定性好,齿状结构固定牢靠,不需异体骨植骨,材料费用较低;能恢复正常旋转中心,可安放防术后脱位内衬,减少术后脱位的发生。股骨侧为ⅢA 型缺损,采用翻修锥型直柄,该柄截面为矩形,有较好的抗旋转能力,减少对髓腔血运的破坏,干骺端贴合稳定,翻修柄的长度可跨越股骨峡部,获得初始即刻稳定。且股骨皮质菲薄,近端外侧可见骨皮质缺损,术中出现了缺损水平的骨折,使用捆绑带加固固定。

结果: 患者术后 4 周扶拐下地部分负重行走,术后 2 个月完全弃拐负重行走(图 4-2-180)。

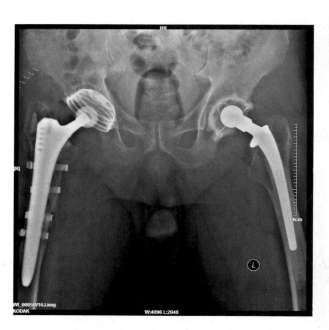

图 4-2-180 患者术后 X 线片

(莫和塔尔 李国庆 曹力提供)

病例分析 53

病史简介: 女,78 岁,左全髋关节置换术后 14 年,疼痛 2 年加重 2 个月。患者于 2000 年在当地医院因左髋关节骨关节炎行左髋生物型人工全髋关节置换术,术后恢复良好。2 年前髋关节开始出现疼痛并伴跛行,行走时疼痛加重,休息后好转。近 2 个月疼痛严重,无法行走,左髋关节活动受限,至我院就诊。专科检查示:左髋部腹股沟区压痛(+),活动受限,活动度屈曲 0°~80°,内收 5°,外展 15°,托马斯征阳性,4 字试验(+)。X-ray:左髋臼巨大骨溶解,髋臼中心上移大于 3cm,Kohler 线中断,泪滴破坏,坐骨骨质骨溶解(图 4-2-181)。CT 示:髋臼前后壁及上方均严重溶解破坏,股骨侧假体近端少量骨溶解(图 4-2-182,图 4-2-183)。

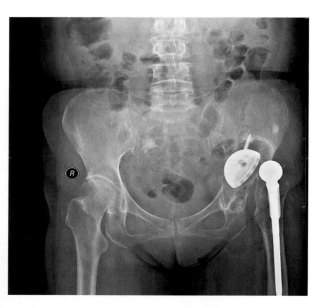

图 4-2-181 术前 X 线片

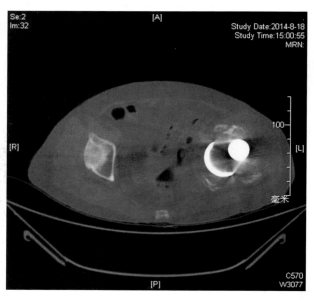

图 4-2-182 术前 CT

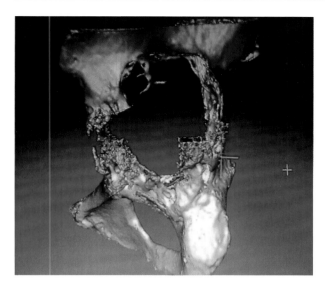

图 4-2-183　术前 CT 三维重建

分型：髋臼侧 Paprosky ⅢB 型；股骨侧 Paprosky Ⅰ型。

诊断：左侧人工全髋关节置换术后假体松动伴巨大髋臼骨溶解

诊疗分析过程：患者髋臼侧骨溶解严重，CT 提示前后壁明显缺损，预计术中很难夹持巨大臼杯，市售 Cage 可能无法获得良好的初始稳定性。为确证我们的推断，利用快速原型技术制作患者骨盆的 3D 模型，在模型上设计 Cage，为获得良好的假体支撑，在 Cage 上方设计制作金属 3D 打印多孔支撑体，通过螺钉与 Cage 组合（图 4-2-184）。体外再次演示 Cage 大小合适，支撑稳定。遂收治患者入院准备手术。患者入院后完善相关检查，积极术前准备，在全麻下行左侧全髋关节翻修术（原假体为蛇牌假体）。

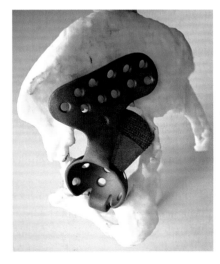

图 4-2-184　术前 3D 打印模型及选择假体

全麻后，患者取右侧卧位，常规消毒铺巾，左侧大腿后外侧切口，逐层切开皮肤、皮下、旋股外侧肌及髂胫束、关节囊暴露髋关节，髋臼骨溶解巨大（paprosky ⅢB），人工髋臼向上方移位，周围滑膜增生，取出臼杯，清理髋臼内及周缘大量坏死组织，探及髋臼底骨溶解，前后柱残留少量骨质，置入人工定制的带 3D 打印支撑块 Cage；下方勾住闭孔，髂骨固定翼 6 枚螺钉固定，Cage 与宿主骨空间内植入同种异体骨颗粒，骨水泥固定 47mm 聚乙烯假体。清理股骨柄周围组织，髓腔内植骨，更换股骨头。复位，检查髋关节稳定，伸屈 0°~90° 关节稳定。C 形臂机透视假体大小适合，植入位置好。充分止血，彻底冲洗，留置一枚引流管，逐层缝合，术毕。术中出血约 800ml，输血 600ml。术后给予头孢二代抗生素预防感染。

结果：患者术后 3 天非负重下地行走，术后 4 周开始部分负重，12 周完全弃拐负重行走（图 4-2-185）。

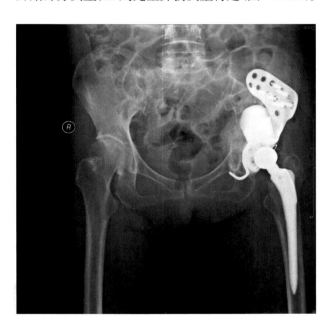

图 4-2-185　术后 X 线片

关注点：Cage 翻修手术成功的关键在于 Cage 是否能获得来自宿主骨的坚强支撑，以往利用 Cage 处理巨大髋臼骨缺损时，常采用大块同种异体骨填充支撑，异体骨的吸收将导致 Cage 松动失败，此病例我们采用定制网格钛合金支架作为支撑体，既保证不会出现吸收塌陷，而且支撑体表面的多孔结构有利于宿主骨与支撑体的结合。

（朱振安　李慧武提供）

参 考 文 献

1. Kurtz S, Mowat F, Ong K, et al. Prevalence of primary and revision total hip and knee arthroplasty in the United States from 1990 through 2002. J Bone Joint Surg Am 2005, 87: 1487-1497.

2. Lohmander LS, Engesaeter LB, Herberts P, et al. Standardized incidence rates of total hip replacement for primary hip osteoarthritis in the 5 Nordic countries: similarities and differences. ActaOrthop 2006, 77: 733-740.

3. Babis GC, Sakellariou VI, O'Connor MI, et al. Proximal femoral allograft-prosthesis composites in revision hip replacement: a 12-year follow-up study. J Bone Joint Surg Br 2010, 92: 349-355.

4. DAntonio J, McCarthy JC, Bargar WL, et al. Classifiation of femoral abnormalities in total hip arthroplasty.ClinOrthopRelat Res 199, (296): 133-139.

5. Valle CJ, Paprosky WG. Classification and an algorithmic approach to the reconstruction of femoral defiiency in revision total hip arthroplasty. J Bone Joint Surg Am 2003, 85-A Suppl 4: 1-6.

6. Saleh KJ, Holtzman J, Gafni A, et al. Reliability and intraoperative validity of preoperative assessment of standardized plain radiographs in predicting bone loss at revision hip surgery. J Bone Joint Surg Am 2001, 83-A: 1040-1046.

7. Toms AP, Smith-Bateman C, Malcolm PN, et al. Optimization of metal artefact reduction (MAR) sequences for MRI of total hip prostheses. ClinRadiol 2010, 65: 447-452.

8. Cameron HU. The long-term success of modular proximal fixation stems in revision total hip arthroplasty. J Arthroplasty 2002, 17: 138-141.

9. Emerson RH, Head WC, Higgins LL. Clinical and radiographic analysis of the Mallory-Head femoral component in revision total hip arthroplasty.A minimum 8.8-year andaverage eleven-year follow-up study. J Bone Joint Surg Am 2003, 85-A: 1921-1926.

10. Kwong LM, Miller AJ, Lubinus P. A modular distal fiation option for proximal bone loss in revision total hip arthroplasty: a 2-to 6-year follow-up study. J Arthroplasty 2003, 18: 94-97.

11. McCarthy JC, Lee JA. Complex revision total hip arthroplasty with modular stems at a mean of 14 years.ClinOrthopRelat Res 2007, 465: 166-169.

12. Paprosky WG, Aribindi R. Hip replacement: treatment of femoral bone loss using distal bypass fiation. Instr Course Lect 2000, 49: 119-130.

13. Paprosky WG, Greidanus NV, Antoniou J. Minimum 10-year-results of extensively porous-coated stems in revision hip arthroplasty. ClinOrthopRelat Res 1999, (369): 230-242.

14. Weeden SH, Paprosky WG. Minimal 11-year follow-up of extensively porous-coated stems in femoral revision total hip arthroplasty. J Arthroplasty 2002, 17: 134-137.

15. Lawrence JM, Engh CA, Macalino GE, et al. Outcomeof revision hip arthroplasty done without cement. J Bone Joint Surg Am 1994, 76: 965-973.

16. Duncan CP, Masterson EL, Masri BA. Impaction allografting with cement for the management of femoral bone loss.OrthopClin North Am 1998, 29: 297-305.

17. Halliday BR, English HW, Timperley AJ, et al. Femoral impaction grafting with cement in revision total hipreplacement. Evolution of the technique and results. J BoneJointSurg Br 2003, 85: 809-817.

18. Lamberton TD, Kenny PJ, Whitehouse SL, et al. Femoral impaction grafting in revision total hip arthroplasty: a follow-up of 540 hips. J Arthroplasty 2011, 26: 1154-1160.

19. Morgan HD, Leopold SS. Impaction allografting of the femur in revision total hip surgery. Am J Orthop (Belle Mead NJ) 2004, 33: 381-383.

20. Morgan HD, McCallister W, Cho MS, et al. Impaction allografting for femoral component revision: clinical update. ClinOrthopRelat Res 2004, (420): 160-168.

21. Ornstein E, Linder L, Ranstam J, et al. Femoral impaction bone grafting with the Exeter stem-the Swedish experience: survivorship analysis of 1305 revisions performed between 1989 and 2002. J Bone Joint Surg Br 2009, 91: 441-446.

22. Regis D, Sandri A, Bonetti I. Long-term results of femoral revision with the Wagner Self-Locking stem. SurgTechnol Int2013, 23: 243-250.

23. Van Houwelingen AP, Duncan CP, Masri BA, et al. High survival of modular tapered stems for proximal femoral bone defects at

5 to 10 years followup. ClinOrthopRelat Res 2013,471:454-462.

24. Rodriguez JA,Deshmukh AJ,Klauser WU,et al. Patterns of osseointegration and remodeling in femoral revision with bone loss usingmodular,tapered,fluted,titanium stems. J Arthroplasty 2011,26:1409-1417.

25. McInnis DP,Horne G,Devane PA. Femoral revision with a flted,tapered,modular stem seventy patients followed for a mean of 3. 9 years. J Arthroplasty 2006,21:372-380.

26. Kop AM,Keogh C,Swarts E. Proximal component modularity in THA--at what cost? An implant retrieval study.ClinOrthopRelat Res 2012,470:1885-1894.

27. Pluhar GE,Heiner JP,Manley PA,et al. Comparison of three methods of gluteal muscle attachment to an allograft/endoprosthetic composite in a canine model. J Orthop Res 2000,18:56-63.

28. Dallari D,Pignatti G,Stagni C,et al. Total hip arthroplasty with shortening osteotomy in congenital major hip dislocation sequelae. Orthopedics 2011,34:e328-e333.

29. Donati D,Giacomini S,Gozzi E,et al. Proximal femur reconstruction by an allograft prothesis composite. ClinOrthopRelat Res 2002,（394）:192-200.

30. Farid Y,Lin PP,Lewis VO,et al. Endoprostheticand allograft-prosthetic composite reconstruction of the proximal femur for bone neoplasms.ClinOrthopRelat Res 2006,442:223-229.

31. Lee SH,Ahn YJ,Chung SJ,et al. The use of allograft prosthesis composite for extensive proximal femoral bone defiiencies:a 2-to 9. 8-year follow-up study.J Arthroplasty. 2009,Dec;24(8):1241-1248.

32. Roque PJ,Mankin HJ,Malchau H. Proximal femoral allograft:prognostic indicators. J Arthroplasty 2010,25:1028-1033.

33. Wang JW,Wang CJ. Proximal femoral allografts for bonedeficiencies in revision hip arthroplasty:a medium-term follow-up study. J Arthroplasty 2004,19:845-852.

34. Haddad FS,Garbuz DS,Masri BA,et al. Femoral bone loss in patients managed with revision hip replacement:results of circumferential allograftreplacement. Instr Course Lect 2000,49:147-162 .

35. Haddad FS,Spangehl MJ,Masri BA,et al. Circumferential allograft replacement of the proximal femur.A critical analysis. ClinOrthopRelat Res 2000,（371）:98-107.

36. Gross AE,Hutchison CR. Proximal femoral allografts for reconstruction of bone stock in revision hip arthroplasty. Orthopedics 1998,21:999-1001.

37. Crawford SA,Siney PD,Wroblewski BM. Revision of failed total hip arthroplasty with a proximal femoral modular cemented stem. J Bone Joint Surg Br 2000,82:684-688.

38. Blackley HR,Davis AM,Hutchison CR,et al. Proximal femoral allografts for reconstruction of bone stock in revision arthroplasty of the hip. A nine to fiteen-year follow-up. J Bone Joint Surg Am 2001,83-A:346-354.

39. Head WC,Berklacich FM,Malinin TI,et al. Proximal femoral allografts in revision total hip arthroplasty. ClinOrthopRelat Res 1987,（225）:22-36.

40. Zmolek JC,Dorr LD. Revision total hip arthroplasty.The use of solid allograft. J Arthroplasty 1993,8:361-370.

41. Haddad FS,Garbuz DS,Masri BA,et al. Structural proximal femoral allografts for failed total hip replacements:a minimum review of fie years. J Bone Joint Surg Br 2000,82:830-836.

42. Chandler H,Clark J,Murphy S,et al. Reconstruction of major segmental loss of the proximal femur in revision total hip arthroplasty.ClinOrthopRelat Res 1994,（298）:67-74.

43. Roos BD,Roos MV,Camisa A. Circumferential proximal femoral allografts in revision hip arthroplasty:four to 20 years follow-up. Hip Int 2013,23:66-71.

44. Sporer SM,Paprosky WG. Femoral fixation in the face of considerable bone loss:the use of modular stems. ClinOrthopRelat Res 2004,（429）:227-231.

45. Gross AE,Hutchison CR. Proximal femoral allografts for reconstruction of bone stock in revision arthroplasty of the hip. OrthopClin North Am 1998,29:313-317.

46. Masri BA,Masterson EL,Duncan CP. The classification and radiographic evaluation of bone loss in revision hip arthroplasty. OrthopClin North Am 1998,29:219-227.

47. Safi O,Kellett CF,Flint M,et al. Revision of the deficient proximal femur with a proximal femoral allograft. ClinOrthopRelat Res 2009,467:206-212.

48. Biau DJ,Larousserie F,Thévenin F,et al. Results of 32 allograft-prosthesis composite reconstructions of the proximal femur. ClinOrthopRelat Res 2010,468:834-845.

49. Parvizi J,Sim FH. Proximal femoral replacements with of revision hip arthroplasty done without cement. J Bone Joint Surg Am 1994,76:965-973.

50. ShethNP,Nelson CL,Springer BD,et al. Acetabular bone loss in revision total hip arthroplasty:evaluation and management. J Am AcadOrthopSurg,2013,21(3):128-139.

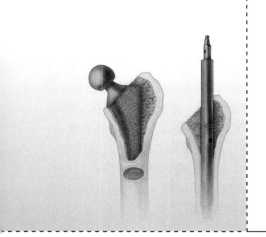

第五章

全髋关节置换术后假体脱位

第一节　概述

全髋关节置换术（total hip arthroplasty,THA）通过多年的发展已成为治疗髋关节疾病及重建髋关节功能最为有效的方法。随着 THA 在各大医疗机构快速开展，其术后的并发症亦日渐增多。其中，髋关节假体脱位是 THA 术后严重的并发症之一，发生率仅次于人工关节无菌性松动，是导致 THA 术后翻修最常见的原因之一，给患者带来了巨大的痛苦及高昂的费用。De 及其同事通过研究发现 THA 术后及 THA 翻修术后假体脱位给患者分别增加了 342% 和 352% 的费用。

有关 THA 术后脱位率的报道差异很大，从初次置换的 0.04% 到翻修术后高达 25%。某一特定研究的脱位率取决于多种因素，如患者分组混杂、术者的经验和手术入路等影响。Morrey 回顾了1973—1987 年的 16 个研究中心的 35 000 病例中，不分手术入路、假体种类及围术期的处理等，脱位率是 2.23%。国内的学者报道的脱位率与国外相当，为 2%~3%。很显然，THA 术后首次脱位可发生于术后任何时间，随着随访时间越长，发生关节脱位的患者数目越多。大多数脱位发生在术后 3个月，超过 60% 的脱位发生在术后 4~5 周之后。一旦发生脱位，再次脱位发生的风险就很高，有报道为接近 33%。首次脱位的时间对是否发生再次

脱位非常重要，有研究报道在软组织愈合前，即术后 1 个月内早期关节脱位的复发率远低于迟发性关节脱位者。THA 术后出现迟发性关节脱位可能与下列因素有关：创伤或髋关节周围组织的慢性改变（例如随时间延长出现的假关节囊松弛性增加）、缺乏有效康复锻炼导致肌肉力量日益减弱、髋臼聚乙烯材料的磨损及变形或假体松动。

一、原因

（一）患者因素

1. 术前诊断　研究发现因髋部骨折行 THA 的患者的脱位率明显高于其他初次 THA，可能的原因是软组织和骨质的创伤影响术中定位标志以及稳定性。Woo 和 Morrey 还认为其他疾病如：骨性关节炎、类风湿关节炎、股骨头缺血坏死、髋臼发育不良等可能都是危险因素，但是没有发现必然的联系，还需进一步研究。

2. 髋部手术史　最有意义的危险因素是髋关节手术史，既往有髋部手术导致软组织损伤，软组织损伤包括外旋外展肌群损伤，术后关节囊松弛是导致脱位率高的原因。Kosashvili 等通过对 749例 THA 术后翻修的患者，发现翻修的次数越多，其脱位的风险越大，第 1 次、2 次、3 次及 3 次以上翻修术后的脱位率分别是 5.68%、7.69%、8.33% 及27.45%。

3. 并存疾病诊断　神经肌肉疾病很早就被认

为与脱位有关,这可与此类患者存在肌力不足、肌平衡觉缺失、依从性差等有关。Hedlundh 和 Fredin 进行了一项对照研究,对 65 例患者进行姿势和稳定性测试,与未脱位患者相比,脱位患者的平衡性和振动感觉受到了破坏。大脑异常、精神异常以及酗酒的患者脱位率增高,这点已有报道。Woolson 等把大脑功能障碍(意识错乱状态、过量的酒精摄入史)和神经肌肉失调作为潜在的危险因素来研究,结果显示:在患者相关因素中,大脑功能失调是唯一能增加脱位风险的危险因素。

4. 性别　女性被认为是脱位的危险因素,文献报道女性和男性脱位比例为 2∶1~3∶1,其原因可能是因为女性患者肌肉力量下降以及延展性增加,但具体原因还需进一步证实。

5. 年龄和体重类型　有文献报道年龄也是可作为脱位的危险因素,特别是年龄大于 80 岁发生脱位的风险更大,可能与继发性肌肉力量下降、容易摔倒及不能坚持术后康复锻炼等有关。

最近大量的研究发现,体重是影响 THA 术后脱位重要的因素。Lübbeke 等对 15 个研究荟萃分析得出肥胖是增加脱位的重要因素。进一步,Elkins 及其同事还研究了肥胖导致脱位风险增加的生物力学机制。

(二)术者因素

外科医生的经验水平、手术入路、假体方向、髋关节软组织张力的保护在维持髋关节稳定性中均起到重要的作用,这些因素直接与外科医生相关。

1. 外科医生的经验　手术经验与脱位率有直接关系,精湛的技术及丰富的经验可以有效降低 THA 术后脱位的风险。Hedlundh 及其同事回顾了 4230 例后路初次 THA 的病例,总脱位率为 3%,但是缺乏经验的外科医生,即完成 15 例以下 THA 者,脱位率是经验丰富的 2 倍。脱位的几率随外科医生的经验增加逐渐减少,当完成 30 例后达到稳定水平。对于每年置换 10 例者,脱位的危险性下降一半。

2. 手术入路　后路手术通常认为容易导致脱位,许多作者报道脱位率是前路手术入路的 2~3 倍。可能的原因后路手术髋臼假体前倾不够、后关节囊缺损以及软组织损伤的不同是导致后入路的脱位率明显增高的原因。最近 Berry 等报道了涉及 21 047 髋的研究结果,发现后路脱位率高于前外侧入路、转子间入路。但后侧入路有以下优点:可以充分暴露、操作较其他入路简单、缩短手术时间,很多医生倾向于此入路。近来,有报道在后路手术中采用一种更完善的修复技术,即将关节囊、短外旋肌、股方肌原位解剖缝合,在避免后脱位中取得了极大的成功。在一组将近 800 例患者的严格对照研究中,395 例进行了修复。未修复组有 16 例脱位,而修复组无一例脱位。

3. 假体的位置　假体位置被认为是术后保持髋稳定的最关键因素之一,首先术前确定合适的假体位置对稳定非常重要,其次是如何正确且稳定维持患者的体位对防止不正确的评估骨盆方向亦非常重要,最后怎样将假体精确地安放。但髋臼假体的准确位置却很难达成一致。Barrack 等认为外展 45° ± 10°,前倾 20° ± 10°;Lewinnek 等限定了一个安全范围:在外展 40° ± 10°,前倾 15° ± 10° 时脱位率是 1.5%,臼杯位置超出此范围脱位率是 6.1%。最优的假体位置不仅依靠确定统一的角度范围,还要根据手术入路、股骨假体与臼假体之间的相互位置、患者的个体情况。后路手术时,大的前倾能保证碰撞之前的更大屈曲度,还能减轻对后方薄弱软组织的压力。McCollum 建议的 20°~40° 适合于后路,Lewinnek 建议的 5°~25° 适合于前外侧或直接外侧入路。与髋臼位置不良相比,很少报道关注股骨假体的位置不良,可能是很多临床医生认为股骨假体的位置不佳在术中能被容易地避免,再者术后 X 线片上很难测量。值得注意的是柄或臼的前倾角单独变化时可能不引起脱位,而两者之和变化时则可能导致脱位。Jolles 等就发现总的前倾角不在 40°~60°,脱位的危险增加 6~9 倍,总的前倾 >60° 会增加前脱位的危险,总的前倾 <40° 会增加后脱位的机会。

4. 软组织张力　软组织失衡是影响假体脱位的重要因素,外展无力是髋脱位的突出特点。重建髋关节关节周围软组织张力对减少全髋关节置换术后脱位非常重要。首先,THA 手术导致关节软组织损伤或者被切除以使手术暴露方便,这种手术创伤对髋关节的稳定性不利。因此,人们经常讨论后路手术时完全修复软组织对重建髋关节周围软组织张力的作用。修复的目的在术后早期提供更稳定的软组织袖,且形成瘢痕以便形成假关节囊。在后路手术时,如果没有修复后方软组织,术后经常在前方形成假关节囊,这可能会增加撞击的风险,导致髋关节不稳定。其次,手术会导致股骨偏心距的改变,股骨的偏心距是指股骨头旋转中心到股骨长轴间的垂直距离,是外展肌通过作用于髋关节而获得关节动力性稳定的重要因素。偏心距的改变影响外展肌的效应和肌力,进而影响术后髋的稳定性。有研究发现脱位患者偏心距的平均减少量(平均 5.2mm)大于髋稳定患者偏心距的平均减少量(平均 0.02mm)。偏心距减小造成术后髋不稳定的可能原因:①偏心距减小,使股骨靠近骨盆,引起髋关节的活动范围受限及周围的软组织松弛,从而导致术后髋关节不稳和脱位;②引起外展肌力臂减小,外展肌增加用力才能保持行走中骨盆的平衡,这不利于肢体外展功能的恢复,也将增加关节负重面压力及关节内磨损。再次,大转子截骨后不愈合或外展肌撕脱会导致术后软组织张力不足进而引起高的脱位风险。Woo 和 Morrey 发现以往有大转子截骨后不愈合史的患者术后脱位率高达 17.6%,而愈合的患者脱位率只有 2.8%。

(三) 假体因素

假体尺寸以及 THA 术后稳定性的关系研究很多。股骨头大小、头和颈尺寸的比率及髋臼假体的几何形状是研究的重点。

1. 股骨头的大小　大量的研究均证明了增大股骨头直径可以明显降低脱位的风险。理论上直径大的假体头有 3 个优点:①提高头颈比,减少碰撞的发生,增加运动范围;②大头在脱位时移动的距离大;③大头对周围软组织施加更大的张力,使髋关节更稳定。Kelley 及其同事在一项前瞻性随机研究中,显示当 22mm(脱位率 36%)股骨头被 28mm(无脱位)股骨头代替时,脱位率明显降低。Bartz 及其同事利用全髋置换的尸体模型检测股骨头假体的尺寸对全髋置换术后导致撞击和后脱位的所需活动范围的影响。股骨头尺寸的大小与脱位时的屈曲角度有明显显著关系。股骨头尺寸从 22mm 增加到 28mm,导致撞击和后脱位所需的屈曲角度增大。股骨头尺寸从 28mm 增加到 32mm,关节活动范围增加不明显。在临床上 32mm 大头假体头使用也受到限制,原因是增加了聚乙烯磨损,进而引起骨溶解、松动。

2. 髋臼假体　髋臼假体的改进为外科医生提供了更多几何形状的假体。设计上的改变包括后壁的提高、关节面几何形状的改变,以及采用限制型聚乙烯假体防止脱位。聚乙烯边缘高度的改进是为了增加髋臼某一边的相对深度,这样使股骨头脱位时必须越过更远的距离,与增大股骨头一

样。使用边缘增高的髋臼内衬可以明显降低脱位率。这种衬垫的优点被限制了髋臼假体的活动范围所抵消。当做直接撞击增高的边缘的运动是可能发生早期撞击,这种所谓的股骨颈与髋臼的边缘撞击也与聚乙烯磨损加速有关。限制型髋臼假体由聚乙烯植入物组成,可以将股骨头锁在髋臼上。作为对有脱位倾向的患者的预防措施,可以用于初次全髋关节置换,也可以用于翻修,可以明显降低脱位的风险。

3. 臼杯大小　最近有关于臼杯大小与脱位率的关系的研究。Kelley 及其同事对臼杯大于 56mm 与臼杯 54mm 及更小的进行了比较,发现小臼杯脱位率显著降低。在这之前,很少人将髋关节稳定性与髋臼尺寸联系起来。在这个研究中,同时还发现股骨头和臼杯不匹配,尤其是股骨头小、髋臼杯大时,脱位率很高。他们认为这是因为股骨头假体尺寸与患者原来的股骨头尺寸不匹配。但髋臼假体很大时,术后形成的假关节囊离股骨头较远,以及髋臼假体与股骨头之间的撞击可能导致不稳。

4. 股骨颈设计　颈直径影响活动范围,其次可能发生撞击及脱位。D'Lima 及其同事利用电脑模型,研究头颈率改变及活动范围的影响。他们发现头颈率越小,活动范围越小,但几乎没有撞击。增加假体袖,也就是股骨颈直径增加 2mm,活动范围减少 1.5°~8.5°。Kelley 及其同事还认为颈几何形状的细微改变,尤其无凹面颈,导致脱位率增高。

(四) 术后因素

大部分脱位发生在术后不久,经常在 3 个月内。理疗及患者遵守治疗的依从性是术后影响脱位的重要因素。

1. 理疗 / 康复　在进行康复的时候,脱位是有可能预防的。许多患者在术后急性期出院后需要到康复中心进行术后康复,指导患者正确的活动方式,促进患者软组织愈合。Krotenberg 及其同事比较了在住院期间和在康复中心期间脱位率的不同,结果发现后者比前者没有显著增高。在双极半髋置换患者,后者较前明显低,他们推测低脱位率是因为作用于髋关节的力量转移,但是需要更进一步的研究。

2. 依从性　前面提到,大脑疾病、精神疾病、酗酒的患者脱位率高。处于精神紧张状态的患者依从性术后注意事项比较困难。Krotenberg 及其同事提到至少 50% 患者脱位是因为他们的依从性差。

二、脱位的分型

脱位按照脱位的方向,我们可以分为前脱位、后脱位及侧方脱位,其中后脱位更常见。后脱位常发生在过屈、内旋和内收,长期以来认为是由于后路手术所致。前脱位常发生于过伸、内旋和内收,常见于前路手术后,也见于后路手术后。

Dorr 等按照不同原因将关节不稳定分成以下4型:Ⅰ型:脱位是由于不恰当的患肢活动引起,即体位性脱位;Ⅱ型:软组织不平衡性脱位即髋关节肌肉功能长度改变;Ⅲ型:假体位置不当性脱位,即股骨或髋臼位置或倾角异常;Ⅳ型:假体位置不当与软组织不平衡同时存在的脱位。上述各型与各种因素相关,其防治的方法也不相同。Ⅲ型假体放置失误最高,Ⅱ型软组织失衡次之,Ⅰ型体位性次之。进一步,最近 Wera 及其同事根据病因更加详细的分型来指导治疗,他们将脱位分为6类:Ⅰ型:髋臼假体位置不良;Ⅱ型:股骨柄假体位置不良;Ⅲ型外展肌无力(软组织张力障碍);Ⅳ型:撞击;Ⅴ型:聚乙烯内衬磨损;Ⅵ型:原因不明的髋关节不稳。他们认为这样分型可以更好地指导治疗,其中Ⅲ型软组织张力障碍是最常见的原因,且处理最困难及治疗的失败率是最高的(6/22,22%)。Dorr 及其同事还根据脱位后治疗方法的不同分为4类:Ⅰ类经闭合复位治疗成功的脱位;Ⅱ类经再次手术解决的脱位;Ⅲ类经再次手术又有脱位但经闭合复位成功解决的脱位;Ⅳ类需多次手术解决的脱位。

三、脱位的预防

脱位的预防方法主要分为三类:术前预防、术中预防、术后预防。

(一) 术前预防措施

通过在术前发现高危患者并给予适当的术前预防措施,某些脱位是可以避免的。前面关于脱位因素的流行病学讨论可以帮助医生确定高脱位风险的人群。有些有高脱位风险的患者应被认为是THA 的禁忌证。如术前没有外展功能,严重的神经肌肉系统问题,或严重的药物滥用或认知障碍。更普遍的是,即使脱位风险大,但必须行 THA 才能恢复髋关节的功能。在这样的情况下,外科医生应尽可能使用一些防止后脱位的外科手术暴露方式及假体。例如帕金森病的高龄患者,髋关节明显屈曲挛缩,手术应该选择前外侧入路而不是后侧入路,应该行半髋关节置换而非全髋关节置换。

手术前假体模板仔细地测量、计划能帮助防止关节不稳定的问题出现。模板能让外科医生预测安装假体相对于骨盆和股骨颈的最佳位置和方向,以及预测股骨颈截骨的适当水平。重要的是,术前模板能够让医生选择合适的假体来恢复下肢长度、股骨偏心距和软组织张力。

(二) 术中预防措施

1. 入路　手术入路影响脱位风险。大多数研究显示后侧入路脱位的风险要高于前路手术。造成这种差异的主要原因是:后侧入路切开后关节囊及缩短大转子影响了髋关节后关节囊的稳定性及导致髋关节过度内旋。当然还有别的原因:髋臼前倾角不足在后外侧入路更常见,因为股骨可以妨碍臼窝假体的插入,导致前倾角不足;另外还会因为患者的侧卧体位会使骨盆前倾导致前倾角增大的假象。加强后方软组织的修复也许能降低后侧入路的风险;最近的一个研究报道:保存和细致的修复后关节囊和外旋肌群可降低术后早期关节脱位的发生率,尽可能完全地重建后方的软组织袖,包括:短外旋肌群、后方关节囊、股方肌及臀大肌腱性止点。尽管后侧入路会增加脱位风险,但它仍有其优点,最重要的是外展功能没有破坏。入路的选择还是要根据手术医生的习惯和患者的具体情况决定,对于有关节后脱位高风险的患者,前路手术能降低风险。

2. 假体安装角度　假体安装角度是医生可控制的严重影响脱位风险的最重要的因素之一。许多研究报告已经说明了假体安装角度对于髋关节稳定性的重要性,髋臼组成部分和股骨组件的角度都很重要。Lewinnek 等人的经典文章提到,臼杯外展、向前屈曲角度过大过小均可增加髋关节失稳的风险。臼杯过度外展,则在髋关节外展时容易发生侧方脱位;外展角不足时,将限制髋关节活动范围,外展 - 过伸、屈曲 - 内旋时出现大转子与髋臼撞击也容易导致脱位;前倾角不足容易出现后脱位,相应地,前倾角过大则前脱位的风险增加。

当然股骨的假体在髋关节脱位风险中也起到重要的作用。在大多数病例中,股骨假体的理想位置是前倾 15° 左右。且股骨假体与髋臼假体组件对髋关节稳定性的影响有叠加效应。即两者都有微小的位移就会导致髋关节失稳,但只一个移位也许能被代偿。

3. 假体位置　髋臼和股骨假体安装的位置可

以影响髋关节的稳定性。因为决定骨与软组织撞击的可能性、外展肌的功能以及软组织张力。髋臼位置过于向内的话，会增加股骨与骨盆撞击的可能性，尤其是屈髋-内旋时容易脱位，并且可以降低髋部软组织的张力，除非使用加长颈的股骨柄。髋臼位置过上可增加髋内收、后伸、外旋时股骨撞击坐骨的风险；髋臼上移后肢体缩短还会减少髋关节外展的张力。因此，初次髋关节置换，无骨的畸形时，要避免将髋臼安装在过内或过上的位置，来优化髋关节的稳定性。

4. 假体的选择　对于有脱位高危因素的患者，我们可以选择特殊的假体降低脱位率。影响髋关节稳定的假体因素包括：股骨组件偏心距、股骨组件颈半径比、股骨组件颈部的几何结构，以及髋臼部分的设计。临床上，我们可以选择增加股骨偏心距的假体，有利于恢复软组织张力以及减少髋关节相互作用力，从而改善髋关节的稳定性。但这个设计的主要缺陷是增加了股骨假体所受的扭转和弯曲应力。其次，增加股骨头假体直径理论上能改善髋关节稳定性。但大直径的股骨头还有一个主要的缺点：增加了臼杯聚乙烯的磨损可能导致周围骨溶解增加及假体松动。在关节失稳风险和聚乙烯磨损之间选择权衡，大多数医生在多数情况下喜欢选择26mm、28mm规格的股骨头，且随着耐磨材料的研究进展，让我们有更多的选择。无论如何，对于有高脱位风险的患者，使用大股骨头假体可能利大于弊。最后，提高髋臼缘也可以增加髋关节稳定性，临床上已经有许多不同型号的防脱位臼衬。目前，有两种类型的衬缘可供选择，它们都能调整髋关节的稳定性弧度，但通常不增加其大小。安置在后方防脱位臼衬增加了关节后方的稳定性，但是其是以牺牲前方稳定性而获得的。相反，前方防脱位臼使关节前方更稳定，代价是后方稳定性降低。且防脱位臼有时可能会增加假体撞击的机会，反而是导致脱位的原因，因此临床我们根据具体情况选择合适的假体。Cobb等研究发现在后侧入路的首次THA患者和髋关节翻修患者，应用防脱位臼可以显著降低脱位的发生。

（三）术后预防措施

术后对患者教育能预防关节脱位的发生。术后向患者交代正确的锻炼方法及生活习惯，加强护理，告诉患者导致脱位的高危动作。在出院前，由外科医生和康复医生为患者制订有效的康复计划及门诊随访计划，告诉患者应该获得如何上下椅子、床、汽车及如何安全地大小便、穿鞋袜等动作。预防性的术后髋关节保护支具也能有效地减少高危患者的脱位风险。

四、脱位的治疗

选择手术还是保守治疗要考虑是否有习惯性脱位、迟发性脱位，并要结合患者具体情况分析。

（一）闭合复位

大多数脱位发生在全髋关节置换术后早期，对于大多数首次或二次脱位且假体位置良好的病例，可以采取闭合复位的非手术治疗。对于脱位伴有内置物位置不良及闭合复位失败等的病例就必须选择手术治疗。在镇痛或是麻醉的状态下，采用闭合成功复位后，我们有时还需应用一些制动方法减少再次脱位的风险，一种是石膏，另一种是支具。髋关节支具可以减少髋关节内收和限制髋关节屈曲。而髋人字石膏则对于活动更加限制，因为限制了行走和站立，多用于非常不稳定的髋关节。对于支具或石膏固定脱位的最佳持续时间尚不清楚。大多数患者6~12周的固定时间为一个比较合理的时间，因为在这段时间，由于脱位造成的软组织损伤可以瘢痕愈合。反复脱位一般需要手术治疗，但是如果手术存在禁忌证或创伤较大，延长制动时间的非手术治疗也是一个选择。

（二）手术治疗

需要手术治疗髋关节脱位的估计占到THA术后的1%，这意味着再脱位是THA术后需要早期再手术的最常见原因。随着对髋关节脱位原因的不断认识，外科医生已经能较好地辨别和解决导致脱位的病因。

1. 假体位置不良　当脱位问题主要是由于假体位置不良引起的，治疗上主要是重新安置假体组件。臼杯的过度外展、过度前倾或者前倾角不足都可以通过髋臼假体位置的再调整解决。Daly和Morrey报道一组由于髋臼假体前倾角不足造成髋关节不稳病例，通过再次矫正髋臼假体的位置，可以达到81%的成功率。

防脱位聚乙烯内衬与髋臼假体的连接依靠螺钉来依附，这种内衬对于相应的髋臼杯的位置可以产生微调。防脱位聚乙烯内衬配合隆起的臼罩从侧方纠正臼杯的外展角，防脱位聚乙烯内衬从后方加大臼杯前倾角，反之从前方减少前倾角。不过通过使用防脱位聚乙烯内衬纠正髋臼位置不良的作用是有限的,它不能纠正髋臼假体组件的位置差异太大的病例。

2. 软组织张力不足 由于松弛引起的软组织张力不足的治疗依靠其病因和假体的安置。如果软组织张力不足的病因是因为股骨干偏心距或下肢长度引起的,那么可以增加股骨假体的长度或偏心距(重新更换假体组件)。如果假体安置合适,那么只要更换大一号的股骨头假体,向侧方和下方调整偏心距,从而增加软组织的张力。如果植入物不是可调配件或调节假体配件不能提供良好的软组织张力,那么可以进行股骨假体组件翻修。作为另一种选择,大转子截骨可以增加外展肌力,从而提高髋关节稳定性。Ekelund 报道采用这种方法 21 例中 19 例获得成功,Kaplan 及其同事报道21 例中成功 17 例。在所有的报道中,这种方法治疗的前提就是假体安置的位置要满意。但转子截骨的并发症是转子间骨不愈合,如果发生不愈合将导致更加严重的不稳定。

3. 假体撞击 撞击可以导致脱位,因为撞击就像是杠杆使股骨头假体撬出髋臼。撞击的原因包括:股骨头与骨盆撞击、嵌顿的软组织、异位骨化物、移位的大转子骨折或假体股骨颈与假体臼的撞击。在髋关节屈曲和内旋时大转子和骨盆间的撞击治疗可以通过切除部分前方大转子,或切除在股骨和骨盆间前方关节囊和与股直肌返折头的增生的软组织。在伸直、内收、外旋位股骨和坐骨间的撞击可以通过切除少部分突出的坐骨结节或切除后下方增生关节囊或者瘢痕组织。假体置入出现股骨颈与髋臼撞击的原因:假体位置不良、假体头颈比率不合适,或者假体臼组件的设计太过于抬高。假体撞击的防止在于合适的假体位置安装、合适的头颈比率,或者不使用抬高型防脱位的髋臼内衬。

4. 外展肌张力不足 外展肌在髋关节周围组成一动力袖而使髋关节稳定。当外展肌破坏过多或功能异常,将显著增大髋关节不稳定风险。外展肌张力不足的原因有创伤、外展肌疲劳以及手术后肌肉在大转子附着点有损伤、臀上神经功能异常等。不管什么原因所导致,外展肌张力不足是造成髋关节不稳且最难治疗的原因之一。大转子骨折或骨不连伴有近端移位部可以造成外展肌张力不足。Woo 和 Morrey 证实当大转子骨折愈合不良和近端移位时脱位率从 2.8% 上升到 17.6%。重建

大转子将能恢复外展肌肉系统的连续性肌力、稳定髋关节;但是,当大转子骨折缺血坏死、骨折较小或基底部显著缺失(股骨近端侧面)时,大转子的再愈合将比较困难。有时大转子能通过与软组织瘢痕精密包裹连接与骨愈合。

前外侧入路术后出现外展肌大转子附着点不愈合也是导致外展肌肉张力不足的原因之一。如果残余的外展肌肉有足够的质量允许重建,有时这种修复可以修复髋关节的稳定。当出现外展肌肉显著的缺失、严重的软组织粘连、臀神经受损导致外展肌肉不能修复时,只能采取其他修复方法诸如采用限制型假体置入。

5. 髋关节不稳是多因素问题 很多患者可能同时有假体位置不良、假体撞击、软组织张力等多种问题导致髋关节不稳。在这种情况下,治疗的着重点放在逐步针对每个因素进行可能会获得成功。

6. 全髋关节置换向双极股骨头或加压型髋臼假体转变 当由于特殊原因导致髋关节不稳发生时,前面讨论的治疗对于其鉴别和解决可以提供最有效的帮助。不幸的是髋关节不稳的病因诊断往往难以清楚,更进一步说,对于有些问题采用标准治疗也不能得到成功解决。这时双极股骨头或加压型髋臼假体转变就值得考虑。

(1)双极股骨头转变:由传统的全髋置换向双极关节成形术的转变能够修复髋关节的稳定。已经有这种技术的一些报道出来。Zclicof 和 SCott 报道 11 例髋关节通过这种技术操作获得成功,ParVIZl 和 Morrev 报道在 27 例髋关节中 22 例成功,成功率在 81%;这种技术的缺点在于双极股骨头关节面直接与髋臼连接,导致疼痛和骨破坏;尤其是术前就存在髋臼骨丢失时更容易发生。双极或大直径单极股骨头都可以与大直径聚乙烯臼内衬相连接。这种方法可以获得稳定,其优点在于双极股骨头或大直径的股骨头可以避免直接与髋臼软骨磨损。这种技术要求足够大的髋臼才能放置大直径的聚乙烯臼假体。较少文章报道采用三极假体也获得成功(双极对大直径髋臼)。Grigoris 及其同事报道 8 例采用这种技术获得稳定。

(2)限制型假体:特定限制型髋臼假体对治疗反复脱位非常有效,为以前许多不能解决的问题提供了强有力的治疗。限制型假体主要有三种:一种是绞合型髋臼,一种依靠金属钢丝在聚乙烯假体周围锁定加压,一种是三极限制假体。绞合

型限制作用要弱于其他两种。Goetz 及其同事报道成功率在 96%（56 例中 54 例）。虽然可以有效治疗反复性脱位，但限制型假体有许多缺点：限制型假体的花费较高；限制型假体装置置入存在高应力转移的可能，可以导致脱位、装置连接界面的摩擦；这些应力将导致假体装置松动或假体裂解；绝大部分限制型髋臼内衬只能提供较小的髋关节活动范围；重复的假体安装的撞击将导致锁定装置疲劳失败；限制型假体同样存在增加聚乙烯假体磨损和可能有骨质溶解发生。这是因为假体组件的撞击或多个大直径假体在金属与聚乙烯连接面的摩擦颗粒导致。最后，当由于使用限制型假体发生脱位时，开放复位是必需的。因此我们要严格把握其适应证，限制型假体尤其适用以下几种情况：①除了限制型假体外髋关节不稳不能得到治疗的患者；②髋关节不稳的病因不能辨别而采用其他治疗方法失败率较高的患者；③不能遵从合理的预防脱位措施伴有认知障碍的患者；④外展肌肉张力不足；⑤与限制型假体相比，采用任何一种其他治疗技术将产生更多的问题或并发症。

总之，脱位是人工髋关节术后主要并发症之一。它往往是多因素综合作用的结果。根据不同病情选择个性化假体，正确指导患者术后的功能锻炼，不断改进假体设计、提高手术技巧、提高患者的依从性等都能减少脱位的发生。一旦发生，应对患者进行系统的评估，根据具体原因选择治疗方案。

（康鹏德　裴福兴）

第二节　病例分析

病例分析 1

病史简介：患者男性，63 岁。因"左全髋关节置换（total hip arthroplasty，THA）术后 3 年，反复脱位"入院。3 年前患者因左髋骨关节炎在外院行左全髋关节置换，术后 1 周内即发生脱位，即行手法复位并短腿髋人字石膏固定 3 个月。后取出外固定负重行走。此后患者自述左下肢处于轻度内旋、曲髋即发生关节响动、畸形及活动受限、疼痛，多次诊断"左全髋关节置换术后复发性脱位"接受手法复位。

入院体格检查：行走正常，左髋周无皮肤、软组织红肿，皮温、张力正常；左髋主动屈髋 100°，伸 0°，外展 40°；左髋关节内收、内旋位时患者存在恐惧感担心再次脱位。Harris 评分 88 分。实验室检查：血常规正常，ESR17mm/h（正常 <20mm/h），CRP 4.1mg/L（正常 <5mg/L）。

影像学检查：X 线检查：骨盆前后位 X 线片提示，左 THA 术后假体位置、固定良好（混合固定），无假体移位、下沉，假体周围骨长入固定，无假体周围透亮线。髋臼外展角良好，髋臼上下缘变锐，上下角无圆弧（图 5-2-1）。

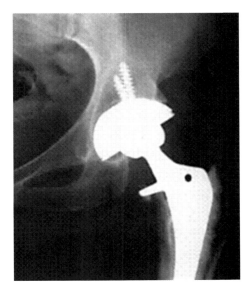

图 5-2-1　左 THA 术后 X 线片。假体固定良好，髋臼上下缘角锐利，外展角良好

CT 扫描：冠状面及水平面 3D-CT 扫描提示，髋臼假体呈后倾安放（图 5-2-2）。

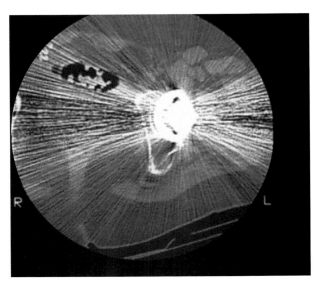

图 5-2-2　CT 扫描显示髋臼假体呈后倾植入

诊断:左全髋关节置换术后复发性脱位(Dorr Ⅲ型)

治疗方案:对于此病例,左全髋关节置换术后复发性脱位,导致患者日常工作、生活严重受影响,且影像学(主要是 CT 扫描)显示髋臼假体后倾植入。早期曾接受手法复位后外固定制动治疗。因此,基于以上原因,此患者具备再次手术指征。翻修的目的是重新安放髋臼假体,纠正后倾髋臼假体至前倾。髋臼选择非骨水泥髋臼。但由于髋臼固定稳定,术前应准备特殊的翻修工具便于术中取出稳定固定的髋臼假体,同时最大限度降低或避免髋臼骨丢失。由于髋臼假体及股骨柄固定稳定,且股骨柄前倾角合适,如果术中发现股骨柄锥度无明显损害,则只翻修髋臼假体,更换股骨头;如术中发现同时存在股骨柄颈部锥度明显磨损,则需要取出稳定固定的股骨柄假体,即同时行股骨柄翻修,则需要大转子延长截骨取出稳定固定的股骨假体(股骨柄、骨水泥),选用全涂层远端固定长柄翻修假体。

(康鹏德　裴福兴提供)

病例分析 2

病史简介:患者男性,53 岁。因"左全髋关节置换(total hip arthroplasty,THA)术后 1 年,反复脱位"入院。1 年前患者在外院诊断为"左股骨头坏死,Ficat Ⅳ期"行左全髋关节置换,术后 3 天即发生脱位,即行手法复位并左下肢皮牵引制动卧床 2 个月。2 个月后患者扶双拐下地活动,在上厕所时再次发生脱位,即再次行手法复位。但此后患者反复多次发生关节脱位。

入院体格检查:行走正常,左髋周无皮肤、软组织红肿,皮温、张力正常;实验室检查:血常规正常,ESR21mm/h(正常 <20mm/h),CRP 5.4mg/L(正常 <5mg/L)。

影像学检查:X 线检查:骨盆前后位 X 线片提示,左 THA 术后假体位置、固定良好,无假体松动,髋臼外展角较大(68°)(脱位前)(图 5-2-3)。脱位后 X 线片(图 5-2-4)。

诊断:左全髋关节置换术后复发性脱位(Dorr Ⅲ型)

治疗方案:对于此病例,做全髋关节置换术后复发性脱位,导致患者日常工作、生活严重受影响,且影像学(主要是 CT 扫描)显示髋臼假体外展角过大。而髋臼假体外展角过大是导致术

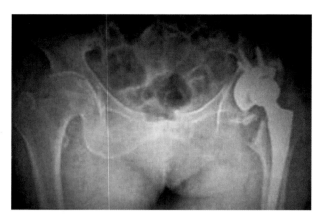

图 5-2-3　左全髋关节置换术后,骨盆前后位片示髋臼外展角过大(68°)

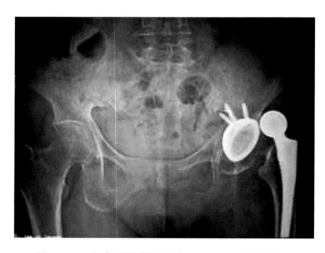

图 5-2-4　左全髋关节置换术后左人工关节后脱位

后反复脱位的主要原因,且早期曾接受手法复位后外固定制动治疗。因此,基于以上原因,此患者具备再次手术指征。翻修的目的是重新安放髋臼假体,纠正髋臼假体外展角于 40° 左右。由于髋臼假体及股骨柄固定稳定,股骨柄前倾角合适,初次术后近 1 年时间,固定股骨柄颈部锥度应该完整,如果术中确定锥度完整无磨损,则保留股骨柄假体,仅仅翻修髋臼。同时由于反复脱位,股骨头表面存在划痕,因此应同时更换股骨头。

翻修髋臼假体时,髋臼固定稳定,应准备特殊工具避免造成过多髋臼骨量丢失。根据本人经验,一般国产假体比较容易取出,可在取出 3 枚螺钉后轻轻敲击髋臼假体,或用弧形、薄翻修骨刀沿髋臼边缘于髋臼假体与骨界面之间轻轻分离,即可取出髋臼假体。重新进行髋臼挫磨,按前倾 15°、外展 40° 位安放髋臼假体即可。

全髋关节置换术后复发性脱位特点及治疗方法选择分析

导致全髋关节置换术后脱位的原因是多方面的。当面对一个术后反复脱位患者时,最主要的详细询问病史、查体,包括神经系统查体等,分析术前、术后及系列X线片,观察假体位置是否安放正确或在安全范围内,最终目的是分析脱位原因,为下步治疗制订合理的治疗方案。导致全髋关节置换术后导致假体反复脱位的主要原因为假体位置不良,包括股骨柄后倾或前倾角过大,髋臼后倾、外展角过大等。且此类脱位常发生于术后早期,可经手法复位,但是复位后存在再次、反复脱位。由于导致脱位的主要原因是假体位置不良,因此手法复位后的制动、外固定、功能康复锻炼等补救措施虽然在一定时间、个别人可能有效,但是大部分患者仍然发生复发性脱位。因此,再次手术翻修,纠正假体位置不良,是治疗此类脱位的根本。

反复脱位患者在确定翻修前,应仔细分析假体是否稳定。术前应考虑以下几个方面:①稳定固定的假体的取出:除个别患者因假体松动、移位导致脱位外,大多数患者假体固定稳定。因此在翻修前应考虑术中稳定固定的假体的取出,必要时准备特殊的翻修工具,便于取出假体,同时最大限度避免或降低骨量丢失。②单纯髋臼假体位置不良,股骨假体稳定固定时,要考虑到是否存在股骨柄颈部锥度磨损。如股骨柄锥度完整或轻微磨损,可保留稳定固定的股骨柄;如股骨柄锥度明显磨损,则需要同时进行股骨柄翻修,此时要考虑是否采用大转子延长等方法取出稳定固定的股骨假体(股骨柄、骨水泥)。③由于反复脱位,股骨头表面存在划痕,应更换股骨头。④翻修时除正确安放假体外,可考虑选用大直径股骨头增加关节稳定性;一些神经性因素导致反复脱位可选用限制性髋臼。⑤术后早期功能康复、肌力训练非常重要。

(康鹏德　裴福兴提供)

病例分析3

病史简介:女,83岁,因FNF12年前行人工双动头置换术。术后6年出现假体半脱位,患者出现行走疼痛,术后12年患者疼痛加重(图5-2-5),影响活动,决定住院行翻修手术,术中双动头小头为固定头,不能取出,股骨柄又未松动,只能开大窗口将双动头假体全部取出(图5-2-6),骨水泥臼

固定,加长柄加捆绑带固定(图5-2-7),术后1周拍片位置良好(图5-2-8)。术后2周如厕后脱位(图5-2-9)。

诊断:THA翻修术后脱位

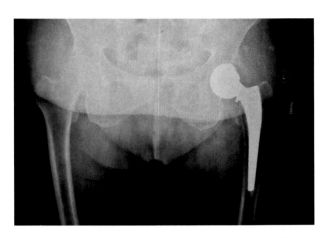

图5-2-5　人工股骨头置换术后12年磨损,半脱位

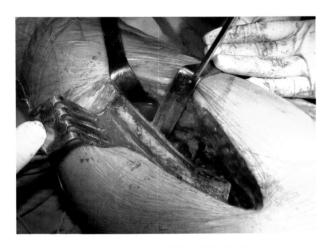

图5-2-6　术中股骨开窗取假体

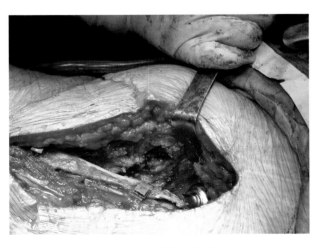

图5-2-7　术中加长柄加捆绑带固定

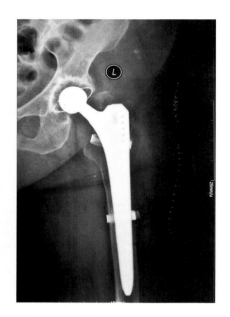

图 5-2-8   术后 1 周,位置良好

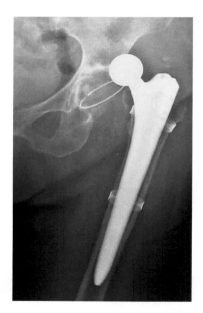

图 5-2-9   术后 2 周如厕后脱位,第一次脱位

手术方案:手法复位限制患者活动,小髋人字石膏固定,必要时更换假体。

诊疗过程分析:患者高龄,翻修手术时由于开窗取柄,软组织损伤大,术前关节长年处于半脱位状态,软组织肌力差,术后发生 4 次反复脱位(图 5-2-10,图 5-2-11),造成脱位的原因不是假体位置不良,主要是软组织条件不好造成。因此,治

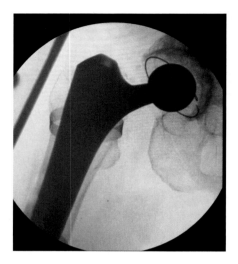

图 5-2-10   手法复位后

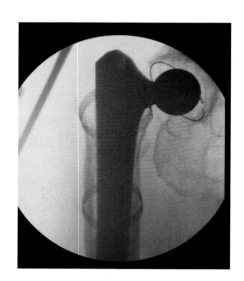

图 5-2-11   复位后,第二次脱位

疗方案主要是复位固定,又要防止制动引起的并发症。

我们采取短石膏裤固定(图 5-2-12,图 5-2-13),复查 X 线片,假体位置良好(图 5-2-14)。此种固定可以让患者下地活动,保证基本生活活动(图 5-2-15~ 图 5-2-22)。固定时间为 8 周,使患者关节在复位后让瘢痕组织粘连,经过 8 周石膏固定后,患者未再发生脱位,此病例说明对老年人 THA 术后由于软组织问题造成脱位可以采取此方法治疗。

结果:石膏固定 8 周去石膏后患者未再发生脱位。

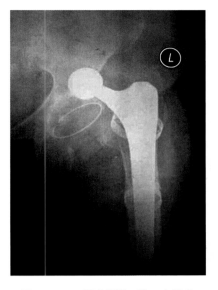

图 5-2-12　再次脱位,第三次脱位

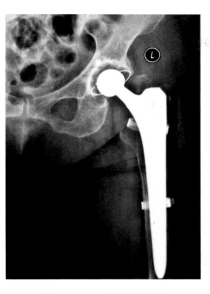

图 5-2-13　多次复位后

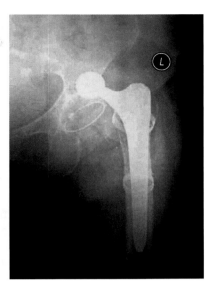

图 5-2-14　第四次脱位

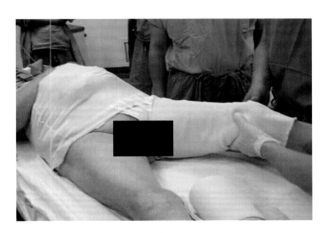

图 5-2-15　髋石膏固定屈曲位

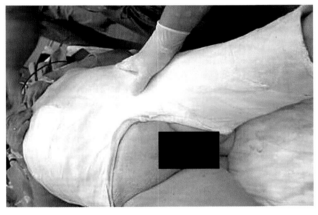

图 5-2-16　髋关节外展位

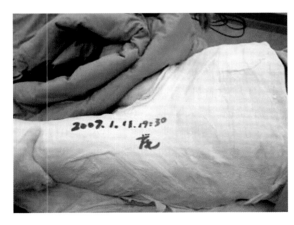

图 5-2-17　半髋人字石膏固定 6 周

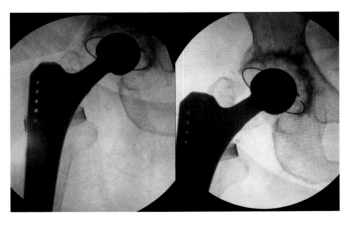

图 5-2-18　石膏固定后未再次发生脱位

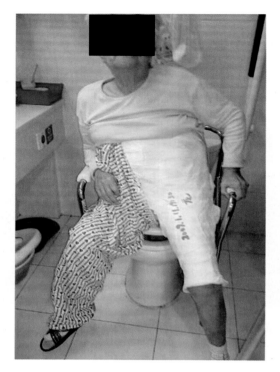

图 5-2-19　石膏固定后:如厕,坐

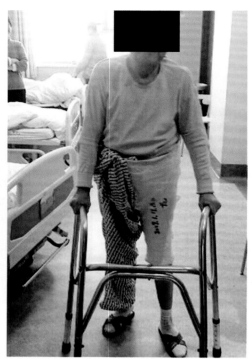

图 5-2-21　石膏固定后:站,行走

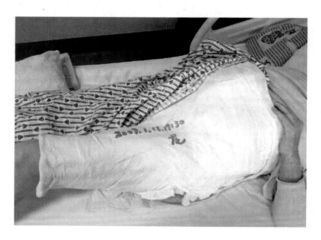

图 5-2-20　石膏固定后:躺

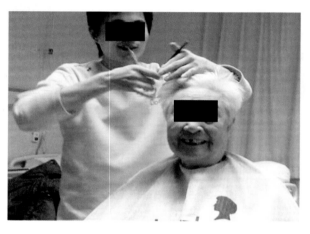

图 5-2-22　石膏固定后:理发

（寇伯龙提供）

病例分析 4

病史简介: 女性,79 岁,2010 年 4 月因外伤致右股骨颈骨折(图 5-2-23),行右全髋置换术(图 5-2-24)。2010 年 5 月以及 2010 年 8 月,患者先后两次右髋关节脱位,均予手法复位后出院。2010 年 8 月 15 日,患者出现第三次脱位(图 5-2-25)。

诊断: 右髋关节置换术后关节脱位

处理过程以及结果: 切开复位,加用后高边,螺钉固定(图 5-2-26,图 5-2-27)。

进一步随访: 1 个月后患者因摔倒致右大转子

骨折入院,X 线片提示右髋假体位置正常(图 5-2-28)。2012 年 10 月患者因跌倒再来院,X 线片提示左股骨颈骨折,但右髋关节稳定,无脱位(图 5-2-29)。予左髋关节大头型股骨头全髋置换术。2012 年 12 月患者第三次摔伤,X 线片提示左小转子骨折,但双侧髋关节假体均保持稳定。随访至 2013 年 6 月,双侧髋关节一直稳定。

讨论: 假体关节脱位是全髋关节置换术后常见的并发症,它常发生于术后 3 个月内。据文献报道,初次全髋置换术后脱位的发生率为 2%~3%;而

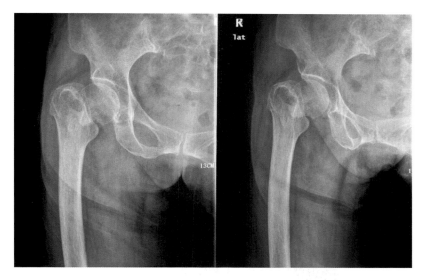

图 5-2-23 外伤致右股骨颈骨折

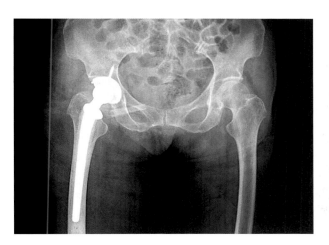

图 5-2-24 行右全髋置换术后

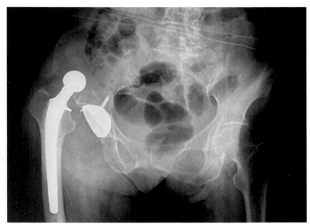

图 5-2-25 术后出现第三次脱位

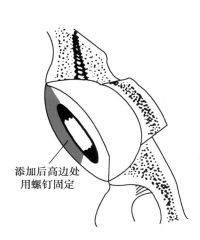

图 5-2-26 加用后高边,螺钉固定

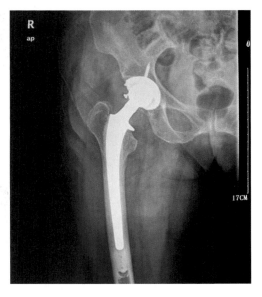

图 5-2-27 切开复位,加用后高边,螺钉固定术后

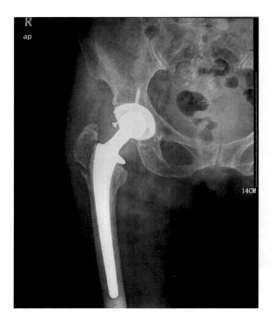

图 5-2-28　摔倒致右大转子骨折入院,X 线片提示右髋假体位置正常

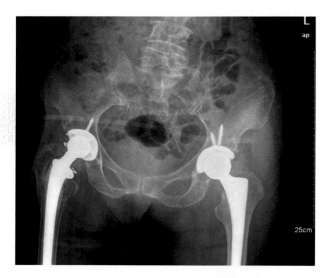

图 5-2-29　再次跌倒,X 线片提示左股骨颈骨折,但右髋关节稳定,无脱位

初次翻修术后脱位的发生率则可以高达 9%~10%。后方软组织损伤、局部瘢痕组织形成以及假体位置安放偏倚所引起的周围软组织失平衡均是引起脱位的常见原因。

髋关节置换手术入路与术后脱位相关。一般认为,前外侧入路者容易出现前脱位;后外侧入路容易发生后脱位;而正外侧入路的术后脱位率最低。但是随着手术技术的改进,已有文献报道,采取后侧入路的同时给予假体后方关节囊结构修补,可以显著减少术后脱位的发生率。

股骨假体股骨头的直径大小是影响术后脱位率的另外一个重要因素。已有的研究证实,采用大头股骨头假体的病例,其术后稳定性要明显好于小头假体病例。大头假体使得关节的活动度明显增大,可以有效避免假体撞击以及脱位。

复合前倾角是近来提出的一个新的概念。它指的是髋臼前倾角与股骨柄前倾角之和。已有研究报道,男性复合前倾角控制在 20°~35°、女性控制在 30°~45° 较为合适。对于髋臼以及股骨假体固定牢固的病例,如果给予髋臼假体加用后高边,它一方面可以增强关节后方稳定性;另一方面实质上也增加了髋臼前倾角,从而最终增加复合前倾角并增加假体关节的稳定性。

针对病因的处理对于纠正术后关节脱位非常重要。在本例病例中,小头型的假体、非高边内衬的假体类型以及手术对于后方软组织的创伤均是引起术后脱位的原因。初期虽然多次复位,但由于没有纠正根本病因,因此该假体一再脱位。在切开复位手术中,我们发现该患者髋臼前倾角偏小,因此通过加用后高边,最终恢复了右髋关节稳定性。即使术后患者多次摔倒,甚至引起了对侧骨折,右髋关节均未再次发生脱位。与此相对应,患者左侧髋关节置换时使用了大头型假体,该侧髋关节一直保持稳定,在多次摔倒时均未出现脱位。

(严世贵提供)

病例分析 5

病史简介: 患者女性,49 岁,因“右髋关节发育不良,左下肢儿麻后遗症”(图 5-2-30),于 2010 年 11 月在院行右全髋关节置换术(图 5-2-31),术中过程顺利,术后 3 周左右,患者卧床翻身时发生右髋关节脱位(图 5-2-32),尝试闭合复位失败后,给予切开复位,切开复位术中见股骨大转子后方与髋臼后缘存在撞击,切除大转子后方部分骨质,更换长颈股骨头(图 5-2-33)。2011 年 3 月患者再次发生右髋关节脱位(图 5-2-34),于急诊行切开复位术,复位术后摄片见髋臼侧假体松动,髋关节再次脱位(图 5-2-35)。考虑到短期内再次翻修手术感染风险较高,故延后至 2011 年 7 月为患者进行翻修手术。

诊断: 右全髋关节置换术后复发性脱位

手术方案: 完善术前准备后,患者于 2011 年 7 月 9 日在全麻下行右全髋关节翻修术。术中取出股骨侧和髋臼侧假体,髋臼侧进行加深锉磨后,植入新的髋臼假体,采用组配式非骨水泥股骨假体(S-ROM)进行股骨侧翻修(图 5-2-36),手术过程顺利。

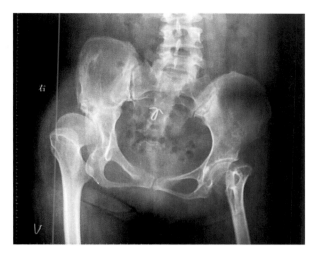

图 5-2-30　右髋关节发育不良，左下肢儿麻后遗症

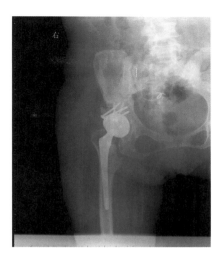

图 5-2-33　尝试闭合复位失败后，给予切开复位，切除大粗隆后方部分骨质，更换长颈股骨头

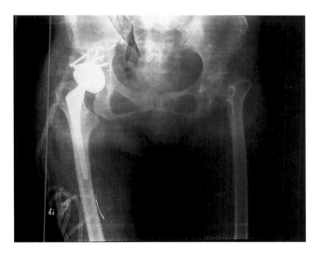

图 5-2-31　2010 年 11 月行右全髋关节置换术

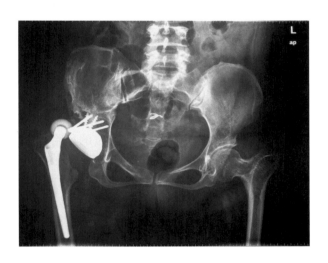

图 5-2-34　2011 年 3 月患者再次发生右髋关节脱位

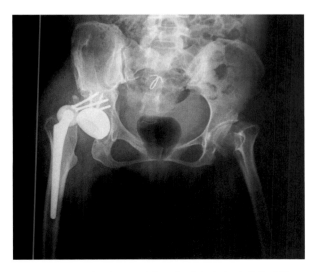

图 5-2-32　术后 3 周卧床翻身时发生右髋关节脱位

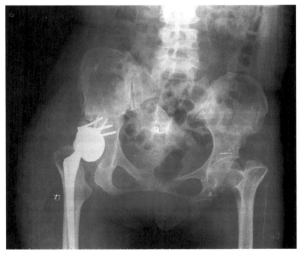

图 5-2-35　切开复位术，复位术后摄片见髋臼侧假体松动，髋关节再次脱位

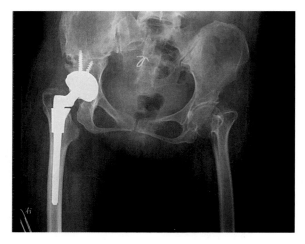

图 5-2-36　2011 年 7 月为患者进行翻修手术,翻修术前 X 线片

诊疗过程分析:患者在右髋关节初次置换术中由于选择了无法调整前倾角度的常规股骨假体,造成股骨假体前倾过大,术后短期内即发生髋关节前脱位。因此假体位置不良是造成患者术后脱位的主要原因。在第一次切开复位术中,术者注意到股骨大转子后方与髋臼假体后缘存在撞击,增加了脱位的风险,术者去除了股骨大转子后方部分骨质,消除了撞击这一造成脱位的危险因素,并更换了长颈股骨头试图来增加髋关节的稳定性。但这样做并没有纠正假体位置不良(尤其是股骨前倾角度过大),失去了一次弥补前次手术遗留不足的良好机会。所以在 3 个月之后患者再次发生脱位也就不足为奇了。在发生第二次脱位之后,术者没有进行深入的原因分析,草率地选择了进行单纯切开复位,没有对脱位原因进行任何处理;同时由于初次全髋置换术中没有实现很好的髋臼杯压配固定,因此,在第二次切开复位术后不但出现了再次脱位,而且出现了髋臼假体的松动。

在最后一次不得已而进行的翻修术前,术者对脱位原因进行了充分分析,术中选用组配式非骨水泥股骨假体(S-ROM)进行股骨侧翻修,纠正了股骨假体过大的前倾角。患者在术后没有出现再次脱位。

从这个病例中,我们可以得出以下几点经验和教训:

1. 对于 Crowe Ⅲ 型或以上的重度 DDH 的患者,由于其股骨近端往往存在极度前倾的情况,如果使用骨水泥假体,只要在插入股骨柄的时候适当控制前倾角就能将其纠正。但是如果选择常规非骨水泥假体进行置换,则这一问题会显得较为

棘手。此时选择 S-ROM 等类似的组配式假体能够让手术变得简单而安全,如果没有此类假体,则可能需要通过转子下截骨才能纠正过度前倾。

2. 在对因术后脱位而需要进行翻修的病例进行髋关节翻修手术之前,我们应当对造成脱位的原因进行仔细的分析研究,只有对造成脱位的原因进行了及时的纠正,才可能获得翻修手术的成功,切忌草率盲目地进行翻修手术。

结果:患者末次翻修术后随访至今 2 年,未再出现右髋关节脱位,右髋关节功能良好。

(张先龙提供)

病例分析 6

病史简介:患者女,67 岁,16 年前因“左侧股骨头缺血坏死”在外院行左髋人工关节置换术,术后功能恢复可,8 年前,无明显诱因出现左髋关节疼痛、活动受限。就诊于当地医院,确诊为“左髋人工关节脱位”,患者因自身原因未予治疗,可勉强行走。10 天前,不慎摔伤后左髋疼痛症状明显加重,伴右髋部明显疼痛。因当地医院条件有限,自外院转入院,诊断为“陈旧性左髋人工关节脱位、骨盆骨折”。患者既往 18 年前,因右髋关节疾病(具体不详),在外院行右髋关节融合。

入院查体:患者平车推入病房,右髋关节伸直位强直,左髋关节后外侧可见一长约 12cm 手术瘢痕,愈合可,无红肿、窦道,左髋关节屈曲达 90°,内收达 10°,外展达 10°,左下肢相对长度较右下肢短缩约 2cm,左髋关节外展肌力无法配合检查。

实验室检查:血常规、血沉、CRP 均正常

影像学检查:可见左侧人工髋关节脱位,臼杯外展明显过大,右髋融合术后,髂骨骨折(图 5-2-37,

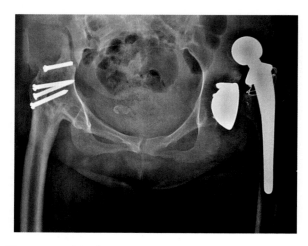

图 5-2-37　左侧人工髋关节脱位,臼杯外展明显过大,右髋融合术后,髂骨骨折

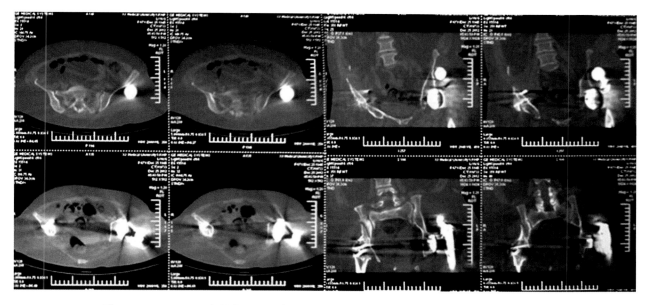

图 5-2-38　CT 显示左侧人工髋关节脱位,臼杯外展明显过大,右髋融合术后,髂骨骨折

图 5-2-38)

术前计划:术前髋臼假体位置欠佳已经明确,但患者因双髋部疼痛症状比较明显,无法配合完成外展肌力的检查,故术前无法得知外展肌的功能,结合患者既往手术史及查体,我们考虑,本例患者属 Dorr Ⅲ 型脱位,但外展肌功能尚无法知道,故术前需准备限制性内衬,以防患者初次手术时损伤臀中肌。患者脱位病史 8 年,即使臀中肌功能良好,臀中肌及关节囊也均已明显挛缩,术前必须考虑到两个问题:①右下肢强直,左侧行髋关节置换术后如下肢延长过多,将严重影响患者行走;②臀中肌及关节囊的挛缩,必然影响关节复位,在假体植入及假体型号选择上要充分考虑上述问题。

手术治疗:患者取右侧卧位,取原后外侧手术入路,探查臀中肌张力良好,显露人工关节,见髋关节脱位,股骨头与髂骨翼形成假关节,探查见髋臼外展目测约 70°,前倾约 5°,股骨柄假体前倾约 10°,髋臼假体及股骨柄假体均已松动,用 Moreland 股骨假体取出器轻松取出股骨柄假体,Explant 髋臼取出系统取出髋臼假体,探查见髋臼侧后壁部分骨质缺损呈 Paprosky Ⅱ A 型(图 5-2-39),股骨侧骨质缺损呈 Paprosky Ⅰ 型,按标准步骤锉磨髋臼,安装螺旋臼假体,股骨近端扩髓,安装加长翻修股

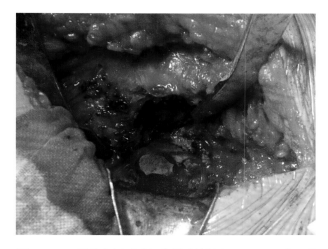

图 5-2-39　见髋臼侧后壁部分骨质缺损呈 Paprosky Ⅱ A 型

骨柄假体,术中试行关节复位困难,考虑为臀中肌挛缩,故股骨头选择短头,关节复位顺利,探查关节稳定性良好,安放引流管,缝合。同时行右侧髂骨骨折内固定。

术后 24 小时拔出引流管。术后抗菌药物使用 48 小时,预防感染。并常规抗凝预防深静脉血栓治疗。术后复查髋关节正位,提示:假体位置及角度良好(图 5-2-40),1 周扶双拐下床行走,因患者髂骨骨折行内固定术,我们要求患者扶双拐至术后 8 周,逐渐过渡到完全负重。

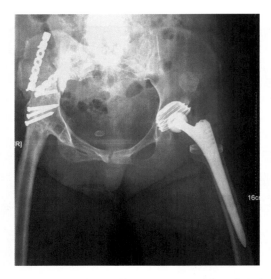

图 5-2-40   左侧全髋关节翻修、右侧髂骨骨折内固定后

（艾力   杨德胜   阿斯哈尔江   曹力提供）

病例分析 7

病史简介：患者女，72 岁，患者于 2 个月前因"左股骨颈骨折"在外院行左髋人工关节置换术，术后即出现患肢外展、外旋时出现髋关节脱位，在外院反复行闭合复位，1 日前，再次在轻度外展、外旋时出现人工髋关节脱位，就诊于本院，行双髋关节正位片示：人工髋关节前脱位，收入院。

入院体格检查：患者平车推入病房，左侧髋关节可见原前外侧手术切口，愈合良好，无红肿、渗出，左下肢呈强迫外旋体位，髋关节拒动，皮肤感觉及胫前肌、小腿三头肌肌力正常，髋关节外展肌力差。

实验室检查：血常规正常，ESR：36mm/h（正常 <20mm/h），CRP：9.15mg/L（正常 <5mg/L）。

影像学检查：左髋人工关节置换术后脱位，髋臼外展合适（图 5-2-41）

入院后，急诊行闭合复位。

诊断：陈旧性左髋人工关节脱位、骨盆骨折

术前计划：前文已提到，对于髋关节脱位，目前常用的 Dorr 分型：Ⅰ 型：脱位是由于不恰当的患肢活动引起，即体位性脱位；Ⅱ 型：软组织不平衡性脱位即髋关节肌肉功能长度改变；Ⅲ 型：假体位置不当性脱位，即股骨或髋臼位置或倾角异常；Ⅳ 型：假体位置不当与软组织不平衡同时存在的脱位。患者为 72 岁高龄女性，肌力较弱，初次手术选择前外侧入路，本身会增加前脱位的风险，且患者 CT 显示，髋臼前倾较大（图 5-2-42），我们考虑，本例患者属 Ⅳ 型脱位。我们制订术前计划时，主要考虑以下几方面：①患者初次置换取前外侧手术入路，且患者多次均为前脱位；②入院查体患者外展肌力差，不排除臀中肌腱部分损伤，或假体安装完成后未可靠修复臀中肌腱；③患者高龄，身体一般情况欠佳，且患者已承受巨大心理负担，如再次发生脱位，患者从生理及心理上将难以承受再次手术，必须以最安全的方法，完成本例翻修。综合上述考虑，我们选择限制性防脱内衬进行翻修。

手术治疗：我们选择后外侧入路，术中探查，臀中肌张力极差，证实我们术前的猜测，切除瘢痕，显露关节假体后，探查股骨及髋臼假体均无明

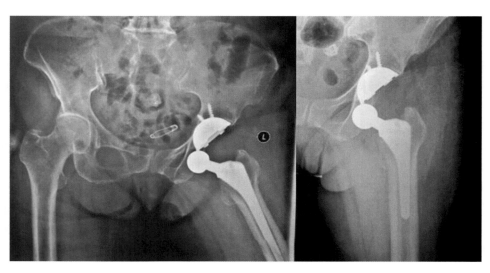

图 5-2-41   左髋人工关节置换术后脱位

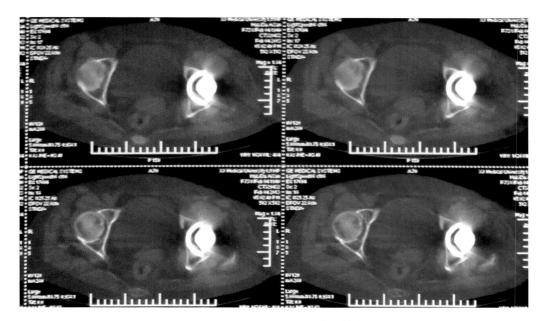

图 5-2-42　CT 显示，髋臼前倾较大

显松动。目测髋臼前倾角约 35°，股骨柄前倾角约 15°，以 Explant 髋臼取出系统取出髋臼假体（图 5-2-43），股骨柄侧顺利取出假体，探查髋臼及股骨柄侧骨缺损均不严重，均为 Paprosky Ⅰ 型。术中纠正髋臼前倾角为 15°，因考虑选择限制性内衬应力集中，于臼顶部拧入 3 枚髋臼螺钉，安装防脱内衬，股骨柄侧以原角度更换新的假体，安装陶瓷头，复位人工关节，查稳定性良好（图 5-2-43，图 5-2-44）。因出血不多，且未截骨，故未放置引流管。

术后复查双髋关节正位片示：假体位置良好（图 5-2-45）。抗菌药物使用 48 小时，预防感染。并常规抗凝预防深静脉血栓治疗。术后第 2 天扶助行器患肢部分负重行走，至术后 6 周逐渐过渡到完全负重。

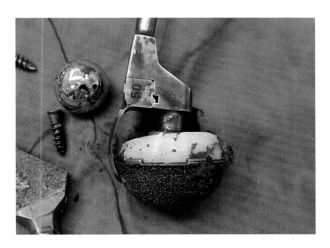

图 5-2-43　Explant 髋臼取出系统取出髋臼假体

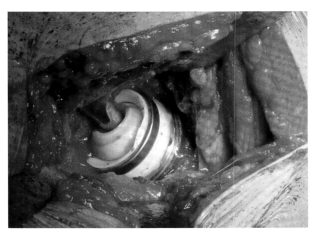

图 5-2-44　股骨柄侧以原角度更换新的假体，安装陶瓷头，复位人工关节，查稳定性良好

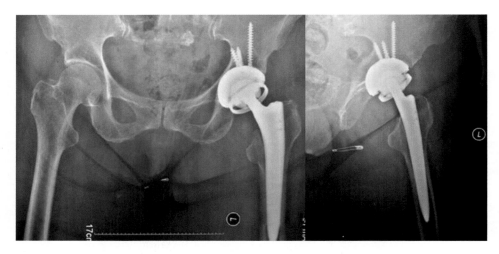

图 5-2-45　术后复查双髋关节正位示假体位置良好

（郭文涛　胥伯勇　曹力提供）

病例分析 8

病史简介：患者男，57 岁，11 年前因"双侧股骨头缺血坏死"，在外院行右髋人工关节置换术，术后恢复可，9 年前出现右侧肢体偏瘫，在外院诊断为脑梗，行保守治疗。6 年前在外院行左髋人工关节置换术，术后恢复尚可。1 个月前，无明显诱因出现行走时右髋关节摩擦音，随即出现右髋关节疼痛、活动受限，就诊于当地医院，确诊为人工关节脱位，建议患者行手术治疗，患者未从，遂给予闭合复位。此后至今，患者反复脱位，多次行闭合复位。

入院查体：右侧髋关节强迫屈曲位，右髋关节后外侧可见一长约 16cm 手术瘢痕，左下肢肌力Ⅳ级，右侧胫前肌、小腿三头肌肌力Ⅲ级，股四头肌、髂腰肌及髋关节外展肌肌力均无法配合检查。

实验室检查：血常规正常，血沉：48mm/h，CRP：32.1mg/L。

影像学检查：双髋关节正位片示：右侧人工髋关节脱位（图 5-2-46），无明显骨质缺损，外展角明显过大，髋关节 CT 显示：右侧髋臼假体轻度后倾（图 5-2-47）

术前计划：假体位置被认为是术后保持髋稳定的最关键因素之一，目前通常建议，外展45°±10°，前倾 20°±10° 是比较适合后外侧入路的假体安放角度范围，软组织失衡是影响假体脱位的另一重要因素，而外展无力是髋脱位的突出特点。就本患者而言，髋关节反复脱位，考虑首先与患者假体植入位置欠佳有关，其次与患者脑梗后

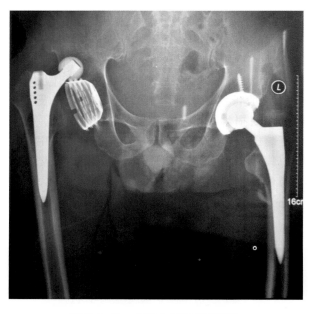

图 5-2-46　右侧人工髋关节脱位

遗症，右侧肢体肌力差有关，属于 Dorr Ⅳ型脱位，单纯纠正假体位置，无法彻底解决反复脱位，在纠正假体位置的基础上必须使用限制性内衬。大量的研究均证明了增大股骨头直径可以明显降低脱位的风险，故术中根据情况，应尽可能选用大直径的股骨头。而患者血沉及 C- 反应蛋白均升高，术前不能完全排除感染，但患者症状及患肢局部表现均不支持感染，考虑与患者长时间疼痛应激有关。

手术治疗：采用原后外侧手术入路，术中探查假体位置，证实髋臼后倾，外展过大，股骨柄假体前倾约 20°，且无明显松动，故仅翻修髋臼侧，

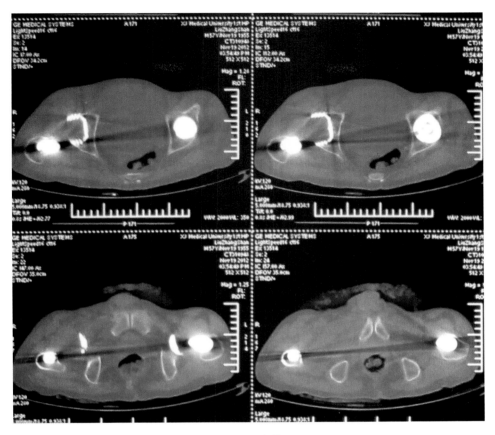

图 5-2-47　术前 CT

Explant 髋臼取出系统取出螺旋臼内衬及臼杯（图5-2-48），探查髋臼骨质缺损为 Paprosky ⅡB 型，且探查骨床质量良好，故选用压配臼杯，外展 45°，前倾 15°，磋磨髋臼侧，安装压配臼，拧入 2 枚髋臼螺钉，安装限制性高铰链聚乙烯内衬，复位人工关节，查稳定性良好（图 5-2-49）。术中探查，见关节液清亮，未见感染坏死组织，故术后常规应用抗生素。

结果：术后第 1 天辅助下行走，术后复查 X 线示假体位置良好（图 5-2-50）

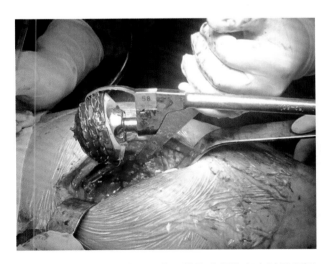

图 5-2-48　Explant 髋臼取出系统取出螺旋臼内衬及臼杯

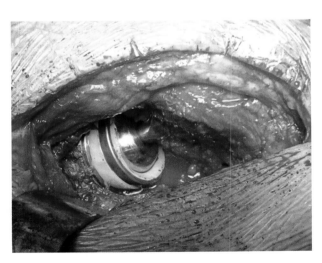

图 5-2-49　安装限制性高铰链聚乙烯内衬，复位人工关节，查稳定性良好

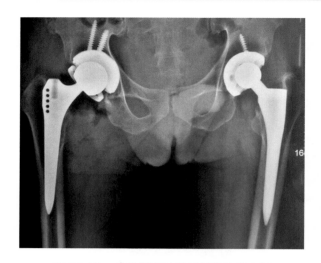

图 5-2-50   术后复查 X 线示假体位置良好

（郭文涛   胥伯勇   阿斯哈尔江   曹力提供）

病例分析 9

病史简介：患者女性，63 岁。因"左髋人工关节置换术后反复脱位，髋部疼痛 9 个月"入院。患者于 11 年前因左股骨颈骨折在外院行左髋 THA，术后关节功能、活动正常。于入院前 10 个月因外伤至左髋人工关节脱位，在外院行闭合复位，于入院前 3 个月，活动时再次脱位，手法复位后即卧床休息，但活动时即出现疼痛，后转至本院就诊，拍片提示"左髋人工关节脱位、假体松动"。

入院体格检查：平车推入病房，双下肢不等长，左下肢短缩畸形，短缩约 3cm，左髋可见 15cm

手术瘢痕，局部皮肤无红肿、发热，左侧股骨大转子叩痛阳性，腹股沟中段压痛阳性，左髋活动受限。Harris 评分 22 分。实验室检查：血常规正常，ESR18mm/h，CRP 8.93mg/L。

影像学检查：X 线检查：骨盆前后位 X 线片（图 5-2-51）提示，左 THA 术后，人工关节脱位，臼杯外展角度增大，髋臼角度骨密度降低，人工股骨头向上方脱位，股骨假体位置良好，无移位。

CT 扫描：冠状面、矢状面及水平面扫描（图 5-2-52）提示，股骨假体位置良好，髋臼假体与骨间

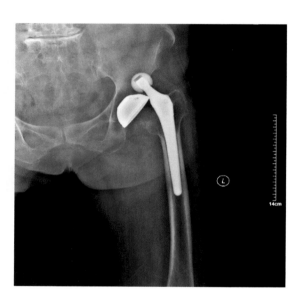

图 5-2-51   骨盆及患髋 X 线片

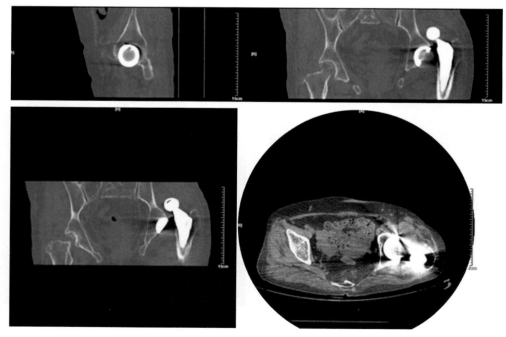

图 5-2-52   CT 扫描

可见透亮区,提示松动。

诊断:左髋人工关节脱位伴髋臼侧假体松动

手术方案:原后外侧手术入路,压配型表面钛喷涂臼杯,生物固定,辅助螺钉固定。

诊疗过程分析:患者既往有外伤后反复脱位病史,完善血沉,CRP,均正常,体格检查中髋关节活动明显受限,周围疼痛明显,影像学检查:X线片及CT提示人工髋关节脱位,髋臼假体外翻移位,但髋臼结构完整,无明显骨质缺损,骨量充沛,其前、后柱及内侧壁骨结构完整,股骨假体固定良好,无松动迹象,术中所见臼杯亦明显松动(图5-2-53)。在无明显骨质缺损的情况下,即可按普通关节置换操作进行手术,重新磋磨髋臼后,安放压配型表面钛喷涂臼杯,并使用螺钉辅助固定,初始稳定性良好。更换黑金球头(oxinium),磨损系数低,远期效果好。

结果:患者术后1天扶拐下地部分负重行走,术后1个月完全弃拐负重行走(图5-2-54)。

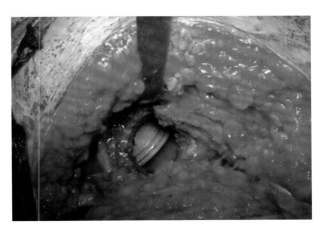

图 5-2-53　髋臼假体松动,外翻移位

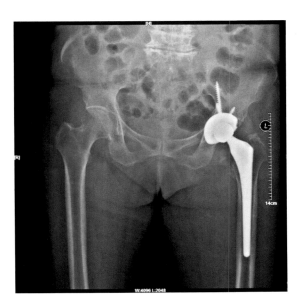

图 5-2-54　术后 X 线片

（汪洋　李国庆　曹力提供）

参 考 文 献

1. de Palma L, Procaccini R, Soccetti A, et al. Hospital cost of treating early dislocation following hip arthroplasty. Hip Int, 2012, 22 (1):62-67.

2. Morrey BF. Instability after total hip arthroplasty. Orthop Clin North Am, 1992, 23:237.

3. Woo RY, Morrey BF. Dislocations after total hip arthroplasty. J Bone Joint Surg Am, 1982, 64:1295.

4. Kosashvili Y, Backstein D. Dislocation and infection after revision total hip arthroplasty:comparison between the first and multiply revised total hip arthroplasty. J Arthroplasty, 2011, 26(8):1170-1175.

5. Lübbeke A. Obesity in total hip arthroplasty-does it really matter? Acta Orthop, 2012, 83(1):99-100.

6. Elkins JM, Daniel M. Morbid obesity may increase dislocation in total hip patients:a biomechanical analysis. Clin Orthop Relat Res, 2013, 471(3):971-980.

7. Baz AB, Senol V. Treatment of high hip dislocation with a cementless stem combined with a shortening osteotomy. Arch Orthop Trauma Surg, 2012, 132(10):1481-1486.

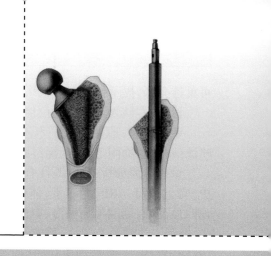

第六章

股骨假体周围骨折的处理及翻修

第一节　概述

股骨假体周围骨折（periprosthetic femoral fracture，PFF）是人工全髋关节置换术（THA）后严重的并发症之一，其发生率近年来不断增加。目前文献报道初次置换后 PFF 发病率从 0.1% 到 2.1% 不等，翻修术后 PFF 发生率甚至达到 4%，已成为继假体松动和复发性脱位之后导致髋关节翻修的第 3 位最常见原因。股骨假体周围骨折由于假体的存在使其治疗难度增大，手术失败率高，有一定致死率。认识并避免导致股骨假体周围骨折的危险因素，熟悉常用分型方法，准确判断股骨假体的稳定性，正确掌握各类型骨折的治疗原则，并选择适当的内固定或翻修方法，是获得可靠治疗疗效的保证。

一、病因

1. 外伤　导致 THA 后股骨骨折的外伤绝大多数 PFF 由低能量创伤引起，如摔倒或扭伤。由于人工关节置换患者多为老年患者，其反应能力较差，容易跌倒。Beals 等报道分析 93 例 PFF，发现 66% PFF 因室内跌倒引起，18% 因户外跌倒引起，8% 为自发性骨折。高能量创伤并不多见，因其能量大，常致粉碎性骨折。

2. 骨质疏松　骨质疏松降低了骨的机械力量，容易导致低能量骨折。原发性骨质疏松如老年

患者的骨质疏松，原发疾病如类风湿关节炎、Paget 病以及其他代谢性骨病等造成的骨质疏松，医源性因素如长期服用类固醇类药物、骨溶解、既往多次手术等造成的骨质疏松。另外绝大多数患者在人工关节置换前都有长期非手术治疗过程，患者因疼痛而活动量少，患肢已存在失用性骨质疏松。

3. 假体松动　骨溶解及其后出现的假体松动是引起晚期 PFF 的最常见原因。有广泛或局部骨溶解的患者，如假体松动，假体的末端会撞击外侧骨皮质，使局部应力增加，在轻微外力下即可造成骨折。如骨溶解严重，也可在行走中自发骨折。来自瑞士人工髋关节置换登记系统的 1049 例 PFF 分析发现，70% 股骨假体存在松动。骨溶解由磨损颗粒所造成，最终导致假体松动，而假体松动后又可加速骨溶解，形成恶性循环。因此，该类 PFF 治疗原则是在对骨折进行固定的同时，一定要根除磨损颗粒的产生原因。髋关节置换术后应定期作放射学检查，早期发现骨溶解和假体松动，及时行翻修手术，避免 PFF 发生。

4. 骨皮质缺损　皮质骨缺损一直被认为是术后假体周围骨折的重要原因之一，尤其是翻修术中未发现或未正确处理的皮质缺损是翻修术后股骨骨折的主要原因。

二、分型

股骨假体周围骨折的分类有很多，如：Vancouver

分型、AAOS 分型、Mark 分型、Cooke Newman 分型、Whittaker 分型等。各种分型都具有自己的特点，但分型的目的是准确的评估病情、正确地选择治疗方法及避免可能的并发症。因此，在选择分型时，应综合考虑骨折的部位、假体的稳定性及骨干的质量等因素。目前来讲，最为有效和常用的分型方法是 Vancouver 分型，它综合考虑了骨折的部位、假体的稳定性以及骨质量，将 PFF 分为以下几型：A 型：骨折位于假体近端，大粗隆（AG）或小粗隆（AL）骨折；B 型：骨折发生在假体柄周围或刚好在其下端，B1 型假体固定牢固，B2 型假体松动，在 B1、B2 亚型中，均无明显骨量丢失，当假体松动并有严重的骨量丢失，不论是由全身性骨质减少或骨溶解引起，还是由严重的粉碎性骨折引起，都归为 B3 亚型；C 型：骨折发生于距假体尖端较远的部位（图 6-1-1）。Vancouver B 型 PFF 最为常见，约占 87%，A 型约为 4%，C 型约为 9%。

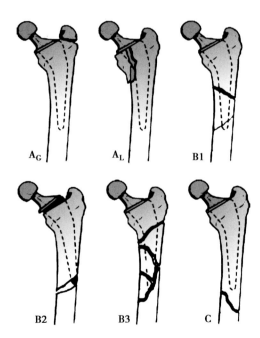

图 6-1-1　股骨假体周围骨折 Vancouver 分型

三、治疗原则

PFF 与一般股骨骨折比较起来具有以下特点：①人工假体的存在使一些常规固定方法无法应用；②骨折部位常合并有不同程度骨丢失与骨缺损；③处理 PFF 时必须充分考虑到假体的稳定性。因此，在处理 PFF 时要兼顾骨折、假体以及骨量三方面。

目前对 PFF 的最佳治疗方法，尚未形成统一观点，但有些较为公认的治疗原则，包括：移位的骨折需要进行内固定，松动的假体需要进行翻修，骨缺损明显者需植骨。以 Vancouver 分型为例：对 A 型骨折，如果仅为大转子或小转子撕脱骨折，可行保守治疗；如果骨折因骨溶解引起，则需行翻修术。对 B1 型骨折，切开复位内固定手术可取得较好疗效。对 B2 型骨折，需行翻修术。对 B3 型骨折，需行翻修术加结构植骨术。对 C 型骨折，可视为普通股骨干或干骺端骨折而行切开复位内固定手术。值得注意的是，诊断 Vancouver B1 型骨折，即判断股骨柄是否稳固时，要格外谨慎。因为股骨柄是稳定还是松动，其治疗原则完全不同，前者仅需切开复位内固定，而后者必须行翻修术。

翻修假体的选择：对于大部分假体松动的 PFF 病例，推荐采用非骨水泥型全涂层长柄假体，结合环扎钢缆，手术成功率高于长柄骨水泥型假体和近端固定长柄假体；对于骨质量较差的 PFF 病例，可采用长柄骨水泥型假体；对于骨缺损严重且骨折波及股骨峡部以下而无法应用非骨水泥型全涂层长柄假体的 PFF 病例，可采用长柄骨水泥型假体结合打压植骨，或采用组配式假体。

需要注意的是，无论什么时候，对于 PFF 病例行翻修术前都必须认识到可能存在感染，但与无骨折的全髋关节置换时不同，此时常规血清学检查作用不大，例如红细胞沉降率和 C- 反应蛋白均可因骨折而增高。因此，实施翻修术前除行实验室检查外，还应通过仔细研究病史、体检和分析影像学资料，排除隐匿性感染。术中怀疑感染时，应进行行术中组织冷冻切片分析，当每高倍视野下（400 倍）≥10 个中性粒细胞时，考虑细菌感染，5~10 个怀疑感染，<5 个中性粒细胞时排除细菌感染。

（张晓岗　曹力）

第二节　病例分析

病例分析 1

病史简介： 女性，36 岁，2006 年因"左侧股骨头无菌性坏死"行全髋关节置换术，2007 年 9 月因行走时左大腿疼痛在外院 X 线检查发现"左股骨干假体末端骨折"，遂在外院行"切开复位钢板内固定术"，2008 年 5 月又因左大腿疼痛行 X 线检查发现"左股骨干内固定物断裂，骨不连"，再次在外院行"切开复位内固定术"（图 6-2-1），2009 年 12

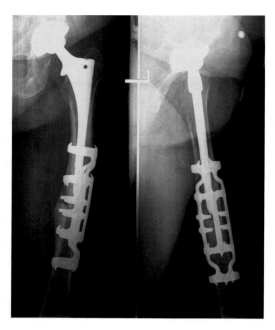

图 6-2-1　假体周围骨折环保器固定术后

月再次因相同原因在外院就诊,诊断为"左股骨干内固定物断裂,骨不连",遂转来本院。

诊断:左髋关节置换术后股骨假体周围骨折(Vancouver B1 型骨折)(图 6-2-2)。患者因"类风湿关节炎"长期服用激素,病程中否认有外伤史。

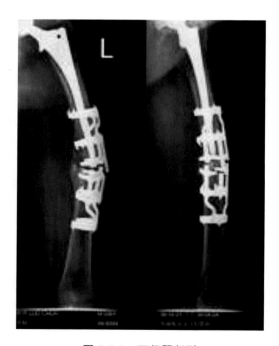

图 6-2-2　环保器断裂

手术方案:后外侧入路,手术将松动假体柄及断裂内固定物取出同时将骨折复位,取翻修加长

柄假体通过髓腔骨折处,同时采用捆绑带加固。

诊疗过程分析:对于一个发生 PFF 的患者,不仅仅单纯是一个骨折复位固定的问题,首先必须探明导致 PFF 的原因或危险因素并采取相应的干预措施,才有可能获得一个好的临床治疗结果。导致 PFF 的原因很多,如创伤、骨质疏松、骨溶解、假体松动、手术技术、翻修术等。该患者之所以发生 PFF 并先后两次手术失败,其中最重要的一个原因是诊治医师未针对发生 PFF 的原因采取相对应的治疗措施。该患者初次发生"左股骨干假体末端骨折"时,考虑与以下因素有关:①类风湿关节炎及长期服用类固醇类药物导致的严重骨质疏松;②初次置换采用的广泛涂层非骨水泥长柄假体导致假体末端处应力集中。上述诱因导致患者在无明显外伤史的情况下发生 PFF,而在随后的两次切开复位内固定时,诊治医师首先并未针对患者严重的骨质疏松采取相应的药物治疗措施,其次诊治医师采取的固定方式有待商榷。第一次切开复位时采用传统的普通钢板螺钉固定并不能达到稳定固定的效果,尤其是对于这种严重骨质疏松的患者。文献报道传统钢板螺钉治疗 PFF 的失败率高达 30%~75%。第二次切开复位时,诊治医师意识到了单纯钢板螺钉固定效果差,改用环抱内固定器,虽然其优点是减少了对骨质强度的依赖,不需要在皮质上钻孔,减少对骨皮质的破坏;但缺点是需要广泛软组织暴露,且固定强度不足,最终导致第二次手术的失败。有报道显示国外设计的 Mennen 环抱器临床效果令人失望,其固定失败率高达 75%。

基于以上分析,该患者收住院后,在详细了解病史及查体的基础上,结合影像学资料分析及实验室检查,排除了感染的可能后,在常规围术期准备的基础上采取了以下特殊治疗措施:

1. 三联疗法治疗骨质疏松　双磷酸盐(抑制破骨细胞)+ 维生素 D+ 钙剂。

2. 围术期激素过渡治疗以防止患者因长期服用激素而可能产生的肾上腺危象。

3. 虽然该患者 PFF 属于 Vancouver B1 型骨折,假体并未松动。但手术固定方式仍决定采用股骨假体翻修,用 Zimmer 的 Wagner SL 翻修柄固定骨折处(图 6-2-3)。采用 Wagner SL 翻修柄的原因是:①患者骨质疏松严重,无法有效牢固固定钢板螺钉,而结构性植骨结合环扎固定无法稳定固定骨折端;② Wagner SL 翻修柄起到髓内固定的效果,将钢板固定的侧方张应力转变为轴向压力,可早期负重;③骨折属于横行骨折且位于股骨峡部,Wagner SL 翻修柄的锥形设计及表面纵长的脊(rib)能产生足够的轴向及抗旋转稳定性,有利于骨折愈合;④锥形非骨水泥型柄可避免广泛涂层非骨水泥柄常见应力遮挡而失用性骨萎缩的问题。术中该患者采用后外侧入路,该入路的优点是:操作简单;对外展肌干扰少;对股骨髋臼均能提供良好显露;根据术中的需要切口可进一步延伸扩大并可以进行各种转子截骨,如转子延长截骨(extended trochanteric osteotomy,ETO)。这一点对于常需广泛充分显露的翻修术来说非常重要,本例患者术中原非骨水泥假体固定牢固,无法拔除,采用 ETO 后方才拔除,ETO 看上去似乎创伤偏大,但与处理术中的意外骨折相比,对截骨块进行固定相对容易,而且使假体拔出变容易,缩短了手术时间(图 6-2-4)。

　　结果:该患者术后 3 周扶拐下地部分负重行走,术后 6 个月骨折基本愈合(图 6-2-5),术后 8 个月完全弃拐负重行走。

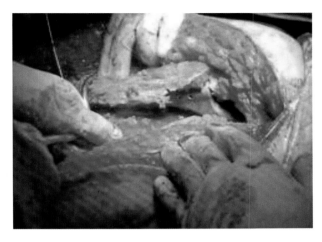

图 6-2-4　采用 ETO 取出假体

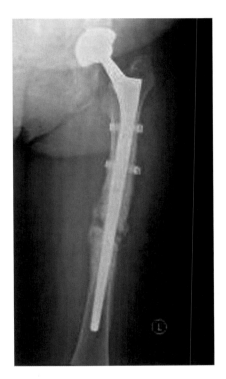

图 6-2-5　术后 6 月骨折基本愈合

（任姜栋　张晓岗　曹力提供）

病例分析 2

　　病史简介:女性,77 岁,患者于 2007 年行左髋关节置换术,2012 年患者不慎摔伤致左侧髋部疼痛、活动受限,就诊于当地医院,予以 X 线检查,诊断为"髋关节假体周围骨折"。转诊于本院,以求进一步诊疗。

　　诊断:左髋关节置换术后股骨假体周围骨折(Vancouver B3 型骨折)

　　手术方案:后外侧入路,取出原有髋关节假体,取出骨水泥及残留组织,骨折端锁定接骨板内

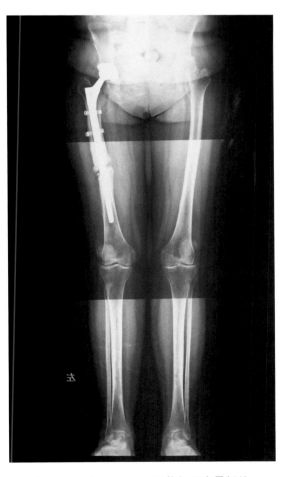

图 6-2-3　Wagner SL 翻修柄固定骨折处

固定,安放骨水泥型加长柄髋关节假体翻修。

诊疗过程分析:髋关节置换术后股骨干骨折可发生于术后数月或数年。导致股骨假体周围骨折的原因很多,如创伤、骨质疏松、骨溶解、假体松动、手术技术、翻修术等。Mcfresh 和 Coventry 总结了三种易患因素:①术后过度使用下肢引起的应力性骨折;②股骨干应力增加导致骨折,包括骨质缺损等内在稳定性降低的因素;③暴力足够大以至于正常肢体都能发生骨折。本例病例中,患者是老年女性,有明显的外伤史,伤后 X 线片上(图6-2-6),我们可以看到股骨假体远端周围复杂骨折线,存在多枚游离骨片影,假体松动下沉,整个股骨的骨皮质菲薄。根据 X 线表现,可将本例患者分为 Vancouver B3 型骨折,根据上文的诊疗原则,我们决定选用锁定接骨板固定骨折。因为患者的骨质条件差,非骨水泥假体无法获得有效的初始稳定性,远期的骨长入亦非常困难,因此决定采用加长柄的骨水泥股骨假体进行翻修。术中该患者采取左髋关节后外侧入路,该入路的优点是:操作简单;对外展肌干扰少;对股骨全长均能提供良好显露。术中所见:假体明显松动下沉。清除股骨髓腔近端的瘢痕组织后将假体取出。由于骨折端存

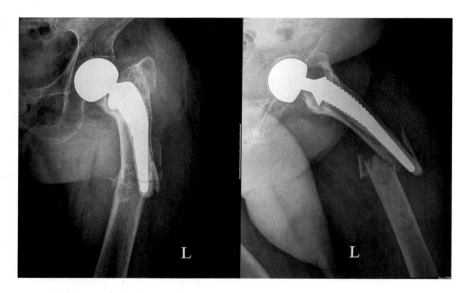

图 6-2-6　术前 X 线片

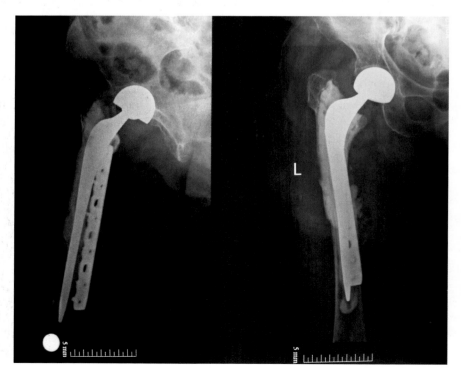

图 6-2-7　术后 X 线片

在多枚的游离骨片,骨折端的对位对线关系已经很难依据局部的解剖结构进行判断,因此,我们将最后扩髓的髓腔锉至于髓腔内,屈膝90°,小腿垂直于手术台,近端依据髓腔锉的前倾角确定骨折部位的旋转对线,同时将骨片试行复位确定股骨的长度。维持复位,以一枚锁定接骨板固定。而后置入加长柄的骨水泥股骨假体。

结果:患者术后第5日可以在助步器辅助下患肢部分负重行走,复查X线片,显示骨折复位及假体位置满意(图6-2-7)。

（高忠礼提供）

病例分析3

病史简介:男,76岁,因FNF4年前行人工股骨头置换手术,术后第5年出现行走痛,拍片示假体松动(图6-2-8),入院拟行关节翻修术,入院后又因摔倒造成假体远端横断骨折(图6-2-9)。

诊断:人工股骨头置换术后假体松动,远端横断骨折(Vancouver B3型骨折)。

手术方案:手术将松动假体柄取出同时将骨折复位,取长柄假体通过髓腔骨折处,复位固定捆绑带加固,髋臼生物臼采取全髋关节置换。

诊疗过程分析:患者高龄,人工股骨头术后4

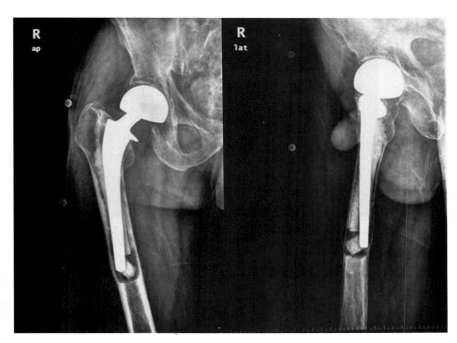

图6-2-8　人工股骨头置换术后5年假体松动

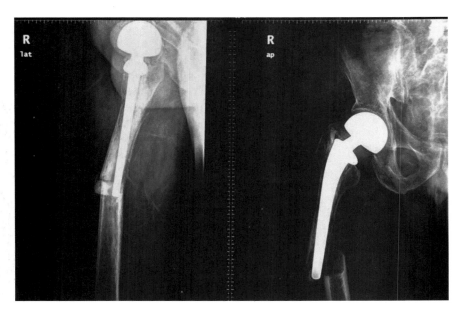

图6-2-9　外伤后股骨干骨折

年出现股骨柄松动下沉,第一次使用骨水泥柄固定,假体柄远端可见大量骨溶解,骨皮质薄。入院后不慎外伤造成假体远端横断骨折。术前制订的翻修方案为全髋关节翻修术,采取取出松动假体,清除残余骨水泥将骨折复位,用生物柄 SLR(矩形加长柄)固定,同时采用捆绑带加固。髋臼用螺旋

臼固定,因骨折为横断,复位后加长柄除作为人工关节一部分,同时也像髓内针样将骨折固定。这样做使手术简单化。

结果: 术后拍片示骨折复位固定良好(图 6-2-10),早期扶拐下地活动,术后 9 个月(图 6-2-11)、1 年半(图 6-2-12),拍片示骨折愈合良好。患者活动正常。

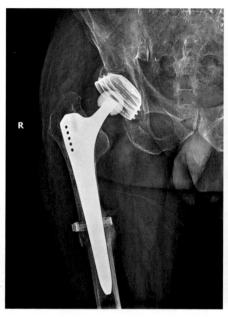
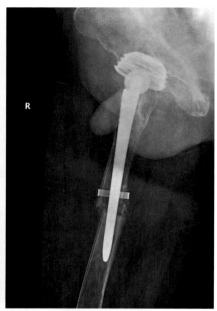

图 6-2-10　术后 3 个月

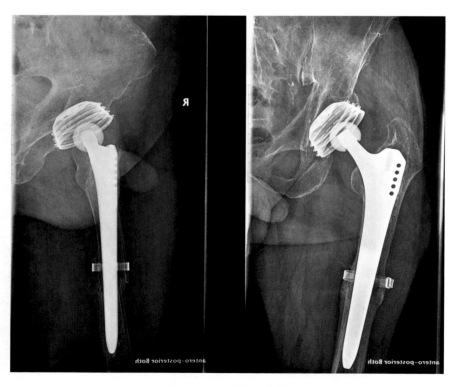

图 6-2-11　术后 9 个月

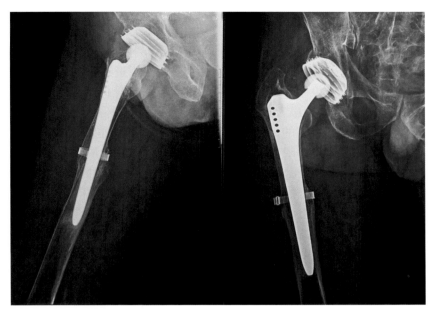

图 6-2-12　术后 1 年半

（寇伯龙提供）

病例分析 4

病史简介：男性,70 岁,21 年前因"左侧股骨头缺血性坏死"于当地医院行左侧人工股骨头置换术,术后左髋活动可,术后早期疼痛不明显,日常生活无影响。术后 10 余年开始,左下肢逐渐出现短缩、跛行,伴有疼痛,患者自觉可以忍受,未予特殊处理。术前 1 周,患者骑电动车摔倒致左大腿疼痛、肿胀,遂至我院。既往无特殊其他病史。

诊断：左侧人工股骨头置换术后股骨假体周围骨折(Vancouver B3 型骨折,图 6-2-13)

手术方案：后外侧入路(原切口延长),髋臼侧：Jumbo 骨小梁金属臼杯(备行 TM 垫块重建髋臼,Zimmer);股骨侧：生物型翻修长柄(WagnerSL,Zimmer)加骨折部位钢缆捆绑固定。

诊疗过程分析：毫无疑问,对于这例患者,我们需全面分析其病史,明确 PFF 的原因及发生机制、过程,并对存在的问题采取相应的干预措施,才能获得良好的疗效。该患者发生 PFF 的原因

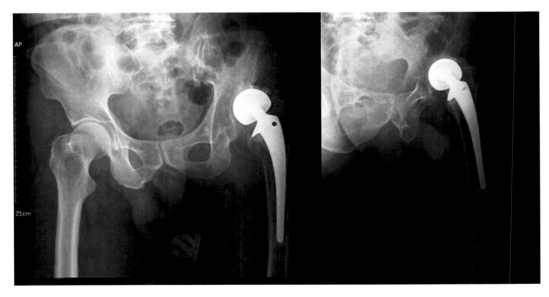

图 6-2-13　术前 X 线片

分析:①患者初次置换因为"左侧股骨头缺血性坏死"予以"人工股骨头置换术",由于予以双动头,所以存在金属与聚乙烯界面,患者在 20 年后聚乙烯磨损颗粒引起的骨溶解已经明显,致使骨强度下降。当然,患者手术当时的年龄为 49 岁,对于一个年龄较轻、体重较大、活动量多的男性患者选择人工股骨头置换术,在目前看来是不适宜的,但鉴于当时国内的医疗及关节置换发展的局限状况,选择如此治疗确实并非难以理解。年轻患者在选择半髋后,远期结果可以发现:股骨头逐渐外上移位,髋臼外上区域缺损明显,旋转中心上移,周围骨赘形成,肢体短缩,髋关节活动受限,下肢生物力学传递存在明显异常。②假体松动:患者体重大,假体使用时间超过 20 年,存在假体周围骨溶解,假体逐渐出现松动、下沉,假体末端处应力集中。③骨质疏松:患者为老年男性,初次术后一直未正规预防骨质疏松,随年龄增长,因为疼痛等造成活动量下降,最终导致假体周围明显骨质疏松。④创伤:患者左股骨头假体已松动、下沉,假体远端处应力集中,周围骨质疏松,骑电动车时摔倒成为骨折的直接原因。

基于以上分析,该患者收住院后,在详细了解病史及查体的基础上,结合影像学资料分析及实验室检查,排除了感染的可能后,在常规围术期准备的基础上采取了以下特殊治疗措施:

1. 骨质疏松治疗 双磷酸盐(抑制破骨细胞)+

复合维生素 D 及钙剂。

2. 手术方式 选择全髋关节翻修,金属 - 高交联聚乙烯界面;Wagner SL 翻修长柄固定骨折处,术前模板测量适宜的翻修长柄过骨折线远端接近 10cm,满足骨折及假体固定稳定的基本需要;TM 涂层的 jumbo 杯翻修髋臼侧(图 6-2-14)。选用 Wagner SL 翻修长柄的理由:①患者股骨侧假体松动以及骨折的类型,决定患者需要股骨侧翻修而不宜单纯骨折部位的固定。② Wagner SL 翻修长柄起到髓内固定的效果,将钢板固定的侧方张应力转变为轴向压力,配合骨折区域钢缆捆绑后可早期负重。同时,骨折属于斜行骨折且位于股骨峡部,Wagner SL 翻修柄的锥形设计及表面纵向脊(rib)能产生足够的轴向及抗旋转稳定性,有利于骨折愈合。③锥形生物型柄可一定程度避免广泛涂层生物型柄常见股骨近端应力遮挡继发的骨吸收等问题。髋臼侧采用 TM 的 jumbo 杯的原因:①患者髋臼侧外上部位缺损明显,旋转中心上移。若选择常规直径臼杯,骨缺损只能通过缺损结构性植骨或 TM 垫块修复,但本例翻修术中无自体股骨头可用,鉴于取自体髂骨增加创伤及感染风险,以及同种异体骨存在的骨不愈合、吸收及感染风险,故术前准备了 TM 垫块以便必要时选用。但同时,考虑到患者脊柱存在退变及固定性骨盆倾斜,以及髋臼前后壁较完整的情况,我们首先尝试通过适当上移旋转中心及保证前后壁不出现缺损的前提

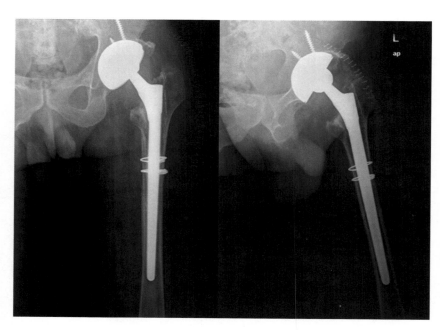

图 6-2-14 术后 X 线片

下扩大髋臼磨锉来避免外上缺损的重建。术中通过上述尝试，髋臼骨性覆盖可，故未行髋臼重建。②患者为老年男性，左髋周围骨质疏松严重，骨愈合能力下降，为促进假体界面骨长入及早期髋臼的初始稳定，所以选择骨小梁金属臼杯，其具有的优势将有助于我们获得前述目标。

该患者初次置换时采用的是后外侧入路，本次翻修采用原切口基础上适当延长的入路，其对臀中肌影响小且能满足手术对股骨、髋臼的显露要求，同时根据术中需要便于进一步延长切口及

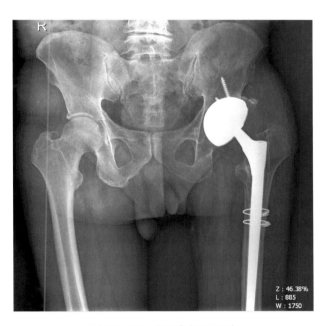

图 6-2-15　术后半年 X 线片

进行截骨处理。

结果：患者术后 1 周内扶拐下地左下肢非负重行走，术后 6 周内左下肢部分负重（15kg 以内），随后逐渐增加至完全负重。术后半年，患者功能可，骨折愈合满意，假体无松动、下沉迹象（图 6-2-15）。

（杨柳　陈光兴　古凌川提供）

病例分析 5

病史简介：女性，63 岁，患者于 2003 年在院行左髋人工关节置换术，2013 年 5 月患者不慎摔伤致左侧髋部疼痛、活动受限，就诊于当地医院，予以 X 线检查，诊断为"左髋关节假体周围骨折"。转诊于院进一步诊疗。既往无特殊其他病史。

诊断：①左髋人工关节置换术后股骨假体周围骨折（Vancouver B2 型骨折）；②左髋人工关节聚乙烯内衬磨损（图 6-2-16）

手术方案：后外侧入路（原切口延长），髋臼侧：更换聚乙烯内衬，采用骨水泥固定于原臼杯内；股骨侧：生物型翻修长柄（WagnerSL，Zimmer）通过髓腔骨折处，远端髓腔固定假体柄，近段骨折部位捆绑带复位固定

诊疗过程分析：该患者的特殊之处在于除了股骨假体周围骨折之外还伴有髋臼聚乙烯内衬的明显磨损，X 线片上可以观察到人工股骨头并不位于髋臼中心而是向外上方移位，提示髋臼聚乙烯内衬外上方严重磨损（图 6-2-16）。为了防止将来进一步的磨损所造成的骨溶解及假体松动，在处理假体周围骨折的同时还需要更换内衬。由于患

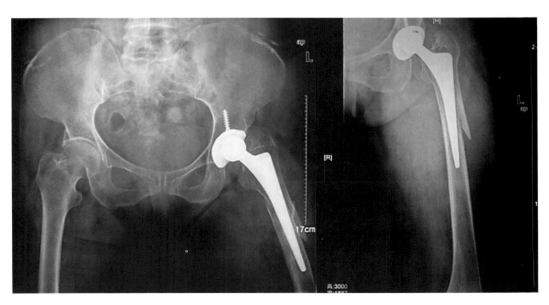

图 6-2-16　左髋人工关节置换术后股骨假体周围骨折

者髋臼臼杯位置良好无松动迹象,因此不需要翻修臼杯,以减少创伤。一个简单而常用的更换内衬方法就是用自攻螺丝钉拧入聚乙烯内衬逐渐顶出它(图 6-2-17),然后采用小一号的聚乙烯内衬,用骨水泥固定于原臼杯内。本例患者由于年龄仅有63 岁,因此采用了高交联聚乙烯内衬(图 6-2-18)。

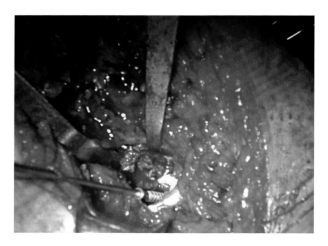

图 6-2-17 用自攻螺丝钉拧入聚乙烯内衬逐渐顶出聚乙烯内衬

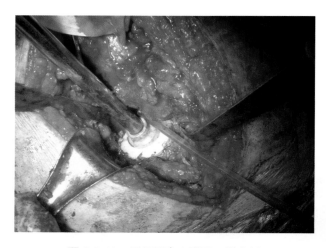

图 6-2-18 采用了高交联聚乙烯内衬

由于骨折部位在股骨干近段,虽然呈斜行骨折,但复位后扩髓采用翻修加长柄通过髓腔骨折处,在骨折远端髓腔内 Wagner 锥形柄及表面纵向脊(rib)可以达到假体柄的稳定固定。近段骨折部位捆绑带固定复位,长柄起到髓内固定的效果因此不需要再加用钢板内固定,使手术简单化,同时减少了创伤。

结果:该患者术后 3 周扶拐下地部分负重行走,术后 4 个月骨折基本愈合(图 6-2-19)。

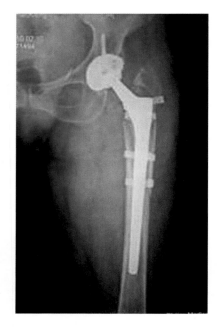

图 6-2-19 术后 X 线片假体固定、位置良好

(任姜栋 张晓岗 曹力提供)

病例分析 6

病史简介:患者女性,73 岁,1996 年行双动股骨头置换术。2013 年 3 月无明显诱因患者出现左髋部疼痛并伴无法活动,站立时疼痛明显,坐下及卧床休息时疼痛缓解。在外院拍片提示左髋关节置换术后假体松动,建议患者手术治疗,为彻底治疗患者于 2013 年 6 月 13 日来我院,门诊以"左髋关节置换术后假体断裂"收住我科。病程中患者无其他不适主诉,近 17 年来左髋部无其他不适及脱位情况发生。

诊断:左髋关节置换术后股骨假体断裂(图 6-2-20)

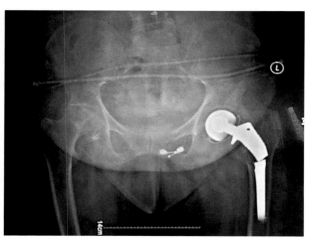

图 6-2-20 左髋关节置换术后假体断裂

手术方案:后外侧入路,取出假体,非骨水泥 SL 柄+压配臼翻修术

诊疗过程分析:对于该患者诊断明确,股骨柄假体断裂。但患者 X 线片可见患者当初行人工双动头置换术,这个手术计划的选择则有错误,17 年前患者 57 岁,并且为股骨头缺血性坏死,患者无重大基础疾病导致手术风险极大,在这种情况下选择人工双动头假体是错误的。不过患者依旧使用该假体 17 年实属有幸。术中我们发现该患者双动头假体外杯是聚乙烯材料。对于股骨柄假体断裂的患者术中残余假体的取出是该手术的难点,一般情况下,残余假体与股骨有较好的骨长入,牢靠结实,较难取出,必要的情况甚至需要股骨截骨才能将其取出,这样就会导致患者卧床时间延长,术后发生深静脉血栓、压疮、坠积性肺炎的风险增加。针对此患者,残余假体离髓腔口较近,故我们选择窄骨刀将残余假体近端打松,然后用克氏针将远端残余假体周缘骨质钻松后,很有幸用老虎钳将残余假体完整取出并没有行截骨,虽然前期需要耐心及浪费少许时间,但为下一步假体的安置提供了极大的便利,并且患者术后第二日就可以下床活动,功能锻炼,对预防血栓、压疮等问题提供了极大帮助。在一些情况下,合适的操作工具起到了事半功倍的效果,同时在翻修手术过程中,假体的取出也是非常关节的步骤。一味地进行截骨或破坏取出假体虽然手术较为快捷,但后期预后将有所下降,甚至有患者会在术后发生血栓并发症而导致死亡。故耐性也较为重要。术中见患者髓腔情况良好,髋臼骨质情况良好,无明显骨缺损,故选择压配臼矩形柄即完成了假体的安装(图 6-2-21~图 6-2-25)。

结果:患者术后第二日即开始下床持拐负重活动,术后 2 个月后完全弃拐负重行走(图 6-2-26)。

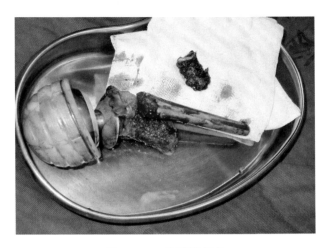

图 6-2-22 取出的假体

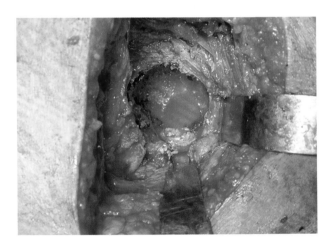

图 6-2-23 髋臼清除肉芽后

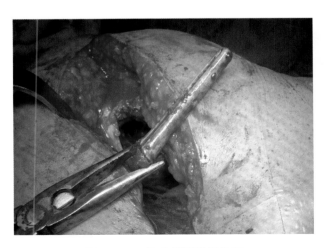

图 6-2-21 取出断裂的股骨柄

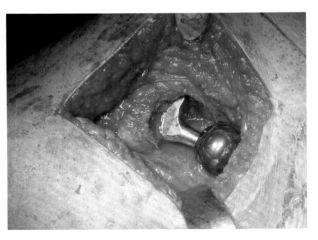

图 6-2-24 植入翻修假体后

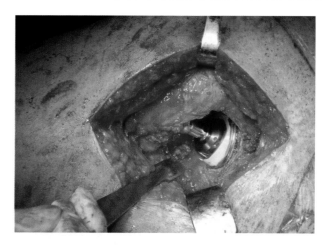

图 6-2-25 术中关节复位后

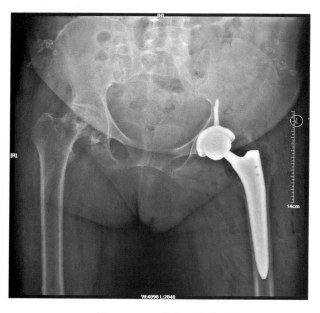

图 6-2-26 术后 X 线片

（注：患者在术后 3 个月时因心脏病发作在当地死亡，具体死亡原因不详）

（吾湖孜 张晓岗 曹力提供）

病例分析 7

病史简介：女性，76 岁，2010 年 4 月因"左侧股骨颈骨折"在院行左侧双动头置换术，2010 年 9 月因行走时不慎摔倒致左大腿疼痛在外院 X 线检查发现"左股骨假体远端周围骨折"，遂转来本院。

诊断：左髋关节置换术后股骨假体周围骨折（Vancouver B1 型骨折）（图 6-2-27）。

手术方案：股骨外侧入路 股骨远端锁定加压钢板 + 捆绑带固定骨折端

诊疗过程分析：导致 PFF 的原因很多，如创伤、骨质疏松、骨溶解、假体松动、手术技术、翻修术等。该患者 76 岁，行左侧双动头置换术仅 4 个多月，术前活动量较少，骨质疏松严重，此次，患者在家行走时不慎摔倒导致骨折。该患者高龄，活动量不大，骨质疏松明显，但无明确的外源性病因如口服激素、类风湿关节炎等导致骨质疏松。

该患者收住我本院后，在详细了解病史及查体的基础上，结合影像学资料分析及实验室检查，在常规围术期准备的基础上采取了以下治疗措施：

1. 三联疗法治疗骨质疏松 双磷酸盐（抑制破骨细胞）+ 维生素 D+ 钙剂。

2. 该患者 PFF 属于 Vancouver B1 型骨折，假体并未松动。手术固定方式决定采用股骨远端锁定加压钢板 + 捆绑带固定骨折端。Vancouver B1 型是其中一个特殊类型，骨折紧邻假体周围，最有效的固定方式一直存有争议。主要的难点在于如

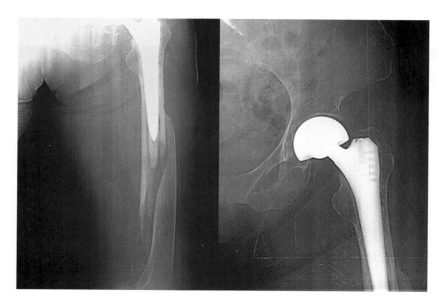

图 6-2-27 术前 X 线片

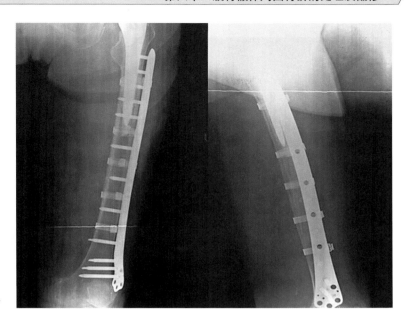

图 6-2-28　术后 X 线片

何获得有效的近端固定,特别是高龄合并严重骨质疏松的患者,同时又不能干扰骨水泥层或假体柄。锁定加压钢板螺钉系统(locking compression plate,LCP)治疗四肢骨折,特别是骨质疏松及粉碎性骨折的治疗非常有用,具有损伤小、对骨折断端血供干扰小、固定牢靠等优点。

结果:患者术后 6 周扶拐下地部分负重行走,术后 6 个月骨折基本愈合(图 6-2-28)。

(吾湖孜　张晓岗　曹力提供)

病例分析 8

病史简介:患者,女,68 岁,10 年前摔伤致右侧股骨转子间骨折,在外院行切开复位内固定术,此后 2 次出现内固定物断裂,1 个月前因"右股骨转子间骨折骨不连"在院行人工全髋关节置换术,术后恢复良好,4 小时前不慎因外伤致右下肢疼痛、活动受限就诊于当地医院,拍片提示:右髋关节置换术后假体周围骨折(图 6-2-29),以"右髋人工关节置换术后假体周围骨折"之诊断收入院。

入院查体:患者右髋部可见后外侧手术切口,愈合良好,无红肿、窦道。右侧大转子叩击痛阳性,右大腿中段肿胀畸形,双下肢无明显短缩畸形。

实验室检查:血常规、血沉及 CRP 均无异常。

影像学检查:①初次手术双髋关节正位片及 CT 平扫 + 三维重建,股骨近端骨折愈合不良;②髋关节置换术后双髋关节正位片提示:假体位置良好,假体周围骨折(图 6-2-30)。

诊断:右髋人工关节置换术后假体周围骨折(Vancouver 分型 B3 型)

治疗方案:对于此类患者,首先应当考虑患者出现骨折的原因,针对患者存在的高危因素治疗才能够预防骨折的发生。首先,患者既往 10 年前转子间骨折,先后多次行手术治疗,均失败,患肢

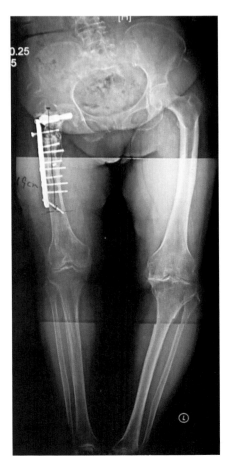

图 6-2-29　内固定术后内固定断裂

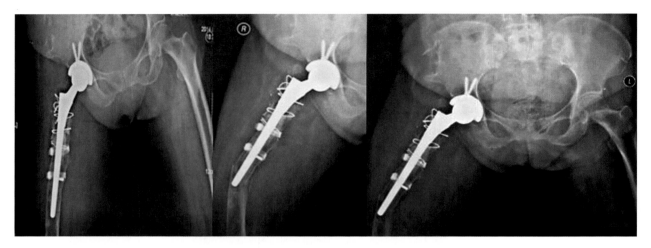

图 6-2-30　全髋关节置换术后股骨假体周围骨折

失用性骨质疏松严重,且股骨近端骨缺损处植入自体骨,捆绑带固定,这也是患者假体周围骨折的重要因素之一,针对此高危因素,我们给予规范的抗骨质疏松治疗。然后需要决定翻修还是内固定,因考虑患者骨质疏松明显,内固定物无法坚强固定,即使勉强固定,也可能因应力集中发生再次骨折。故经讨论,决定选用长柄结合捆绑带行股骨侧翻修。假体选择 Wagner SL 翻修柄,主要考虑翻修长柄起到髓内固定的效果,将钢板固定的侧方张应力转变为轴向压力,固定更加可靠,允许早期负重;Wagner SL 翻修柄表面的脊状结构设计能够提供良好的初始稳定性。取原后外侧手术入路并延长切口至膝关节外侧,暴露假体及骨折端,见假体

与骨之间纤维连接,取出假体较容易,术中探查见骨折端皮质菲薄,骨质疏松严重,不取出初次手术放置的捆绑带,复位骨折端,于骨折远端预先放置捆绑带,预防术中骨折,贯穿骨折近端及远端锉磨髓腔,因假体远端已接近股骨髁上,髓腔宽大,为增加假体的稳定性,在骨折端远端髓腔内填入骨水泥,安装 380mm 长度的股骨假体,探查骨折端稳定性良好。复位关节,查活动度及稳定性良好(图6-2-31)。

结果:患者术后卧床 1 周,切口未感染,拔出引流管后下床部分负重行走(图 6-2-32)。

术后 3 个月复查 X 线片提示:假体位置良好,假体周围骨折端固定可靠(图 6-2-33)。

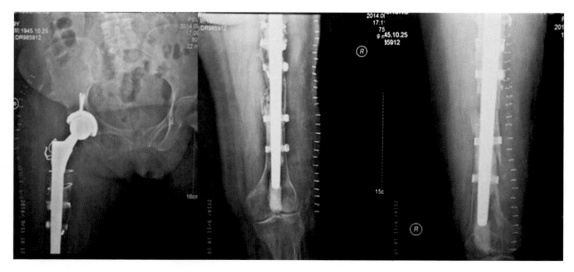

图 6-2-31　Wagner SL 翻修柄翻修术后

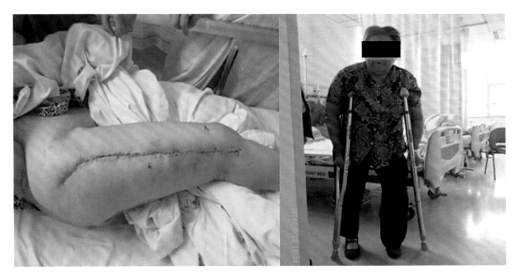

图 6-2-32　术后 1 周下地行走

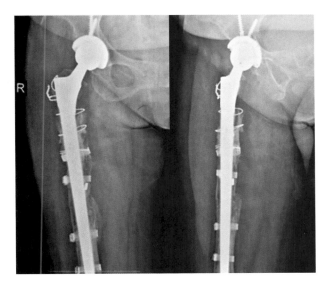

图 6-2-33　翻修术后 3 个月复查

（郭文涛　昝伯勇　曹力提供）

病例分析 9

病史简介:患者男性,74 岁。因"右髋人工关节置换术后半年,髋部疼痛 6 小时"入院。患者于入院前 6 个月因外伤至右股骨颈骨折,在院行了右髋股骨头置换术。术后关节功能、活动正常。入院前 6 小时再次摔伤,出现右髋部疼痛活动受限,不能行走。

入院体格检查:推入病房,右髋部屈曲外旋位,活动即出现疼痛,右髋周无皮肤、软组织红肿及破损,皮温、张力正常;髋关节活动受限。实验室检查:血常规正常,ESR55mm/h,CRP 29mg/L。

影像学检查:X 线检查:骨盆前后位 X 线片(图 6-2-34)提示,左 THA 术后假体位置、固定良好,无假体移位、下沉,股骨柄假体远端骨折,骨折块向前内侧移位。侧位片可见股骨柄位于髓腔正中,无明显移位及下沉。

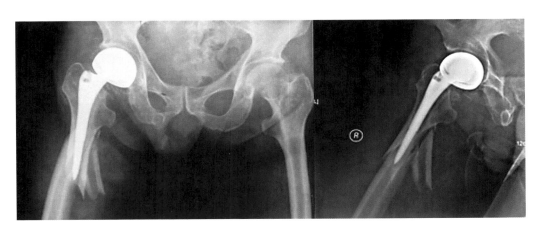

图 6-2-34　骨盆及患髋 X 线片

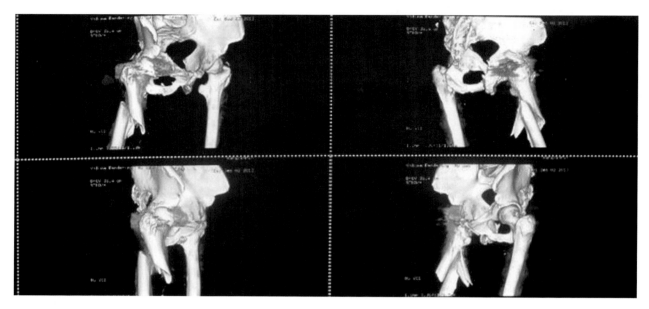

图 6-2-35　三维 CT 扫描

CT 扫描:3D-CT 扫描(图 6-2-35)提示,股骨干骨折,骨折端向前方成角,一条形骨块向内侧移位。

诊断:右髋人工关节置换术后假体周围骨折

手术方案:右大腿外侧入路,骨折复位,加压锁定钢板(LCP)及螺钉固定,捆绑带技术。

诊疗过程分析:患者为右股骨头置换手术后再次外伤入院,主要症状为大腿前方和外侧的疼痛,影像学提示右股骨柄远端骨折,术中探查见股骨假体位置良好,无松动、骨质缺损(图 6-2-36),Vancouver 分型 B1 型,假体远端骨折块较大,但无骨量丢失,不需异体植骨,通过术中良好的复位,加上加压锁定钢板(LCP)以及螺钉固定技术(图6-2-37),使骨折的远端和近端均有四枚螺钉固定(近端一枚锁定钉为单皮质固定),再在钢板外侧连同骨干使用捆绑带固定,固定牢靠(图 6-2-38)。

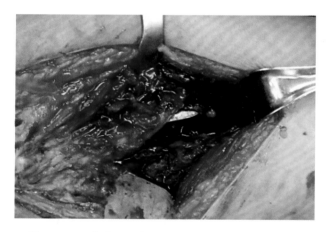

图 6-2-36　术中可见骨折端假体外露,探查未见松动

结果:患者术后 4 周扶拐下地部分负重行走(图 6-2-39),术后 2 个月完全弃拐负重行走。

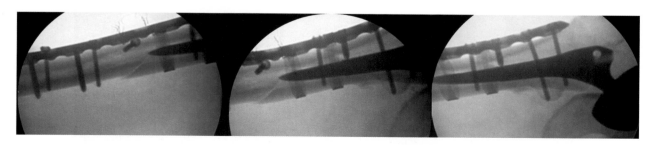

图 6-2-37　术中透视下见固定牢靠,假体位置良好

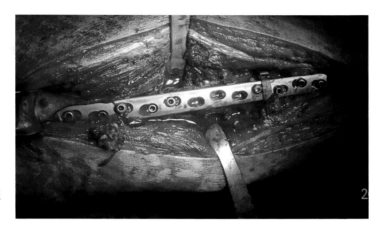

图 6-2-38　股骨外侧放置加压锁定钢板及捆绑带

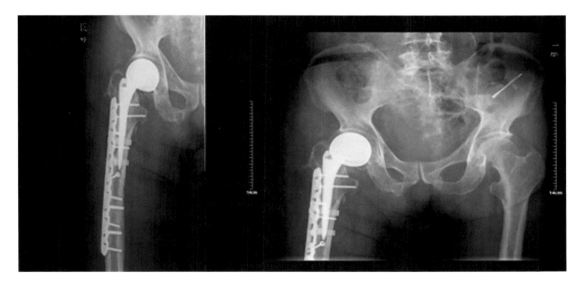

图 6-2-39　术后 X 线片,假体位置良好,钢板、螺钉固定牢靠

（汪洋　李国庆　曹力提供）

病例分析 10

病史简介:患者女性,38 岁,因"左全髋人工关节置换术后 7 年,关节反复脱位 6 年"入院。患者因左髋发育性髋关节脱位(DDH)7 年前在院行左髋人工关节置换术,术后关节功能、活动正常。1 年后因外伤至左髋人工关节脱位,在当地医院手法复位,在随后 6 年中,人工关节反复脱位 6 次,均行闭合手术复位,但髋关节逐渐出现活动后疼痛、活动受限等症状,不伴发热、夜间痛。

入院体格检查:行走正常,双下肢等长,未见畸形,左髋部可见一长约 12cm 手术瘢痕,左髋周围无皮肤、软组织红肿、发热,左侧股骨大转子叩痛及腹股沟压痛阴性,左髋主动屈髋 90°,伸 0°,外展 40°;左髋 4 字试验阳性,双下肢活动无明显受限,双侧肌肉肌力 4 级。Harris 评分 82 分。实验室检查:血常规正常,ESR8mm/h,CRP 6mg/L。

影像学检查:X 线检查:骨盆前后位 X 线片(图 6-2-40)提示,左 THA 术后假体位置良好,无假体移位、下沉。臼杯顶部及局部低密度阴影,阴影区无连续性骨小梁;侧位片提示股骨假体固定良好,无移位。

CT 扫描:冠状面、水平面及矢状位 CT 扫描(图 6-2-41)提示,股骨假体与周围骨质结合良好,无松动、移位。髋臼假体顶部呈透亮带,臼杯外缘见骨折。

诊断:左髋关节置换术后髋臼侧假体松动

手术方案:原手术入路,骨小梁金属(TM)髋臼,生物固定,Jumbo 技术,辅助螺钉固定,提供了很好的初始稳定性。

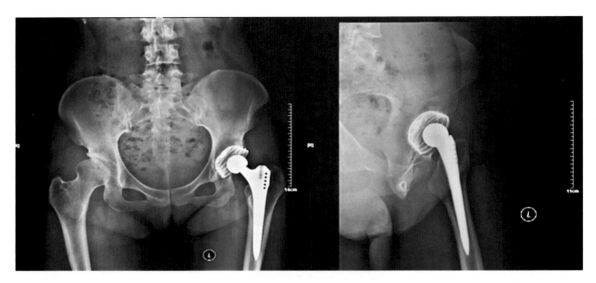

图 6-2-40 骨盆及患髋 X 线片

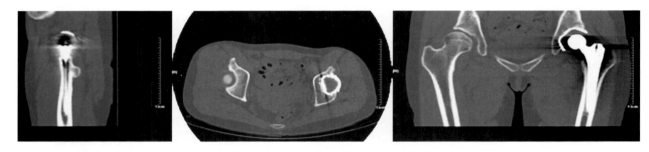

图 6-2-41 CT 扫描

诊疗过程分析:患者入院后完善血沉,CRP,均在正常范围内,病史主要是反复脱位病史,以及腹股沟处疼痛,否认大腿周围疼痛,结合影像学检查考虑是髋臼侧假体松动,影像学 X 线片及 CT 提示髋臼顶部骨质破坏,髋臼外缘骨折;股骨假体周围未见有透光性,说明股骨假体稳定,故保留股骨假体。从片子可以看出髋臼假体上移不明显,臼顶骨缺损较少,其内侧壁及前、后柱骨结构较为完整,为 Paprosky ⅡA 型缺损。对ⅡA 型缺损,也考虑到患者较年轻(38 岁),对活动要求较高,Jumbo cup 应用即能够解决问题,骨小梁金属(TM)能与宿主骨直接接触,接触面积大,可以达到骨长入的效果,固定牢固,远期疗效肯定,也避免进行大量异体骨颗粒植骨,降低感染及骨长入效果不佳的风险;能恢复正常旋转中心,也可以选择不同的内衬及大头预防术后脱位的发生,更换 36mm 黑金球头(oxinium),磨损系数低,远期效果好。

结果:患者术后 2 天扶拐下地部分负重行走,术后 1 个月完全弃拐负重行走(图 6-2-42)。

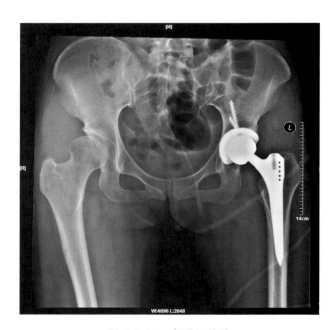

图 6-2-42 术后 X 线片

(汪洋 李国庆 曹力提供)

参 考 文 献

1. Nagvi GA, Baig SA, Awan N. Interobserver and intraobserver reliability and validity of the Vancouver classification system of periprosthetic femoral fractures after hip arthroplasty. J Arthroplasty, 2012, 27: 1047-1050.

2. Duncan CP, Masri BA. Fractures of the femur after hip replacement. Instr Course Lect, 1995, 44: 293-304.

3. Berry DJ. Epidemiology: Hip and knee. Orthop Clin North Am, 1999, 30: 183-190.

4. Lindahl H, Garellick G, Regnér H, et al. Three hundred and twenty one periprosthetic femoral fractures. J Bone Joint Surg Am, 2006, 88: 1215-1222.

5. Lindahl H. Epidemiology of periprosthetic femur fracture around a total hip arthroplasty. Injury, 2007, 38: 651-654.

6. Parvizi J, Vegari DN. Periprosthetic proximal femur fractures: Current concepts. J Orthop Trauma, 2011, 25: S77-S81.

7. Neumann D, Thaler C, Dorn U. Management of Vancouver B2 and B3 femoral periprosthetic fractures using a modular cementless stem without allografting. Int Orthop, 2012, 36: 1045-1050.

8. Park SK, Kim YG, Kim SY. Treatment of periprosthetic femoral fractures in hip arthroplasty. Clin Orthop Surg, 2011, 3: 101-106.

9. Beals RK, Tower SS. Periprosthetic fractures of the femur: An analysis of 93 fractures. Clin Orthop Relat Res, 1996, 327: 238-246.

10. Masri BA, Meek RM, Duncan CP. Periprosthetic fractures evaluation and treatment. Clin Orthop Relat Res, 2004, 420: 80-95.

11. Springer BD, Berry DJ, Lewallen DG. Treatment of periprosthetic femoral fractures following total hip arthroplasty with femoral component revision. J Bone Joint Surg Am, 2003, 85: 2156-2162.

12. Siegmeth A, Garbuz DS, Masri BA. Salvage procedures and implant selection for periprosthetic femoral fractures. Injury, 2007, 38: 698-703.

13. Tsiridis E, Spence G, Gamie Z, et al. Grafting for periprosthetic femoral fractures: Strut, impaction or femoral replacement. Injury, 2007, 38: 688-697.

14. Lee SR, Bostrom MP. Periprosthetic fractures of the femur after total hip arthroplasty. Instr Course Lect, 2004, 53: 111-118.

15. Berry DJ. Treatment of Vancouver B3 periprosthetic femur fractures with a fluted tapered stem. Clin Orthop Relat Res, 2003, 417: 224-231.

16. Maury AC, Pressman A, Cayen B, et al. Proximal femoral allograft treatment of Vancouver type-B3 periprosthetic femoral fractures after total hip arthroplasty. J Bone Joint Surg Am, 2006, 88: 953-958.

17. Tsiridis E, Gamie Z, Conaghan PG, et al. Biological options to enhance periprosthetic bone mass. Injury, 2007, 38: 704-713.

18. Ricci WM, Bolhofner BR, Loftus T, et al. Indirect reduction and plate fixation, without grafting, for periprosthetic femoral shaft fractures about a stable intramedullary implant. J Bone Joint Surg Am, 2005, 87: 2240-2245.

19. Shah NH, McCabe JP. Dall-Miles cable and plate system for periprosthetic femoral fracture. Eur J Orthop Surg Traumatol, 2002, 12: 137-139.

20. Kääb MJ, Stöckle U, Schütz M, et al. Stabilisation of periprosthetic fractures with angular stable internal fixation: A report of 13 cases. Arch Orthop Trauma Surg, 2006, 126: 105-110.

21. Cebesoy O, Kose KC. Periprosthetic fractures of femur: LISS plate. Arch Orthop Trauma Surg, 2006, 126: 427-428.

22. Giannoudis PV, Kanakaris NK, Tsiridis E. Principles of internal fixation and selection of implants for periprosthetic femoral fractures. Injury, 2007, 38: 669-687.

23. de Ridder VA, de Lange S, Popta JV. Anatomical variations of the lateral femoral cutaneous nerve and the consequence for surgery. J Orthop Trauma, 1999, 13: 207-211.

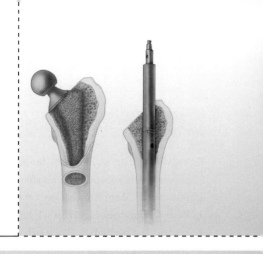

第七章

髋臼聚乙烯内衬磨损及陶瓷组件碎裂的翻修

第一节　髋臼聚乙烯内衬磨损

一、概述

人工关节无菌性松动除与假体所处的不良应力环境有关外,假体构成材料(金属、聚乙烯、骨水泥、陶瓷等)在长期使用过程中相互摩擦,产生大量可引起周围组织反应的磨损颗粒是另一主要因素。就材料学特征而言,聚乙烯臼杯内衬是各种组合式全髋假体的脆弱环节,当聚乙烯内衬与相邻金属表面发生正常或非正常活动时,其较柔软特性决定了该体成分也最易被磨损。一些研究也证实,聚乙烯磨损碎屑是引起假体周围松动膜形成的关键因素。早期在国内使用的人工全髋假体是金属股骨头对聚乙烯内衬组配较多,在使用过程中,聚乙烯界面磨损所产生磨屑微粒诱发炎症反应,导致假体周围骨溶解、关节松动。

二、影响聚乙烯磨损的因素

1. 患者因素　年龄,性别,体重,活动量都与聚乙烯磨损相关。

2. 假体因素　内衬的厚度,灭菌的方法,是否是高交联聚乙烯材料,磨损界面的组配都与磨损有关。

3. 手术因素　目前认为股骨偏距减小与聚乙烯内衬线性磨损有关。Schmalzried 等对 37 例 THA 术后病例进行了分析,认为股骨偏距的恢复程度决定了聚乙烯内衬磨损量的多少。如果术中股骨偏距达到解剖水平,就能恢复关节内应力分布的理想状态,有利于减少聚乙烯内衬的磨损量,使假体的使用寿命延长。Sakakkale 等比较了股骨偏距不同的 17 例患者双侧 THA 术后 5 年的聚乙烯磨损情况。术前测量患者股骨偏距平均为 38.8mm,术后标准型假体股骨偏距平均 31.2mm,偏距加长型假体股骨偏距平均 39.7mm,标准型假体的磨损速度(平均 0.21mm/ 年)比偏距加长型假体(0.10mm/ 年)更快。这一结果说明与正常股骨偏距接近的偏距加长型假体引起的聚乙烯磨损较少。因此,尽可能将股骨偏距恢复至正常解剖水平对减少聚乙烯内衬磨损具有重要意义。髋臼假体的精确放置对人工髋关节的稳定至关重要。髋臼外展角过小则髋关节屈曲和外展受限,过大可减少髋关节的内收和旋转;而髋关节前倾角增加可以增大屈曲,但伸直会受限。适当的髋臼角度,可以避免髋关节撞击综合征、脱位的发生,维持人工关节的活动度和稳定性。同时不同的髋臼外展角度使股骨头与髋臼关节面的接触应力发生改变,磨损情况也相应变化,而磨损是影响全髋关节假体远期稳定的重要因素之一。D'Lima 等认为 45°~55° 外展角对髋关节的活动度和稳定性是最合适的,在此范围内髋臼假体对股骨头的覆盖较好,与股骨头表面接触较多,因此应力分布均匀,关节稳定。外展角过大则会导致髋臼外上缘的应力集中,使该部位的聚乙烯内衬磨损高于其他部位。

三、磨损颗粒与机制

人工髋关节的机械磨损可产生大量磨损颗粒,这些磨损颗粒被吞噬细胞吞噬后可诱导吞噬细胞死亡,但这种死亡的确切机制尚不是十分清楚。目前认为可能是磨损颗粒诱导了吞噬细胞的凋亡。大量研究均证实,吞噬细胞吞噬磨损颗粒后可随之释放出大量炎性介质,其中主要有肿瘤坏死因子-α(TNF)、白介素(IL)-1B、IL-6 和前列腺素(PG)E2 等。这些炎性介质可激活破骨细胞,造成假体周围骨溶解,最终导致假体的生物性松动而使假体失败。聚乙烯臼杯的磨损机制较为复杂,可包括粘合、摩擦及微疲劳断裂等多个环节。黏附磨损是指接触点连接强度大于材料固有强度时对其表面的拉脱破坏;摩擦磨损是指不光整表面的若干尖端对材料表面的擦伤破坏;疲劳磨损是指周期性应力作用下材料表面或更深结构的断裂或分层。不同磨损机制与不同磨损类型所造成的磨损破坏各不相同,黏附磨损引起表面坑洼与凹陷,摩擦磨损造成表面擦痕,疲劳磨损则导致裂缝与材料分层。Mc Kellop 等通过体外模拟实验归纳出 4 种不同力学环境下的磨损损伤,它们在磨损颗粒及臼杯表面所形成的损伤痕迹各不相同;根据磨损面性质,人工髋关节的磨损分为 4 种类型:Ⅰ 型磨损为两个负重面(人工股骨头与臼杯)功能活动时的磨损,Ⅱ 型磨损为一个负重关节面与另一个非负重关节面的磨损(人工股骨头穿透聚乙烯,与骨水泥层或骨面间的磨损),Ⅲ 型磨损为两个负重关节面相对活动而中间夹有第三颗粒的磨损(如夹有骨碎屑、骨水泥颗粒、金属颗粒等),Ⅳ 型磨损为两个非负重关节面的磨损(如臼杯与骨水泥间的磨损)。从假体形态与颗粒直径看,Ⅰ 型磨损表面较光滑,磨损产生的颗粒较小,Ⅱ、Ⅳ 型磨损表面较粗糙,颗粒直径也较大,Ⅲ 型磨损对表面破坏最明显,产生的颗粒可相当巨大。然而,髋关节的假体表面磨损破坏似乎并不一定与假体磨损程度成正比,表面较光滑型的磨损有时可非常严重,致使聚乙烯壁明显变薄,大量微小颗粒释放进入周围组织,而表面较粗糙型的磨损虽对外表破坏较重,但颗粒释放总量却不如 Ⅰ 型磨损多。

Katayama 等翻修取出假体时,见负重面光滑,其产生的颗粒直径小而数量大;Ⅲ 型磨损可加快人工关节材料的磨损速度,翻修取出假体时可见明显擦痕,其产生的颗粒直径大而数量较少。由于磨损机制不同,相应产生的磨损颗粒的形态也不同。一般认为,直径在 $10\mu m$ 以下的磨损颗粒可被吞噬细胞吞噬,产生溶骨性介质,而直径大于 $10\mu m$ 的颗粒则不能被吞噬细胞吞噬,只能被多核异物巨噬细胞所包裹,因此后者产生的炎性介质明显少于前者。Yang 等经体外实验发现,聚乙烯的磨损与其颗粒形态直接相关,呈纤丝状的聚乙烯磨损颗粒诱导产生的 IL-1B 和 TNF-a 的含量明显高于呈球形的聚乙烯颗粒。Elfick 等研究发现,聚乙烯磨损还与翻修手术距离初次人工髋关节置换的时间有关。聚乙烯磨损的早期为磨合期,体积磨损量较大,颗粒直径多在 $2{\sim}5\mu m$ 并可出现 $100\mu m$ 直径的磨损颗粒,而聚乙烯磨损的后期为成熟期,磨损颗粒直径多在 $0.3{\sim}0.8\mu m$,不再出现 $100\mu m$ 直径的磨损颗粒。成熟期的磨损量明显小于磨合期。

四、磨损测量方法

Livermore 等报道的 Livermore 测量法是测量全髋关节置换术后聚乙烯内衬磨损的传统方法。该方法将印有一系列同心圆的透明模板覆盖于 X 线片上,根据符合程度找到股骨头圆心,再在随访 X 线片上测量出聚乙烯内衬最薄处的厚度和方向与原始 X 线片上同样方向的聚乙烯内衬厚度相比较,其差值就是磨损值。值得注意的是,这种方法要求前后测量的 X 线片要有同样的放大比例,测得差值除以放大比例才是实际真实的磨损值。Livermore 法应用简便,但精确度较低;要求测量者有丰富的测量经验及高质量的 X 线片;在测量磨损时需要假设假体置入当时髋臼和股骨头中心是重合的,否则就会出现磨损方向测量上的偏差,而事实上两者并非总是重合的,比如股骨头坏死塌陷患者或髋骨性关节炎髋臼被破坏患者的髋臼中心和股骨头中心往往是不重合的。近年来,随着计算机工业的迅猛发展,利用数码制版及专门编写的软件进行二维或三维测量的方法层出不穷,数码图像边缘检测技术(edge-detection techniques)是全髋关节置换后运用最多的计算机辅助测量技术。

全髋关节置换术后,聚乙烯磨损颗粒造成假体周围骨溶解吸收是术后常见的远期并发症。此时因髋关节疼痛假体松动需进行全髋关节翻修。在翻修手术中更换髋臼侧假体时,发现许多即使临床或影像学都诊断髋臼假体松动并在术中发现存在严重的聚乙烯磨损,甚至内衬已经脱位,但髋臼金属杯仍旧牢固固定在髋臼内,在取出髋臼金属杯时往往会造成更多的髋臼骨缺损,为新的假体置入带来困难。因此,近年在髋关节翻修手术中,对于金属杯固定仍然完好的髋臼假体我们采用保留原髋臼杯,只更换聚乙烯内衬。这种方法可以保留骨量,避免取出髋臼杯造成的骨缺损。本章节只讨论聚乙烯磨损髋臼杯稳定的髋关节翻修。

五、治疗原则

这些患者早期由于并无十分明显的临床症状,患者也难于接受翻修手术,往往等到出现明显的假体松动造成功能障碍时才接受翻修手术。此时往往已经存在大量骨缺损。但是在一些早期翻修的患者中仅仅由于聚乙烯内衬出现磨损而髋臼金属杯固定还十分牢固术中如置换金属杯,假体取出十分困难,取出后可造成髋臼植入床的进一步骨缺损,因此能否仅对磨损的聚乙烯内衬进行单纯的翻修引起了重视。保留髋臼杯更换聚乙烯内衬的髋关节翻修术已有文献报道。

目前采用的方法有两种,采用原锁定机制固定内衬或骨水泥进行固定。如果原锁定机制已破坏、无与原髋臼杯匹配的新内衬或匹配但非高铰链聚乙烯内衬的可采用骨水泥进行固定。生物力学研究证实内衬使用骨水泥固定的强度不低于原锁定机制固定的强度。手术尽可能采用原切口进入或采用术者较为熟悉的切口进入,脱位关节拔出股骨头并保护股骨颈的锥度,测试原始股骨柄的稳定性;取出磨损聚乙烯内衬后可采用晃动、打击、把拽等测试髋臼杯的稳定性,在此过程中尽可能不破坏髋臼杯的原有锁定机制。对于髋臼侧的骨溶解可通过臼杯的孔洞或开骨槽的方法进行清除并植骨。有些患者假体周围伴有炎性假瘤,手术当中应尽可能清除,因为骨溶解及炎性假瘤内残存有大量的磨损颗粒及吞噬细胞,可以加速骨溶解造成假体无菌性松动。如果原髋臼杯内表面光滑则需要打磨粗糙增加骨水泥的把持力;如果原髋臼杯有孔洞或粗糙则不需要打磨。若用骨水泥固定时,翻修内衬必须完全嵌入原臼杯且有1~2mm的骨水泥固定空间。

第二节 陶瓷组件碎裂

20世纪70年代,Boutin首次将氧化铝陶瓷假体应用于人工髋关节置换,几十年来陶瓷假体在耐磨性、生物相容性等方面显示出了巨大优势。对于陶瓷假体普遍的担心是陶瓷假体的碎裂,尽管碎裂发生率不足1.5/万,但一旦碎裂则后果严重。本文将对人工关节陶瓷假体碎裂的原因、诊断、碎裂后翻修手术的特点及要点作一综述。

一、陶瓷假体碎裂的主要原因

陶瓷假体碎裂发生的时间:经检索文献,初次术后陶瓷头碎裂最早发生在术后10个月,最迟为8年,主要为术后3年内,而陶瓷臼衬碎裂则在术后14个月到术后9年间,大部分也集中在术后3年内。陶瓷头与陶瓷衬碎裂发生的比率:对于陶瓷-陶瓷假体中球头和臼衬的碎裂比例目前还没有文献进行过分析,越来越多的文献报道显示,陶瓷-陶瓷假体界面匹配时,陶瓷衬的碎裂发生率更高一些,除三明治型陶瓷衬设计有缺陷外,其他原因不明。

1. 陶瓷材料制作工艺及设计的缺陷 自应用于临床起陶瓷部件破碎就成为陶瓷髋关节假体的最大顾虑。由于设计缺陷及材料加工限制,早期的第二代陶瓷髋关节的破损率较高,达到3.4%。至20世纪90年代第三代氧化铝陶瓷假体的破碎率已降至0.015%。导致假体破碎率下降的原因有:①新材料的发明,在传统氧化铝陶瓷的基础上,增加了氧随着陶瓷假体制作工艺的改善,将氧化铝陶瓷中加入氧化锆以及氧化钇,明显增加了陶瓷的机械强度和韧性,其碎裂发生率已显著下降;②陶瓷假体的设计也是假体是否碎裂的一个决定因素。Koo等于2008年报告了126个使用了短颈陶瓷头的髋关节中,5例发生了球头碎裂(4%),而另外233个使用了中等颈头或长径头假体的髋关节中,没有发生球头碎裂。短颈陶瓷球头容易碎裂的原因是该类陶瓷球头与金属柄锥接触部位的顶端厚度相对不够。三明治型陶瓷臼衬(sandwichtype cup)的碎裂率显著高于传统的陶瓷臼衬。Ha等对144个使用了三明治型臼衬的髋关节做平均45个月的随访,有5个陶瓷臼衬碎裂,分析其原因主要是由于液体可以渗透到聚乙烯和陶瓷臼衬之间,导致二者分离从而使得内衬边缘在一定情况下受力过大,而且三明治型臼衬的陶瓷成分也比传统陶瓷臼衬薄,更增加了臼衬碎裂的风险。目前还没有见到针对陶瓷球头直径和陶瓷假体碎裂关系的相关报道。

2. 金属柄锥的设计缺陷　金属柄锥的表面设计有环形纹理,以缓冲陶瓷头与柄锥之间的冲击力,柄锥设计存在缺陷会增加陶瓷球头碎裂的可能性,因此陶瓷头只可以与陶瓷假体生产公司认可的假体柄配用。有学者认为金属柄锥的成分也会影响陶瓷假体的碎裂几率,但是目前无文献进行相关分析。目前尚无文献对不同公司之间陶瓷假体碎裂发生率进行系统的比较。

3. 手术操作失误　①髋臼杯位置:陶瓷假体碎裂的主要原因是假体受力不均匀,所以股骨和髋臼部件的放置角度就显得尤其重要。Carino 建议减小臼杯外展角(<45°)同时增加臼杯的前倾角(>20°),以增加臼杯对假体头上方与后方的覆盖。但增加前倾角又有可能导致股骨假体与髋臼之间的撞击,二者间的碰撞可能是臼衬碎裂的主要原因。Yamaguchi 等对 111 例翻修术中回收的聚乙烯臼衬进行分析,结合翻修术前的影像学资料,发现股骨假体与髋臼发生碰撞组的前倾角明显大于未发生碰撞组的前倾角,分别为 24° 和 19°(P=0.036)。Ha 等的临床研究结论相同。Barrack 认为外展角 45°~55°、前倾角 10°~20°能最大限度地减少撞击和脱位,维持关节稳定性。②内衬与髋臼杯必须紧密贴合,使用试模非常重要,建议手工安装内衬,动作要轻柔。手术医生操作粗暴或违反操作规则造成金属假体接触面的损坏,或者陶瓷与金属之间有体液甚至其他异物,都会为日后假体碎裂留下隐患。研究者们总结了一些可减小假体碎裂几率的手术操作经验,比如:减小臼杯的外展角度(40°~45°)以增加球头与臼衬的接触面积,同时增加髋臼前倾角度(15°~20°)以增加后方对陶瓷球头的覆盖;避免反复安装对假体部件的损坏;手工放置陶瓷臼衬;在陶瓷臼衬及陶瓷球头安装以后,使用塑料打击器轻柔敲击使得陶瓷与金属间更贴切等。另外,在植入陶瓷假体前,金属臼杯内面及金属柄锥表面必须仔细处理,彻底清除其表面异物如碎骨片、软组织、体液等。手术过程中清除髋臼边缘增生骨赘,对这些结构如若不处理,关节活动时产生撞击会致某种程度的不稳定,从而导致假体碎裂。

4. 患者自身的不利因素　Min 等认为患者体力活动频繁或过度肥胖可以增加假体破碎的几率,但没有获得更多文献支持,无论是实验室还是临床资料均显示体重与陶瓷假体的碎裂无关。患者术后的活动体位可能与陶瓷假体碎裂相关。Min 等以及 Ha 等的报告显示,患者下蹲时髋关节处于屈曲外展位,股骨柄与髋臼最容易发生撞击从而导致陶瓷臼衬的碎裂。Ha 认为亚洲人日常生活中,蹲、跪、跷二郎腿的姿势较多,髋关节常处于屈曲外展位,股骨柄与髋臼容易发生撞击,从而导致陶瓷内衬碎裂。

二、陶瓷假体碎裂的早期诊断

陶瓷假体一旦碎裂,需尽快进行髋关节翻修手术,以避免陶瓷碎屑在关节周围的广泛散播,因此对陶瓷假体碎裂及时作出诊断非常重要。

1. 陶瓷球头碎裂的早期诊断　部分患者陶瓷球头碎裂后即感觉剧烈疼痛,此类情况往往诊断较为及时。陶瓷球头碎裂时一些患者能听到明显的碎裂声,一些患者仅表现为髋关节局部发出轻微的"咯吱声",数天或数月后才出现疼痛并得到影像学的支持。"咯吱声"的出现可能是陶瓷球头碎裂的早期征兆。目前多数球头碎裂的确诊都是依靠影像学检查。

2. 陶瓷臼衬碎裂的早期诊断　陶瓷内衬碎裂时很少数患者可以听到明显的碎裂声,一般表现为髋部出现"咯吱声"以及髋关节疼痛,极少伴有明显的疼痛。"咯吱声"的出现距离影像学确诊的时间长短不一,但一般在 1 周之内。陶瓷衬碎裂的确诊一般也是依靠影像学检查。

并非所有的"咯吱声"都是假体碎裂所致。Toni 等在一项研究中发现 554 例陶瓷对陶瓷全髋中 58 例髋部有"咯吱声",但只有 10 例"咯吱声"的发生与陶瓷假体碎裂有关。发现"咯吱声"后首先进行临床体检及相应的影像学检查,即使是影像学检查没有发现明显的陶瓷碎片,但发现有假体碰撞或松动现象,也应进行翻修。如果影像学检查无阳性发现但关节穿刺液内有直径大于 5μm 陶瓷碎片,也要认为是陶瓷假体碎裂。

三、陶瓷假体碎裂的翻修

陶瓷假体的碎裂必然产生大量肉眼都不可能看到的陶瓷碎屑,陶瓷碎屑硬度极高,残留的碎屑会加快翻修后新假体的磨损速度,有可能导致短期内再次翻修。假体碎裂的患者年龄多集中在

50~59 岁，翻修术后仍有较长的生存时间，因而，需要特别仔细处理。陶瓷假体碎裂时股骨柄及髋臼杯往往是稳定的，取出假体会非常困难。

（一）陶瓷球头碎裂的翻修术

陶瓷头碎裂后股骨柄假体的处理及新的球头假体的选择。翻修术中选用陶瓷球头则可以耐受由陶瓷碎屑产生的"第三体磨损"（third body wear）。而陶瓷球头的碎裂一定会合并金属柄锥面的损坏，损伤的锥面将很快会引起新的陶瓷球头再次碎裂。Koo 等报告了一例此类患者，新的陶瓷球头在翻修术后 4 周就再次碎裂。为避免旧的金属柄锥对新陶瓷球头的不利影响，使用金属锥套可以避免旧金属柄锥面对新陶瓷头的不利影响。不过金属锥套改变了金属柄锥的型号，因此翻修术也相应地要改用大直径的陶瓷球头。如金属柄锥损坏严重，使用金属锥套也不能避免其不规则的外形对陶瓷头假体的不利影响，就要更换新的假体柄。将黑金头或者使用金属球头进行翻修安装在原来股骨柄假体上虽可避免碎裂的发生，但是目前众多报道显示翻修后不久金属头会因陶瓷碎屑的存在而严重磨损。Matziolis 等报道了 1 例陶瓷球头碎裂翻修术后 9 个月，新的金属球头就显著磨损变形。Allain 等对 105 例因陶瓷球头碎裂而接受翻修术的患者进行为期 5 年的随访，发现翻修术中使用不锈钢金属球头的翻修率高达 47%。另外，Kohn 等报道了 1 例陶瓷球头碎裂后换用钴铬球头加聚乙烯臼衬的病例，该患者在翻修术后 8 个月金属球头就严重磨损变形。其原因可能是陶瓷假体碎裂形成的大量直径为数微米的碎屑于翻修术中很难被彻底清除，残留的陶瓷碎屑会随体液移行至新的磨损面之间。陶瓷的硬度远远高于金属。仍以陶瓷头对陶瓷内衬最佳，其次为陶瓷头对聚乙烯内衬。如使用聚乙烯内衬，大量锋利的陶瓷碎屑能刺入内衬，对新的假体头造成磨损；此时可能要更换新的内衬。Allain 等在 105 例因陶瓷球头碎裂而进行的翻修术中，87 例更换了新臼衬，14 例保留了原来的臼衬。5 年随访结果显示没有更换臼衬的再次翻修率为 64%，而更换了臼衬的为 32%。

使用陶瓷臼衬还是聚乙烯臼衬做翻修也是需要仔细考量的问题。如果更换新的金属臼杯，则使用聚乙烯或陶瓷衬均可以，但年轻患者应尽可能使用陶瓷衬。如果原来的金属臼杯有轻度损伤但又不进行更换，则翻修时应该选择聚乙烯衬，以免新陶瓷衬发生碎裂。

金属臼杯是否需要更换则根据术中情况定，术中如发现金属臼没有明显的破坏，可以考虑保留原来的金属臼杯，但操作过程中对金属臼杯要进行保护。

（二）陶瓷臼衬碎裂的翻修术

陶瓷内衬碎裂后股骨柄假体的处理及新的球头假体的选择。陶瓷臼衬碎裂后产生的陶瓷碎屑会对陶瓷球头造成损坏，但是由于受到球头的保护，金属柄锥受到的损坏要小很多。所以翻修手术中可以考虑只更换新的陶瓷球头而不需要更换股骨柄假体，术中要处理完髋臼侧后再将旧的球头小心拆下，并注意保护股骨柄，因为球头能对金属柄锥起到一定的保护作用。和陶瓷球头碎裂的翻修一样，在臼衬碎裂后的翻修手术选用陶瓷球头，可以避免"第三体磨损"的危害，而选用金属球头则可能被过早的磨损破坏。有观点认为钴铬合金球头比不锈钢球头耐磨性更强，是陶瓷假体碎裂后翻修术中的理想选择，但是 Hasegawa 等的报道中钴铬合金的球头磨损仍然很快。若患者早期单纯因为手术安放内衬不当导致的碎裂，髋臼的金属外杯往往稳定且金属外杯无形变，锁扣机制完整，此时只需要更换新的陶瓷内衬即可。如果髋臼外杯稳定但是安放陶瓷内衬无法锁定，这时可能需要安放骨水泥固定聚乙烯内衬进行更换（如同聚乙烯磨损的治疗）。往往陶瓷内衬的碎裂可能是假体的安放位置不良，造成髋关节活动时的假体碰撞，这时可能就需要进行髋臼侧的整体翻修。翻修后仍建议陶瓷头对陶瓷内衬最佳，其次为陶瓷头对聚乙烯内衬。

（三）翻修术中关节周围滑膜的处理

由于大量的陶瓷碎屑存在于关节周围的滑膜中，清除滑膜中的碎屑有利于翻修术后假体的使用寿命。Hannouche 等报道他们在利用金属球头进行陶瓷假体碎裂翻修术的 20 年间，没有发生过一例因为金属球头磨损需要再次翻修的病例，原因是因为他们在翻修术中进行了彻底的滑膜切除，预防了"第三物体磨损"的发生。Allain 等将翻修术中做了彻底滑膜切除的病例与只做部分滑膜切除的病例进行对比发现，5 年内前者的再次翻修率仅为 19%，后者则高达 67%。为尽可能地清除这些碎屑，翻修术中需要对局部滑膜进行广泛切除，并用高压脉冲进行彻底清理。

（胥伯勇　曹力）

第三节　病例分析

病例分析 1

病史简介: 患者男,46 岁,于 2012 年 11 月因"右侧股骨头缺血性坏死",在我院行右髋人工关节置换术,术后患者功能恢复良好。术后 2 个月,右下肢屈曲、内旋状态下摔伤,出现右髋关节疼痛、活动受限,右下肢内旋畸形,急诊就诊于本院,行双髋关节正位片示:右髋人工关节脱位,髋臼周围可见略高于软组织影,考虑为陶瓷内衬破损(图 7-3-1),急诊给予闭合手法复位(图 7-3-2),同时完善髋关节 CT 平扫 + 三维重建(图 7-3-3),考虑陶瓷内衬破损。

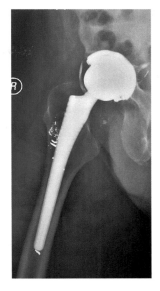

图 7-3-2　手法复位后

诊断: 右髋人工关节置换术后内衬碎裂

手术方案: 术中探查,如髋臼假体及股骨柄假体无明显松动,则单纯更换内衬。

诊疗过程分析: 众所周知,陶瓷关节具有高耐磨性。目前为止,人工髋关节陶瓷已经历了 4 代发展,其中第 4 代陶瓷为氧化铝 / 氧化锆复合陶瓷,该材料的磨损率及碎裂几率较以往陶瓷材料明显降低,但因陶瓷材料自身的先天缺陷,碎裂的问题始终未能完全解决。本例患者使用的正是第 4 代陶瓷。通常导致陶瓷假体碎裂可能的原因包括:髋臼假体位置不良、撞击、脱位等,但内衬位置安装不良可能是最重要的原因。该患者在髋关节屈曲、内旋的状态下遭受中等强度的暴力即出现陶瓷内衬碎裂,入院后已给予急诊手法闭合复位,通过完

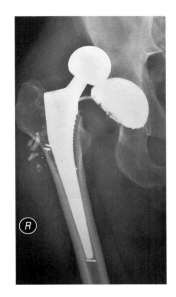

图 7-3-1　陶瓷内衬破损

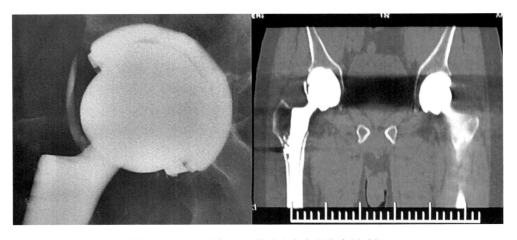

图 7-3-3　CT 平扫 + 三维重建考虑陶瓷内衬破损

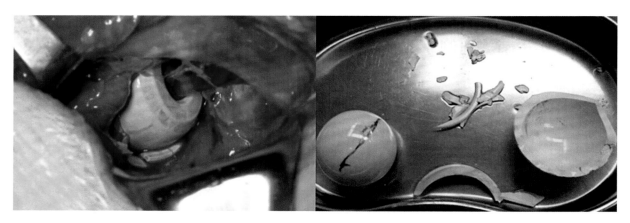

图 7-3-4　术中见陶瓷内衬碎裂

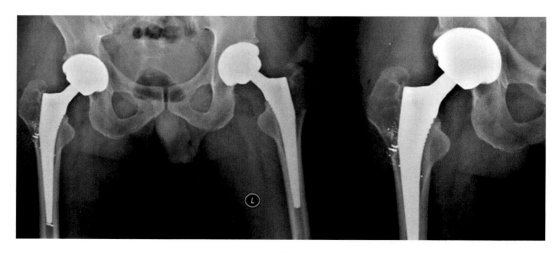

图 7-3-5　术后 X 线片

善相关检查,如 CT 等,未发现臼侧及柄侧假体松动迹象,因此术前计划,术中探查髋臼及股骨柄假体,如无松动,则单独更换内衬假体。我们依然取原后外侧手术入路,术中所见证实了内衬假体碎裂,髋臼侧及柄侧假体并无松动迹象(图 7-3-4),因此我们彻底清除陶瓷碎片,更换陶瓷内衬,因股骨头表面可见划痕,故一并更换股骨头。

结果:患者术后按初次人工髋关节置换术后行功能锻炼,术后第一天扶双拐下床活动,给予抗凝等治疗,患者术后 1 个月丢弃双拐,基本恢复正常生活(图 7-3-5)。

(郭文涛　胥伯勇　阿斯哈尔江　曹力提供)

病例分析 2

病史简介:患者男性,50 岁,以发现"右下肢短缩伴疼痛半年"为主诉入院。患者于 1999 年在本院因双侧股骨头缺血性坏死行双髋关节全髋关节置换术,术后康复出院,近 13 年来双髋关节活动功能良好,无疼痛不适。近半年来患者自述无明显原因感到右下肢较左侧出现短缩,并且出现跛行,伴有轻度疼痛。为检查于 2012 年 10 月来本院,门诊以"双髋关节置换术后右髋人工关节假体磨损"收入我科。

诊断:双髋关节置换术后,右髋人工关节假体磨损(图 7-3-6)

手术方案:后外侧入路,取出髋臼假体,压配臼翻修,股骨假体不动,更换股骨头。

诊疗过程分析:对于此例患者,诊断明确,具有翻修手术的手术适应证。在这里,我们要考虑的就是如何制订手术计划了。在这里我们依然要强调的是:

1. 确定诊断是全髋关节翻修手术计划的第一步。

2. 排除感染是所有翻修手术患者进行手术前准备的重要步骤。

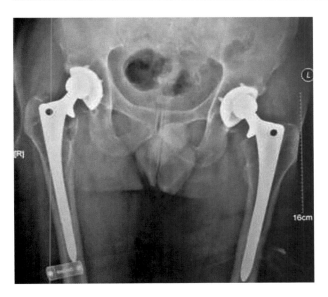

图 7-3-6　右髋人工关节假体磨损

3. 通过体格检查可以初步判断是髋臼侧的问题还是股骨侧的问题。

4. 完善必要的检查　X 线片；CT（可了解髋臼骨缺损情况）（图 7-3-7）；血沉、C- 反应蛋白（初步判断是否存在感染可能）；ECT（可了解松动情况及初步判断是否是感染还是无菌性松动）。

患者术中见关节囊内关节液清晰，周围软组织及瘢痕无水肿增厚迹象，排除了感染。髋臼内衬磨损明显，同时髋臼假体有松动，而股骨柄骨长入牢靠结实，若行全髋关节翻修，则患者创伤极大且预后变差，在排除了感染的情况下且股骨假体锥度通用，故未行股骨柄的拔出置换。同时若术中发现患者髋臼侧髋臼假体也非常牢固，可以将内衬取出后，将髋臼假体内软组织清理干净并将髋臼假体内面用工具如刨刀等磨锉粗糙，再用骨

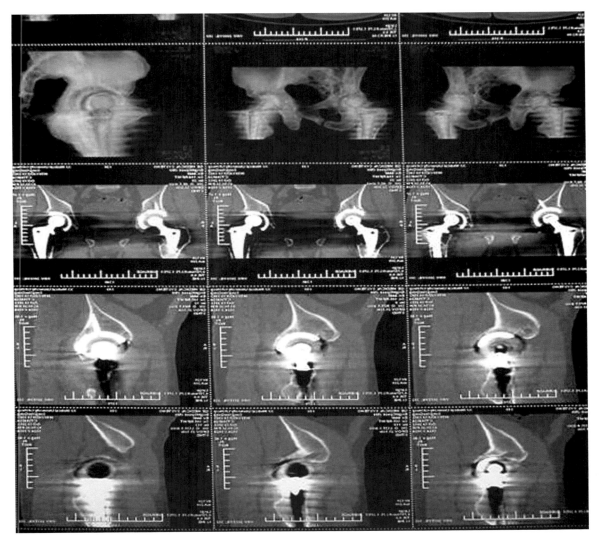

图 7-3-7　CT 可了解髋臼骨缺损情况

水泥将小一号的新内衬粘在髋臼假体内,既可缩短手术时间,还可取得非常好的效果(图7-3-8~图7-3-11)。

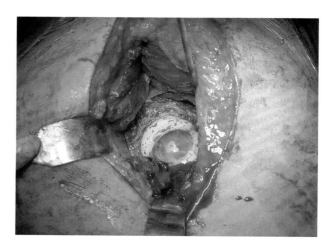

图7-3-8 术中见聚乙烯磨损

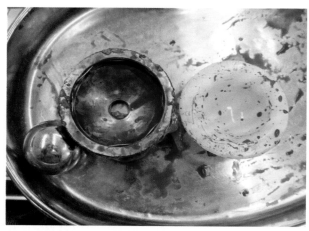

图7-3-11 取出后的金属臼杯、聚乙烯内衬

结果:患者术后第二日即可开始下床持拐活动,双下肢等长。术后3个月完全弃拐活动(图7-3-12)。

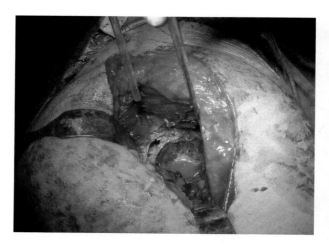

图7-3-9 取出聚乙烯内衬后臼杯松动

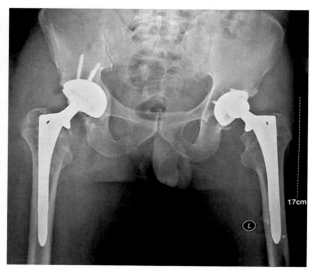

图7-3-12 术后X线片

(吾湖孜 张晓岗 曹力提供)

病例分析3

病史简介:男,76岁,1989年在南非工作,因外伤致左侧股骨颈骨折,当地行人工全髋关节置换术,术后恢复正常活动。2012年初,术后23年患者活动后出现明显髋关节疼痛,需扶拐行走,伴跛行。2012年11月来院就诊拍片,发现假体松动(图7-3-13)。以THA术后疼痛、假体松动收入院。

诊断:THA术后假体松动

手术方案:手术取髋前外侧延长入路,取出松动假体髋臼,采用螺旋臼固定,SLR加长柄加捆绑

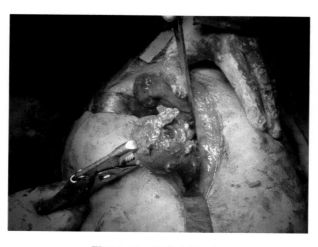

图7-3-10 取出金属臼杯

带固定。

治疗过程分析：患者 THA 术后以出现严重疼痛半年来院就诊，X 线片显示：髋臼的位置尚可，股骨柄下沉，股骨干可见有大量骨溶解表现。患者未能提供有关人工关节的材料，术前检查除外感染的可能性。手术中所见（图 7-3-14），切开组织显露关节后见大量黑色胶泥样组织充填关节假体周围，髋臼假体松动，黑色胶泥样组织已浸润到肌肉

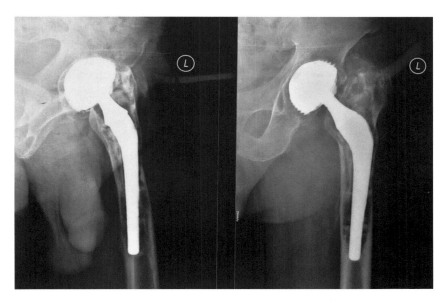

图 7-3-13　术后 23 年，假体松动

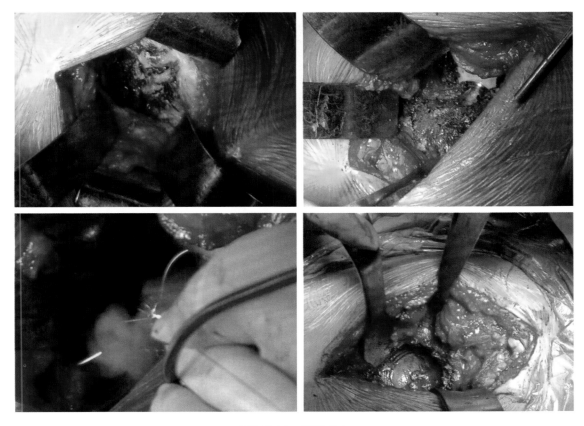

图 7-3-14　翻修术中

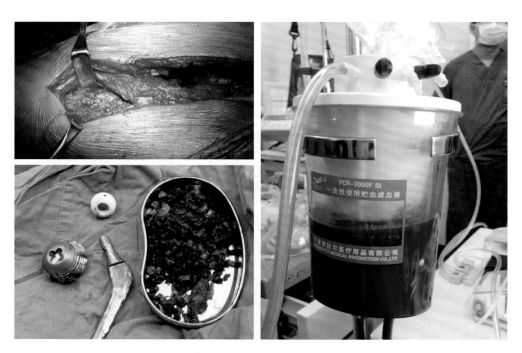

图 7-3-15　血液回输器中回输血液颜色较深,未敢使用

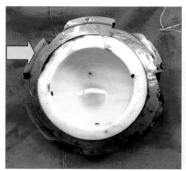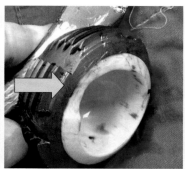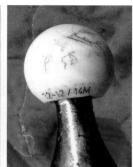

图 7-3-16　陶瓷头磨损,碎裂

组织,股骨上方出现大量骨溶解,皮质菲薄,用电刀切割时可见火花喷出,但股骨柄未松动。髋臼假体为螺旋臼,臼衬为全陶瓷,32mm 头,其陶瓷内衬边缘可见碎裂(图 7-3-15),柄为骨水泥固定型,未松动。术中开窗股骨柄取出,在股骨干开窗过程中有大量黑色组织已渗入骨质(图 7-3-16),血液回输器中回输血液颜色较深,未敢使用。术中取出的软组织送病理化验,结果示:左髋嫌弃组织增生,伴玻璃样变,可见多量黑色颗粒样物沉着及钙化。更换臼为全新螺旋臼加聚乙烯内衬,柄为加长 SLR 柄加捆绑带固定,术后拍片假体位置良好(图 7-3-17)。此病例为全陶瓷 32mm 头的人工关节置换 23 年出现臼松动,大量骨溶解伴臼衬碎裂,目前不能用单

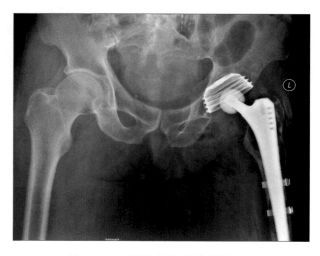

图 7-3-17　翻修术后,假体位置良好

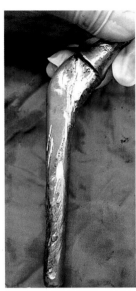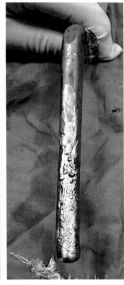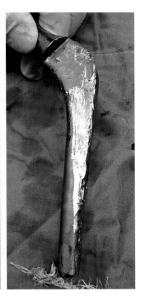

图 7-3-18　股骨柄表面腐蚀,不光滑

种原因来解释这种情况(图 7-3-18)。

结果:患者术后 1 周恢复髋关节功能,可下地扶拐活动。

(寇伯龙提供)

病例分析 4

病史简介:患者女性,39 岁,患者 15 年前因双侧股骨头缺血性坏死在院行左髋人工关节置换术,术后患者恢复良好。此后 15 年间,患者未复查。2 个月前,无明显诱因出现左髋关节疼痛,活动后加重,休息可缓解,无夜间疼痛,20 天前,无明显诱因,上述症状明显加重,伴明显活动障碍,就诊于我科,以"左髋人工关节置换术后假体磨损"收入我科。

入院体格检查:步入病房,跛行步态,左髋关节后外侧可见一长约 12cm 手术瘢痕,无红肿窦道,皮温不高,左侧大转子叩击痛阳性,双侧下肢等长,左髋关节屈曲活动度达 90°,外展达 30°,外展肌力无异常。

实验室检查:血常规正常,ESR:20mm/h,CRP:1.18mg/L。

影像学检查:患者髋关节正位及 CT 均显示,假体无明显松动,但内衬明显磨损,股骨近端及髋臼侧负重区明显骨溶解(图 7-3-19)。

诊断:左髋人工关节置换术后假体磨损,右侧股骨头缺血性坏死(Ficat 分期 Ⅳ 期)。

手术方案:后外侧延长入路,取出髋臼假体,并大转子延长截骨取出股骨柄假体,非骨水泥加长柄翻修股骨侧,髋臼侧视术中情况决定是否安装髋臼支架。

诊疗过程分析:聚乙烯内衬磨损的机制主要有:①黏附性磨损;②摩擦性磨损;③疲劳性磨损。事实上,磨损机制虽然这样分类,但大多数磨损是上述 3 种机制协同作用的结果。患者入院后完善相关检查,结合患者症状及体征,我们考虑患者假体机械性磨损可能较大,基本排除感染可能。患者行左髋人工关节置换术已有 15 年,假体已严重磨损,从术前影像学检查分析,聚乙烯磨损碎屑引起假体周围广泛骨溶解,造成巨大骨缺损。髋臼侧臼顶部大区域骨质缺损,髋臼假体已明显松动,如何解决这些区域骨缺损成为棘手的问题,同时 CT 平扫显示,关节前方可见一囊性病灶,性质并不明确,考虑炎性假瘤的可能性极高,但不管是脓肿还是炎性假瘤,术中都需一并清除。相比之下,股骨侧骨溶解程度较髋臼侧明显轻,股骨侧骨缺损的处理并非十分困难,但是股骨柄远端长入十分牢固,且无明显松动迹象,这也使股骨柄的取出成为股骨侧翻修的主要问题。考虑到患者比较年轻,预期寿命比较长,因此我们术前计划尽可能避免使用髋臼支架。

手术仍采用原髋关节后外侧入路,该入路是目前公认的在髋关节置换及翻修手术中能够同时非常好地显露髋臼侧及股骨侧的入路,且对外展肌保护较好。术中见外展肌完好,内衬、臼杯及股骨头均已严重磨损(图 7-3-20)。原非骨水泥型股骨柄牢固,无明显松动,试行拔柄失败,行转子延长截骨,

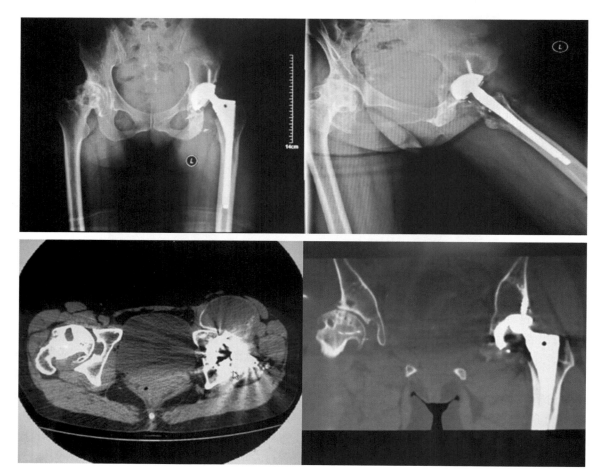

图 7-3-19　髋关节正位及 CT 均显示内衬明显磨损,股骨近端及髋臼侧负重区明显骨溶解

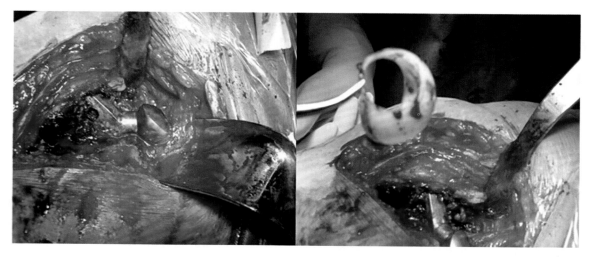

图 7-3-20　内衬、臼杯及股骨头均已严重磨损

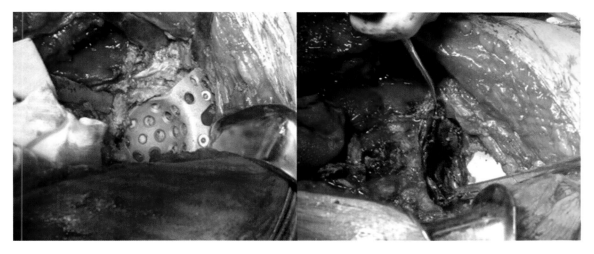

图 7-3-21　髋臼后壁及臼顶部巨大骨质缺损,安装髋臼支架

并用克氏针逐步分离骨与假体界面后,拔柄成功,选择施乐辉的 SL 翻修柄翻修股骨侧,4 根捆绑带牢固固定截骨块。通过对很多股骨侧翻修的总结,我们认为如术中见股骨柄假体固定牢固,应果断行转子延长截骨,因与意外骨折相比,规则的截骨块更易固定,且能够明显缩短手术时间,降低感染风险。髋臼侧翻修,我们术前计划尽可能避免使用髋臼支架,但取出假体并完成清创后探查髋臼骨质缺损呈 Paprosky ⅢA 型,髋臼后壁及臼顶部巨大骨质缺损,使我们不得不安装髋臼支架(图 7-3-21)。

结果:出院嘱患者卧床 3 个月,但患者未遵医嘱,于术后 5 周开始扶双拐下床活动,术后 4 个月时

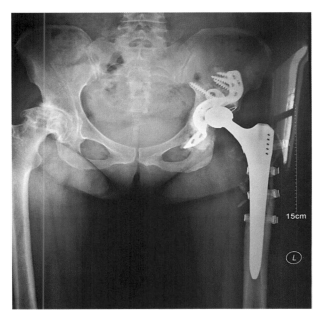

图 7-3-22　术后 4 个月 X 线片

复查,假体位置良好,截骨处愈合良好(图 7-3-22)。

（郭文涛　胥伯勇　阿斯哈尔江　曹力提供）

病例分析 5

病史简介:患者女性,32 岁,以"左髋人工关节置换术后 10 年左髋部疼痛 1 年"为主诉入院,患者 10 年前在外院因发育性髋关节脱位接受人工全髋关节置换术,术后患者恢复良好。1 年前,无明显诱因出现左髋部疼痛症状,活动时疼痛症状加重,无窦道、破溃及色素沉着,无明显静息痛症状,无夜间疼痛,无发热、盗汗。患者未予重视,自行口服止痛药物治疗,近 1 个月,上述症状明显加重,就诊于我院。

入院体格检查:患者拄拐步入病房,左髋关节前方可见陈旧的 S-P 切口长约 14cm,左髋外侧可见一长约 16cm 纵行手术瘢痕,局部无红肿、窦道等,皮温不高,左侧腹股沟区压痛阳性,股骨中上段压痛弱阳性,大转子叩击痛阳性,足跟轴向叩击痛阳性,左髋关节活动度:0°~80°,外展及内收活动尚可,左下肢相对长度较右下肢短缩约 4.5cm。双下肢皮肤感觉及肢体肌力未见明显异常。

实验室检查:ESR:28.00mm/h(正常 <20mm/h),CRP:4.64mg/L(正常 0~8mg/L)。

影像学检查:

X 线检查:骨盆前后位 X 线片提示,左 THA 术后,非骨水泥型髋臼假体安装位置明显上移,内衬磨损严重,股骨柄假体均无松动征象,髋臼顶部骨质缺损严重(图 7-3-23)。

髋关节 CT 显示:髋臼底部及顶部均大面积骨溶解,但前后壁骨量尚可(图 7-3-24)。

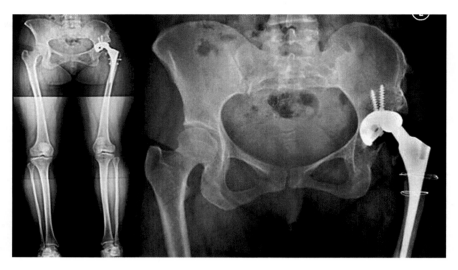

图 7-3-23 髋臼假体安装位置明显上移,内衬磨损严重

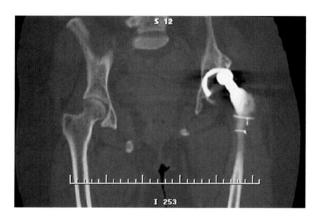

图 7-3-24 CT 显示髋臼底部及顶部均大面积骨溶解

诊断: 左侧全髋人工关节置换术后髋臼假体松动,内衬磨损。

治疗方案: 此患者,无夜间痛及静息痛等症状,ESR 及 CRP 均无明显增高,局部术区也未见明显感染表现,综合考虑,我们初步判定,该患者为髋臼假体无菌性松动。患者股骨侧无明显松动,故我们术前计划如术中探查股骨柄假体前倾角度良好,则保留股骨柄。患者初次手术髋臼假体安装位置明显上移,如此次翻修手术仍将髋臼假体安装于此位置,则旋转中心明显上移,可能导致臀中肌无力。术前我们计划尽可能恢复髋关节的旋转中心。患者此次为翻修手术,无大块自体骨来源,如欲行髋臼造顶,则必须植入大块异体骨,不易成活,且感染风险极高。患者术前 X 线显示:髋臼底部及顶部骨质缺损,但形状非常规则,适合植入钽块,因此我们选择 TM 假体结合钽块翻修髋臼侧。术中探查髋臼侧非骨水泥臼杯已松动,髋臼内被大量磨损的碎屑填充,髋臼杯较容易取出,探查髋臼侧骨缺损为 Paproshy Ⅲ A 型,股骨柄假体固定及角度良好,且与我们术前准备的股骨头锥度吻合,植入钽杯及钽块(图 7-3-25)。

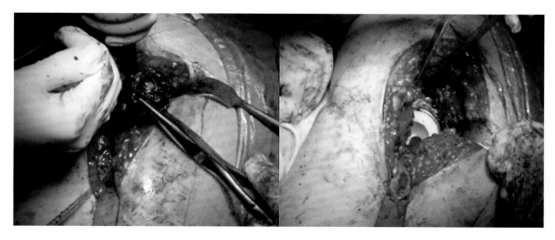

图 7-3-25 术中取出髋臼假体,安装 TM 钽块及 TM 髋臼杯

在以螺钉固定髋臼杯时，为避开钽块，选择 10 点钟方向安装时钻头损伤髂血管，造成大量失血，快速固定髋臼并复位人工关节后，迅速改为仰卧位，由前方进入找到损伤血管后，明确为髂外血管损伤，并进行人造血管置换。此病例提示我们，行髋臼螺钉固定时，尽可能避开前上象限，尤其当患者既往有髋关节前外侧手术史，局部血管神经瘢痕粘连，无法避让钻头，极易损伤。

结果：术后复查 X 线片示：假体位置良好，髋臼旋转中心已完全恢复（图 7-3-26）。患者术后卧床 1 个月后，卧床期间，患者早期下肢肿胀明显，增加溶栓、抗凝等治疗剂量后，肿胀逐步缓解，髋关节屈伸功能恢复良好。

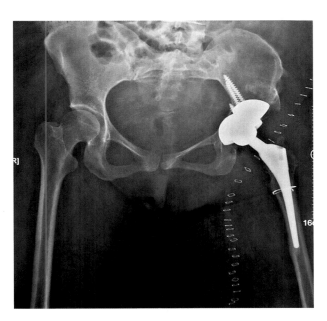

图 7-3-26　术后 X 线片

（艾力　杨德胜　阿斯哈尔江　曹力提供）

病例分析 6

病史简介：患者男性，45 岁，于 2006 年因"右侧股骨头缺血性坏死"在院行右髋人工关节置换术，术后恢复良好。分别于 2009 年及 2010 年因人工关节脱位在院行闭合复位术。2 小时前，醉酒状态下，同行人员背负后出现右髋关节疼痛、活动障碍。就诊于本院，行双髋关节正位片示：人工关节脱位。急诊给予闭合手法复位，术后复查双髋关节正位片示：内衬磨损。

入院体格检查：患者平车推入病房，右下肢短缩畸形，右髋关节强迫屈曲、内旋体位，活动度拒查，无血管神经症状。

影像学检查：右侧人工髋关节内衬磨损（图 7-3-27）

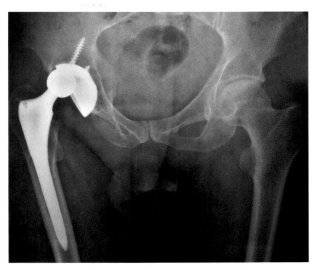

图 7-3-27　关节内衬磨损

诊断：右髋人工关节置换术后内衬磨损

手术方案：取原右髋后外侧手术入路，更换臼杯及内衬，视术中情况决定是否行柄侧翻修。

诊疗过程分析：通常认为，脱位与以下三方面因素有关：第一，患者因素，主要包括年龄、性别、既往手术史、患者对于禁忌动作的依从性、患者自身外展肌肌力等；第二，假体因素，主要包括假体头的直径、假体颈的直径与几何形态、假体头颈比值等。目前假体颈的直径以及形态手术医师无从选择，而假体头的直径被认为是影响脱位发生率的一个重要因素，有研究显示，使用大直径假体头的患者脱位发生率明显低于使用小直径的假体头的患者，且对于该因素，手术医师可有一定的调控范围。第三，手术因素，主要包括手术入路的选择、假体安放的角度及外展肌张力的恢复等。治疗反复脱位的患者，需在术前系统地评估，必须明确患者反复脱位的原因，针对这些原因，有目的地进行调整。对于该患者，并不存在年龄、性别等危险因素，初次置换术后影像学检查，并未发现明显的假体位置的因素。而此次急诊复位后复查的影像学检查则可见明显的内衬磨损（图 7-3-27），提示我们，这可能是反复脱位的重要因素。

根据以上掌握的信息，我们从以下几个方面制订我们的诊疗方案：①与患者进一步交流，反复告知患者能够引起脱位的特殊动作及体位，争取患者的积极配合；②行翻修手术，更换臼杯及内衬，术中视情况决定是否行柄侧翻修,术中探查,如见股骨柄已松动,或股骨柄假体角度欠佳,则行柄侧翻修,如无明显松动迹象,且角度合适,则不予翻修。

我们取原髋关节后外侧切口,探查见臀中肌完整,张力良好,股骨柄并未松动,前倾角度合适,且我们术前备了与原假体柄锥度对应的金属股骨头假体(需提示一点,如翻修手术中股骨柄假体未翻修,则应尽可能避免使用陶瓷股骨头,以避免因锥度的形变引起陶瓷碎裂),故给予更换臼杯、内衬,控制联合前倾角于40°,安装了直径36mm的股骨头(图7-3-28)。

患者术后第一天下床扶双拐部分负重行走,复查X线片提示假体位置及角度良好(图7-3-29),

术后1个月弃拐完全负重行走,随访6个月,未发生脱位。

(艾力 杨德胜 阿斯哈尔江 曹力提供)

病例分析7

病史简介:患者女性,44岁,2003年因双髋发育性髋关节脱位(DDH)在院行双髋人工关节置换术,术后双髋关节活动自如,无特殊不适,于入院前一个月摔伤后出现右髋部疼痛、活动受限,休息后稍可缓解,在当地医院完善X线片检查,提示右髋人工关节脱位。

入院体格检查:右下肢较左下肢相对长度短缩约2cm(相对长度:右侧79cm,左侧81cm),右髋局部可见12cm手术瘢痕,周围无皮肤、软组织红肿,皮温、张力正常;右髋股骨大转子叩击痛阳性,右腹股沟中点压痛阳性,右髋主动屈髋80°,伸0°,外展20°,术前Hariss评分62分。实验室检查:术前CRP:7.87mg/L,血沉23mm/h。

影像学检查:X线检查:骨盆前后位X线片(图7-3-30)提示,右THA术后,股骨头向后上方呈半脱位,髋臼假体位置、固定良好(非骨水泥固定),股骨柄假体未见松动迹象。

诊断:右髋人工关节脱位

手术方案:原手术切口,更换聚乙烯内衬。

诊疗过程分析:根据术前实验室检查、影像学检查综合判断假体无明显松动,复位后股骨头向后上方呈半脱位提示内衬严重磨损,需要更换内

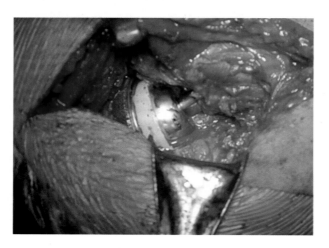

图7-3-28 安装了直径36mm的股骨头

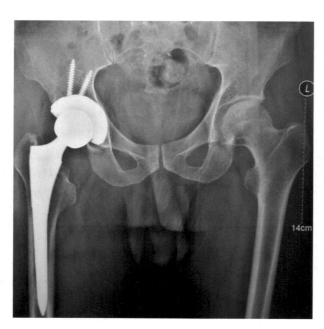

图7-3-29 术后X线片

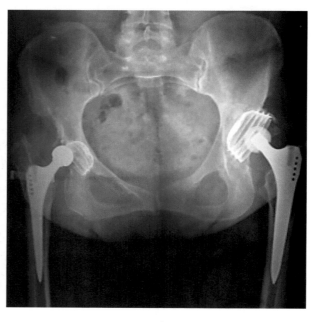

图7-3-30 术前X线片

衬并对关节囊进行修复。因臼杯无松动,术中用骨水泥将高交联聚乙烯假体增加外展角度后固定于原臼杯,并更换球头。

结果:患者术后3天扶拐下地部分负重行走,术后1个月完全弃拐负重行走(图7-3-31)。

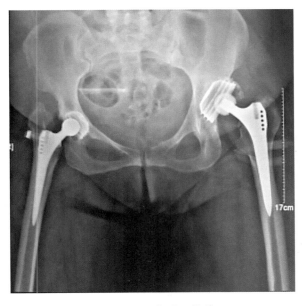

图 7-3-31　术后 X 线片

术后5个月随访:关节功能正常,Harris 评分95分。假体稳定固定,患者对患髋功能满意,无特殊不适主诉(图7-3-32)。

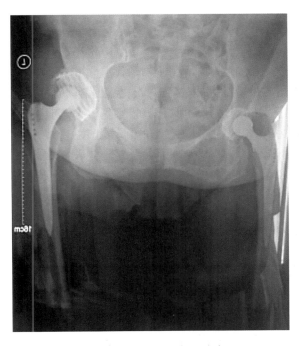

图 7-3-32　术后 5 个月随访

（汪洋　李国庆　曹力提供）

病例分析 8

病史简介:男性,34岁,警察,2004年4月因左侧股骨头无菌性坏死(Ⅳ期)行左侧全髋关节置换术,术中使用非骨水泥假体,磨损面采用陶瓷 - 聚乙烯匹配(图7-3-33),术后顺利出院,逐渐恢复正常生活。术后11个月于凳子上由坐位站起时突然听到左髋部碎裂声,并感左髋部疼痛。行X线检查示股骨头陶瓷假体碎裂(图7-3-34)。

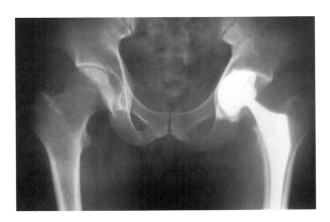

图 7-3-33　初次术后 X 线片

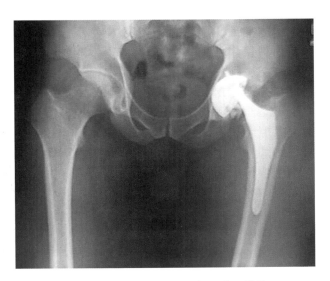

图 7-3-34　初次术后 11 个月时 X 线片

诊断:左髋人工关节置换术后陶瓷假体破裂

手术方案:2005年3月行左髋关节翻修术,手术仅在清除了碎裂的陶瓷头假体后更换了新的金属头假体(图7-3-35)。

诊疗分析过程:首先行左髋关节翻修术,术中仅清除破裂的陶瓷假体后更换了新的金属头假体。术后效果尚可,术后3个月患者感觉左侧髋关节部位肿胀、疼痛不适,随即窦道形成,窦道内有

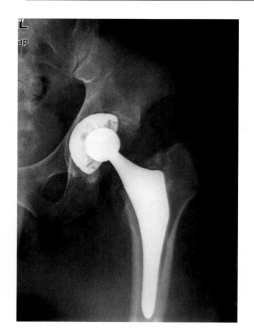

图 7-3-35 术后 X 线片
2005 年 3 月第一次翻修

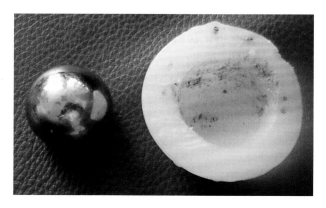

图 7-3-37 术中取出假体

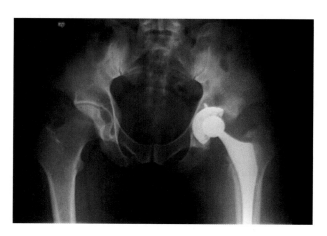

图 7-3-38 第二次翻修术后 X 线片

黑色分泌物流出(图 7-3-36),分泌物细菌学检查未查出感染菌。于 2005 年 6 月行第 2 次左髋关节翻修术,术中见人工股骨头金属头假体和髋臼聚乙烯内衬均有明显的磨损痕迹(图 7-3-37),金属臼及股骨假体稳定性均好,予以重新更换股骨头金属头和高交联聚乙烯髋臼内衬(图 7-3-38)。

结果:第二次翻修术后恢复良好。至 2009 年 6 月,患者髋部又有窦道形成及黑色分泌物流出,但患者拒绝再次手术。

20 世纪 70 年代法国医生 Boutin 首次将氧化铝陶瓷假体应用于人工髋关节置换,临床应用几十年来,陶瓷假体在抗磨损、生物相容性及强度方

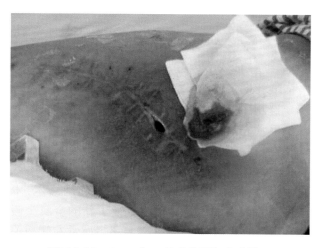

图 7-3-36 2005 年 6 月术前局部皮肤情况

面都显示出了巨大的优势。陶瓷假体破裂发生率很低(不足 1‰),但一直是陶瓷假体的最大缺陷。很多因素都可以导致陶瓷头的碎裂,如陶瓷材料工艺及设计缺陷、金属柄锥的设计缺陷、手术医生操作的影响及假体安装失误、患者自身因素等。其中手术操作是我们可控制的因素。在本例中,从初次术后 X 线片(图 7-3-33)可见髋臼的外展角较大(超过 60°),考虑其为造成陶瓷假体破裂的原因之一。使用陶瓷假体时,髋臼假体的外展角安装最好在 35°~40°,并尽量避免过度前倾或后倾。

陶瓷假体一旦破碎,如何及时有效地实施翻修手术成为关节外科医生急需了解的问题。本例翻修术中,保留原来的股骨柄假体及聚乙烯内衬,仅更换新的金属头假体。将新的金属头安装在原来的股骨柄假体上,虽可避免再次破裂的发生,但众多文献发现该方法翻修后不久,新的金属头假体将严重磨损,需要再次翻修;主要原因可能为陶瓷假体破裂后形成的细小的陶瓷碎屑难以彻底清除而残留在新的磨损面之间,进而磨损破坏金属

头。本例也发生类似问题，使用金属头翻修后3个月就发生金属头假体和髋臼聚乙烯内衬的明显磨损而进行第二次翻修；第二次翻修虽同时更换了金属头与内衬，但其残留的陶瓷碎屑也将可能明显减少金属头假体的使用寿命。所以，针对陶瓷假体破裂的翻修术，不宜采用金属球头或金属对金属的匹配，最佳的搭配依然是陶瓷球头对陶瓷衬假体，其次为陶瓷球头对聚乙烯内衬。

（史占军提供）

病例分析9

病史简介：男性，44岁，教师。2008年5月因双侧股骨头坏死在外院接受双侧人工全髋关节置换术，术中双侧均采用了HA喷涂的非骨水泥假体，磨损面采用陶瓷对聚乙烯假体匹配。术后第4天发生右侧人工髋关节脱位，予以手法复位成功；出院时患者主诉右大腿持续性疼痛不适，5个月后疼痛仍未见缓解；于2008年11月因右侧股骨假体柄无菌性松动在我科行右侧人工髋关节翻修术，术中予以更换假体柄及头，术后恢复良好（图7-3-39）。2009年2月，患者夜间翻身时突然出现左髋关节部位碎裂样响声，随即出现行走时左髋关节不稳定感觉及左髋关节摩擦样异响；行X线片提示为左侧人工髋关节股骨头假体碎裂（图7-3-40）。

诊断：左髋关节置换术后股骨头假体破裂

手术方案：陶瓷头碎裂后第7天在院行左侧全髋翻修手术，取出所有的股骨部件及髋臼部件，

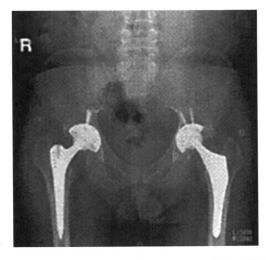

图7-3-39　右侧髋关节翻修术后50天，即左侧髋关节陶瓷头碎裂前20天。（正位）X线片示双侧假体情况均良好

更换为新的陶瓷对陶瓷假体。

诊疗分析过程：翻修术中见大量形状不一的陶瓷碎片位于髋臼假体内以及股骨颈假体周围，股骨柄假体表面有大量磨痕，表面粗糙不平（图7-3-41），股骨柄及髋臼外罩固定良好；小心清除肉眼可见的陶瓷碎片及其周围软组织，以高压脉冲枪反复冲洗伤口，以清除细小的陶瓷碎屑，切除假体颈周围的瘢痕组织；取出严重划伤的聚乙烯臼衬，臼衬磨损面可见有大量划痕（图7-3-42）；劈开股骨骨质，取出假体柄，取出髋臼假体。反复高压脉冲冲洗伤口后植入新的非骨水泥假体柄及髋

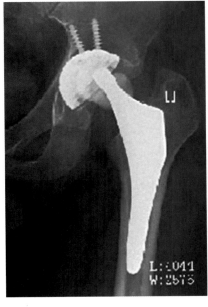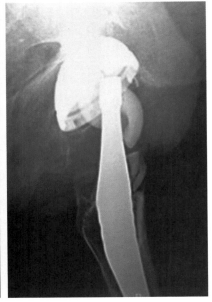

图7-3-40　术前X线片

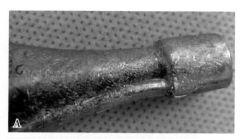

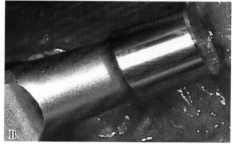

图 7-3-41 术后陶瓷假体对比

A. 图示翻修术中取出的假体柄上端,可见股骨柄假体近端被陶瓷碎片严重划伤;B. 图示新植入的假体柄近端,表面光滑,柄锥部可见细腻的环形纹理

臼,安装陶瓷内衬及陶瓷头;再次高压脉冲冲洗伤口并逐层闭合伤口。术中以两条捆扎带固定了劈开的股骨上端(图 7-3-43)。术后对陶瓷碎片的分析显示陶瓷球头与金属柄锥接触的部位,金属痕迹不均匀,提示陶瓷球头和金属柄锥之间接触不均匀,可能是陶瓷头不与金属柄锥之间的应力集中导致了陶瓷球头碎裂(图 7-3-44)。而陶瓷头碎

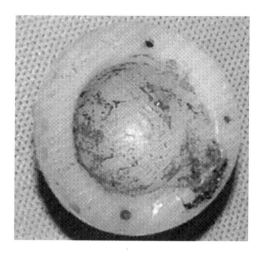

图 7-3-42 翻修术中取出的聚乙烯臼衬,显示臼衬的磨损面已经被严重划伤

裂后 7 天,无论是大体标本还是组织学切片,均显示假体柄周围软组织内已经有大量金属颗粒沉积(图 7-3-45,图 7-3-46)。

结果:患者术后 2 天下地负重,恢复良好;随访 2 个月无不适,患肢功能良好。

本病例从患者体内取出的陶瓷碎片(图 7-3-44)可以看出,陶瓷头与金属柄锥接触的部位金属痕迹分布不均匀,这可能是因陶瓷头与金属柄锥之间存在异物所致。陶瓷头与金属柄锥之间不可以有任何异物,甚至两者之间有体液的存在都会使得陶瓷头碎裂的机会增加,其他异物如碎骨片、软

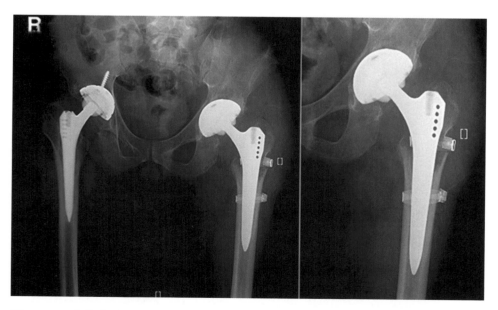

图 7-3-43 翻修术后 X 线片。翻修术中取出原股骨假体时,劈开的股骨采用捆绑带固定,植入新的非骨水泥假体

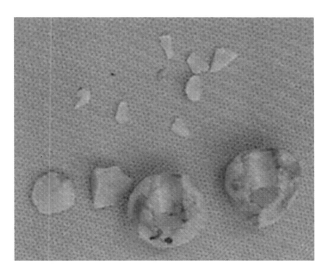

图 7-3-44　翻修术中取出的陶瓷球头碎片,陶瓷头与金属柄锥接触的部位可见金属痕迹分布不均匀

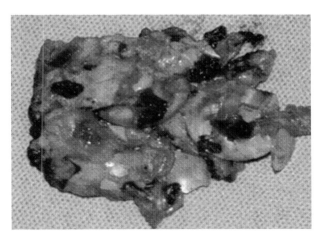

图 7-3-45　术中取出的陶瓷碎片及其周围软组织。大体标本显示假体周围部分软组织已经被金属颗粒污染成黑色

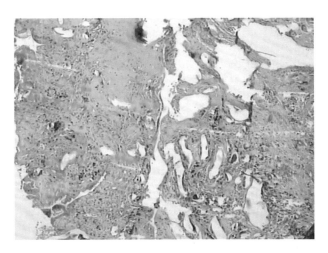

图 7-3-46　翻修术中取出的假体柄周围软组织切片显示,陶瓷头碎裂后 7 天手术,股骨柄假体颈部周围软组织内已经有大量金属磨屑沉积

组织等更会大大增加陶瓷头碎裂的风险。这就提示我们在行髋关节置换手术时若使用陶瓷假体就需要谨慎操作,严格按照陶瓷假体的操作说明进行,如在安装陶瓷头时要将柄锥面上的任何物质均清除干净,然后轻轻旋入陶瓷头并用复位器轻轻敲紧。

（史占军提供）

病例分析 10

病史简介: 男性,40 岁。主诉右髋人工关节翻修术后 10 个月,右髋关节异响 1 周。患者于 3 年前行右侧人工全髋关节置换术。10 个月前出现右髋关节异常响声,以"右髋关节置换术后陶瓷头破裂"行翻修手术。术后恢复良好,1 周前活动后再次出现髋关节异常响声,来院就诊,门诊检查以"右髋关节翻修术后陶瓷头碎裂"收入院。

诊断: 右髋关节翻修术后陶瓷头碎裂

手术方案: 后外侧入路,生物固定臼杯 + 金属转换锥 +Delta 陶瓷对陶瓷界面(图 7-3-47)。

诊疗过程分析: 术中于髋臼内及关节囊周围见股骨头破碎假体,彻底清除股骨头破碎假体,查股骨柄、髋臼假体固定牢靠。股骨假体锥部有磨损,髋臼内杯边缘有部分破裂。为解决锥度破坏问题,选择使用转换锥。髋臼侧取出原假体,选择生物固定臼杯和 Delta 陶瓷内衬。由于陶瓷晶体颗粒的细小化和加工工艺的提高,发展到第三代 BIOLOX®forte,其碎裂率已经极低了,大概在万分之二。英国注册中心 8554 例髋关节翻修原因分析显示,因为陶瓷碎裂需进行翻修的比例为 0.27%,远低于股骨柄断裂的 0.94%。当然三明治设计的陶瓷对陶瓷组合会造成陶瓷内衬的碎裂,这种设计已经退出了关节市场。而氧化锆增韧氧化铝复合陶瓷 BIOLOX®delta,通过氧化锆颗粒能量吸收作用和板状晶体裂纹抑制作用达到增韧的目的,使得陶瓷的磨损率及碎裂率进一步降低,碎裂率为 0.003%。所以如果 BIOLOX®delta 陶瓷,其碎裂率极低。但是即使是氧化锆增韧氧化铝复合陶瓷,对假体安放的要求也很高,陶瓷假体选择性小,陶瓷内衬没有防脱位高边,颈长也没有 XL。最主要的担心是边缘撞击和碎裂,当然任何界面都有这个问题。使用高交联聚乙烯,如果髋臼安放的外翻角太大会造成聚乙烯内衬的碎裂;使用金属对金属,如果髋臼安放的外翻角太大或前倾角太大也会增加磨损,增加血液中离子浓度的增高。对于 BIOLOX®delta,因为其强度增加了,陶瓷头可

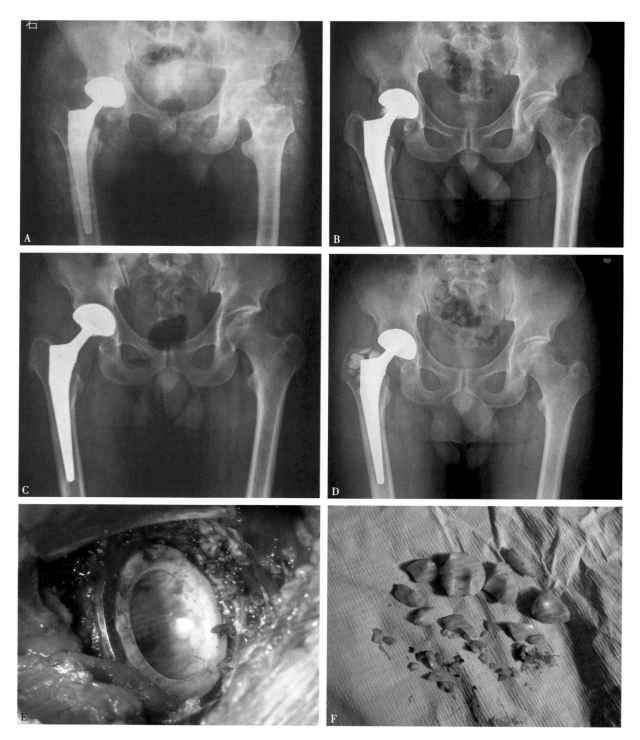

图 7-3-47　术前 X 线片及术中所见

A. 初次右髋关节置换术后 X 线片；B. 第一次陶瓷头碎裂；C. 第一次翻修术后；D. 第二次陶瓷头碎裂；E. 术中所见的陶瓷衬边缘碎裂；F. 术中所见的陶瓷头碎裂碎片

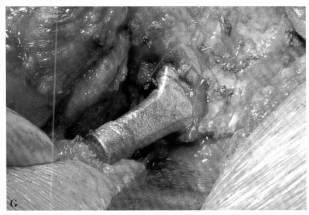

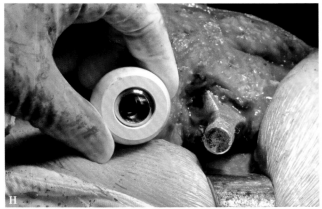

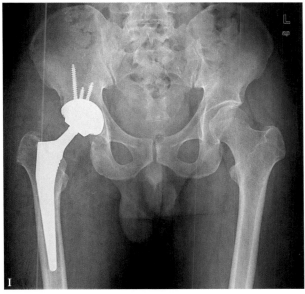

图 7-3-47（续）

G. 股骨假体锥部磨损；H. 术中选择的转换锥；I. 第二次翻修术后

以做得更薄，这样在头内可以加入一个金属转换锥（BIOLOX®delta Option），借助这个转换锥套在股骨颈上，可以实现 XL 的加长头。另外，如果陶瓷头碎裂后，有很多陶瓷碎屑无法彻底清除，会产生最硬的三体磨损，不论是聚乙烯界面还是金属对金属界面都无法耐受这种三体磨损，很快就引起关节面的破坏，所以只能选择陶瓷对陶瓷。因为陶瓷头碎裂会造成股骨颈椎破坏，以后再使用陶瓷头会造成陶瓷的再碎裂。而 BIOLOX®delta 陶瓷的转换椎使得再使用陶瓷成为可能，并且，BIOLOX®delta 陶瓷对陶瓷的耐磨性要强于 BIOLOX®forte，更能耐受 BIOLOX®forte 的三体磨损，所以陶瓷头碎裂后应该首选 BIOLOX®delta 陶瓷。本病例告诉我们当面对陶瓷球头碎裂时，一定要确定碎裂的原因。分析初次陶瓷碎裂原因为假体选择问题，陶瓷错误地选择了短头。第二次陶

瓷碎裂的原因是假体头颈结合部锥度被破坏，这会导致陶瓷球头再次碎裂，因此要使用转换椎避免陶瓷再次发生碎裂。同时，为解决锥度破坏问题部件碎裂后进行翻修一定要使用陶瓷对陶瓷界面。如果未更换界面选择，则可能出现翻修术后陶瓷部件再次碎裂的可能。

结果：患者术后 2 周扶拐下地部分负重行走，术后 3 个月完全弃拐负重行走。

（孙长鲛 周勇刚提供）

病例分析 11

病史简介：患者女性，46 岁，患者于 12 年前因双侧股骨头缺血性坏死行双侧全髋关节置换术，术后功能恢复良好。患者于 2014 年无明显诱因出现右髋部疼痛，主要在活动时疼痛明显，坐下及休息时疼痛可缓解，夜间无明显疼痛，在本院复查 X 线片示：双侧全髋关节置换术后，右髋关节假体松

动,左髋关节假体磨损,为彻底治疗计划于 2014 年 8 月 18 日来院,但于 8 月 17 日在家侧躺时突然出现左髋部剧烈疼痛,左髋关节活动受限。于 2014 年 8 月 18 来院,拍片示:左髋全髋关节置换术后脱位。病程中患者无其他不适主诉,近 12 年来右髋部无其他不适及脱位情况发生。5 年左髋关节术后曾发生过 1 次脱位,行麻醉下闭合手法复位治疗后恢复。

诊断:双髋人工全髋关节置换术后:①左髋关节脱位(内衬磨损);②有髋关节置换术后假体松动(无菌性松动)(图 7-3-48~ 图 7-3-51)。

手术方案:行左髋关节翻修术(计划:后外侧切口,单纯左侧髋臼及股骨头翻修;右髋翻修内容我们已在第四章病例 17 中详述)。

诊疗过程分析:对于该患者而言诊断并不困难,关节已使用 12 年,术前 X 线片上我们可以看到右侧髋臼侧可以见到骨质密度减低区,而左侧

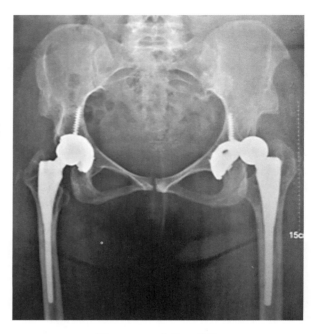

图 7-3-48 术前 X 线片

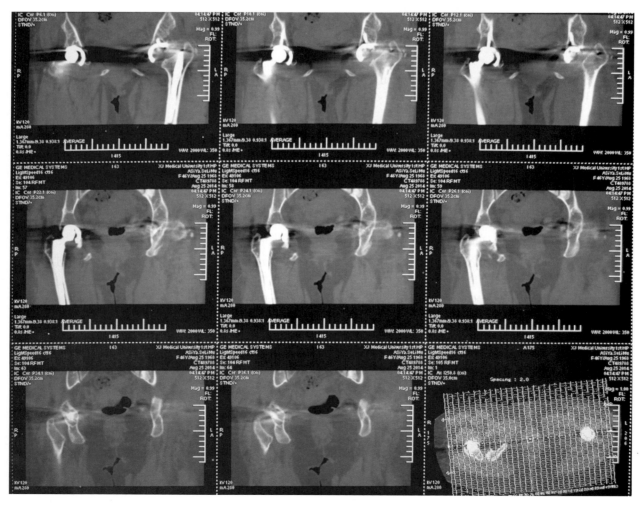

图 7-3-49 术前 CT

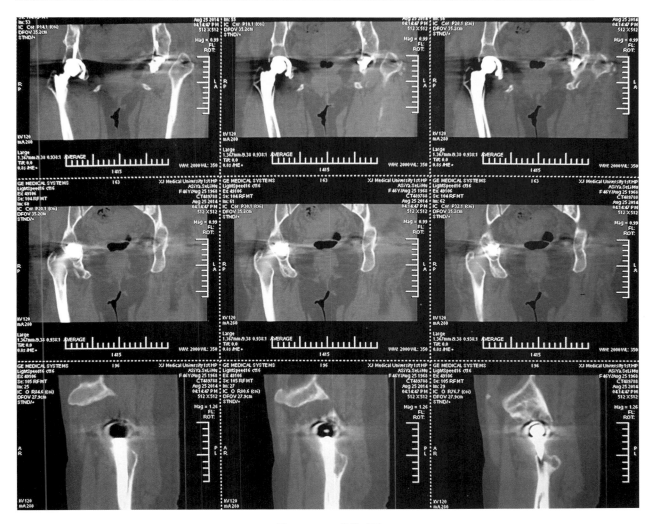

图 7-3-50 术前 CT

髋臼情况较右侧好。同时右侧股骨头位置已不在旋转中心,提示内衬磨损严重,可以考虑左侧假体脱位的原因系髋臼内衬磨损严重所致。关键在于要排除右侧髋关节是感染性松动还是无菌性松动。术前检查红细胞沉降率、C- 反应蛋白指标均正常;本院全身骨扫描(ECT)提示:右侧髋关节置换术后假体松动,考虑无菌性松动较感染可能性大。通过上述相关检查及患者详细的病史提供(出现疼痛前后无明确的感染病史)后,诊断右髋关节置换术后假体无菌性松动,基本排除了感染性松动可能。通过 X 线片可见患者初次全髋关节置换时使用的是生物固定型假体,在常规围术期准备的基础上采取了以下治疗:

1. 患者因双侧髋关节均需翻修手术治疗,故拟行 2 期手术,先行较简单侧翻修,以及左髋关节翻修术,根据术前 CT 可以看到左侧髋臼假体及股骨柄未见明显松动,术前已基本排除感染脱位

可能,故计划单纯行内衬翻修,即拔出原有磨损内衬,对髋臼内进行清理后用骨水泥粘贴小一号的内衬于髋臼假体上,再行股骨头更换。

2. 对于该患者,先行哪一侧的手术是术前讨论的内容之一。患者 CT 检查可以看到双侧的股骨柄均未见明显的松动,但右侧的髋臼侧可见假体周围的骨吸收区,故术中可以考虑单纯行髋臼侧的翻修,拔除髋臼视术中髋臼骨缺损情况:①若髋臼骨质情况良好,放置大号臼杯或者坦杯,用螺钉固定;②若骨缺损情况较为严重,则行髋臼支架翻修,或坦杯 + 髋臼支架组合翻修髋臼。这说明了某些情况不一定如术前预期,可能出现许多不可预知的情况,这将导致患者手术时间、出血量、手术操作的复杂性以及患者花费的不确定性。但患者左髋关节的问题就明确得多,术前影像学资料及全身骨扫描均未提示左侧髋臼假体及股骨柄有松动迹象,即单纯行内衬置换是可行的并且确定

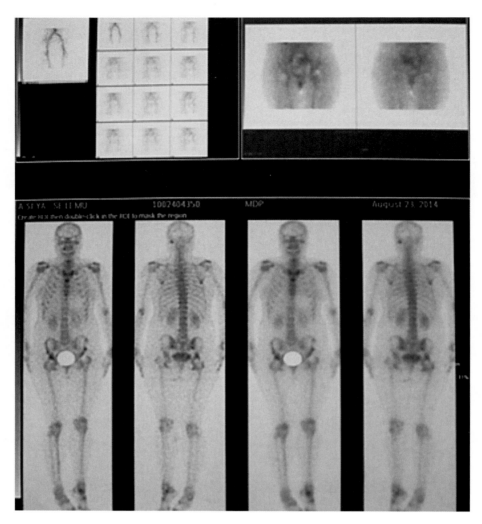

图 7-3-51 术前 ECT

性很高,同时行左髋翻修术后患者可早期下床活动,虽然右髋部未手术患者会有疼痛不适,但有助于患者快速恢复。故手术计划一期行左髋关节翻修术,术中所见也如预期,髋臼假体及股骨柄骨长入牢靠,单纯用骨水泥粘贴了髋臼内衬(图 7-3-52~图 7-3-55)。

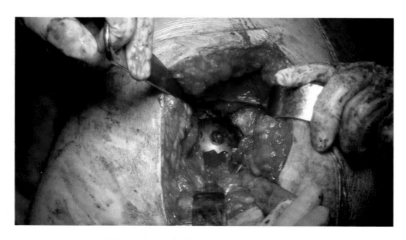

图 7-3-52 术中所见安置新髋臼假体

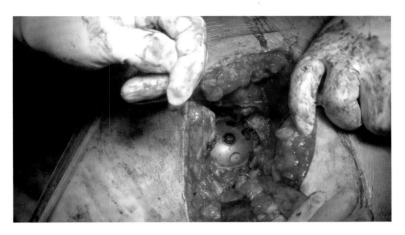

图 7-3-53　使用骨腊填平钉孔

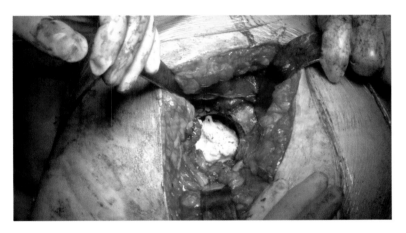

图 7-3-54　放置骨水泥

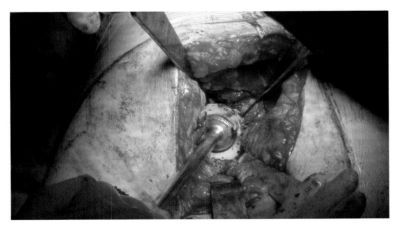

图 7-3-55　放置内衬

结果：由于该患者左髋翻修非常顺利，手术前预计髋臼假体及股骨柄均非常牢靠，术中出血量仅 100ml，手术时间约 30 分钟，故考虑患者年轻，无其他基础疾病，身体耐受情况良好直接翻身同期行了右髋关节翻修术，术中右侧髋臼松动明显，同时骨缺损严重（Paprosky Ⅱ型），股骨柄骨长入牢靠结实，故单纯行右侧髋臼侧的翻修及股骨头置换，但翻修过程中出现了判断失误，行大钽杯 + 螺钉翻修后术中检查稳定性牢靠，但术后第二天出现了右侧髋臼假体移位（图 7-3-56、图 7-3-57），于 1 周后再次行右髋翻修，行髋臼支架 + 大钽杯组合进行了翻修（图 7-3-58），术后恢复情况满意，术后 1 个月患者开始下床活动，术后 3 个月患者活动情况满意。见患者术后及复查 X 线片（图 7-3-59）。

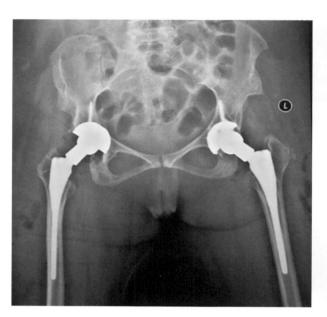

图 7-3-56　术后第一天 X 线片

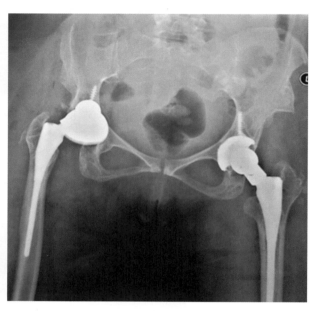

图 7-3-57　术后第二天 X 线片

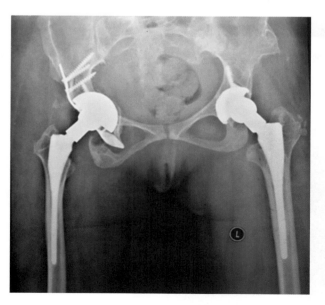

图 7-3-58　第二次术后 X 线片

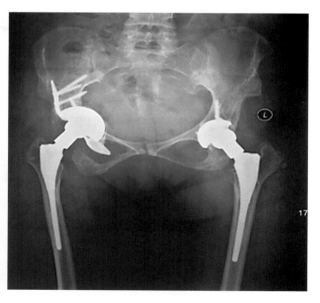

图 7-3-59　术后三个月 X 线片

（吾湖孜　张晓岗　曹力提供）

参 考 文 献

1. Boutin P. Total arthroplasty of the hip by fritted aluminum prosthesis.Experimental study and 1st clinical applications. Rev Chir OrthopReparatrice Appar Mot,1972,58:229-246.

2. 郭予立,史占军,金大地,等. Zweymuller 非骨水泥型全髋关节置换术后 5-11 年随访研究.中华外科杂志,2009,47:1020-1023.

3. DAntonio J,Capello W,Manley M,et al. Alumina ceramic bearings for total hip arthroplasty:five-year results of a prospective randomized study. Clin Orthop Relat Res,2005,436:164-171.

4. Torán MM,Cuenca J,Martinez AA,et al. Fracture of a ceramic femoral head after ceramic-on-ceramic total hip arthroplasty. J Arthroplasty,2006,21:1072-1073.

5. Kohn D,Pape D. Extensive intrapelvic granuloma formation caused by ceramic fragments after revision total hip arthroplasty. J Arthroplasty,2007,22:293-296.

6. Koo KH,Ha YC,Jung WH,et al.Isolated fracture of the ceramic head after third-generation alumina-on-alumina total hip arthroplasty. J Bone Joint Surg Am,2008,90:329-336.

7. Habermann B,Ewald W,Rauschmann M,et al. Fracture of ceramic heads in total hip replacement. Arch Orthop Trauma Surg,2006,126:464-470.

8. Min BW,Song KS,Kang CH,et al. Delayed fracture of a ceramic insert with modern ceramic total hip replacement. J Arthroplasty,2007,22:136-139.

9. Capello WN,DAntonio JA,Feinberg JR,et al. Ceramic-on-ceramic total hip arthroplasty:update. Arthroplasty,2008,23(7Suppl):39-43.

10. Diwanji SR,Seon JK,Song EK,et al. Fracture of the ABC ceramic liner:a report of three cases. Clin Orthop Relat Res,2007,464:242-246.

11. Ha YC,Kim SY,Kim HJ,et al.Ceramic liner fracture after cementless alumina-on-alumina total hip arthroplasty. Clin Orthop Relat Res,2007,458:106-110.

12. Hasegawa M,Sudo A,Uchida A. Cobalt-chromium head wear following revision hip arthroplasty performed after ceramic fracture—a case report. Acta Orthop,2006,77:833-835.

13. Park YS,Hwang SK,Choy WS,et al.Ceramic failure after total hip arthroplasty with an alumina-on-alumina bearing. J Bone Joint Surg Am,2006,88:780-787.

14. Murphy SB,Ecker TM,Tannast M.Two-to 9-year clinical results of alumina ceramic-on-ceramic THA. Clin Orthop Relat Res,2006,453:97-102.

15. Garino J P. Modern ceramic-on-ceramic total hip systems in the United States:early result. Clin Orthop Relat Res,2000,379:41-47.

16. Yamaguchi M,Akisue T,Bauer TW,et al. The spatial location of impingement in total hip arthroplasty. J Arthroplasty,2000,15:305-313.

17. Michaud RJ,Rashad SY. Spontaneous fracture of the ceramic ball in a ceramic-polyethylene total hip arthroplasty. J Arthroplasty,1995,10:863-867.

18. Maher SA,Lipman JD,Curley LJ,et al. Mechanical performance of ceramic acetabular liners under impact conditions. J Arthroplasty,2003,18:936-941.

19. Hannouche D,Nich C,Bizot P,et al. Fractures of ceramic bearings:history and present status. Clin Orthop Relat Res,2003,417:19-26.

20. Toni A,Traina F,Stea S,et al. Early diagnosis of ceramic liner fracture. Guidelines based on a twelve-year clinical experience. J Bone Joint Surg Am,2006,88(Suppl)4:55-63.

21. Allain J,Goutallier D,Voisin MC,et al. Failure of a stainless-steel femoral head of a revision total hip arthroplasty performed after a fracture of a ceramic femoral head. A case report. J Bone Joint Surg Am,1998,80:1355-1360.

22. Allain J,Roudot-Thoraval F,Delecrin J,et al.Revision total hip arthroplasty performed after fracture of a ceramic femoral head. A multicenter survivorship study. J Bone Joint Surg Am,2003,85:825-830.

23. Toni A,Terzi S,Sudanese A,et al. Fracture of ceramic components in total hip arthroplasty. Hip Int,2000,10:49-56.

24. Matziolis G,Perka C,Disch A. Massive metallosis after revision of a fractured ceramic head onto a metal head. Arch Orthop Trauma Surg,2003,123:48-50.

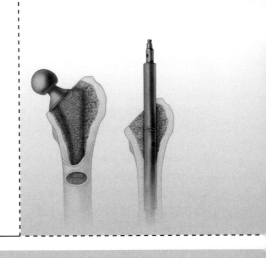

第八章

表面髋及金属对金属全髋关节置换的翻修

第一节　概述

金属对金属的髋关节临床应用超过40年。尽管从理论上讲金属对金属（metal-on-metal,MOM）髋关节假体界面能解决聚乙烯磨损的问题，并且全髋置换或髋关节表面置换的MOM假体设计上的进步提高了关节的稳定性并能降低金属磨损率，但由于另外一些原因，如金属碎屑不良反应（如ARMD等）、材料选择错误、机械耐受性不良、关节面间隙不足及撞击等原因而导致其中某些假体失败。

一、原因

MOM系统术后的翻修原因通常包括：深部感染、假体松动、复发性髋关节脱位、股骨假体周围骨折以及疼痛等。但需要注意的是，由假体周围软组织中金属磨损颗粒的聚集而导致的相应后果，即所谓金属碎屑不良反应（adverse reaction to metallic debris,ARMD）是MOM系统独有的翻修原因，其发生风险有所增加。MOM假体置换术后由金属碎屑引起的局部症状主要表现为手术侧腹股沟区疼痛，这表示可能存在金属碎屑不良反应。金属碎屑不良反应是一大类病理改变的统称，包括：金属沉着病、炎性假瘤以及无菌性淋巴细胞性血管炎相关病变（aseptic lymphocytic vasculitis-

associated lesion,ALVAL）等。这些病变可表现为疼痛、关节周围积液、软组织包块（即"假瘤"）等，广泛软组织坏死（包括外展肌）虽然少见，但是也存在。这些不良反应可导致假体松动并最终引起假体周围肌肉及骨组织的严重坏死。同时由于症状的多样性导致ARMD的诊断极为困难。尽管这些ARMD的发生率相对少见，但目前它正成为金属对金属髋关节置换翻修术的一个主要原因。金属碎屑不良反应发生率的真实数据不得而知，但是在2010年4月英国药品与医疗产品监督局（MHRA）对金属对金属髋关节假体发布了警告信息，认为其导致的局部组织不良反应发生率过高。对于有症状的金属对金属患者推荐进行钴铬离子血浆浓度监测、行包括MRI在内的断层影像学以及超声检查。

与标准THA相比,金属对金属（MOM）髋关节表面置换（HR）在理论上具有保留股骨颈骨量、移位率更低、活动度更大、步态更接近正常、增加活动水平、利于以后可能翻修等优点。但目前的研究证据仍不能明确指出临床上广泛采用金属对金属表面髋是否可行,关节置换登记系统或个别独立研究报道的该类假体生存率数据也存在较大争议。HR术后常可能因为其相关并发症需要通过THA进行翻修处理。其并发症主要分为两部分,一部分是与THA共有的并发症;另一部分是HR术后特有的并发症,如股骨颈骨折、股骨颈缩窄、股骨头缺血性坏死及金属离子水平升高等。

1. 无菌性松动　假体松动是导致 HR 术后翻修的最主要原因。假体松动导致的翻修,其术后功能恢复较股骨颈骨折及股骨头坏死等原因差。假体松动的原因主要有:①金属假体界面间磨屑(包括碎骨渣及金属碎屑等)引起的机械性磨损(三体磨损);②手术技术原因,如假体安装不当致假体不稳或髋臼尺寸使用失误;③感染引起的炎性反应;④外伤;⑤患者自身骨质结构改变。金属磨损及金属离子有诱导假体周围骨溶解的生物学作用,从而导致假体松动。

人工全髋关节翻修术是处理假体松动的有效手段,要根据假体松动的原因与程度选择不同的手术方式,如果单纯发生髋臼假体松动,需保留股骨侧假体,但翻修较为困难。因为较初次手术,保留股骨头的股骨侧假体的直径大,当牵开髋臼做处理时不易暴露,另外,如果保留了股骨侧表面髋假体,而进行髋臼翻修,翻修使用的髋臼假体势必要比原来的髋臼假体直径大,这样也造成头臼大小不匹配,所以很难单纯做髋臼假体翻修。而如果使用全髋关节翻修,做标准的股骨颈截骨,将股骨头假体取出,则髋臼暴露非常容易,也不会出现头臼尺寸不匹配的问题。手术应尽量增加假体的紧贴度并减少假体微动。通过手术技术的改进,可以明显降低股骨假体松动的发生率和假体柄周围 X 线透亮线的发生。如果出现股骨侧假体松动,而髋臼假体稳定,可以考虑保留髋臼假体,单纯做股骨颈截骨并植入股骨近端固定带柄假体,然后使用与髋臼匹配的大直径金属股骨头假体。如果担心 MOM 的并发症问题,可以保留髋臼假体,使用双动头股骨假体(Duo Mobility)。

2. 股骨颈骨折及股骨颈缩窄　股骨颈骨折是 HR 术后早期最常见的并发症,也是表面髋特有的并发症,目前文献报道 HR 术后 1 年股骨颈部位骨折发生率为 1%~1.5%,且多发生于术后 6 个月内。

与术后最初的 X 线片相比,股骨颈直径与股骨假体杯口直径的比值变化超过 10% 可诊断股骨颈缩窄。目前的研究中,50% 的病例股骨颈缩窄没有进一步发展。股骨颈缩窄的确切机制目前尚不明确,可能的风险因素包括术中切迹、术后应力重建、炎症、ARMD 及无菌性坏死。使用厚臼杯进行表面置换可造成股骨头直径减少,应力遮挡以及复合因素等而更易导致股骨颈缩窄。对发现股骨颈缩窄,开始不需要特殊处理,如果出现股骨假体松动或股骨颈骨折,再考虑进行全髋关节翻修术。

3. 股骨头缺血性坏死　大样本翻修术中取得的股骨颈病理结果提示均存在无菌性坏死,而无菌性坏死可能是 HR 术后早期松动的主要原因。术中尽量减少切除股骨颈周围韧带,可在一定程度上保护股骨颈周围的血供,从而减少无菌性坏死及假体松动等表面髋术后并发症的发生。面积大的股骨头缺血性坏死最终导致股骨假体松动,治疗仍然是全髋关节置换。

4. 体内金属离子水平升高　不仅仅是表面置换,所有金属对金属假体系统都面临着体内金属离子水平升高的问题。金属过敏、炎性假瘤(pseudo tumor)及金属离子致癌性是人们主要担忧的原因。假体设计上的细微差别对磨损的增加及金属粒子的产生具有重要影响。

目前普遍认为金属对金属假体植入后人体内金属颗粒解离导致的钴和铬离子浓度在血清、红细胞和尿液中增高。目前尚无公认方法来衡量血液中金属离子水平,且其对人体各个系统的影响尚不完全清楚。患者的金属离子浓度处于高水平时,是否一定要实施髋关节翻修,目前尚没有定论。当发生大量磨损时,金属离子浓度增高可能是翻修指征之一。单纯的血浆或尿液中金属离子浓度的意义往往取决于多种因素,最好进行综合评估。

5. 金属碎屑不良反应(ARMD)　如前所述,金属除了导致过敏外,金属磨损颗粒的聚集会对假体周围软组织产生不良反应,而导致特异的金属碎屑不良反应(adverse reaction to metallic debris, ARMD),是 MOM 系统独有的翻修原因。

相比其他骨折等原因导致的翻修,金属碎屑不良反应导致的髋关节翻修手术的效果较差,其翻修手术后的并发症发生率也较高。在同一研究中,年龄或性别相同的情况下,金属颗粒不良反应导致的髋关节翻修的效果也较之对照组的传统初次全髋关节置换效果为差,而骨折等其他原因导致的翻修手术效果与对照组相比无显著差别。

二、处理

与其他关节相比,金属对金属表面髋关节置换或金属对金属全髋置换术后疼痛的诊断更为复杂。由于 ARMD 具有潜在的严重后果,早期发现其相关症状,并区分清楚它们是免疫反应还是感染,从而在出现相应的组织损伤之前对患者进行翻修处理是非常重要的。尽管在初次手术前就预测到哪些患者可能出现ARMD免疫反应非常有用,但到目前为止还没有可靠的方法能做到这点。这些症状一般在术后早期,即术后1~3年就会出现。必须对持续性疼痛或新发的疼痛,尤其是表现在腹股沟区的疼痛进行及时详细的检查以排除ARMD的可能性。在某些情况下,疼痛可能伴随有腹股沟区、大腿前侧或臀部的肿胀。详细的病史搜集和体格检查,以及X线片检查可以排除是否存在骨折或假体断裂,并能确定是否有提示假体松动的透亮线。区分感染还是ARMD非常重要,这可以通过包括ESR、CRP等血液检查协助诊断,如果结合使用IL-6会更有效。CRP和ESR升高可能预示三种情况:第一种情况是不明确的慢性感染,缺乏组织学证据;第二种情况是磨损产物引起的炎性反应,因为假体移位造成磨损增加,大量金属磨屑进入组织,但组织学不能完全确定为金属过敏反应;第三种情况是以上两者并存。如果血清学检查结果明显升高,则需要进行髋关节穿刺抽吸,对所得标本予以白细胞计数和分类以及细菌培养。关节穿刺抽吸通常能够获得混浊的关节积液,但这通常不能作为感染的证据。对于ARMD,有可能炎性指标都高,但在随后的关节腔穿刺和术中冰冻及细菌培养中都排除了感染。关节穿刺液中可能会出现含量不等的金属磨损颗粒。提示感染的指标如ESR、CRP或白血细胞计数可能正常,也可能会有轻度升高。血液中金属离子水平可以提示是否存在假体过度磨损,过度磨损提示发生ARMD的可能较高。而CT、超声、金属伪影消除序列MRI(MARS-MRI)扫描等检查可用于识别异常结构,包括液体聚积和关节滑膜异常。如果有证据表明可能存在ARMD,则应尽快行翻修手术,如果是组配式的金属对金属全髋关节置换,可以更换髋臼内衬为陶瓷内衬,而使用陶瓷股骨头球头,如果是一体化的金属髋臼假体,可以保留髋臼假体,使用与髋臼匹配的双动头股骨假体翻修(Duo Mobility),也可以将金属髋臼假体取出,再做全髋关节翻修术。翻修手术中通常会发现滑腻的液体,并可能伴有较高的压力,并会伴有关节囊增厚。而在病变严重的病例,手术中还可能会发现由假体周围广泛坏死的肌肉和骨组织构成的假性肿瘤。

对于假瘤,推荐使用Anderson分型来对假瘤严重程度进行分级,该分型通过假瘤在金属伪影消除序列MRI(MARS-MRI)上的表现来进行分级,并对临床治疗有一定的指导意义。

Anderson分型:

A　正常:接近正常的术后表现,包括血清学指标和小血肿。

B　感染:有T_2高信号的液体聚积;软组织炎性改变;±骨髓水肿。

C1　轻度MOM病:无T_2高信号液体的假体周围软组织肿块或假体周围有液体聚积,两者最大直径都<5cm。

C2　中度MOM病:假体周围软组织肿块/液体聚积直径>5cm或C1损害同时伴有下列表现的一种:①肌肉萎缩或除短外旋肌外的其他肌肉出现水肿;②骨髓水肿,STIR高信号。

C3　重度MOM病:以下任何一种:①液体聚积延伸到深筋膜;②肌腱撕裂;③T_1中等信号的软组织,皮质,髓腔;④骨折。

该分型推荐如果在MRI上表现为轻度至中度假瘤(Anderson分级C1或C2),金属离子水平较低(<7ppb)同时没有临床症状时,可以进行保守治疗并加强随访。当MRI上表现为重度假瘤(Anderson分级为C3),金属离子水平>7ppb并有临床症状时,需要进行翻修手术。

由于澳大利亚、英国、美国等相关部门警告,及后续几个厂家金属对金属假体的召回,人们使用金属对金属全髋关节置换的数量急剧下降,尤其是使用单体髋臼假体的全髋关节置换术。这最主要的原因就是ARMD。ARMD在国外报道很多,并且,做金属对金属表面髋和金属对金属全髋关节置换的患者术后因为ARMD翻修的比例也很高。而国内,接受金属对金属全髋患者因ARMD翻修的数量极少。国内使用金属对金属假体比较多的医生,如张先龙教授、朱振安教授及徐卫东教授的患者翻修数量极少。在周勇刚教授使用金属对金属行初次全髋关节置换的近271例患者(包括使用一体髋臼假体和组配髋臼假体),以及45余例使用组配式髋臼金属对金属假体翻修的患者中,无一例出现问题。国内外之间的差别可能有几个方面,首先是国外患者的体重较大,术后的运动量较大;其次是国外患者的骨质较硬,容易造成一体式髋臼变形。还有是国外什么医生都做,手术技术千差万别,结果不统一。而国内使用金属对金属假体较多的医生手术经验都比较丰富。所以不管采用什么假体,手术技术是决定术后效果最重要的因素。此外在国外,尤其是在澳大利亚,由于保险的原因,很多没有症状的患者也接受了翻修手术。所以造成了国外使用金属对金属假体患者翻修数量比实际要高。

目前,由于多种原因,金属对金属全髋关节置换已经基本不再使用,尤其是使用一体髋臼假体的金属对金属全髋关节置换。而还有部分医生选择性地对男性、年轻的患者还在使用表面髋关节置换,但是数量明显在减少。

（陈辉　周勇刚）

第二节　病例分析

病例分析 1

病史简介: 患者男,36 岁,因股骨头坏死行右侧金属对金属表面髋关节置换术,于术后 1 年出现股骨颈骨折(图 8-2-1)。

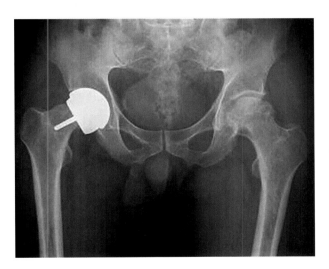

图 8-2-1　右侧金属对金属表面髋置换术后 1 年出现股骨颈骨折

诊断: 右髋表面置换术后股骨颈骨折

手术方案: 保留原来髋臼假体,采用金属对金属大头全髋关节进行翻修(图 8-2-2)。

诊疗过程分析: 保留原来髋臼假体,采用金属对金属大头全髋关节进行翻修。优点是髋臼不动,保留骨量,对患者损伤小,手术简单。只置换股骨。因为表面髋置换时未侵袭股骨髓腔,所以可以采用初次置换带柄股骨假体进行翻修,本例采用 Corail 锥形全羟基磷灰石涂层假体。缺点是仍为金属对金属界面,可能会出现金属对金属界面摩擦造成的软组织异常反应等特有的并发症。本

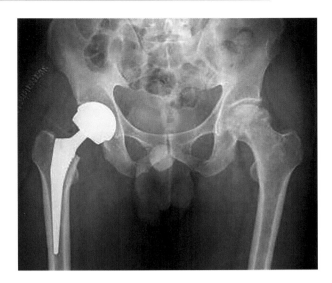

图 8-2-2　保留髋臼假体,采用金属对金属大头全髋关节进行翻修

例手术翻修时人们尚未认识到金属对金属全髋关节假体的一些不良反应,如果现在翻修,保留髋臼假体,使手术简单,创伤小,可以考虑使用与髋臼匹配的双动全髋关节(Duo Mobility)翻修。如果找不到前述假体,可以考虑取出髋臼假体,髋臼及股骨同时翻修。

股骨颈骨折是 HR 术后早期最常见的及本身特有的并发症。HR 术后发生股骨颈骨折的易感因素很多,如适应证选择不当(如年长、女性、BMI 高、骨质疏松和大面积股骨囊肿)和手术操作有误(如股骨假体型号过小、手术当中股骨假体放置位置不佳、股骨颈切迹)等均会造成 HR 术后骨折风险性增高,但是该患者术后股骨假体位置良好,没有股骨颈切迹产生。

对于活动量大的年轻患者来说,髋关节表面置换术后的假体周围骨折发病率在增高,出现股骨颈骨折后,通常的做法是行人工全髋关节翻修手术。而早期出现股骨颈的骨折,手术和非手术治疗方法均可。有文献研究表明,对非移位性的股骨颈骨折可以采取保守治疗策略。非手术治疗包括延长肢体的制动时间,但易造成下肢静脉血栓形成及肺部感染,使腿部肌肉力量萎缩。况且,通过非手术治疗也不一定可以确保骨折能愈合,所以最好进行翻修手术。手术治疗分为保留原假体和将表面置换假体更换为人工全髋关节假体。如果保留髋臼假体,可以考虑使用与髋臼匹配的双动全髋关节(Duo Mobility)翻修。如果找不到这种假体,只能取出髋臼假体,进行髋臼及股骨同时翻修了。

结果:患者术后 1 周扶拐下地部分负重行走,术后 2 个月完全弃拐负重行走。功能恢复很好,半年后又接受了对侧金属对金属大直径股骨头全髋关节置换术。术后患者没有疼痛,步态正常,可以下蹲。

（陈辉　周勇刚提供）

病例分析 2

病史简介:患者男,40 岁,因强直性脊柱炎右髋受累,而行金属对金属表面髋关节置换,术后 1 年即出现负重疼痛,并且不断加重。

诊断:右髋表面置换术后股骨假体松动、股骨头假体柄断裂。

手术方案:同时行髋臼侧及股骨侧假体人工全髋关节翻修手术。

诊疗过程分析:通过 X 线片发现股骨假体位置有改变,出现了"低头",术前考虑是出现了股骨颈骨折(图 8-2-3),故准备行全髋关节翻修术,因为当时已经知晓了金属对金属全髋假体的一些弊端,因为没有双动全髋关节系统,故这次翻修是采用髋臼及股骨假体均翻修的计划,因为患者年轻,计划采用 Delta 陶瓷对陶瓷假体进行翻修。在术中发现并没有股骨颈骨折,却发现是假体柄在与头交界处发生断裂,股骨头假体松动。股骨头假体所包裹的股骨头较小,并且成圆形。术中我们按照原计划,同时行髋臼侧及股骨侧假体翻修手术。使用 Delta 陶瓷对陶瓷界面。这个病例告诉我们,在评估表面髋失败原因中,要将股骨柄断裂这一因素考虑进去,虽然很少见,但是确有发生。本例

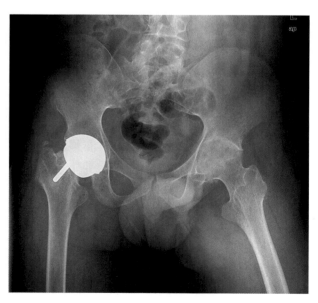

图 8-2-3　右髋表面关节置换术后 1 年出现股骨柄断裂、股骨头假体松动

股骨头假体柄断裂的原因可能是患者为 AS 患者,骨质很疏松,这种病本身就不是表面髋的适应证。疏松的股骨头无法支撑股骨头假体,出现压缩、微骨折,而出现松动,这样力量只能通过柄来传导,而水泥固定的柄较牢固,没有微动,这样股骨头假体的多次微动就造成了柄与头假体交界处的疲劳折断。这也说明表面髋成功的其中一个主要因素是股骨头骨质要好。

结果:该患者进行翻修时对侧髋关节也因为 AS 侵袭出现强直,功能受限,故同时也做了左侧全髋关节置换(图 8-2-4)。患者术后 1 周扶拐下地部分负重行走,术后 2 个月完全弃拐负重行走。没有疼痛,走路步态正常。

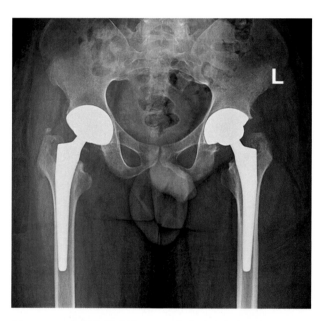

图 8-2-4　患者翻修采用 Delta 陶瓷对陶瓷全髋关节,对侧也同时进行了 Delta 陶瓷对陶瓷全髋关节置换

（陈辉　周勇刚提供）

病例分析 3

病史简介:女性,56 岁,2000 年被确诊为类风湿关节炎,长期间断口服激素类药物进行治疗,2006 年 9 月 11 日因双膝关节肿痛伴屈曲挛缩畸形行左侧人工全膝关节置换术,9 月 29 日行右侧人工全膝关节置换术,术后双膝关节功能恢复正常。2009 年 6 月 1 日,因"左侧股骨头无菌性坏死"行左侧全髋关节置换术,使用金属对金属界面全髋关节假体(LDH,Zimmer,美国)(图 8-2-5)。术后停用激素类药物,左髋关节功能恢复正常,2009 年 6 月至 2011 年 4 月期间多次复查 X 线片示假体位

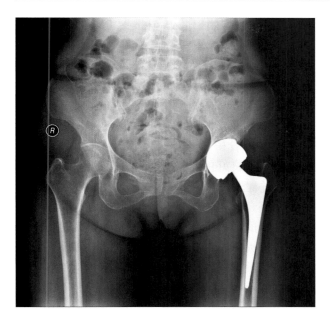

图 8-2-5 2009-06-01 行左侧人工全髋关节置换术,术后复查骨盆平片示假体位置良好

置良好(图 8-2-6)。2011 年 10 月患者感觉起步时以及长距离行走后左髋关节疼痛,疼痛位于腹股沟区,性质为隐痛,不伴关节周围皮温升高、红肿或寒战高热症状。休息后疼痛减轻,活动后加重。2012 年 2 月 1 日行骨盆 X 线片检查发现"髋臼假体松动,臼杯向髋臼内上方移位"(图 8-2-7)。以"左侧人工全髋关节置换术后髋臼假体松动"为诊断收入院行人工关节翻修手术治疗。病程中否认存在外伤及大运动量活动病史。

术前检查:CRP 0.8mg/dl,ESR 66mm/H,RF 210IU/L,CCP 164U;CT 扫描发现:左髋关节周缘可见占位性包块(图 8-2-8)。

诊断:左髋关节置换术后髋臼假体松动伴炎性假瘤。

手术方案:髋关节后外侧入路,取出金属股骨头及髋臼假体,切除炎性假瘤病灶,同种异体骨移植重建骨缺损,生物型钽金属髋臼杯翻修。

诊疗过程分析:该患者左侧 THR 术后 30 个月内髋部功能良好,无明显疼痛。X 线片未见假体周围透亮线出现。其后左髋部腹股沟区出现隐痛,逐渐加重,起步时明显,休息后缓解。符合髋臼假体无菌性松动的典型临床表现。全髋关节置换术后导致假体无菌性松动的常见原因包括:①初始稳定性欠佳,假体微动形成假膜;②假体位置不良或界面骨长入失败;③摩擦界面产生碎屑诱发骨溶解;④宿主骨面重度骨质疏松导致机械锁定失效;⑤金属对金属假体由于金属磨损微粒诱发髋周软组织出现炎性假瘤和骨溶解。这一导致假体松动的病因目前受到越来越多学者的关注,回顾文献我们发现不同学者报道的发生率不一,为 0.56%~9.8%。病理学检查证实髋周炎性假瘤组织中存在金属离子沉积和大量淋巴细胞浸润。目前公认产生金属炎性假瘤的高危因素包括:髋臼假体外展角过大、边界磨损增加、特定假体品牌(如 ASR,Depuy,美国),髋臼、股骨柄复合前倾角大于 40°,女性,股骨头直径低于 46mm 等。而该

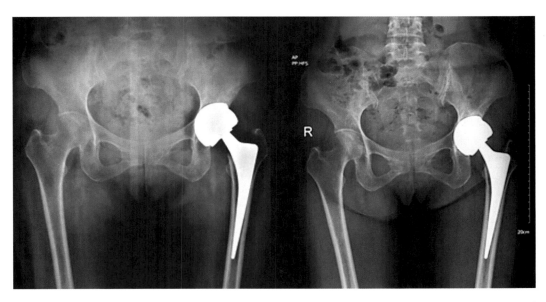

图 8-2-6 左图示 2010-2-22(术后 9 个月)复查骨盆平片,右图示 2011-4-20(术后 23 个月)复查骨盆平片均提示假体位置良好,未见髋臼组件松动移位

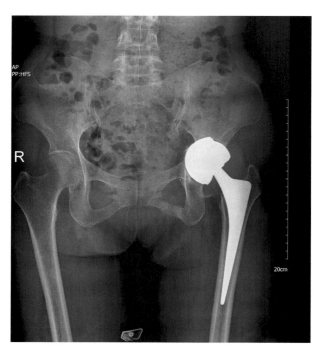

图 8-2-7 2012 年 2 月 1 日行骨盆 X 线片检查发现髋臼假体松动,臼杯向髋臼内上方移位

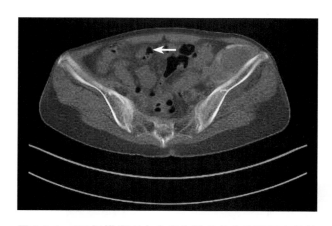

图 8-2-8 CT 扫描发现在患者左髋关节上缘可见占位性包块(白色箭头)

患者为女性,金属球头直径 44mm,存在产生炎性假瘤的高危因素。术前实验室检查示 CRP 正常,血沉升高可能与类风湿处于活动期有一定的关系,因此我们考虑该患者髋臼假体松动的首要原因为金属离子介导的炎性假瘤导致髋臼假体周围骨溶解所致。治疗策略上应当尽早进行炎性假瘤病灶切除,取出松动髋臼杯避免髋臼磨损致使骨缺损的进一步增大;同时考虑到该患者使用的近端固定型股骨柄(CLS,Zimmer,美国),亦应尽早治疗金属炎性假瘤避免其流注至股骨近端导致骨溶解影响股骨柄稳定性。

术前计划:髋臼骨缺损按照 Paprosky 分型为 2C 型。髋臼前后柱保持完整,髋臼环稳定性可。髋臼杯向内侧移位导致髋臼底部骨缺损,Kohler 线不完整。手术策略上首先是要避免取出髋臼杯时不要造成额外的损伤,术前需要准备长短刃结合的 360° 旋转弧形骨刀。髋臼底部的骨缺损需要进行同种异体骨植骨重建骨缺损,首选松质骨颗粒植骨以获得良好的骨整合。由于髋臼底部植骨后骨整合过程较长,因此髋臼假体的初始稳定性对于保护骨整合过程中的植骨块具有重要意义。而该患者髋臼前后柱完整,髋臼环稳定,能够为生物型臼杯固定提供良好的宿主骨面。考虑到该患者类风湿关节炎患病时间较长,骨质疏松严重,假体选择钽金属臼杯,钽金属臼杯拥有高达 75%~80% 孔隙率和与松质骨近似的弹性模量,能够促进假体-骨界面的骨长入,同时摩擦系数是普通生物型臼杯的 2~4 倍,具备更大的初始机械稳定性。髋臼螺钉的固定位置选在骨缺损较少骨质量较好的髂骨和坐骨,选用多孔型髋臼杯便于术中灵活调整螺钉位置。术中需要更换金属对金属摩擦界面,保留固定良好的股骨柄,因此强调对股骨柄领上的锥度锁定部分予以充分的保护,一旦损伤可能导致更换的股骨头无法紧密锁定,会引起磨损或者碎裂的可能。

基于上述计划,我们为该患者进行了髋臼侧假体翻修手术。术中细节:①自后外侧切口进入,切开短外旋肌后见关节囊膨出,形成囊肿样结构包绕在髋关节周缘,内含黄色混浊液体,囊壁内可见白色肉芽组织,病理性滑膜组织和关节液将髋臼假体完全包绕(图 8-2-9);送病理检查排除化脓性感染,证实为慢性炎症合并大量淋巴细胞浸润,符合炎性假瘤组织病理特点;术中将所见炎性病

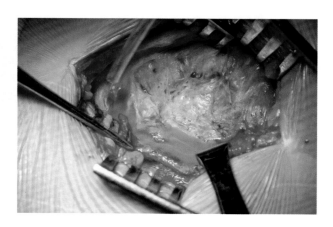

图 8-2-9 切开短外旋肌后见关节囊膨出,形成囊肿样结构包绕在髋关节周缘,内含黄色混浊液体

灶组织彻底切除。②术中发现髋臼假体松动明显，取出假体后在其背面仍能发现长入的骨组织，结合患者病史我们考虑为术后早期假体稳定，骨长入良好，其后由于炎性假瘤组织的破坏导致假体界面出现了松动（图 8-2-10）。③在股骨近端也发现了少量虫蚀样骨溶解病灶，仔细刮除后测试股骨柄稳定性良好，予以同种异体松质骨颗粒填充骨缺损空隙。④髋臼底部骨缺损明显，仅靠瘢痕组织和盆筋膜将髋关节腔和盆腔隔离。在残留髋臼骨面上使用髓腔锉打磨出点状渗血面后，使用同种异体松质骨颗粒进行容积性植骨，使用髓腔锉反锉压实植骨块（图 8-2-11）。⑤在髋臼环，尤其是前后柱之上磨锉形成点状渗血面，使用比原臼杯直径增加 8mm 的钽金属髋臼假体，使用 2 枚髋臼螺钉固定臼杯于髂骨，1 枚髋臼螺钉固定于坐骨。通过钽金属界面与髋臼环骨面之间快速的骨长入实现髋臼假体的稳定，避免假体再次向内侧移位导致髋

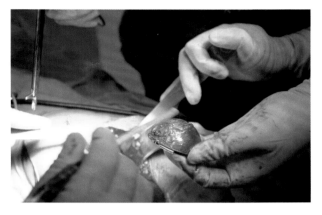

图 8-2-10 在髋臼假体背面发现部分区域存在骨组织，证实在假体置入后部分髋臼杯位点出现骨长上

臼底部植骨块压缩、塌陷。⑥摩擦界面更换为陶瓷对高交联聚乙烯。术后我们使用体视显微镜（放大40 倍）观察取出的金属对金属界面，发现在金属球头和髋臼内表面上有少量的摩擦刮痕（图 8-2-12）。

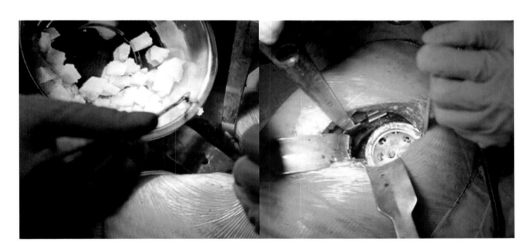

图 8-2-11 同种异体松质骨颗粒进行容积性植骨，使用髓腔锉反锉打压、夯实植骨块

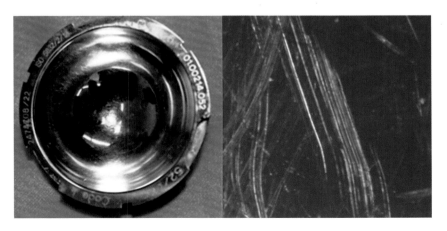

图 8-2-12 左图显示取出的髋臼假体表面有少量摩擦刮痕；右图为在体视显微镜下放大 40 倍后刮痕的形态

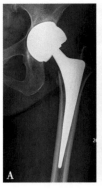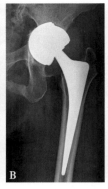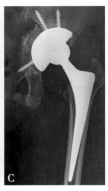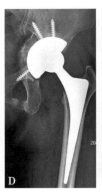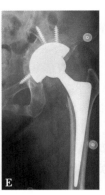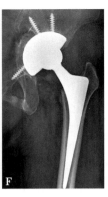

图 8-2-13　骨盆正位片

A. 左侧 THA 术后;B. 术后 32 个月(2012-2-1)摄片发现髋臼假体松动,术后 34 个月(2012-4-9)行采用左侧髋臼假体翻修术,术中采用 Jumbo 杯技术,通过增加臼杯直径以期在植入髋臼杯时保证最大的骨接触面积并获得髋臼前后柱骨质支撑,同时增大臼杯能够有效减少骨缺损体积,减少同种异体松质骨容积性植骨量;C~F. 翻修术后 1 个月、2 个月、3 个月及 6 个月复查骨盆 X 线片未见假体松动移位

结果: 患者术后 2 天下地不负重行走锻炼;6 周后开始扶拐部分负重(负重重量为 15kg)行走;术后 3 个月患者恢复完全负重行走;术后 6 个月复查 X 线片显示假体位置未见移位,植骨部位出现骨整合(图 8-2-13)。

(杨柳　何锐提供)

病例分析 4

病史简介: 患者女性,56 岁,因左髋关节类风湿关节炎(图 8-2-14),在我院行左全髋关节置换术,术中使用大直径金属对金属全髋关节(图 8-2-15)。术后 8 周,患者主诉髋关节疼痛,门诊复查摄片发现髋臼杯松动翻转(图 8-2-16)。否认有全髋术后明确外伤史。

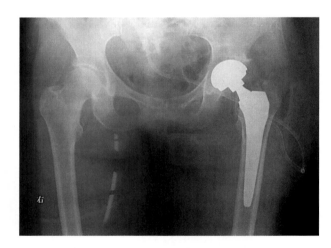

图 8-2-15　初次 THA 采用大直径金属对金属术后

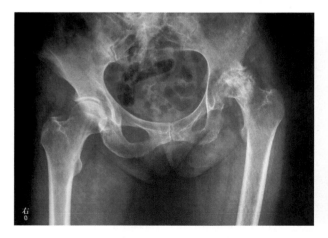

图 8-2-14　女性,56 岁,初次术前诊断左髋关节类风湿关节炎

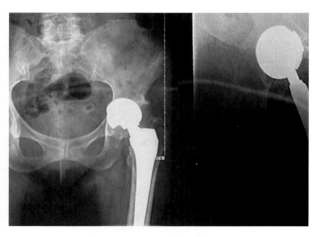

图 8-2-16　术后 8 周,患者主诉髋关节疼痛,复查摄片发现髋臼杯松动翻转移位

诊断:左全髋关节置换术后髋臼假体松动

手术方案:经原切口,行左髋关节部分翻修术,取出松动的髋臼侧假体和股骨头假体,保留股骨柄假体,使用陶瓷对陶瓷摩擦界面髋臼及股骨头假体进行翻修手术(图 8-2-17)。

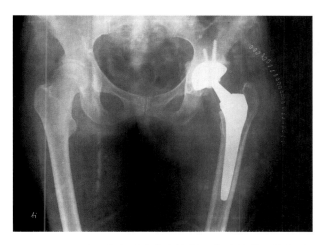

图 8-2-17　采用陶瓷对陶瓷摩擦界面全髋关节翻修术后

诊疗过程分析:大直径金属对金属全髋关节置换有其自身的独特优势,但也有其局限性。使用无内衬金属髋臼,虽然增加了股骨头的直径,但由于内侧面为高抛光面,只能用压配固定,无法使用螺丝钉额外固定,对髋臼侧的骨质量具有较高的要求,而髋臼侧骨质疏松明显的患者,不适合使用该系统。本例病例为女性患者,患有类风湿关节炎,髋关节局部骨质疏松,在术后 8 周就发生了髋臼假体的松动翻转。因此,对于骨质疏松患者,尤其是炎症性关节病、髋关节局部骨质疏松患者,使用 MOM 大直径 THA 需谨慎。本例在发生髋臼假体发生翻转后,患者及时就诊,未造成明显的髋臼侧骨缺损,但考虑到髋臼侧骨质疏松明显,翻修术中使用了陶瓷界面的髋臼杯,在实现髋臼杯压配固定的同时,使用 2 枚螺钉来辅助加强固定,有利于增加假体的初始稳定性。

结果:患者翻修术后 6 周扶拐下床,部分负重,术后 3 个月开始完全负重,最近一次随访为翻修术后 3 年,功能良好。

（张先龙提供）

病例分析 5

病史简介:患者女性,43 岁。因左髋关节发育不良继发骨关节炎于 7 年前在外院接受金属对金属 THA 手术。术后 3 年起患者偶尔感觉腹股沟区隐痛不适。近 2 年起步时以及长距离行走后左髋腹股沟区隐痛,休息后疼痛减轻,活动后加重,伴有大腿前侧的肿胀。于术后 7 年 1 个月时来我院就诊。入院后查体患者左髋关节功能良好,活动度正常,关节周围无明显触压痛,不伴关节周围皮温升高、红肿或寒战高热症状。Harris 评分 85 分。术前实验室检查示 CRP 正常,血沉轻度升高 20mm/h。影像学检查:X 线片,CT 可见髋臼顶部 DeLee 和 Charnley Ⅰ、Ⅱ区不规则低密度透亮区,无骨小梁(图 8-2-18~19),提示骨溶解导致的骨缺损。ECT 提示髋臼假体松动(图 8-2-20)。

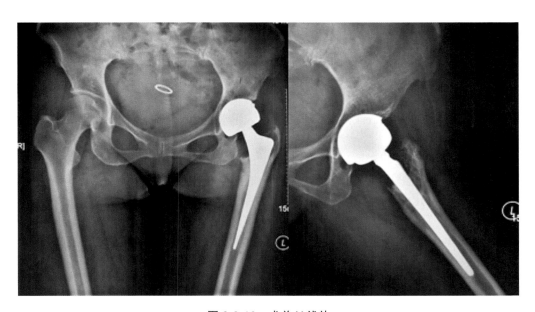

图 8-2-18　术前 X 线片

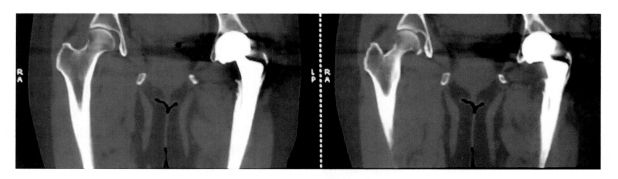

图 8-2-19　术前 CT

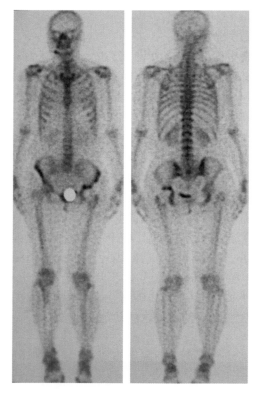

图 8-2-20　术前 ECT

诊断：左髋关节置换术后髋臼假体松动伴假体周围骨溶解骨缺损（髋臼侧 Paprosky ⅡA 型，股骨侧 Paprosky Ⅰ型）

手术方案：髋关节后外侧入路，取出金属股骨头及髋臼假体，切除炎性假瘤病灶，同种异体骨移植重建骨缺损，生物型多孔涂层髋臼杯及高交联聚乙烯内衬翻修。

诊疗过程分析：MOM 假体置换术后由金属碎屑引起的不良反应局部症状主要表现为手术侧腹股沟区疼痛。金属碎屑不良反应是一大类病理改变的统称，包括：金属沉着病、炎性假瘤以及无菌性淋巴细胞性血管炎相关病变（aseptic lymphocytic

vasculitis-associated lesion，ALVAL）等。这些病变可表现为疼痛、关节周围积液、软组织包块（即"假瘤"）等。假体松动的原因主要是金属假体界面间磨屑及金属离子有诱导假体周围骨溶解的生物学作用，从而导致假体松动，金属磨损颗粒的聚集会对假体周围软组织产生不良反应，而导致特异的金属碎屑不良反应（adverse reaction to metallic debris，ARMD），它是 MOM 系统独有的翻修原因。结合患者的临床表现及检查，我们首先考虑该患者髋臼假体松动的首要原因为金属离子磨损碎屑导致髋臼假体周围骨溶解所致。治疗策略上应当尽早进行炎性病灶切除，取出松动髋臼杯避免髋臼磨损致使骨缺损的进一步增大；同时考虑到该患者使用的近端固定型股骨柄（CLS，Zimmer，美国），亦应尽早治疗金属炎性假瘤避免其流注至股骨近端导致骨溶解影响股骨柄稳定性。

手术自后外侧切口进入，术中关节穿刺抽吸获得黑色混浊的关节积液切开短外旋肌后见关节囊膨出，形成囊肿样结构包绕在髋关节周缘，内含黑黄色混浊滑腻液体及黑色淤泥状碎屑。术中将所见炎性病灶组织彻底切除；术中发现髋臼假体松动明显，取出假体后在其背面仍能发现长入的骨组织，结合患者病史我们考虑为术后早期假体稳定，骨长入良好，其后由于炎性假瘤组织的破坏导致假体界面出现了松动（图 8-2-21）；在股骨近端也发现了虫蚀样骨溶解病灶，仔细刮除后测试股骨柄稳定性良好，因此仅翻修髋臼侧假体，由于臼壁完整性尚在（Paprosky ⅡA 型），因此使用生物型多孔涂层髋臼杯及高交联聚乙烯内衬，更换股骨头为黑晶头（图 8-2-22），同种异体松质骨颗粒填充骨缺损空隙。术中所取组织送病理检查排除化脓性感染，证实为慢性炎症合并大量淋巴细胞浸润，符合炎性假瘤组织病理特点。

结果：患者术后 2 天下地部分负重行走锻炼；术后 3 个月患者恢复完全负重行走（图 8-2-23）。

总结：

现在要谨慎使用金属对金属全髋关节置换，经验丰富的医生可以选择性地使用金属对金属表

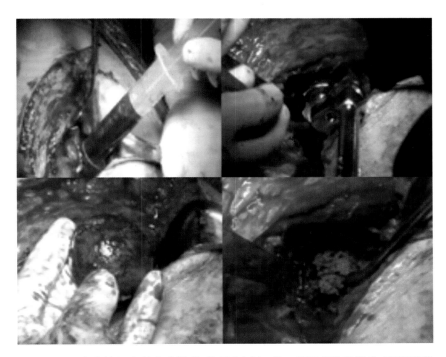

图 8-2-21　术中抽取穿刺液送培养，使用"水果刀"工具取出髋臼假体，刮出髋臼内炎性病灶组织

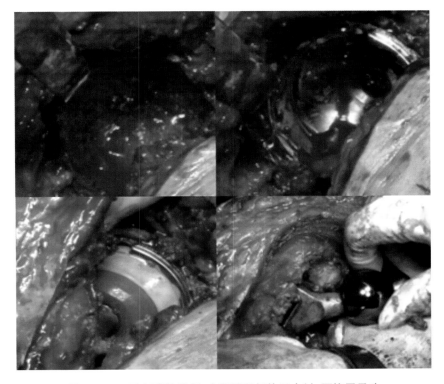

图 8-2-22　重新磨锉髋臼，安置髋臼假体及内衬，更换黑晶头

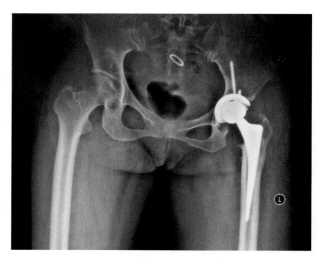

图 8-2-23 术后 X 线片

面髋关节。在使用这种假体时，医生必须注意到金属磨损碎屑有导致 ARMD 的潜在可能，在决定选择此假体之前需要与患者充分讨论相关问题，尤其是可供选择的假体种类和相应的临床使用结果。如果最终确定选择 MOM 界面，则外科医师必须严密监测 ARMD 反应的征象，一旦发现存在 ARMD 的可能性则必须尽早予以翻修处理。同时选择金属对金属假体的外科医生应该随时关注监管部门和骨科专业协学会的最新推荐信息。

对于出现问题的患者，如出现股骨颈骨折、股骨假体或髋臼假体松动等要及早处理，以彻底翻修为首选治疗。对出现 ARMD 的患者，更应该尽早翻修处理，否则效果更差。

（张晓岗　曹力提供）

参 考 文 献

1. Prosser GH, Yates PJ, Wood DJ, et al. Outcome of primary resurfacing hip replacement: evaluation of risk factors for early revision. ActaOrthop, 2010, 81 (1): 66-71.

2. McMinn DJ, Daniel J, Ziaee H, et al. Indications and results of hip resurfacing. Int Orthop, 2011, 35 (2): 231-237.

3. Natu S, Sidaginamale RP, Gandhi J, et al. Adverse reactions to metal debris: histopathological features of periprosthetic soft tissue reactions seen in association with failed metal on metal hip arthroplasties. J ClinPathol, 2012, 65 (5): 409-418.

4. Iavicoli I, Falcone G, Alessandrelli M, et al. The release of metals from metal-on-metal surface arthroplasty of the hip. J Trace Elem Med Biol. 2006, 20: 25-31.

5. Prosser GH, Yates PJ, Wood DJ, et al. Outcome of primary resurfacing hip replacement: evaluation of risk factors for early revision. ActaOrthop, 2010, 81: 66-71.

6. Davies JH, Laflamme GY, Delisle J, et al. Trabecular metal used for major bone loss in acetabular hiprevision. J Arthroplasty, 2011, 26 (8): 1245-1250.

7. Liddle AD, Satchithananda K, Henckel J, et al. Revision of metal-on-metal hip arthroplasty in a tertiary center. Acta Orthop, 2013, 84 (3): 237-245.

8. Cohen D. Revision rates for metal on metal hip joints are double that of other materials. BMJ, 2011, 343: d5977.

9. Jameson SS, Baker PN, Mason J, Porter ML, et al. Independent predictors of revision following metal-on-metal hip resurfacing: a retrospective cohort study using National Joint Registry data. J Bone Joint Surg Br, 2012, 94: 746-754.

10. Judd KT, Noiseux N. Concomitant infection and local metal reaction in patients undergoing revision of metal on metal total hip arthroplasty. Iowa Orthop J, 2011, 31: 59-63.

11. Maezawa K, Nozawa M, Matsuda K, et al. Serum chromium levels before and after revision surgery for loosened metal-on-metal total hip arthroplasty. J Arthroplasty, 2009, 24: 549-553.

12. Munro JT, Masri BA, Duncan CP, et al. High Complication Rate After Revision of Large-head Metal-on-metal Total Hip Arthroplasty. ClinOrthopRelat Res, 2013, April 10.

13. Rajpura A, Porter ML, Gambhir AK, et al. Clinical experience of revision of metal on metal hip arthroplasty for aseptic lymphocyte dominated vasculitis associated lesions (ALVAL) Hip Int, 2011, 21: 43-51.

14. Sehatzadeh S, Kaulback K, Levin L. Metal-on-metal hip resurfacing arthroplasty: an analysis of safety and revision rates. Ont Health Technol Assess Ser, 2012, 12: 1-63.

15. Ball ST, Le Duff MJ, Amstutz HC. Early results of conversion of a failed femoral component in hip resurfacing arthroplasty. J Bone Joint Surg Am, 2007, 89: 735-741.

16. Springer BD, Connelly SE, Odum SM, et al. Cementless femoral components in young patients: review and meta-analysis of total hip arthroplasty and hip resurfacing. J Arthroplasty, 2009, 24: 2-8.

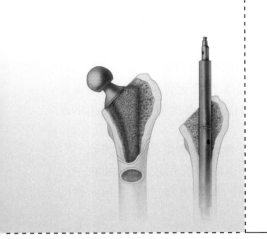

第九章

THA 术后假体周围感染的翻修

第一节 概述

长期以来,感染一直被称作是人工关节置换后灾难性的并发症,尽管随着人工关节置换手术技术的提高以及围术期预防措施的不断完善,在一些大型医疗中心,感染的发病率日益降低,但随着人工髋关节置换手术的普及,人工髋关节置换手术患者不断增多,发生假体周围感染的总病例数呈上升趋势。目前,初次全髋置换术后感染发生率为 0.4%~1.5%,人工全髋关节翻修手术的感染率要高 10 倍左右。而在全髋关节翻修中,有 7%~16% 的病例的翻修原因为感染所致。

一、原因

目前一般认为,人工关节感染发生的原因是多因素的,与患者体质、手术技术、围术期患者管理等方面因素有关。其主要特点为:若细菌连接到生物材料的表面,可以产生一层壳多糖被膜,保护细菌免受抗生素和免疫系统的攻击。结果是产生生物膜的假体周围感染就会对单独的抗生素治疗产生抵抗力,从而使生物材料成为细菌黏附和增殖的基质,这是感染顽固性的主要原因,此时只有将异物完全去除才能控制感染。

人工髋关节感染的病原菌中,金黄色葡萄球菌和凝固酶阴性葡萄球菌是最常见的感染细菌,占一半以上。其他的革兰阳性菌包括草绿色链球菌、D 组链球菌或肠球菌等。革兰阴性菌约占 11%,厌氧菌约占 12%,真菌感染较少。Imran Rafiq 2006 年分析了自 1974—2005 年全髋关节感染病例中的细菌分布情况,其中凝固酶阴性葡萄球菌占 67%,金黄色葡萄球菌占 13%,链球菌占 9%,大肠埃希菌占 6%,其他细菌占 5%。在 301 医院的结果中,凝固酶阴性葡萄球菌占感染的第一位,金黄色葡萄球菌占第二位。

感染的微生物确诊建立在临床标本发现病原体这个基础上,目前对于感染的诊断标准较一致的观点是,满足以下两个主要条件之一:①患者出现与假体相通的窦道;②至少从受累关节的两处不同部位取的组织或关节液培养出相同病原菌,可以明确诊断感染。如果满足以下 6 个次要条件中的 4 个,也可以诊断假体周围感染:①ESR 和 CRP 升高;②关节液白细胞计数升高;③关节液中中性粒细胞分类升高;④受累关节处有脓肿;⑤有一处关节周围组织和关节液培养出病原菌;⑥关节周围组织冷冻切片显示在高倍视野下计数 5 个高倍视野,平均每个高倍视野中中性粒细胞数大于 5 个。或者是满足下列 5 项次要条件中的 3 个,也可以诊断假体周围感染:①ESR 和 CRP 升高;②关节液白细胞计数升高或关节液中白细胞酯酶测试 ++;③关节液中中性粒细胞分类升高;④有一处关节周围组织和关节液培养出病原菌;⑤假体周围组织学检查阳性。感染的术前准确诊断是一项还需进一步研究的临床难题，一般需要根据病史、体检、放射学检查、病理检查、微生物检查等方面的结果来综合判断来进行感染的诊断。

目前，对假体周围感染的诊断有赖于临床资料、血清学和影像学检查。手术中的标本分离出细菌是确立最终诊断的"金标准"。

二、分型

人工关节的感染通常根据推测的感染传播途径和发病时间来进行分类。目前最广泛采用的是Tsukayama 在 1996 年提出的假体周围感染分类标准（表 9-1-1），分为以下 4 型：Ⅰ 型：仅术中培养阳性；Ⅱ 型：术后早期感染，术后 1 个月内发病；Ⅲ 型：急性血源性感染，术后 1 个月以上感染，术后功能恢复好，急性起病，远处感染灶引起；Ⅳ 型：慢性迟发感染，术后 1 个月以上发病，症状隐匿。这种分类方法将发病时间和病因综合考虑，临床判断容易并能有效地指导治疗，是一种实用的分类方法。

三、治疗原则

人工全髋关节置换术后感染治疗目的在于消除感染、解除疼痛、恢复功能。对于全髋关节置换术后感染的治疗主要有以下几种方式：①单纯抗生素治疗；②保留假体清创；③去除假体清创一期翻修；④去除假体二期翻修；⑤关节融合术；⑥截肢术。治疗方案的选择主要取决于感染发生的时间、病原体的毒力、伤口情况及周围软组织条件和患者的一般情况。

其中，长期应用抗生素治疗有产生耐药菌、延误手术时机、药物副作用等不良后果的可能，且治疗成功率较低，需慎重选择，往往用于年龄过大或全身状况差无法接受手术的患者。清创保留假体的方式适用于术后 4 周内的感染或血源性播散性感染发病 4 周内的患者，前提是革兰阳性低毒力菌感染，软组织条件好，无窦道；无术后伤口渗液延

长史，假体固定牢固；X 线片无骨溶解表现，需要更换髋臼内衬，有时可能需要多次清创。所报道的成功率差异较大。

1. 人工髋关节置换后感染的一期翻修　一期翻修在德国 Endo Klinic 应用较多，是指在一次手术中去除所有异物，彻底清创，并再次植入新的假体。

一期翻修分两类，一类是一期翻修治疗急性感染，这种情况多能接受，使用抗生素骨水泥固定假体进行一期翻修的感染控制率可以达到二期翻修的效果。但是采用非骨水泥假体进行一期翻修，感染控制率约为 70%，高于清创加灌注冲洗的效果（56%），但是要差于二期翻修。另一类是一期翻修治疗慢性感染，而一般讨论的多数是指一期翻修治疗慢性感染，所以在以后讨论中一定要将治疗感染的患者是急性感染还是慢性感染分开来讨论。

一般认为一期翻修适用于患者健康状况良好、软组织条件满意，无严重合并疾患，无严重难治性病原菌的患者；术前明确为对抗生素敏感的革兰阳性菌感染；并且可以使用骨水泥固定者。存在窦道，深部有脓肿形成的患者，失败率高，不适于一期置换。

与二期置换相比，一期置换不会因为多次手术而增加手术创伤，避免过多瘢痕形成；并减少住院时间和费用。若感染控制成功，所花费用少，但若不成功，可能至少要三次手术才能控制感染。成功率比二期翻修低。

一期置换术前应行诊断性关节穿刺，鉴定出病原菌，为抗生素治疗提供依据。

手术采用原切口进入关节腔，清除各层的缝线、切除滑膜组织、清除骨水泥颗粒及碎骨片；取出关节假体、骨水泥及其他坏死组织，对怀疑感染的病灶组织需要做冷冻切片、培养和药敏试验。清除坏死组织和异物后，脉冲冲洗伤口，过氧化氢溶液和碘伏浸泡，反复冲洗，然后植入假体。一期置

表 9-1-1　Tsukayama 感染分类法

	Ⅰ 型	Ⅱ 型	Ⅲ 型	Ⅳ 型
发病时间	术中培养阳性	术后早期感染	急性血源性播散	晚期慢性感染
定义	2 个以上标本（含 2 个）	感染于术后 1 个月内发生	功能良好的关节突发血源播散感染	手术后 1 个月以后发生
治疗方法	延长静脉抗生素使用时间	清创保留假体	根据发生时间，按照急慢性感染处理	取出假体、清创、二期翻修

换尽量不使用人工骨或异体骨,以减少感染。一期置换一般常规使用抗生素骨水泥,骨水泥中需要添加敏感抗生素,做局部抗菌治疗。一般理论上要求使用骨水泥假体。不过由于翻修时多数情况下不适合骨水泥假体翻修,会影响假体在位率,尤其是在髋臼部分,所以近年来,一期翻修使用生物假体的比例逐渐增高。

但是与二期置换相比,一期置换是在感染未能控制的基础上进行的,仍有感染不能控制的可能,因此一期翻修必须严格适应证。对于感染的病菌不确定、或者是难治性的肠球菌、耐甲氧西林的金黄色葡萄球菌、耐喹诺酮的铜绿假单胞杆菌、混合感染、关节周围有窦道、关节内有大量脓液的患者一般不选择一期置换。

目前一期翻修仅适用于特定的病例,推荐术前仔细选择病例并且结合抗生素骨水泥进行假体固定。国内曹力教授在关节置换术后感染一期翻修方面具有较丰富的经验。虽然在国际上,一期翻修有逐渐流行的苗头,但是主要受限于对一次翻修时未能彻底清除掉的细菌在新假体上附着繁殖而出现再感染问题,所以等以后抗菌假体的广泛应用,会使一期翻修越来越被人们广泛接受。但是,目前,不论在国内还是在北美,二期翻修仍然是人工关节置换术后感染治疗的"金标准"。

2. 人工髋关节置换后感染的二期翻修　关节置换术后感染治疗的方法很多,效果不一,目前普遍接受和认可的是二期翻修。它是指首次手术取出所有异物,彻底清创,植入抗生素骨水泥占位器,术后系统使用抗生素控制感染,经过一段时间后(通常为6周至3个月),再次手术,取出占位器,植入新的假体,恢复关节功能。二期翻修成功率高的原因是,给我们两次清创的机会,在第一次清创后,未能彻底清除的细菌通过第一次清创后的静脉抗生素及占位器局部释放的抗生素联合控制,可以将其杀灭,如果经过这一步,还有细菌残存,第二次翻修时的彻底清除可以进一步杀灭它们,而提高感染的控制率。

虽然二期翻修需要两次手术,手术难度大,治疗成本上升,治疗时间长,但因为这种方法感染控制率高,而广为接受。在早期,两次手术之间患者活动困难、关节不稳定、韧带及关节囊会出现挛缩,给第二次手术的显露和操作造成很大困难,同时还会影响二期翻修术后功能。为解决这个问题,人们引入了抗生素骨水泥占位器的概念。抗生素

骨水泥占位器(间隔物)的使用可以使局部获得高浓度的抗生素水平而无全身的毒副作用。占位器选择的好坏将影响感染的控制和关节功能的恢复程度,也就直接影响患者的满意率。人们首先使用的是非关节型的占位器,这种占位器确实展示了良好的控制感染的能力,但在二次手术的间隔期,会产生大量瘢痕,关节囊软组织挛缩以及失用性骨量丢失,导致二期置换困难,影响关节功能。关节功能差直接影响患者生活质量。由此引入了关节型占位器或称活动型占位器的概念,这种方法的好处在于:①仍能提供局部高浓度抗生素;②维持两次手术间隔期时关节活动;③限制瘢痕形成;④避免软组织挛缩(否则常会导致肢体不等长);⑤易化二期手术假体植入。

目前人工关节置换术后感染的二期翻修操作标准为:取出原来的假体彻底清创,使用临时关节型抗生素骨水泥占位器维持软组织张力,为局部提供高浓度抗生素,待感染控制后再行第二期手术翻修;这种方法是目前公认的人工关节置换术后感染治疗的"金标准",已被广为采纳。第一次翻修手术时,应彻底清除所有异物,包括骨水泥、可能的钢丝、缆、螺丝钉及钢板等。

以往国内没有合适可重复的制作占位器的方法,我们摸索使用过多种占位器,效果总是不令人满意,后来我们吸取国外的经验,设计了一种关节型抗生素骨水泥占位器的压制模具(专利号:ZL 2007 2 0141561.9),在国内20余家医院推广应用。从2005年8月到2009年12月的4年多中,我们在采用二期翻修方法治疗的髋关节置换术后感染的患者中,有127例患者使用这种关节型抗生素骨水泥占位器,其中106例患者、107个髋获得了随访,一期感染控制率达94%以上。

手术方法:选择后外侧入路,暴露关节后,彻底清创,取出原来假体、螺丝钉、内固定、骨水泥等异物,清除掉脓液坏死组织和不健康肉芽组织,取关节液或脓液做细菌培养和药敏试验,另外取三部分组织(关节囊、髓腔内组织及髋臼部位的肉芽组织)做细菌培养和药敏,并做术中组织冷冻切片。地毯式的彻底清除关节周围组织直到露出健康组织,然后分别用过氧化氢溶液、碘伏浸泡,然后用大量的生理盐水冲洗,再进一步清创,反复三次,重新铺单。再次碘伏浸泡后,植入关节型抗生素骨水泥占位器,常规放置引流管,引流管一般在术后第一天拔除。不使用灌注冲洗。

术后静脉使用抗生素(根据药敏选择,一般为万古霉素和左氧氟沙星)6 周,同时口服利福平 6 周,然后再口服左氧氟沙星和利福平 6 周。停药 2 周后复查。如果患者是革兰阴性菌感染,我们根据药敏试验选择抗生素,或使用亚胺培南,但是同时也要有对革兰阳性菌有效的抗生素预防混合感染。如果患者症状消失,病情稳定,血沉、C- 反应蛋白正常或单项稍高,可以来院进行二期翻修。术中冷冻切片检查,如果平均每高倍视野中性粒细胞数小于 5 个,则进行翻修。术中还取关节液及软组织做细菌培养和药敏试验。如果术前炎性指标没有降到正常,并且术中组织冷冻切片显示白细胞计数过高,也可以再次清创,再次安放抗生素骨水泥占位器。

压模式关节型抗生素骨水泥占位器的制作:我们设计的占位器压模器(专利号:ZL 2007 2 0141561.9)由金属制成,可以反复消毒应用,有大、中、小三种型号可供选择,其设计主要由两块金属模块组成,两者由铰链相连,每部分又由两块组成,易于占位器固化后的取出(图 9-1-1)。

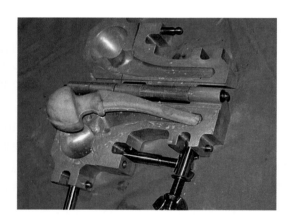

图 9-1-1 关节型占位器压模器及制作的关节型占位器

具体制作过程:

首先根据假体的大小选择合适大小的模具;模具选择后,选择 2 根斯氏针根据模具的弧度进行预弯;然后将调和好的抗生素骨水泥加入模具一侧,将斯氏针居中,然后将骨水泥放上另一侧,合起模具。放入前要注意在模具的两侧涂布酒精,在骨水泥凝固的过程中要间断地开合模具,避免骨水泥占位器与模具粘合,造成取出困难,在打开模具的同时,可以再次在模具的表面涂布酒精,避免粘合,反复几次后,压紧模具,待骨水泥硬化后开启。

骨水泥占位器内斯氏针的作用是起一个支柱的作用,用来加强占位器的强度,避免占位器折断,特别是在颈部。我们在早期使用中曾遇到过占位器折断的病例,这是因为当时放入的斯氏针直径较细;目前我们建议放入直径 2.5mm 以上的斯氏针 2 根(图 9-1-2)。

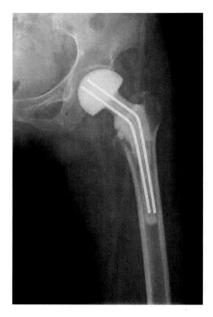

图 9-1-2 左髋使用加入 2 根钢针的占位器植入

骨水泥中抗生素的选择和配制比例:

目前大多数研究用 Palacos 骨水泥,有人证实 Palacos 骨水泥比其他骨水泥释放出的抗生素多,这可能与它的孔隙率高有关;我们使用的占位器是使用 Palacos G 的抗生素骨水泥制成的。

液体抗生素会显著降低骨水泥的力学强度,目前加入骨水泥的抗生素必须是粉剂。掺合抗生素选用头孢菌素类、青霉素、氨基糖苷类和糖肽类,考虑到抗菌谱及对常见细菌敏感因素,后两者最为常用。骨关节感染患革兰阳性球菌感染率较高,大多数对万古霉素敏感,结合使用妥布霉素可以增加万古霉素的释放,国外通常要加入妥布霉素。而国内无法找到粉剂的妥布霉素。因此我们的占位器单选用万古霉素作为掺和抗生素,把需要妥布霉素的剂量让给万古霉素,所以增加了万古霉素的剂量。另外,Palacos G 骨水泥中含有庆大霉素。

抗生素骨水泥占位器中的抗生素浓度越高,在局部释放的抗生素就越多,时间也越持久,每 40g 骨水泥中加入至少 3.6g 妥布霉素粉剂和 1g 万古霉素,是有效释放动力学以及在局部持续释放有治疗作用的抗生素浓度所必需的。有人向每40g骨水泥中加入8g抗生素,是骨水泥能聚合的极限,还有学者报道每40g骨水泥中加入10~12g抗生素后仍可聚合成团。但我们在临床中发现当每40g骨水泥中加入的抗生素到8g后,骨水泥的黏度明显下降,呈砂粒状,难以成团,很难制作成稳定牢固的占位器。为此,我们试验了多种浓度,我们发现掺入万古霉素浓度低时,二期翻修时,感染控制不理想,而使用万古霉素浓度过高时,无法制成占位器,最后我们选择向40g骨水泥中加入万古霉素6g。我们制作抗生素骨水泥占位器时,每40g骨水泥中加入6g抗生素,我们认为这是最佳浓度,在临床使用中无1例发生抗生素引起的副作用,而且二期翻修时,感染均被控制,符合二期翻修的标准。这也证实了我们采用的抗生素浓度是安全有效的。基于此,近年来市场上有一种硅胶制成的占位器模子,将抗生素骨水泥注入里面,然后切开硅胶模,取出假体,但是使用这种模子,往往骨水泥中无法加入足够的抗生素,如果加到15%的万古霉素时(我们测定的最佳浓度),将无法注入模子,即使勉强注入部分进去,也不是均匀的,影响强度。如果万古霉素浓度不够,将影响其感染的控制率,我们临床中常见有的医生也采用了二期翻修,也使用了抗生素骨水泥占位器,而翻修清创多次也没有控制感染,其原因是多方面的,是否彻底清创是一个主要因素,而占位器中抗生素浓度不够也是很重要的因素。所以这种硅胶占位器模子不是很利于二期翻修的使用。如果患者感染致病菌为革兰阴性菌,可以在占位器中加入亚胺培南1~2g。

在特殊情况下,股骨髓腔内感染的范围很大,如需要使用加长柄的占位器,以增加控制感染的范围,我们的占位器模子尾部有个加成柄的设计,可以在骨水泥未干时,在尾部植入延长克氏针,待骨水泥固化后,使用骨水泥包裹克氏针,在压模器柄远端压铸成形(图9-1-3)。而使用硅胶占位器模子就无法达到这个目的。

如果患者髋臼原来有内陷或突入到盆腔时,可以先使用接近硬化时的抗生素骨水泥植入髋臼中,使用大于占位器头直径的股骨头假体将植入髋臼内的抗生素骨水泥塑造成内壁光滑的臼,与占位器头形成关节,避免占位器的头突入到盆腔中。

另外,有的感染主要在髋臼部分或股骨近端,

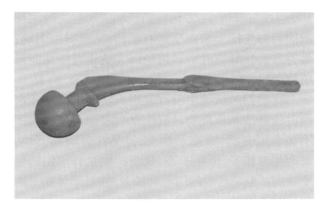

图 9-1-3　加长的占位器

而股骨假体固定很牢固,取出困难,有时需要劈开或做大转子延长截骨(ETO)取出假体,然后需要使用钛缆、捆绑带或钢丝固定截骨部位。有时在一期清创时,由于股骨近端骨质太差或术中出现骨折,需要钢丝或异体骨板固定或加强,这时如果使用金属或异体骨将会增加难于控制感染的担心,而如果不使用,将无法下台,在这种情况下,彻底清创后是可以使用的,我们的临床资料充分证明了在一期清创时使用金属钢丝、钛缆、捆绑带以及使用异体皮质骨支撑植骨是安全有效的。

3. 术后处理　在治疗关节置换术后感染时,局部使用抗生素骨水泥比单纯静脉使用抗生素效果更好,同样剂量的抗生素加入骨水泥中局部使用比经静脉使用更安全,疗效更好。有人在二期翻修置换治疗关节置换术后感染时,仅在一期清创术后与二期再换术后使用抗生素5~7天,以预防伤口感染,平均随访5.7年,感染控制率达92%;但大多数人认为仍需全身应用抗生素6周。

对于翻修的理想间隔时间仍有争论,从1个月到1年均有报道。一期清创到二期翻修间隔时间太短,感染复发率高,效果差。间隔时间太长,虽然减少了感染复发的机会,但延长了整个治疗时间,增加了患者的经济负担与痛苦,一般认为二期翻修的条件是感染完全控制,关节周围瘢痕软化,周围软组织恢复较好的弹性,便于术中暴露,至少需要3个月。在早期,我们尝试过按照国外文献报道,在第一次术后6周进行二期翻修,但是这2例患者在二期翻修时感染的控制不理想,后来我们就延长到了3个月。我们认为间隔3个月进行二期翻修比较合适。在使用关节型抗生素占位器后,我们间隔3个月进行二期翻修,手术更好操作,出血较少,手术操作时间短。并且在停止应用抗生素

2 周后进行翻修，一方面停药后临床可能失败的病例因为停止抗生素而变得有症状，从而得以识别；另一方面在翻修时可以避免因为抗生素应用而造成的假阴性结果。

在我们的病例中没有发现有使用抗生素骨水泥占位器的不良反应。抗生素骨水泥占位器表面不如金属光滑，摩擦系数大，容易产生摩屑，运动时产生摩擦音，影响步态，这是抗生素骨水泥的一个缺点。但是这段间隔时间较短，并且摩屑在二期翻修时还可以冲洗去除，影响不大。

在翻修前需要明确感染是否控制。手术前应进行全面的检查评估。在翻修前必须检测血常规和 CRP，有条件还要检测 IL-6。IL-6 和 CRP 都是检测感染是否控制的一个有效敏感的指标，虽不是特异的，前者意义更大。ESR 和 CRP 稳定在正常水平和稍微偏高均是允许的。

我们的经验是假体取出占位器植入后根据细菌培养和药敏结果静脉用敏感抗生素 6 周后，再口服抗生素 6 周，停止应用抗生素 2 周，检测血沉、CRP 及 IL-6 等感染控制指标，然后决定是否翻修，这样结果可靠，治愈率高。如果植入占位器 3 个月后，检查的炎性指标不正常，或仍然有局部症状，可以做关节腔穿刺，做关节液的白细胞计数和分类检测。通过一次清创也有可能没有完全控制感染，在这种情况下还可以再做一次彻底清创，重新植入抗生素骨水泥占位器，这种情况最多见的是原来的细菌感染控制了，而出现了真菌感染，或原来就是真菌感染，第一次没有认识到，或没有培养出真菌，而用药不敏感，没有控制住真菌感染。在二次清创植入占位器时更要严格做细菌培养和药敏试验。

在二期翻修时的术中冷冻切片也是进一步确定感染是否控制的一项指标。在翻修中应仔细再次进行彻底清创，直视下判断有无局部感染存在，植入假体前可再次做关节液及软组织做细菌培养和药敏试验，供术后抗生素治疗选择做参考；术中常规做可疑组织的冷冻切片检查，检查 10 个高倍镜视野，如果平均每高倍视野中性粒细胞数小于 5 个，则进行翻修；如果大于 10 个则进行再次清创占位器再次植入；如果为 5~10 个，则需根据患者情况综合判断是否行假体植入翻修。当然在第二次翻修时，冷冻切片的标准控制可以稍松一些。

在第二期翻修时，还要进行一次彻底的清创，以提高感染的控制率，充分发挥二期翻修的特点。经过再次清创后，可以按照非感染翻修原则进行

翻修。以往的经验是在二期翻修时尽量使用抗生素骨水泥假体。但是到现在，不论是国外的文献报道，还是我们大量临床实践证明，只要严格按照二期翻修的处理原则操作，完全可以使用生物假体翻修，并且还可以在二期翻修时使用异体骨植骨（包括颗粒骨和结构植骨）重建骨缺损，可以使用钢丝、钛缆或捆绑带加强固定，而不降低感染控制率。

在二期翻修完成后，还需要经过一段时间的系统抗生素应用。我们现在的原则是，术后静脉使用 4 周静脉抗生素，如万古霉素或对培养出的细菌敏感的抗生素，然后再口服 6 周左氧氟沙星。另外，术后全程口服利福平 10 周。

按照我们的二期翻修原则，THA 置换术后感染的控制率达到了 94% 以上。

此外，在二期翻修中，还有一部分是部分二期翻修，所谓的部分二期翻修是指，在进行二期翻修的第一期清创时，将感染的髋臼部分假体取出，但是因为股骨部分骨水泥固定牢固，或生物固定假体固定牢固，如果将股骨假体取出非常费时间，还可能造成无法修复的股骨严重骨缺损，这时可以考虑保留股骨假体，但是要把股骨假体近端的界面处理好，最好用抗生素骨水泥保护界面。然后按照二期翻修原则控制感染，及进行二期翻修。这种情况占二期翻修的 7% 左右。而平均随访 82 个月的感染控制率为 93.3%。

（李想　周勇刚）

第二节　病例分析

病例分析 1

病史简介：男性，36 岁，2006 年 5 月因"左股骨颈骨折内固定术后股骨头坏死"在外院行左髋骨水泥型人工关节置换术，术后左髋疼痛，休息时不缓解，伤口延迟愈合。经静脉应用抗生素等保守治疗（种类不详），症状未见缓解，切口处破溃流脓。于 2007 年 6 月到院就诊，左髋后外侧可见一长约 20cm 手术切口瘢痕，远端可见两处窦道口，局部红肿，存在压痛，静息痛。X 线片及 CT 片可见股骨假体有两处骨窦道（图 9-2-1，图 9-2-2）。

诊断：左髋人工关节置换术后假体周围慢性感染

手术方案：原后外侧入路，左髋关节清创，加长型关节型抗生素骨水泥占位器植入，二期人工

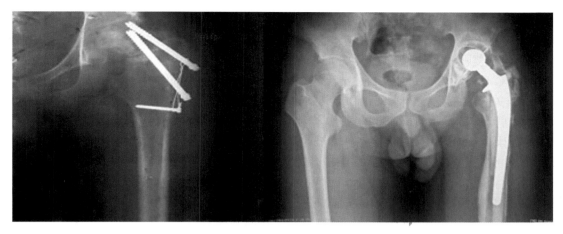

图 9-2-1 初次 THA 术前的 X 线片和 THA 翻修前的照片

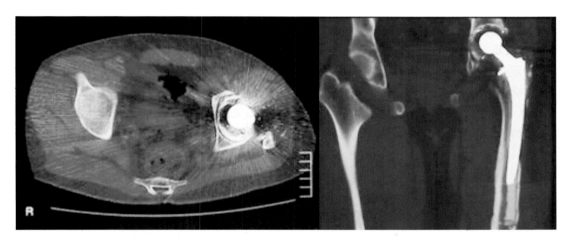

图 9-2-2 正位 X 线片,可见两处骨窦道

全髋关节翻修术。

诊疗分析过程:患者因股骨颈骨折内固定术后股骨头坏死,内固定失败,而行人工关节置换术。有过手术史的患者是 THA 术后感染的易感因素,术后即出现局部疼痛,伤口愈合不佳,并且有窦道,入院静脉血化验结果示 ESR、CRP、IL-6 均升高,体温 38.7℃,入院行左髋关节腔穿刺术,抽出少量黄色液体,细菌培养结果为"凝固酶阴性葡萄球菌",药敏试验结果显示万古霉素为敏感抗生素。该患者可明确诊断为人工关节术后假体周围感染,术后时间超过 4 周,按照 Tsukayama 感染分类法,属Ⅳ型感染。这也提示我们以后对有手术史的患者或有过内固定史的患者,在做人工关节置换时特别要留意排除感染。在现在这种情况下,治疗方案选择:取出原来的假体彻底清创,使用临时关节型抗生素骨水泥占位器维持软组织张力,为局部提供高浓度抗生素,待感染控制后再行第二期手术翻修。这种方法是目前公认的人工关节

置换术后感染治疗的"金标准"。根据细菌培养及药敏结果,万古霉素为首选抗生素用药。

实施过程如下:首先行左髋关节清创,占位器植入术。术中,可见形成两处骨窦道与假体相通(图 9-2-3),关节腔内存在脓性液,取出骨水泥和关

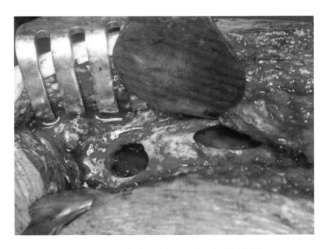

图 9-2-3 术中照片,可见两处骨缺损

节假体(图 9-2-4),根据侵及范围进行彻底广泛清创,切除所有可疑的关节囊、滑膜、肌肉组织,过氧化氢溶液、碘伏反复浸泡三次,将 12g 万古霉素混入 80g Palacos G 骨水泥中,使用自制关节型占位器压模器制成关节型抗生素骨水泥占位器,由于此患者有两处骨窦道,需要加长柄部的长度,增加控制感染的范围,因此骨水泥占位器也要加长(图 9-2-5)。放入骨水泥占位器(图 9-2-6),逐层缝合关闭切口,内置引流管 1 根,术后留置 1 天。术后 X 线片示占位器位置良好(图 9-2-7)。术后静脉使用万古霉素 + 左氧氟沙星,持续 6 周,后继续口服左氧氟沙星 + 利福平 6 周,此期间检测肝肾功能。停药 2 周后复查 ESR、CRP 及 IL-6。均已恢复正常,入院行左髋占位器取出,人工关节翻修术,根据术前影像学评估,患者骨质结构基本完整,因此假体选择远端固定生物型股骨假体 + 生物髋臼假体,术中见感染控制理想,软组织张力良好,术后无并发症发生。X 线片示假体位置良好(图 9-2-8)。

结果: 患者术后 3 天非负重下地行走,术后 4 周开始部分负重,8 周完全弃拐负重行走。随访到术后 7 年,仍未出现感染复发。

窦道是人工髋关节感染的直接证据,但是窦道形成常常是医源性的。根据我院的经验,引起窦道形成的原因有以下 4 个方面:①感染早期病菌数量多,毒力强,导致局部脓肿破溃形成;②早期感染治疗被延误,脓肿反复发作,最终形成窦道;③感染后进行不适当的清创术,切口不愈合形成窦道;④翻修手术取出假体和骨水泥不彻底,形成残留,感染不能治愈,随后形成窦道。后 3 种情况均属医源性窦道形成,而大多数病例均属于后 3 种情况,与诊断治疗延误或失误有关。本病例也属于这种情况。

(李想　周永刚提供)

病例分析 2

病史简介: 男,67 岁,患者因髋臼骨折内固定术后失败而行左髋关节置换术,术后出现关节周围感染,而在外院行假体取出,抗生素骨水泥植入。来医院时植入抗生素骨水泥占位器已经 4 个月。

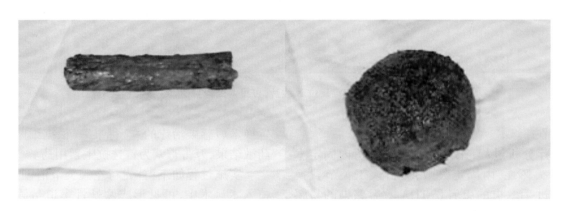

图 9-2-4　术中取出的股骨和髋臼处骨水泥

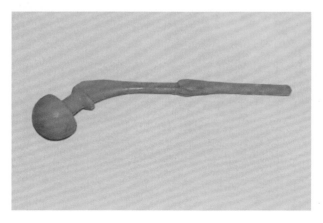

图 9-2-5　术中制作的加长版关节型占位器

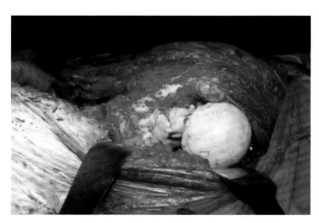

图 9-2-6　将占位器放入股骨

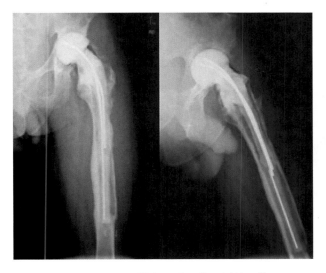

图 9-2-7　占位器植入后 X 线正侧位平片

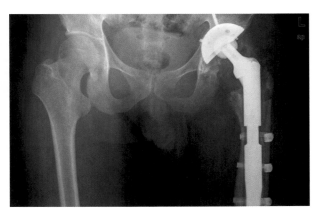

图 9-2-8　第二次翻修术后的 X 线片

诊断:左髋关节置换术后感染清创占位器植入后

手术方案:取出占位器,再次彻底清除,行二期翻修,髋臼后壁异体结构植骨加后柱重建钢板固定加强,选择非骨水泥压配臼加多根螺丝钉固定,股骨部分选择远端固定假体翻修。

诊疗过程分析:因为该患者从平片和三维重建显示占位器植入术后宿主骨很多,如果选择生物固定假体与宿主骨接触面积要多于70%,但是后柱缺损严重(图9-2-9),导致假体无法获得很好的初始稳定性,如果我们能够给生物髋臼提供足够的初始稳定,6周后,就可以获得足够的生物固定。所以我们选择后壁异体骨结构植骨,采用后柱重建钢板固定异体骨,然后磨挫髋臼,植入多孔

Pinnacle 生物固定髋臼,上方 2 根长螺丝钉辅助固定,这时生物髋臼初始稳定非常好(图9-2-10)。当时选择的是金属对金属摩擦界面,植入金属内衬。股骨部分采用 Solution 远端固定假体,36mm 金属头翻修。这种方法效果满意,手术简单,快速(≤2.5小时),而且可以使用大直径股骨头减少髋关节翻修的风险,金属对金属摩擦界面可以避免聚乙烯磨损颗粒造成的骨溶解。在本手术中,异体骨提供的是对髋臼假体的初始稳定,等6周后,髋臼杯已经与宿主骨获得了充分的骨长入,即使以后异体骨吸收,也不会影响髋臼的寿命。除了这种方法,很难有更好的选择。

结果:术后 X 线片显示髋臼稳定,解剖位置重建(图9-2-11)。患者术后 4 周扶拐下地部分负重

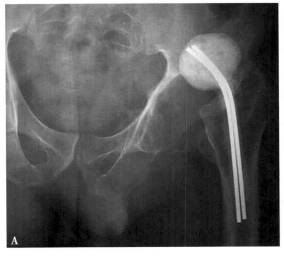

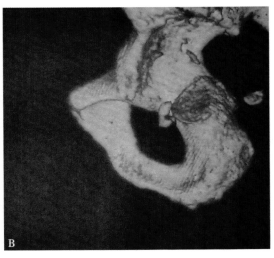

图 9-2-9　患者 X 线片及三维重建

A. 平片显示后柱缺损;B. 三维 CT 重建显示后柱缺损严重

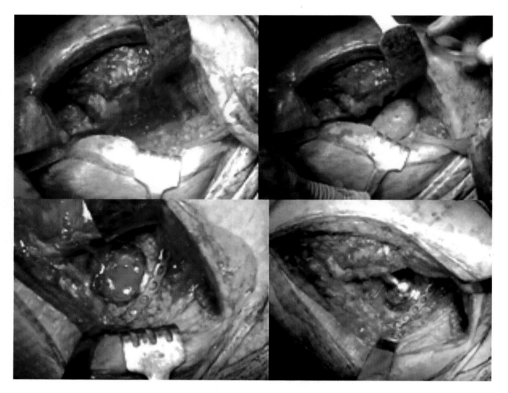

图 9-2-10   术中显示后柱缺损严重进行结构植骨,用后柱重建钢板加强,然后植入生物髋臼

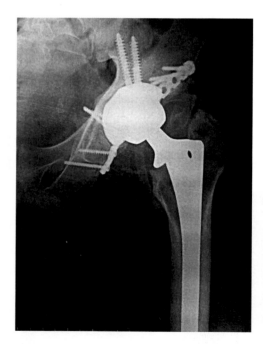

图 9-2-11   术后 X 线片显示髋臼假体位置好,稳定

行走,术后 3 个月完全弃拐负重行走。现在步态正常,随访 6 年无感染复发。

（李想   周永刚提供）

病例分析 3

病例简介：患者,男性,42 岁。因为左髋关节

疼痛伴活动受限 3 年入院,入院后经 X 线片检查提示右股骨头缺血性坏死Ⅲ期(图 9-2-12)。完成术前检查后,对患者进行了左全髋关节置换术,采用金属对金属大头全髋关节置换(图 9-2-13)。手术后 2 周患者突发高热,体温达 39.5℃,左髋关节疼痛伴获得受限。查血沉 82mm/hr,CRP 96mg/dl。复查

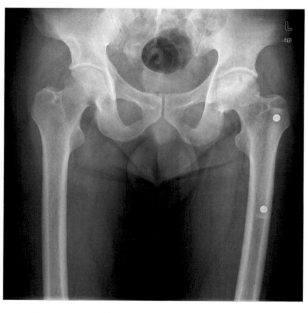

图 9-2-12   X 线片示左股骨头缺血性坏死,Ⅲ期

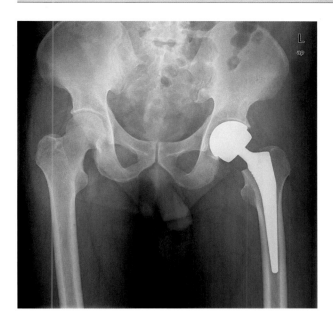

图 9-2-13　左 THA 术后

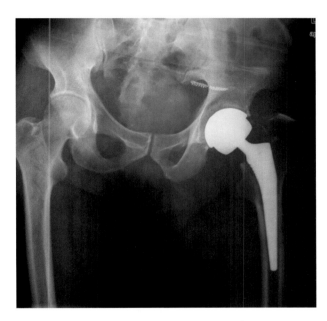

图 9-2-14　术后 2 周的 X 线片

X 线片与术后片对比,没有明显变化(图 9-2-14)。

诊断:左全髋关节置换术后急性感染

手术方案:彻底清除,希望保留假体。

诊疗分析过程:根据患者术后的表现及临床检查,考虑是左 THA 术后急性感染,术前考虑行清除冲洗术,但考虑到 Corail 假体取出困难,并且髋臼未完全坐到臼底,术前也制订了第二套方案,即取出髋臼假体,清除髋臼底部后一期置换新的髋臼假体,保留股骨假体,术后抗感染治疗 6 周。在术中,切开关节囊后,关节腔发现大量黄色混浊脓

性液体,关节液送检做细菌培养,髋臼轻易取出,发现髋臼底部有很多脓性肉芽组织,给予彻底清创。股骨假体经反复击打无法取出,决定保留股骨假体。对近端假体与骨界面彻底清理冲洗。经过严格清创后,重新植入大一号的髋臼假体(图 9-2-15)。置入引流管一根。细菌培养为金黄色葡萄球菌,术后静脉万古霉素治疗 6 周。

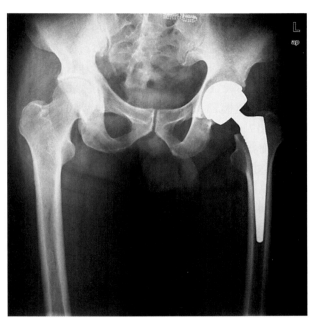

图 9-2-15　一期翻修术后

结果:术后 3 天拔除引流管,术后 1 周挂双拐下地,术后 2 个月弃拐,随访 7 年感染没有复发。所以对于急性感染,一期翻修的成功率还是很高的。

人工髋关节感染的治疗方法包括保留假体清创、抗生素治疗、一期和二期翻修、关节切除成形术、关节融合术、截肢术。保留假体清创术选择适应证应严格,否则非但无益,反而有害。我们认为要坚持下列原则:①保留假体清创的时限应严格限制在感染症状出现后 3 周之内;②如一次保留假体清创后失败,应毫不犹豫地取出假体;③保留假体清创必须彻底,术中必须清除所有感染和坏死组织,包括死骨和游离的骨水泥,如果是组合假体,应将假体拆开,将接口部位的炎性肉芽组织彻底清除干净;④术中应该用大量生理盐水反复进行脉冲冲洗,并用过氧化氢溶液和苯扎溴铵浸泡伤口,浸泡时间要足够,如必要,还可用碘伏浸泡伤口,浸泡之后,再用大量的生理盐水脉冲冲洗伤口;⑤清创术后伤口内应放置负压灌注冲洗装置,术后持续进行灌注冲洗。一期和二期翻修是治疗

人工髋关节感染的主要方法。采用一期翻修的优点是治疗周期短、节省费用、患者痛苦小，但是风险较大。一般应遵循以下几点：①患者身体健康，抵抗力强；②有明确的病原菌，并有适当的敏感药物；③局部没有窦道；④有可掺入骨水泥的敏感抗生素；⑤手术中能够彻底清除坏死组织，彻底取出假体和骨水泥。否则应选择二期翻修。

（李想　周永刚提供）

病例分析 4

病史简介：患者，女，68 岁，因为右髋关节疼痛 20 年，加重 2 年入院。入院后诊断为右侧髋臼发育不良，Crowe Ⅰ型（图 9-2-16）。当时采用打压植骨技术重建髋臼，股骨假体为解剖型骨水泥股骨（图 9-2-17）。术后 8 个月，出现髋关节疼痛伴活动受限，血沉及 CRP 均升高。髋关节造影显示髋臼周围多处有造影剂进入臼与髋臼骨之间或进入植骨之间（图 9-2-18）。

诊断：右全髋关节置换术后假体周围慢性感染

手术方案：彻底清除，置入抗生素骨水泥占位器，等感染控制后行二期翻修。

诊疗分析过程：术中切开关节后，发现髋关节腔充满感染性的肉芽组织及脓液，尤其是打压植骨处也有很多脓液，并见部分异体骨颗粒被吸收，部分颗粒骨分散开。股骨颈领下方骨质有破坏。取关节液送细菌培养，当时还没有开展术中冷冻切片检查。从术中所见，证实感染诊断成立，故行彻底清创，将髋臼钛网、颗粒植骨及骨水泥髋臼全部取出。将股骨近端有破坏的骨质去掉，因为骨水泥固定非常牢固，每次清理股骨近端骨水泥与骨界面都会造成骨质破坏。所以决定保留股骨假

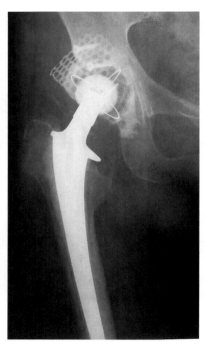

图 9-2-17　采用打压植骨技术进行 THA 术后

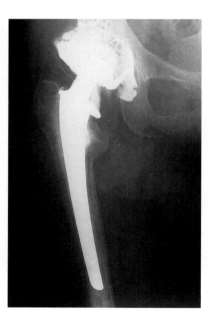

图 9-2-18　髋关节造影显示髋臼多处界面有造影剂渗入

体，将股骨近端清创彻底后，用抗生素骨水泥保护股骨近端的假体与骨周围，并手工做一个球性占位器扣到股骨假体颈上，作为部分占位器（图 9-2-19）。经过 3 个月正规抗生素治疗后，再次做二期翻修。选择抗生素骨水泥固定骨水泥髋臼。去除股骨近端的骨水泥，重新使用新的预防浓度的万古霉素抗生素骨水泥保护股骨近端（图 9-2-20）。术后正规抗生素控制感染。

结果：术后 1 周扶双拐下地。1 个月弃拐。随

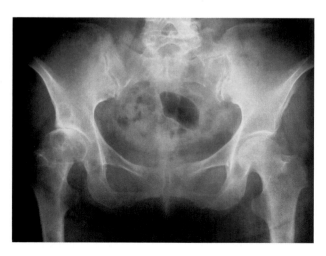

图 9-2-16　Crowe Ⅰ型 DDH

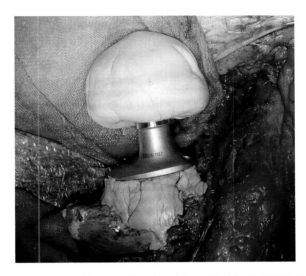

图 9-2-19　股骨头占位器,抗生素骨水泥保护股骨近端假体与骨界面

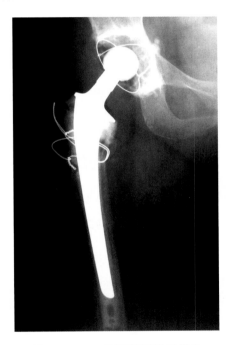

图 9-2-20　二期翻修后的 X 线片

访 9 年感染没有复发。

在二期翻修时,有时会遇到骨水泥固定股骨假体固定非常好,或生物假体固定非常牢固,如果将股骨假体彻底去除非常浪费时间,还可能造成严重的骨缺损。出现这种情况说明股骨部分感染不严重,或侵袭不深,这样可以将近端界面清理干净,在第一期翻修时用抗生素骨水泥保护界面,防止细菌再侵袭。在二期翻修时可以重新更换预防剂量的抗生素骨水泥重新保护。从有限的病例数证明这种部分二期翻修方法是有效的。

(李想　周永刚提供)

病例分析 5

病史简介:患者 女性,66 岁。因右髋关节置换术后感染,在外院经过 3 次清创保留假体失败来院。入院时被抬入病房,右髋关节外侧见 2 处切开瘢痕,在瘢痕上下方各有 1 处窦道。血沉及 CRP 增高。X 线片示股骨内侧近端有骨缺损,假体周围股骨硬化,有骨膜反应,假体周围有 3 处钢丝固定(图 9-2-21)。

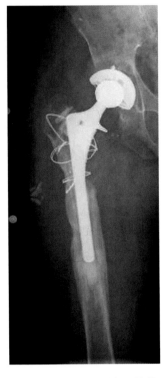

图 9-2-21　入院时的 X 线片

诊断:左髋关节置换术后慢性感染

手术方案:因为患者有窦道存在,感染的诊断应该没有异议,并且经过多次清创失败,所以只能选择二期翻修。第一期进行彻底清创,植入抗生素骨水泥占位器,正规抗生素治疗后,再行二期翻修(图 9-2-22,图 9-2-23)。

诊疗过程分析:术中顺利取出髋臼、股骨假体及钢丝,进行彻底清创后,发现股骨近端内侧骨缺损很大,如果采用普通抗生素骨水泥占位器,有可能固定不牢,甚至会导致骨缺损远端处的骨折,所以我们在制作占位器时在占位器内侧加装了一个支撑加强结构。顺利让患者度过了 3 个月的间隔期,而没有出现占位器或股骨的骨折。在二期翻修时,因为近端骨缺损,所以选择远端固定锥形组配式 MP 股骨假体进行翻修,在股骨近端内侧使用异

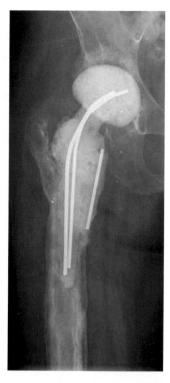

图 9-2-22　经第一期清创植入抗生素骨水泥占位器后的 X 线片,占位器内侧增加了支撑附加结构

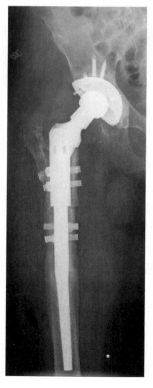

图 9-2-23　二期翻修后,采用组配式远端固定股骨假体翻修,股骨内侧采用异体骨板做支撑植骨。髋臼采用生物髋臼进行翻修

体皮质骨支撑植骨,捆绑带固定,重建股骨近端的形态。髋臼部分骨缺损不严重,使用普通生物臼进行翻修。

结果:术后 2 周扶双拐下地,2 个月弃拐。正规抗生素治疗。即静脉抗生素 4 周,口服抗生素 8 周。随访 5 年感染没有复发。

(李想　周永刚提供)

病例分析 6

病史简介:患者男性,35 岁。因为右髋关节置换术后感染,在外院经过 4 次清创保留假体失败来我院。入院时右髋关节外侧见多处切开瘢痕,在瘢痕周围共有 3 处窦道(图 9-2-24),有脓液流出。血沉及 CRP 增高。X 线片示髋臼位骨水泥臼杯,松动并出现向上移位和向骨盆腔内移位,上方植骨吸收,多根螺丝钉移位。股骨为骨水泥假体,股骨近端见多处骨溶解(图 9-2-25)。

诊断:右髋关节置换术后慢性感染

手术方案:因为患者有窦道存在,感染的诊断

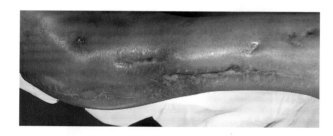

图 9-2-24　右髋关节外侧多处切口瘢痕和窦道,仍有脓液流出

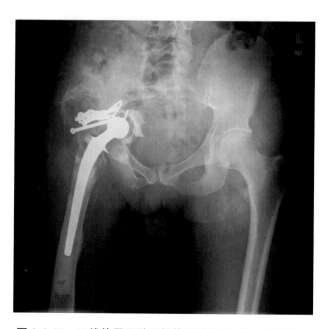

图 9-2-25　X 线片显示髋臼假体松动移位,并突入骨盆中

应该没有异议，并且经过多次清创失败，所以只能选择二期翻修。第一期进行彻底清创，植入抗生素骨水泥占位器，正规抗生素治疗后，再行二期翻修。

诊疗过程分析： 术中较顺利取出髋臼及周围的骨水泥、螺丝钉，细心取出股骨假体及彻底取出股骨假体周围的骨水泥壳，彻底清创后。因为髋臼骨缺损非常严重，髋臼底完全骨性缺如，并存在骨盆不连续。如果使用常规抗生素骨水泥占位器，占位器有可能也突入到骨盆腔中，再次翻修时无法脱位。所以我们先用抗生素骨水泥填到髋臼底（图9-2-26），使用消毒的相对应大小的大头股骨头假体在骨水泥表面压出一个凹陷的光滑面（图9-2-27），术中实验抗生素骨水泥头可以与光滑的骨水泥面形成关节（图9-2-28），然后再植入常规抗生素骨水泥占位器。术后X线片证明骨水泥完全阻挡占位器头突入骨盆腔（图9-2-29）。经过正规全程静脉及口服抗生素治疗，3个月后，行第二期翻修。在第二次翻修时，再次彻底清创，取出骨水泥占位器及髋臼的骨水泥。因为髋臼臼底缺如，并且有骨盆不连续，只能采用加强环重建髋臼，但是因为臼底缺损，无法保留植骨在髋臼内，所以先采用钛网植骨髋臼底部，以阻挡植骨向骨盆内突入，然后在钛网上方植入大量异体颗粒骨，并压实。在植骨上方植入加强环，加强环下翼用螺丝钉固定在坐骨上。使用预防剂量抗生素骨水泥固定骨水泥臼。股骨部分采用组配式远端固定锥形假体翻修（图9-2-30）。

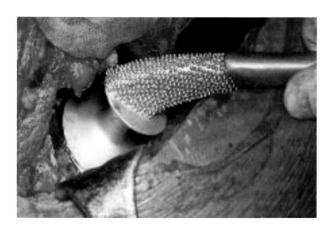

图9-2-27　用大头股骨头假体在骨水泥表面做成光滑面

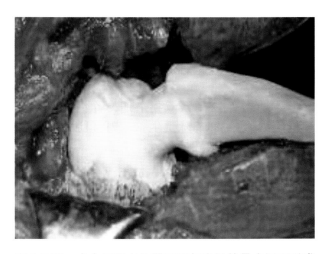

图9-2-28　术中证明占位器可以与光滑的骨水泥面形成关节

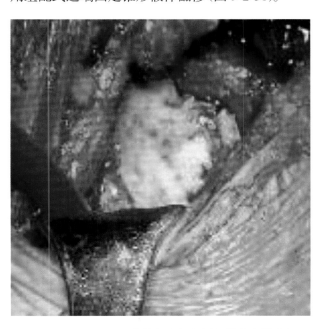

图9-2-26　在髋臼底部先置入抗生素骨水泥

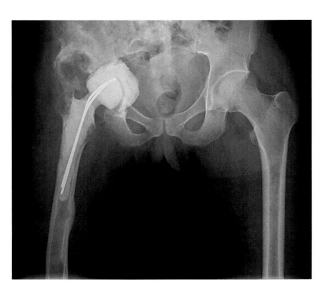

图9-2-29　X线片证明骨水泥可以阻挡占位器头突入骨盆腔

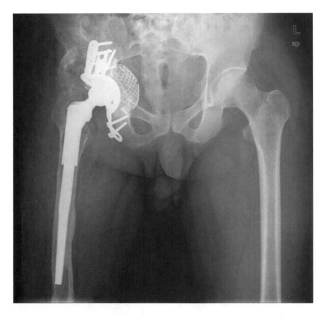

图 9-2-30　术后 X 线片显示髋臼在解剖位重建,臼底钛网可以阻挡植骨突入盆腔。股骨重建理想,双下肢等长

结果: 术后 2 周扶双拐下地,3 个月弃拐。正规抗生素治疗,即静脉抗生素 4 周,口服抗生素 8 周。随访 6 年感染没有复发。

(李想　周永刚提供)

病例分析 7

病史简介: 患者男性,33 岁。因股骨近端骨巨细胞瘤而行右全髋关节置换术后疼痛 3 年加重半年而入院。患者术后持续疼痛,并伴有夜间静息痛,疼痛主要局限在大腿部分。入院检查血沉及 CRP 均增高。X 线片示股骨柄近端与股骨皮质之间有连续的透光线,中段可见局限骨溶解区,并且有骨膜反应(图 9-2-31)。

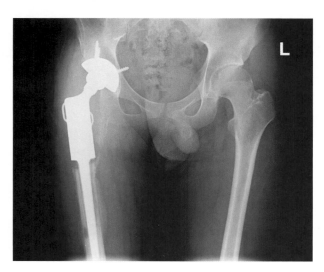

图 9-2-31　股骨肿瘤假体柄周围骨溶解,并有骨膜反应

诊断: 右股骨肿瘤假体全髋关节置换术后慢性感染

手术方案: 因为患者在术后短期就出现股骨假体柄部的透光线及局限性的骨溶解,同时出现骨膜反应,结合临床症状和临床检查,可以诊断为假体周围慢性感染。对于慢性感染,我们首选二期翻修。首先彻底清创,取出假体,使用抗生素骨水泥占位器维持局部的软组织张力和给局部提供高浓度的抗生素。术后正规抗生素治疗,第二期进行翻修。二期翻修采用生物髋臼固定,股骨选择异体骨 - 假体复合物(APC)技术。

诊疗过程分析: 在第一次清创取假体植入抗生素骨水泥占位器术中,将髋臼假体及股骨假体取出,小心彻底取出股骨远端髓腔内的骨水泥,进行正规彻底清创。因为股骨近端骨缺损较长,使用常规占位器不能达到确切的固定,可能失去占位器的作用。所以我们在常规占位器的基础上,延长了占位器的远端,而延长部分的外径一定要小于股骨远端髓腔的内径,调整插入股骨远端髓腔的长度,使占位器复位后,患肢与对侧肢体等长。使用少部分抗生素骨水泥固定插入髓腔部分的近端柄,获得了很好的占位器固定(图 9-2-32)。

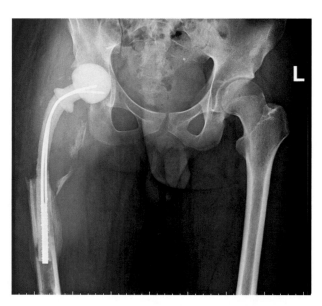

图 9-2-32　成功采用特制加长抗生素骨水泥占位器维持关节周围软组织的张力

经过正规抗生素治疗,3 个月后进行二期翻修。在第二期翻修前,根据带标尺的 X 线片选择与患者对侧股骨大小接近、长短稍长于股骨近端缺损长度的异体股骨近端,处理后进行钴照射备用。在

第二期翻修时中取出占位器,彻底清创。因为髋臼骨缺损不严重,选择生物髋臼植入,因为初始稳定非常好,未使用螺丝钉固定,选择陶瓷内衬。

因为患者年轻,希望为患者提供更多的骨量,我们选择 APC 技术。在手术台的边台上,制作 APC 假体。选择 300mm 长的 SPⅡ解剖型骨水泥假体,根据近端骨缺损的长度,使用 SPⅡ假体锉在异体骨髓内锉出相应的形态,用骨水泥加假体固定到异体骨上(图 9-2-33)。然后在异体骨远端及自体股骨近端相应部位做出阶梯状增加假体的旋转稳定性(图 9-2-34)。然后用预防剂量的抗生素骨水泥固定 APC 的远端柄,等骨水泥固化后,在 APC 与股骨交界处外侧使用异体结构植骨,增加异体骨愈合的速度和强度。在异体骨大转子部钻孔固定臀中肌残端,选择 36mm Delta 股骨头增加髋关

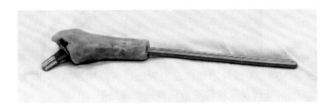

图 9-2-33　在手术边台上制成 APC 假体复合物

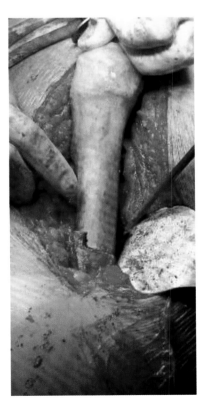

图 9-2-34　在 APC 远端及自体股骨近端相应部位做出阶梯状增加假体的旋转稳定性

节的稳定性和假体的耐磨性(图 9-2-35)。

结果:术后 2 周扶双拐下地,3 个月弃拐。正规抗生素治疗。即静脉抗生素 4 周,口服抗生素 8 周。随访 4 年感染没有复发。步态正常。APC 与宿主骨愈合,外侧异体支撑植骨有骨重建和骨整合(图 9-2-36)。

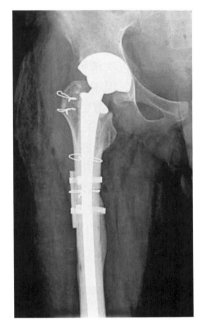

图 9-2-35　APC 技术翻修术后

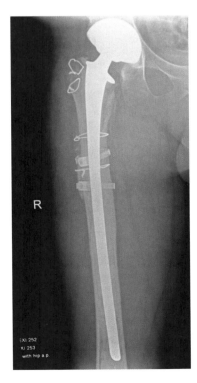

图 9-2-36　4 年随访时,APC 与宿主骨愈合,外侧异体支撑植骨有骨重建和骨整合

　　骨水泥固定 APC 假体后,用异体结构植骨增加异体骨愈合的速度和强度,在异体骨大转子部钻孔固定臀中肌残端,选择 36mm Delta 股骨头增加髋关节的稳定性和假体的耐磨性。

(李想　周永刚提供)

病例分析 8

病史简介:患者男性,42 岁。因左髋关节强直性脊柱炎髋强直而行右全髋关节置换术,术后出现左髋关节感染流脓,经过 2 次清创假体后仍然没有控制感染,后又行再次清创,庆大霉素珠链植入后,伤口及窦道愈合。但术后髋关节时有疼痛,功能逐渐消失。最后一次清创后的 6 年,左髋关节再次出现窦道。以左全髋关节置换术后感染收入院。入院检查左髋关节外侧见一个窦道,有脓性分泌物。左髋及左膝关节均强直,左膝是因为人为手术融合(图 9-2-37)。入院检查血沉及 CRP 均增高。X 线片示髋臼及股骨近端骨缺损严重,关节骨性融合,髋臼及股骨髓腔内见多处金属丝影(图 9-2-38)。

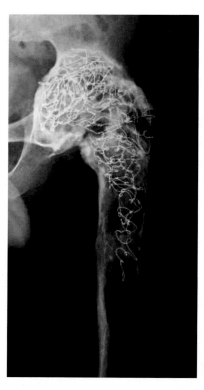

图 9-2-38　X 线片示髋臼及股骨近端骨缺损严重,关节骨性融合,髋臼及股骨髓腔内见多处金属丝影

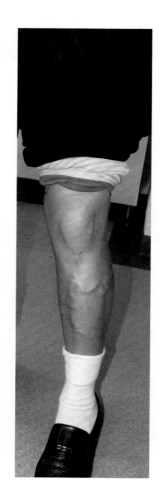

图 9-2-37　患者同侧膝关节手术融合

诊断:左全髋关节置换术后慢性感染,多次清创假体取出,庆大霉素珠链植入后

手术方案:行二期翻修术,在第一期彻底清创异物,植入金属冲洗型占位器,二期采用打压植骨技术重建髋关节。

诊疗过程分析:在第一次清创时,因为髋关节已经融合,先使用电锯截断股骨与髋臼交界处,彻底清理髋臼及股骨髓腔,取出大量庆大霉素珠链,在股骨髓腔内取出很多残留的不显影的骨水泥(图 9-2-39),这是多次清创,甚至取出假体后感染仍不能控制的原因。所以,在第一期翻修时,一定要彻底取出所有的异物。因为当时还没有掌握抗生素骨水泥占位器技术,在清创后,植入 Link 公司的灌注冲洗型金属占位器,并有一根螺丝钉固定(图 9-2-40)。该占位器有一根进水管,一根出水管,需要使用庆大霉素液每天灌注冲洗,术后患者需要卧床 6 周。经过 3 个月后,进行第二期翻修。在第二期翻修时,髋臼及股骨部分均采用打压植骨技术进行重建,使用钢丝固定臀中肌残留部分的瘢痕,重塑了髋关节结构(图 9-2-41)。

结果:术后 4 周扶双拐下地,3 个月弃拐。4 年随访时感染没有复发。臀中肌无力步态,患者对髋

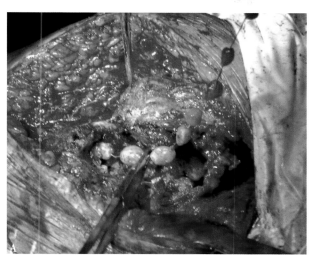

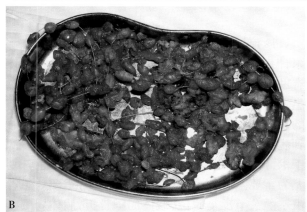

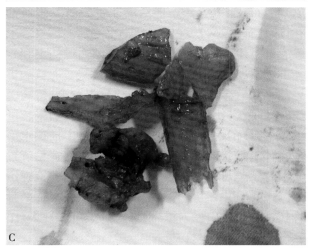

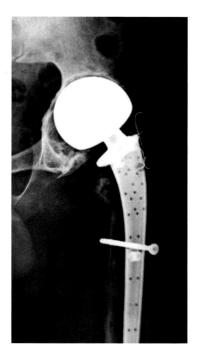

图 9-2-40 清创后植入灌注冲洗型金属占位器,由一根螺丝钉固定

图 9-2-39 术中所见

A. 股骨髓腔内的庆大霉素珠链;B. 从髋臼及股骨髓腔内取出的大量庆大霉素珠链;C. 股骨髓腔内残留的骨水泥

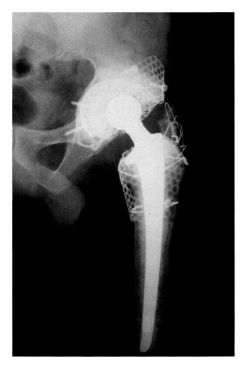

图 9-2-41 经过二期翻修,髋臼及股骨部分均采用打压植骨重建

关节活动满意。X 线片植骨与宿主骨有骨整合,固定臀中肌残端瘢痕的钢丝断裂(图 9-2-42)。到目前术后 9 年无复发。

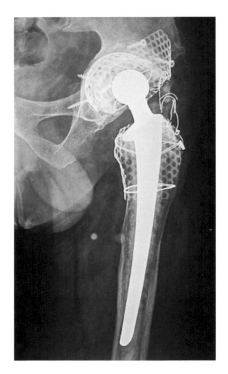

图 9-2-42　二期翻修术后 4 年随访,可见植骨与宿主骨整合,固定臀中肌残端瘢痕的钢丝断裂

该病例是我们的早期病例,说明对于假体周围感染治疗的最重要的因素之一是彻底清创,清除一切异物。只要真正控制了感染,在二期翻修时即使使用大量异体骨植骨重建,也不会引起感染的复发。

(李想　周永刚提供)

病例分析 9

病史简介:患者女性,60 岁,以"左髋关节置换术后 4 年疼痛伴活动受限 4 个月"为主诉入院。患者家属代述 4 年前因车祸外伤导致左侧股骨颈骨折,在外院行左髋关节置换术。术后即伴有左髋部活动时疼痛不适,尚可忍受。近 4 个月前无明显原因出现左髋部疼痛,呈持续性,开始并未重视,休息时疼痛不能完全缓解。近 4 个月来疼痛逐渐加重,活动严重受限,遂于 2012 年 10 月 15 日来院治疗。病程中无其他不适。

诊断:左髋关节置换术后假体周围感染(图 9-2-43)

手术方案:后外侧入路,取出假体,非骨水泥翻修 SL 柄 + 螺旋臼翻修术。

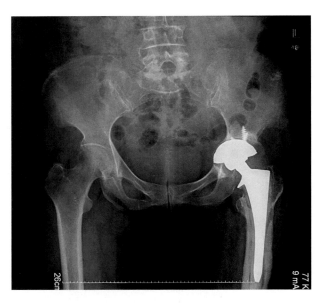

图 9-2-43　左髋关节置换术后假体周围感染

诊疗过程分析:确定诊断是全髋关节翻修手术计划的第一步。患者详细的病史、症状和查体有助于确定诊断。医生在考虑进行手术时应注意患者术前的病史(创伤、内固定或感染)。患者先前的手术病历可以为诊断提供线索。医生应该注意到病史中的危险信号,如术后持续引流,进行多次手术,排空血肿等。获得准确的病史对于术前计划尤为重要。患者术前的行走状况非常重要。患者由于髋关节反复脱位,假体周围骨折,假体周围感染,严重疼痛等导致不能活动非常容易发生血栓性栓塞(肺栓塞、DVT)。排除感染是所有翻修手术患者进行手术前的重要步骤。单纯通过病史和查体可以发现多数 THA 伴随的深部感染。有些病史可能预示着感染,如先前的切口延迟愈合,持续引流时间过长,使用抗生素或夜间痛(尤其当服药可以缓解时)的病史。对于该患者,病史中描述术后一直伴有髋关节疼痛不适,考虑初次全髋关节置换术时感染可能性比较大。入院完善相关检查示血沉:64mm/L,C- 反应蛋白:12.30mg/L。本院全身骨扫描提示髋臼核素浓聚,考虑感染可能性大(图 9-2-44)。

查体过程中发现患者腹股沟区疼痛较为明显,大转子局部叩击痛明显。左下肢纵向叩击痛轻微。考虑感染的患者可进行关节腔穿刺液细菌培养检查。进行髋关节穿刺抽吸之前应至少停用抗生素 4 周,以提高监测的敏感性。髋关节穿刺抽吸不作为常规检查。如果没有进行髋关节穿刺和实

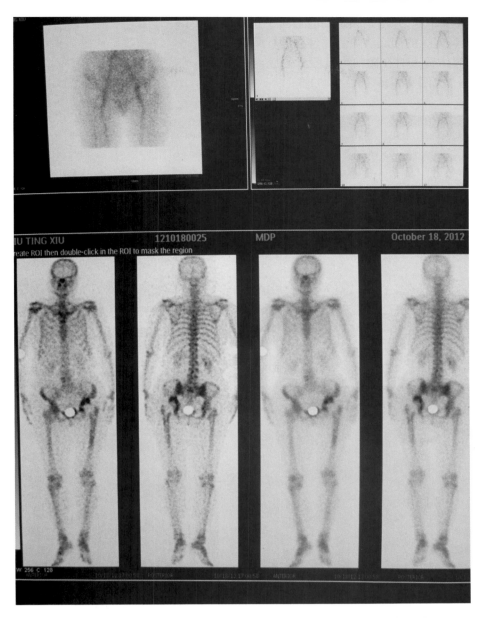

图 9-2-44　全身骨扫描提示髋臼核素浓聚，考虑感染可能性大

验室检查，直至手术时都不能完全排除感染诊断。对于这样的患者应于术中取组织进行活检，以便确定是否存在感染。对于该患者，术中使用后外侧入路，切除原瘢痕（图 9-2-45），取关节液送一般细菌培养，关节液涂片检查，常规的血培养（包括厌氧菌及需氧菌检查），以及关节液生化检查了解白细胞含量。同时取术中脓性分泌物送病理检查（五个高倍镜视野计数白细胞个数 >5 个，可考虑感染），术中取出骨水泥型股骨柄假体并彻底清除髓腔内的残余骨水泥防止感染再复发。选择螺旋臼固定获得早期初始稳定性，以及 SL 翻修加长柄处理股骨。在彻底拔出假体及清理坏死感染组织后，

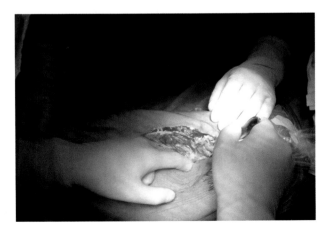

图 9-2-45　术中切除瘢痕

大量生理盐水冲洗术区,并用黏膜碘浸泡术区 5 分钟 2 次,加强感染病灶的彻底清除。并且在进行髋臼侧及股骨侧假体置入时在髋臼内及股骨髓腔内洒入万古霉素 1 支(图 9-2-46,图 9-2-47)。

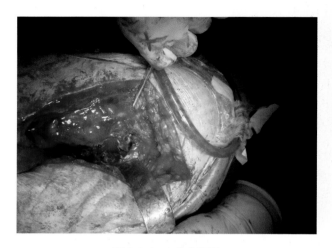

图 9-2-46　术中所见

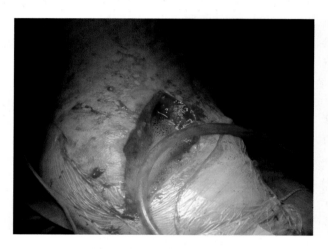

图 9-2-47　黏膜碘浸泡术区

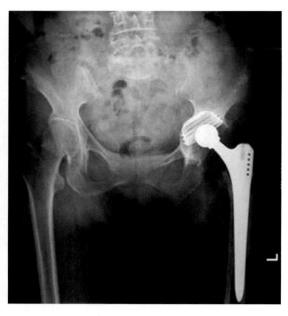

图 9-2-48　二期翻修术后

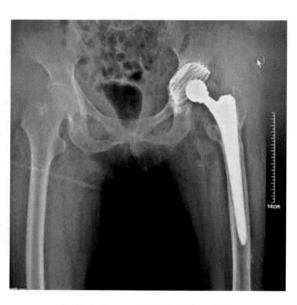

图 9-2-49　一期翻修术后 3 个月

(吾湖孜　张晓岗　曹力提供)

结果:患者术后卧床 1 周,早期先在创伤进行功能锻炼(因术中明确诊断感染,故早期卧床可有利于感染的局限,有助于彻底控制感染)。术后细菌培养结果回报示:一般细菌培养提示:嗜麦芽窄食单胞菌;血培养提示:粪肠球菌。药敏结果提示两种细菌均对左氧氟沙星有效,粪肠球菌对万古霉素有效,故抗生素的选择上选用静点万古霉素 500mg,bid,连续 14 天;口服可乐比妥片一次 1 粒,一日 1 次、同时口服利福平片,一次 3 粒,一日 1 次抗炎对症连续 3 个月治疗。患者术后 1 周持拐下床活动。2 个月后弃拐活动(图 9-2-48~49)。

病例分析 10
病史简介:女,66 岁,有糖尿病病史,因外伤造成左股骨颈骨折(图 9-2-50),行人工全髋关节置换术,臼为骨水泥固定,柄为生物固定(图 9-2-51)。术后半年患者出现关节疼痛,拍片发现髋臼假体周围有透亮带,接诊医生认为臼松动(图 9-2-52),收入院治疗,予以髋臼翻修,采用生物螺旋臼固定(图 9-2-53),术后 6 个月患者再次出现疼痛,查血沉快、C- 反应蛋白高,X 线片示臼假体再次松动(图

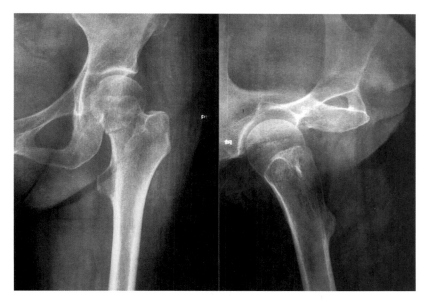

图 9-2-50　女性 66 岁　左股骨颈骨折

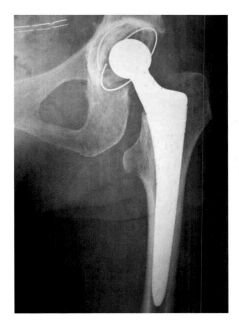

图 9-2-51　左股骨颈骨折 THR 术后 1 周

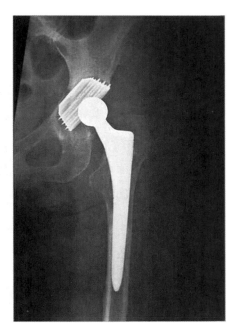

图 9-2-53　左侧髋臼翻修术后 1 周

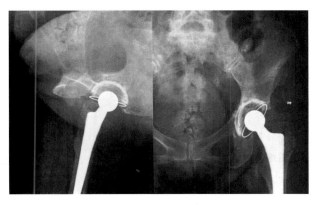

图 9-2-52　左 THR 术后半年感染

9-2-54)，骨扫描髋臼处放射性浓聚（图 9-2-55）。诊断为感染，将假体取出骨水泥旷置（图 9-2-56），抗生素治疗。

诊断：人工关节置换术后，低毒性感染

手术方案：经过 1 年抗生素骨水泥旷置后，检查患者化验：C- 反应蛋白及血沉正常后采取全髋关节置换翻修手术，髋臼为抗生素骨水泥固定（图 9-2-57~58），柄采用 SLR 加长生物柄（图 9-2-59~ 图 9-2-62）。

诊疗过程分析：患者有糖尿病病史，因外伤

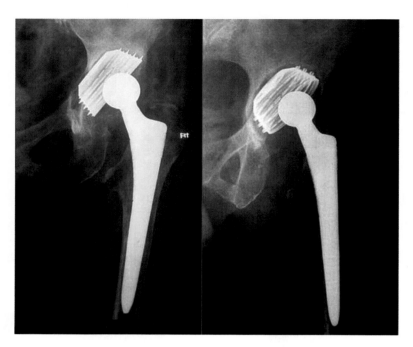

图 9-2-54 髋臼翻修术后 9 个月，感染、松动

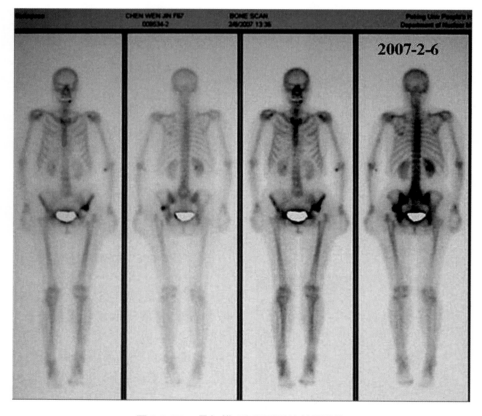

图 9-2-55 骨扫描：髋臼周围放射性浓聚

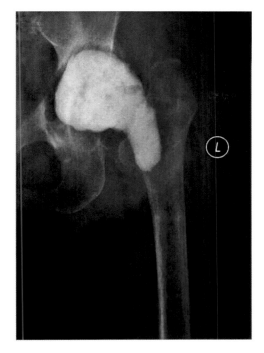

图 9-2-56　旷置术后

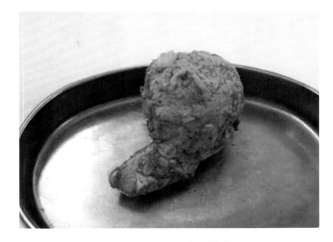

图 9-2-59　取出旷置骨水泥

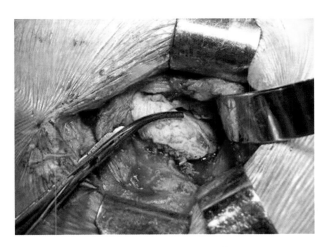

图 9-2-57　再次翻修术中

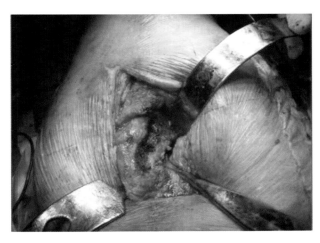

图 9-2-60　再次翻修,股骨髓腔清理

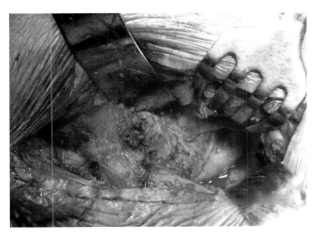

图 9-2-58　再次翻修术中

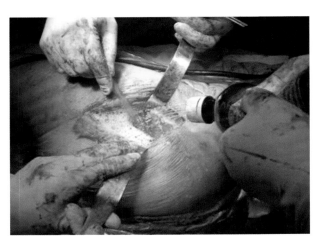

图 9-2-61　彻底冲洗

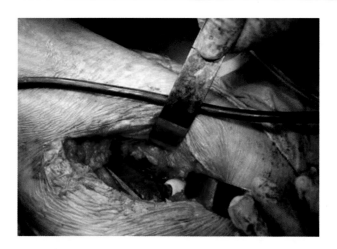

图 9-2-62　使用加长柄

股骨颈骨折行人工全髋关节置换术,术后半年患者出现关节疼痛,接诊医生拍片后发现髋臼原骨水泥固定臼有松动,未做其他检查,以 THA 术后松动收入院,行髋臼翻修,采用生物螺旋臼固定,术后患者 3 个月后仍有髋部疼痛,术后 9 个月拍片示生物固定臼再次出现松动,此时检查血沉、C- 反应蛋白均升高,骨扫描提示髋臼处放射性浓聚,有感染表现。再次手术将假体取出,骨水泥旷置,抗生素治疗。1 年后再次行人工全髋关节置换。此病例提示初次置换术后半年出现关节疼痛,X 线提示髋臼骨水泥固定假体有透亮带。接诊医生没有做细致检查,只单纯认为假体松动,予以翻修,造成 9 个月后再次取出假体旷置,说明术后半年出现的臼松动是慢性感染造成,仔细分析病史可以看出患者:①有糖尿病病史;②没有外伤史;③髋臼是骨水泥固定,术后半年出现固定臼有透亮带,不能用无菌性松动解释。只有因感染造成的松动才能解释。第一次翻修使用生物臼固定,9 个月又出现松动,患者疼痛,最终再次将假体取出旷置。

　　此病例提示我们当 THA 术后出现疼痛,假体在 X 线片有变化时,当然要除外是否存在感染情况,不要轻易地将感染的存在视而不见。第二次翻修时因髋臼骨质破坏使髋臼上移,考虑到患者高龄,有糖尿病,因此使用抗生素骨水泥臼固定髋臼。术后 3 年随访假体稳定,未有感染复发。

　　结果:术后患者拍片假体固定稳定(图 9-2-63),术后 1 周下床扶拐负重活动,术后 3 年随访患者均正常活动(图 9-2-64)。

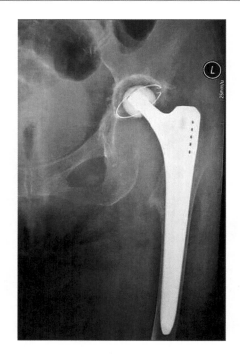

图 9-2-63　翻修术后 X 线

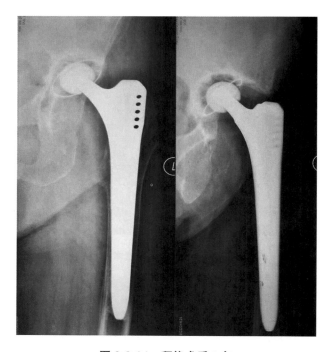

图 9-2-64　翻修术后 3 年

(寇伯龙提供)

病例分析 11

　　病史简介:患者,女,56 岁。2003 年 6 月 4 日因扁平髋在外院就诊(图 9-2-65),行全髋置换术。2004 年患者因左大腿疼痛再次在该院就诊,X 线片提示左股骨假体远端外侧壁穿孔(图 9-2-66),穿孔处取髂骨植骨(图 9-2-67)。2005 年起,左髋疼

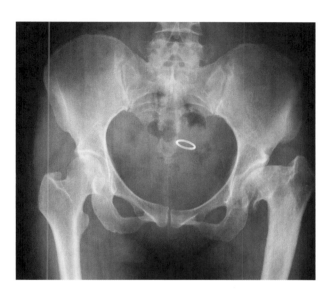

图 9-2-65 初次置换术前 X 线片

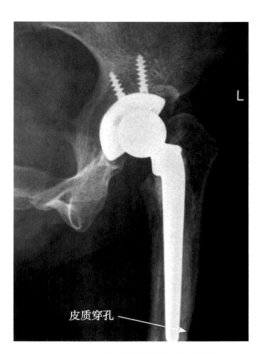

皮质穿孔

图 9-2-66 初次置换术后 X 线片

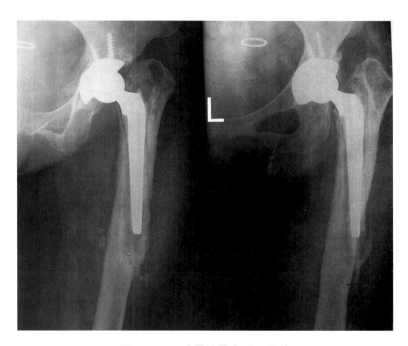

图 9-2-67 髂骨植骨术后 X 线片

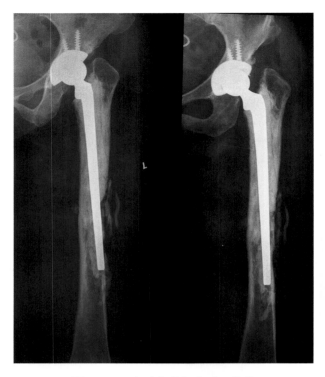

图 9-2-68   初次加长柄术后 X 线片

痛逐渐加重,行走困难。2006 年 8 月,再次在该院行左全髋加长股骨柄翻修术(图 9-2-68)。2010 年 11 月 27 日患者因左大腿外侧窦道流脓来院就诊,X 线片提示假体松动、局部骨溶解、周围软组织肿胀(图 9-2-69),考虑假体周围感染。予以局部清创、假体取出以及载万古霉素骨水泥假体旷置术。缺

损股骨外侧壁外缘予骨水泥修补。3 个月后患者复查 X 线片提示骨水泥远端断裂,股骨外侧壁不连续(图 9-2-70)。患者体温正常,血沉、CRP、血象均在正常范围内。

诊断:假体周围感染旷置术后,左全髋关节置换术后

处理过程:术中充分暴露股骨,彻底去除骨水泥旷置物以及骨髓泥碎片(图 9-2-71)。予加长股骨柄翻修,彻底纠正下肢力线,取长段腓骨填充加强股骨外侧壁,周围充分钢丝环匝(图 9-2-72)。髋臼侧常规臼杯翻修,螺钉固定(图 9-2-73)。18 个月后随访提示假体稳定,愈合佳,功能恢复可(图 9-2-74~75)。

讨论:维持和恢复下肢力线对于髋关节置换术后关节寿命以及局部功能有较大影响。正常生理状态下,站立位时股骨头中心、膝关节中心以及踝关节中心处于同一条直线,称为下肢的力线轴。当全髋置换假体安放位置偏倚较大或者术后出现假体明显移位时,假体力线与下肢力线不一致。这种不一致会直接导致假体局部与周围骨质接触面内应力的改变,从而影响局部成骨细胞以及破骨细胞的活性,最终导致局部骨质破坏,加重假体移位或者松动。因此,恢复并维持正常的下肢力线是全髋关节翻修术首先需要考虑的问题之一。而对于碎成多块的复杂性股骨翻修,翻修假体和骨折块之前的微动对于术后的愈合存在较大的影响。

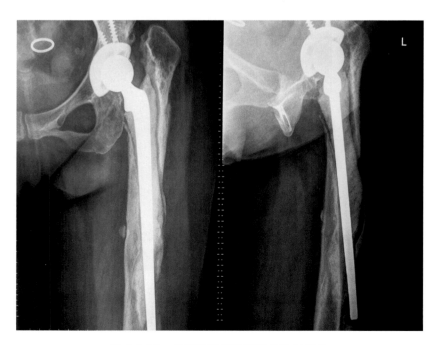

图 9-2-69   术后四年假体感染松动 X 线片

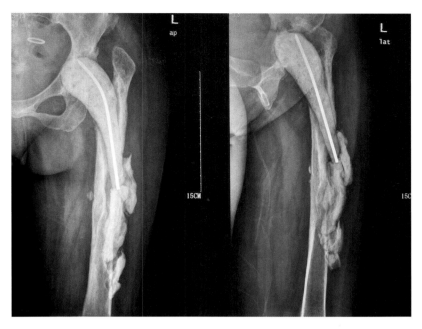

图 9-2-70　术后 3 个月 X 线片

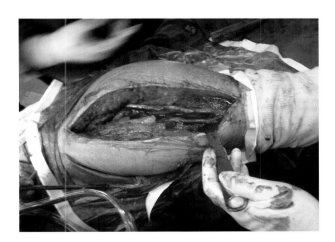

图 9-2-71　股骨缺损

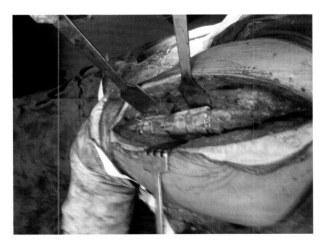

图 9-2-72　异体骨植骨

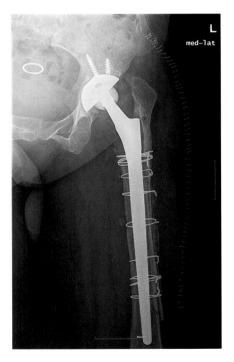

图 9-2-73　术后 X 线片

因此,术中钢丝环匝固定以保持骨块与假体之间适当的压力是必要的。

在本例病例中,患者接受第二次手术时就已经存在明显的股骨柄假体力线异常(图 9-2-66),但当地医院仅给予外侧壁穿孔处植骨修补,未纠正力线异常。这直接导致了术后较短时间内患者就

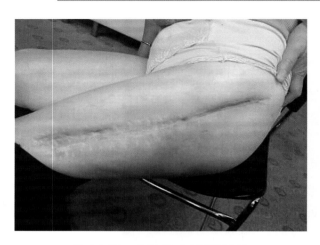

图 9-2-74　术后 18 个月局部皮肤

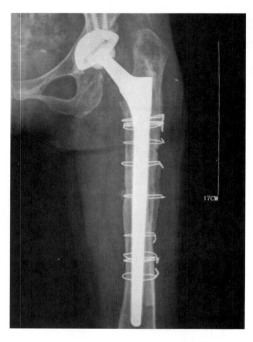

图 9-2-75　术后 18 个月 X 线片

出现了骨质破坏加重,需要再次手术(图 9-2-67)。而在第一次翻修时,虽然采取了骨水泥型延长股骨柄,但其实仍未真正恢复正常假体力线(图 9-2-68),这也是导致术后再次出现假体松动甚至感染的重要原因之一。在最后一次翻修时,在彻底清除感染的基础上,我院针对患者复杂的局部解剖情况,采取大切口充分暴露并去除骨水泥,使用加长股骨柄完全恢复下肢力线,同时在此基础上进一步局部取腓骨钢丝环匝固定。这一系列措施均充分保证了术后下肢力线的稳定性,为局部组织术后顺利恢复创造了良好的愈合环境。2 年后随访证实关节稳定性佳,功能恢复可。

(严世贵提供)

病例分析 12

病史简介:患者女,64 岁,维吾尔族,以"右髋人工关节翻修术后 6 年,疼痛并伤口破溃 3 年"之主诉入院,患者于 15 年前因右侧股骨头缺血坏死在外院行右髋人工关节置换术,术后关节功能恢复欠佳,可扶拐行走。于 6 年前在同一医院诊断为右髋人工关节置换术后假体松动,行"右髋人工关节翻修术",术后患肢疼痛症状缓解不明显。3 年前,患侧髋部出现窦道,在上述同一医院行 2 次清创术,术后疗效均欠佳,术区反复破溃,多次行髋关节穿刺及抗生素治疗,疗效均欠佳。

入院体格检查:患者扶双拐步入病房,跛行步态,右髋部后外侧可见一长约 20cm 手术瘢痕,切口中部可见一直径约为 0.6cm 的窦道,可见黄绿色混浊脓性液体,窦道周围可见红肿及色素沉着,局部皮温不高,右侧腹股沟中部压痛阳性,右侧股骨大转子叩击痛阳性,右髋屈曲活动度:70°,外展活动度:20°,双下肢等长。

实验室检查:血常规正常,ESR:44mm/h,CRP:10.8mg/L。

影像学检查:双髋关节正位片示:右侧人工髋关节置换术后假体周围可见骨吸收,局部可见骨膜反应(图 9-2-76A~D)。

双髋关节正位片示:右侧人工髋关节置换术后假体周围可见骨吸收,局部可见骨膜反应。

诊断:右髋人工关节置换术后感染

治疗方案:根据前文所述感染诊断标准,患者已出现与术区相通的窦道,符合这一诊断标准,已可明确诊断为假体周围感染,为晚期慢性感染。一期翻修还是二期翻修是目前关节外科争论的焦点,目前多数关节外科医生支持二期翻修,该患者病史较长,反复多次手术,局部炎性肉芽组织及瘢痕组织增生明显,周围组织粘连,但局部皮肤并无坏死,我们仍选择一期翻修,一期翻修的关键在于彻底清创,该患者股骨侧初次使用骨水泥型假体,现假体远端仍有骨水泥残留,应尽可能将骨水泥彻底清除,以降低术后感染复发率。术中我们仍选用原手术入路,切除窦道,术中探查患者臀中肌完整,脱位人工关节后试行拔柄失败,故决定行大转子延长截骨(图 9-2-77),出于两方面考虑:①有助于假体拔出;②有利于彻底清除髓腔内炎性肉芽组织及残留骨水泥。术中去除原髋臼杯及彻底清创后,探查髋臼内壁、后壁大量骨质缺损,分型为 Paprosky ⅡC 型,无法安装半球形压配臼杯,但内侧

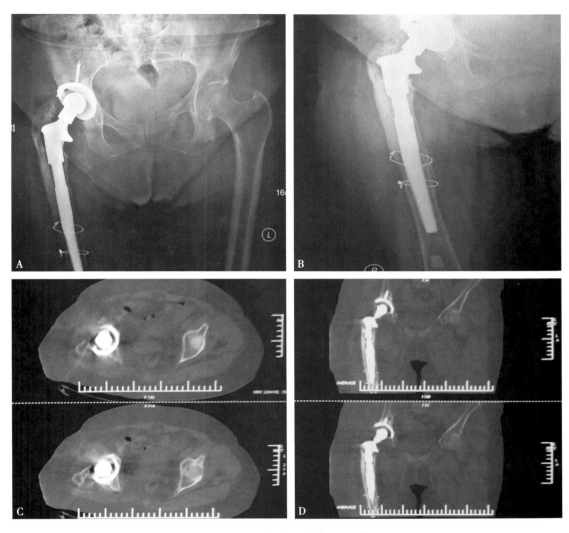

图 9-2-76　术前 X 线片及 CT 片

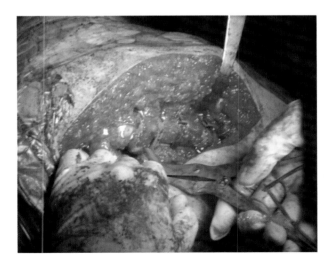

图 9-2-77　行捆绑带捆绑

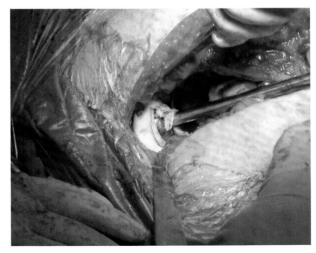

图 9-2-78　骨水泥内衬

并未与盆腔相通,故臼侧安装髋臼支架,股骨大转子延长截骨处用捆绑带坚强固定(图 9-2-78)。术后静脉给予万古霉素 2 周,并行髋关节腔穿刺,局部应用万古霉素。

术后患者卧床 2 周,拔除引流管后扶双拐下床活动,疼痛症状明显缓解,口服左氧氟沙星片 + 利福平胶囊 3 个月。术后 3 个月复查 X 线片(图

9-2-79),疼痛症状完全缓解,复查 ESR:20mm/h,CRP:6.65mg/L。

术后 1 年复查,X 线片见假体位置良好,无明显并发症征象,患肢功能恢复良好(图 9-2-80)。

术后 22 个月随访,截骨端已骨性愈合,假体无松动迹象,复查血沉及 C- 反应蛋白均正常(图 9-2-81,图 9-2-82)。

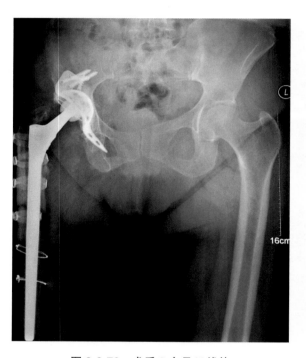

图 9-2-79　术后 3 个月 X 线片

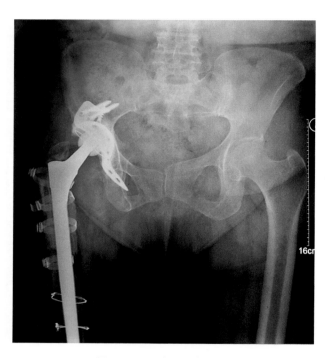

图 9-2-80　术后 1 年随访

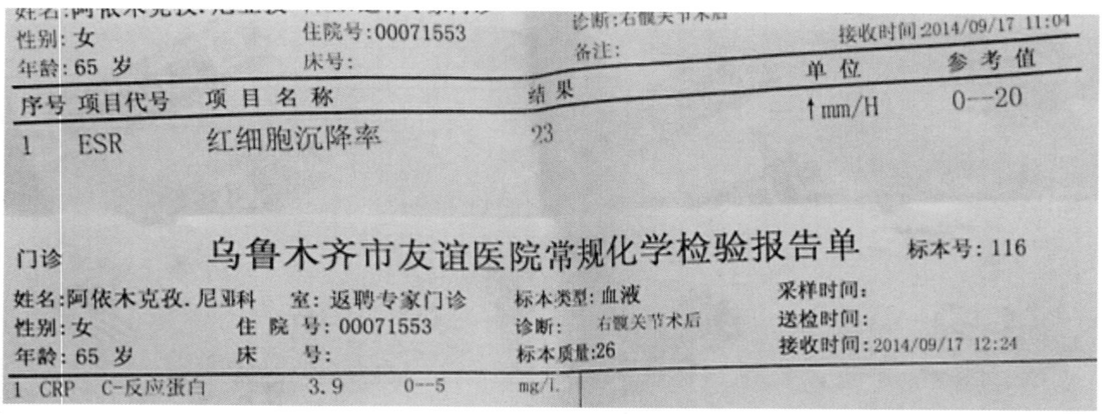

姓名:阿依木克孜.尼亚科					诊断:右髋关节术后			接收时间 2014/09/17 11:04	
性别:女		住院号:00071553			备注:				
年龄:65 岁		床号:				单 位		参 考 值	
序号	项目代号	项 目 名 称		结果		↑mm/H		0--20	
1	ESR	红细胞沉降率		23					

乌鲁木齐市友谊医院常规化学检验报告单　　标本号:116

门诊									
姓名:阿依木克孜.尼亚科		室:返聘专家门诊		标本类型:血液		采样时间:			
性别:女		住 院 号:00071553		诊断:右髋关节术后		送检时间:			
年龄:65 岁		床 号:		标本质量:26		接收时间:2014/09/17 12:24			
1	CRP	C-反应蛋白	3.9	0--5	mg/L				

图 9-2-81　术后 22 个月血沉

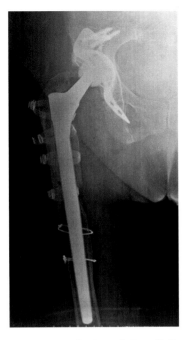

图 9-2-82　术后 22 个月 X 线片

（郭文涛　胥伯勇　曹力提供）

病例分析 13

病史简介：患者于 15 年前因"左侧股骨头缺血坏死"在本院行左髋人工关节置换术，术后功能恢复良好。1 个月前，感冒后出现左髋关节疼痛，呈持续性，无明显缓解方式，有夜间痛及静息痛，伴寒战，自服止痛药物，疗效欠佳，故就诊于我院，以"左髋人工关节置换术后急性血源性感染"之诊断收入院。

入院查体：患者扶双拐步入病房，可见原后外侧手术切口，无红肿、窦道，双下肢无明显短缩畸形，左侧大转子叩击痛阳性，左侧腹股沟韧带中点压痛阳性，左髋关节屈曲达 90°，外展、内收及左下肢肌力均因疼痛无法配合检查。

实验室检查：血常规正常，血沉：62mm/h，CRP：30.7mg/L。

影像学检查：术前 X 线片及 CT 均显示：髋臼顶部及股骨近端均有明显骨溶解（图 9-2-83A~C）。

入院诊断：①左髋人工关节置换术后急性血源性感染；②假体松动（股骨侧及髋臼侧均为 Paprosky Ⅱ 型）。

术前计划：患者有典型夜间痛、静息痛等感染症状，血沉及 CRP 均高，考虑感染可能性极大，因此，需按感染翻修准备，术前抗生素选用万古霉素。髋臼顶部明显骨溶解，假体已明显松动，需彻

底翻修，股骨侧大转子及小转子处也存在明显骨溶解，然而，股骨柄远端未见明显松动，是否行股骨侧翻修，需待术中探查决定，但是，无论是否行股骨侧翻修，骨溶解灶必须彻底刮除干净。目前无论国内还是国外的关节外科医生，争论最多的就是一期翻修还是二期翻修，考虑该患者症状出现时间未超过 1 个月，局部软组织条件良好，且患者身体健康状况较好，故我科选用一期翻修。

手术治疗：取原左髋关节后外侧手术入路，切开关节囊，显露关节，见关节液混浊，呈暗红色，脱位人工关节，并去除金属股骨头，探查股骨柄，见股骨大转子及小转子周围大量骨溶解，骨皮质菲薄，但股骨柄远端固定牢靠，骨缺损呈 Paprosky Ⅱ 型，试行拔柄难以拔出，如欲拔出，必须行大转子延长截骨。考虑大转子处骨质量差，如行截骨，则截骨创伤大，愈合较困难，且探查股骨柄无松动迹象，故保留股骨柄假体，将骨溶解灶彻底刮除（图 9-2-84）。探查髋臼侧，去除内衬、螺钉及髋臼假体，见臼顶部大量骨溶解，臼顶部、后壁及坐骨支处大量淡黄色豆腐渣样溶解灶，局部可见疑似感染组织，将其取出送病理检查，彻底刮除上述骨溶解灶，探查髋臼侧骨缺损分型为 Paprosky ⅡB 型，清除感染组织，大量生理盐水、过氧化氢溶液及黏膜碘反复冲洗及浸泡术区。术区重新消毒、铺巾，更换手术器械、手术衣及手套。按标准程序磋磨髋臼，安装螺旋臼及内衬，探查髋臼假体初始稳定性良好，股骨大转子及小转子处骨溶解灶给予抗生素骨水泥填充，因未更换股骨柄，故将原股骨头用牙刷及碘伏彻底反复刷洗后，改变负重面，重新安装（图 9-2-85）。复位人工关节，术区撒入万古霉素，安放引流，缝合切口。

术后 48 小时拔出引流管，拔管后即允许患者扶双拐下床行走，症状完全缓解，术后复查 X 线片（图 9-2-86），术后给予万古霉素抗感染治疗 14 天，同时联合口服左氧氟沙星和利福平胶囊。术中取出关节液细菌培养阴性，但术后病理检查支持感染（图 9-2-87）。术后 13 天复查血沉及 CRP。

术后 1 年复查，患者患肢功能恢复良好，X 线片示：假体位置良好，未见感染复发征象（图 9-2-88）。

术后 2 年复查，患者行走步态正常，疼痛症状完全缓解，X 线片见假体位置良好，未见明显松动迹象，复查血沉：6.00mm/h，C- 反应蛋白：4.25mg/L（图 9-2-89）。

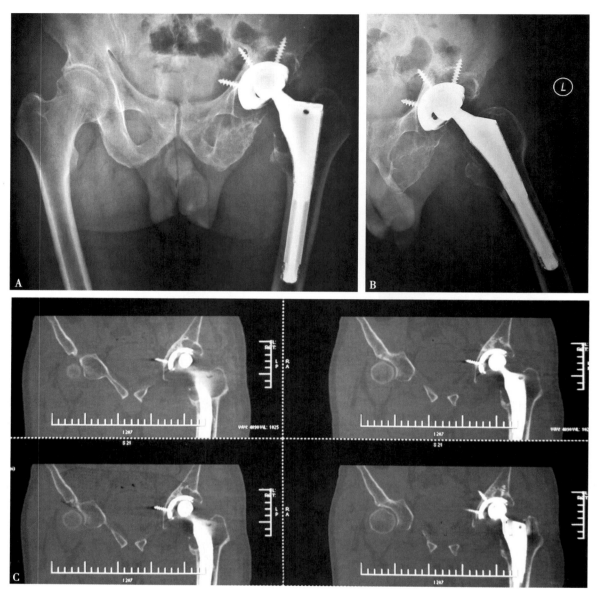

图 9-2-83　术前 X 线及 CT 均显示髋臼顶部及股骨近端均有明显骨溶解

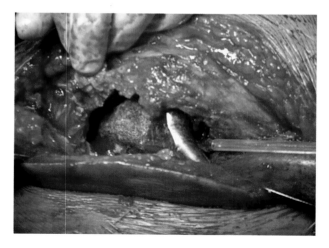

图 9-2-84　刮除股骨近端骨溶解灶

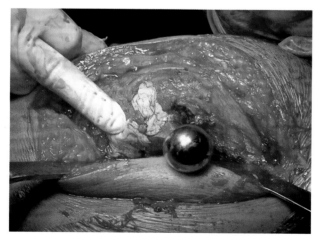

图 9-2-85　骨水泥填充股骨缺损区

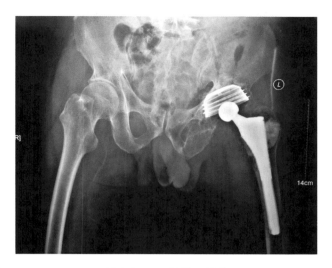

图 9-2-86　术后 X 线片

肉眼所见：　（髋关节滑膜组织）碎组织一堆，大小7cm×6cm×0.8cm，灰白淡粉质中部分质硬，

镜下所
见：

病理诊断：　（髋关节滑膜组织）慢性炎，间质水肿，纤维组织增生，中性粒细胞聚集处>50个/HPF，关节表面见退变红染物。

图 9-2-87　术后病检结果

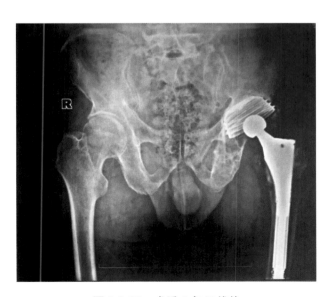

图 9-2-88　术后 1 年 X 线片

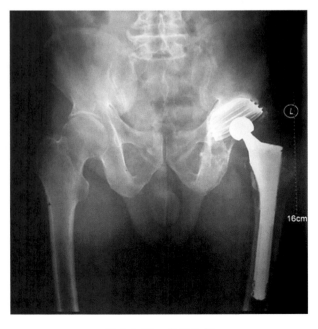

图 9-2-89　术后 2 年

（郭文涛　胥伯勇　阿斯哈尔江　曹力提供）

病例分析 14

病史简介：患者男性，59 岁。因"双侧全髋关节置换（total hip arthroplasty，THA）术后右髋部疼痛脓肿形成并破溃 6 年"为主诉入院。患者 6 年前因双侧股骨头缺血坏死在外院接受双侧全髋人工关节置换术。手术后患者右髋关节出现疼痛症状，呈持续性疼痛，夜间不缓解，并且右髋关节反复出现脓肿并破溃，患者在外院多次接受穿刺排脓及清创手术，未能治愈。此次入院前 1 日，患者右髋部再次出现脓肿破溃。

入院体格检查：跛行步态，臀中肌步态，右髋外侧可见多处陈旧性手术切口，切口远段可见有窦道形成（图 9-2-90），并有脓性分泌物流出（脓液细菌培养提示为无菌生长）。切口周围皮温略高；右髋主动屈髋 80°，伸 0°，外展 0°。外展肌肌力差，实验室检查：血常规正常，ESR 38mm/h（正常 <15mm/h），CRP 22.10mg/L（正常 <8mg/L）。

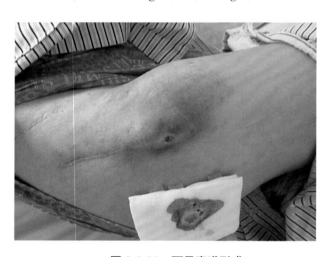

图 9-2-90　可见窦道形成

影像学检查：X 线检查：骨盆前后位 X 线片提示，双侧 THA 术后假体位置、固定良好（生物性假体固定），股骨近端大转子骨质缺失，髋臼外展角良好（图 9-2-91）。

ECT 全身骨显像：右髋关节周围核素浓聚（图 9-2-92）。

诊断：右侧全髋关节置换术后感染

治疗方案：此患者假体周围感染诊断明确，翻修方式选择一期翻修，在制订治疗方案时，我们主要考虑以下两方面：①患者曾接受多次手术治疗，目前感染症状重，虽行细菌学检查，但因长期的抗感染治疗影响了细菌培养的准确性，增加了一期翻修的手术难度及手术的成功几率。为明确所感

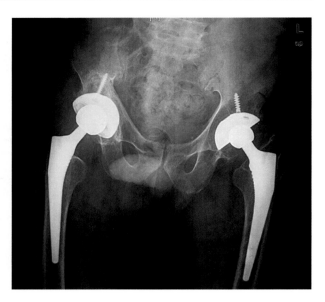

图 9-2-91　假体固定良好，右侧股骨近端大转子骨缺失明显

染细菌的种类，术前行分泌物细菌培养时间应不少于 2 周。同时，为取出患肢稳定的髋臼假体，同时最大限度降低或避免髋臼及股骨侧的骨丢失，术前应准备特殊的工具，尽可能保留假体周围的骨量。翻修股骨侧时，若假体整体松动明显，对股骨的完整性不会影响太大，若股骨侧远端固定稳定，则需要大转子延长截骨取出稳定固定的股骨假体，选用全涂层远端固定加长柄翻修假体。②患者多次手术史，臀中肌步态明显，且外展肌肌力差，X 线片示：大转子骨质缺失，高度怀疑患者外展肌功能障碍。考虑患者为中年男性，身体健康状况良好，预计术后活动强度较大，预期寿命较长，如选用防脱位内衬，则术后假体应力集中，远期发生假体松动风险较高，故术中臀中肌功能重建是更好的选择。

综上原因我们为患者进行了一期翻修人工髋关节并进行臀中肌功能重建手术。术中见患者髋关节周围大量纤维瘢痕及增生的滑膜形成。因窦道长期反复破溃，关节腔内未见到大量的脓液。探查股骨侧大转子部分缺失，臀中肌缺失，股骨假体无松动，判断患者股骨髓腔内无感染，故不予翻修，给予彻底清创并用黏膜碘反复刷洗（图 9-2-93）。我们使用 Explant 髋臼取出系统完整取下髋臼杯，探查髋臼侧骨质缺损分型为 Paprosky ⅡB 型，彻底清除髋臼内残余瘢痕组织，含碘消毒液反复浸泡及冲洗，重新消毒、铺巾，安装生物型压配臼杯。

术中探查大转子近端大部分缺失，臀中肌完

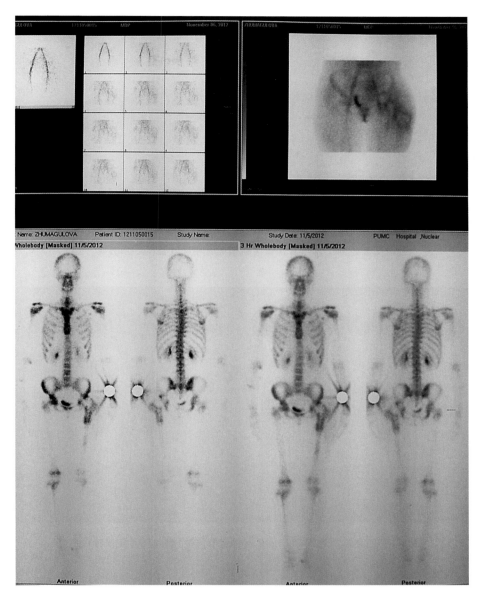

图 9-2-92 ECT 扫描显示右髋关节周围核素浓聚股骨假体近端松动

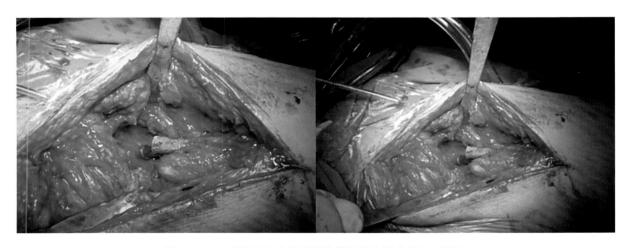

图 9-2-93 后外侧入路中可见关节周围大量炎性组织增生

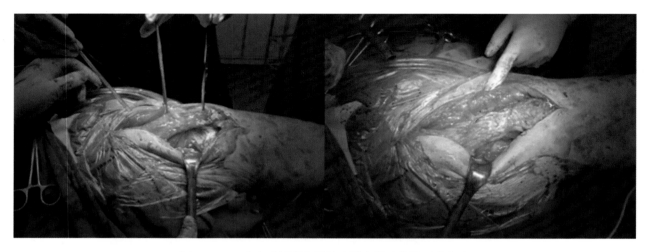

图 9-2-94   术中采用臀大肌重建臀中肌功能的手术方法

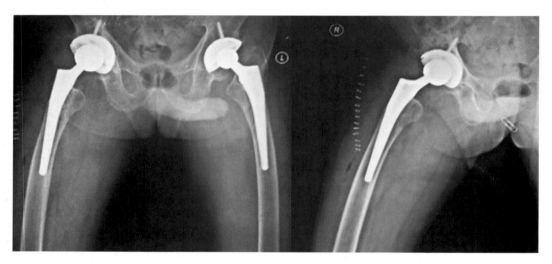

图 9-2-95   术后 X 线片髋臼侧及股骨侧假体位置良好,各角度参数良好

全缺失,彻底清除病灶,安装完假体后,术者采用臀大肌重建臀中肌功能的手术方法(图 9-2-94),重建完成后,探查臀中肌的张力合适,且保持患者患肢处于外展位避免缝合的臀中肌撕裂。

将术中炎性组织再次行细菌培养提示表皮葡萄球菌感染,术后给予静脉滴注万古霉素 10 天,并口服左氧氟沙星 + 利福平胶囊 3 个月,术后给予髋关节腔穿刺,局部使用万古霉素。

术后 10 天复查,红细胞沉降率为 22.00mm/h,C- 反应蛋白为 20.40mg/L,复查 X 线片,髋臼侧及股骨侧假体位置良好,各角度参数良好(图 9-2-95)。

术后 1 年复查,X 线片见右侧假体位置良好,未见松动及骨质破坏,红细胞沉降率为 10.00mm/h,C- 反应蛋白为 5.15mg/L,均已降至正常范围(图9-2-96,图 9-2-97)。

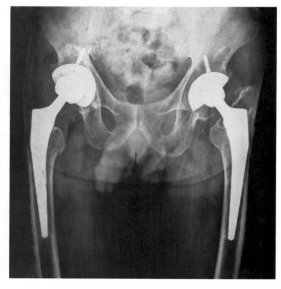

图 9-2-96   术后 1 年随访 X 线片

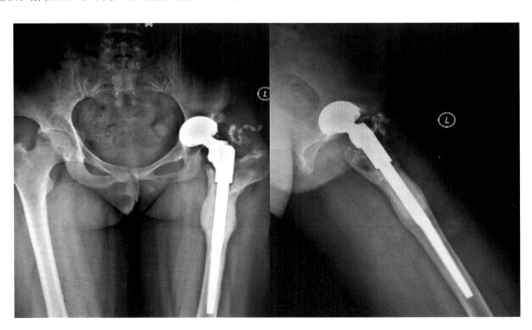

新疆医科大学第一附属医院检验报告单

住院

姓　名:	丁毅	病员号:	1478948	标本种类:	血清	样本编号:	20141109G0055042
性　别:	男	科　别:	关节外科	送检医生:	胥伯勇	临床诊断:	人工关节置换术后疼痛
年　龄:	60岁	床　号:	21	民　族:	回族	病人病区:	关节外科护理单元

No	项　目	结果	参考区间	单位
1	C-反应蛋白	5.15	0-8	mg/L

20141109红细胞沉降率　　　　　　　　　　　　7602291700

新疆医科大学第一附属医院检验报告单

住院

姓　名:	丁毅	病员号:	1478948	标本种类:	全血	样本编号:	20141109G0017035
性　别:	男	科　别:	关节外科	送检医生:	胥伯勇	临床诊断:	人工关节置换术后
年　龄:	60岁	床　号:	21			病人病区:	关节外科护理单元

No	项　目	结果	参考区间	单位
1	红细胞沉降率(ESR)	10.00	0-15	mm/h

图 9-2-97　术后 1 年复查血沉及 C 反应蛋白

（郭文涛　胥伯勇　阿斯哈尔江　曹力提供）

病例分析 15

病史简介: 患者女性,19 岁。因"左全髋关节置换(total hip arthroplasty,THA)术后 2 年,左髋部流脓 1 年"为主诉入院。2 年前患者因左髋发育性髋关节脱位在以色列行左侧全髋关节置换,术后切口延迟愈合,术后 1 年左髋部出现窦道并流脓,在当地医院行清创手术并植入抗生素链珠,细菌培养提示为金黄色葡萄球菌感染(不能明确是否是 MRSA),但感染未得到完全控制。此后患者左髋部切口长期流脓,左髋关节疼痛,入院之前因上呼吸道感染接受静脉抗感染治疗。诊断"左全髋关节置换术后感染"接受翻修手术。

入院体格检查: 跛行步态,左髋前方、外侧及后方可见多个陈旧性手术切口。其中外侧切口可见有窦道形成,并有黄色脓性分泌物流出(脓液细菌培养提示为无菌生长)。切口周围皮温略高;左髋主动屈髋 80°,伸 10°,外展 40°。Harris 评分 80 分。实验室检查:血常规正常,ESR55mm/h(正常 <20mm/h),CRP 7.75mg/L(正常 <8mg/L)。

影像学检查:

X 线检查: 骨盆前后位 X 线片提示,左 THA 术后假体位置、固定良好(生物性假体固定),无假体移位、下沉,假体周围骨长入固定,股骨假体近端周围可见透亮线,髋臼外展角良好(图 9-2-98)。

CT 扫描: 冠状面及水平面 3D-CT 扫描提示(图 9-2-99)。

图 9-2-98　假体固定良好,股骨侧使用组合式生物性假体

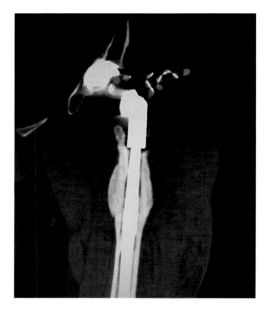

图 9-2-99　CT 扫描显示股骨假体近端松动

ECT 全身骨显像:左髋关节周围核素浓聚(图 9-2-100)。

诊断:左髋全髋关节置换术后感染

治疗方案:对于此病例,左髋全髋关节置换术后感染,导致患者日常生活、工作严重受影响,根据前文所述感染诊断标准,此患者可明确诊断为全髋关节置换术后感染。患者早期曾接受清创及假体周围放置抗生素链珠、静脉及口服抗感染治疗。综上所述,此患者具备翻修手术指征。翻修的目的是彻底清创并控制感染,恢复患肢髋关节的运动功能。翻修方式选择一期翻修。由于患者年轻,对生活质量要求较高,曾接受多次手术治疗,目前感染症状重,且入院之前静脉使用抗生素治疗,即使行细菌学检查,难免影响细菌培养的准确性,以上原因都增加了手术难度及手术的成功几率。为明确所感染细菌的种类,术前行分泌物细菌

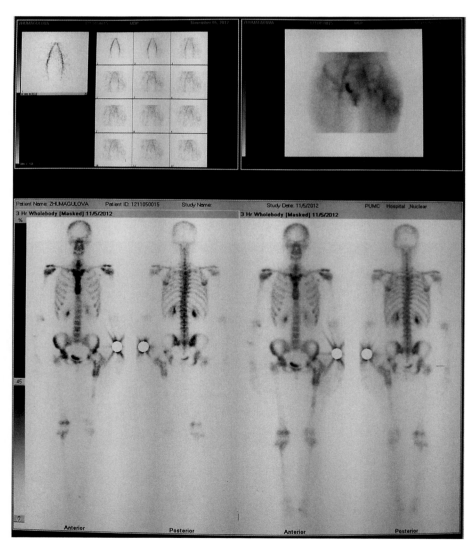

图 9-2-100　ECT 扫描显示左髋关节周围核素浓聚股骨假体近端松动

培养时间应不少于2周。同时,为取出稳定的髋臼假体,同时最大限度降低或避免髋臼骨丢失,术前应准备Explant髋臼取出系统。翻修股骨侧时,若假体整体松动明显,对股骨的完整性不会影响太大,若股骨侧远端固定稳定,则需考虑大转子延长截骨取出稳定固定的股骨假体,选用全涂层远端固定加长柄翻修假体。

综上原因我们为患者进行了一期翻修。术中见患者髋关节周围大量纤维瘢痕及增生的滑膜形成。因窦道长期流脓关节腔内未见到大量的脓液。如图9-2-101所示:后外侧入路中可见关节周围大量炎性组织增生。

术中使用Explant髋臼取出系统完整取出髋臼,最大限度保留髋臼骨质及髋臼周围部分抗生素链珠,取出髋臼假体并完成清创后探查髋臼骨质缺损为Paprosky ⅡB型。股骨假体近端已松动,但远端固定牢靠,故行大转子延长截骨取出股骨柄假体(图9-2-102)。

初次THA假体为LINK公司假体MP非骨水泥组配式翻修假体柄并配以第四代陶瓷内衬及第四代陶瓷股骨头。选用远端固定的矩形翻修柄并以捆绑带固定股骨柄假体,配以陶瓷内衬及陶瓷球头(图9-2-103)。

虽然我们已延长培养时间,但是此患者术前细菌培养仍无细菌生长,故我们经验性选用万古霉素,并结合口服盐酸左氧氟沙星和利福平胶囊。我们将术中炎性组织再次行细菌培养提示金黄色葡萄球菌感染,对万古霉素敏感,故继续术前抗生素方案,并在髋关节局部穿刺使用抗生素控制感染,切口愈合良好(图9-2-104)。

再次行细菌培养提示金黄色葡萄球菌感染,并在髋关节局部穿刺使用抗生素控制感染,切口愈合良好。

术后复查X线片,髋臼侧及股骨侧假体位置良好,各角度参数良好,股骨截骨端固定稳定(图9-2-105)。

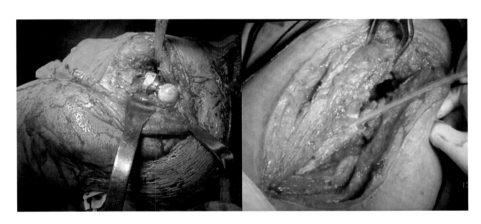

图9-2-101　后外侧入路中可见关节周围大量炎性组织增生

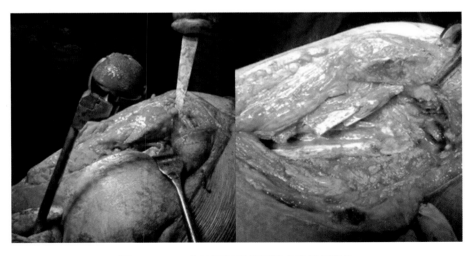

图9-2-102　大转子延长截骨取出股骨柄假体

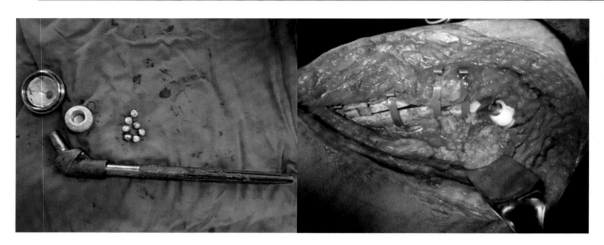

图 9-2-103　术中取出的假体及骨水泥链珠,股骨近端 ETO 后用捆绑带固定

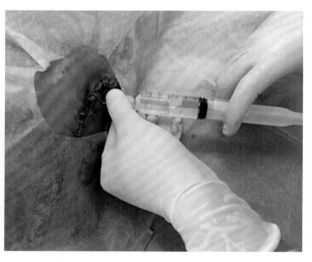

姓名:ZHUMAGULOVA		病员号:1001381279	
性别:女		床　号:27	科　别:外
年龄:20岁		条码号:6965981300	病　区:20(
鉴定结果: 金黄色葡萄球菌 Staphylococcus aureus			
抗生素	英文名称	方法/结果	
力奈唑烷	linezolid	2	
莫西沙星	Moxifloxacin	<=0.25	
喹奴普汀/达福普汀	quinupristin/dalfoprisitin	<=0.25	
替加环素		<=0.12	
氯洁霉素	Clindamycin	<=0.25	
环丙沙星	Ciprofloxacin	<=0.5	
复方新诺明	Trimethoprim/Sulfa	<=10	
左旋氧氟沙星	Levofloxacin	<=0.12	
红霉素	Erythromycin	<=0.25	
苯唑青霉素	Oxacillin	<=0.25	
青霉素	Penicillin	0.06	

图 9-2-104　术后细菌培养结果及髋关节腔术后注射万古霉素

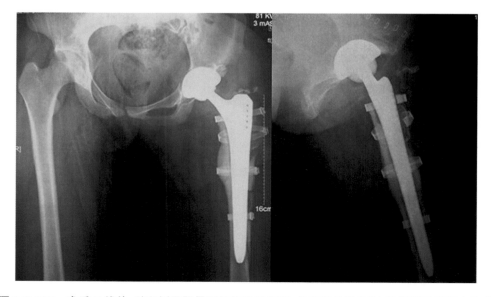

图 9-2-105　术后 X 线片,髋臼侧及股骨侧假体位置良好,各角度参数良好,股骨截骨端固定稳定

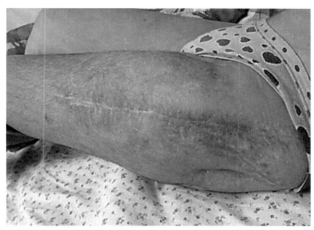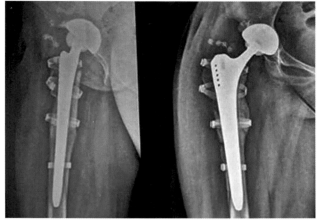

图 9-2-106　术后 2 个月随访,关节功能正常,感染得到有效控制,切口愈合良好

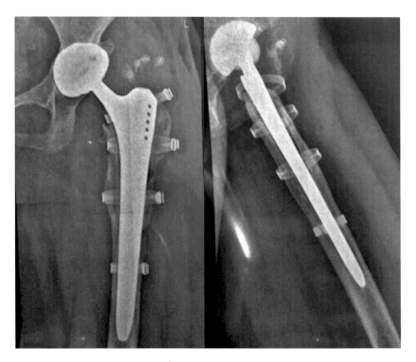

图 9-2-107　术后 18 个月随访

结果:卧床 6 周后,扶双拐下床部分负重行走,术后 2 个月随访,关节功能正常,感染得到有效控制,切口愈合良好,Harris 评分 95 分(图 9-2-106)。

术后 18 个月随访,假体稳定,关节功能正常(图 9-2-107)。

(艾力　杨德胜　曹力提供)

病例分析 16

病史简介:患者男性,76 岁。因"右髋人工关节置换(total hip arthroplasty,THA)术后 8 年,髋部疼痛 3 年"入院。入院前 8 年因双髋创伤性关节炎,在外院行双侧全髋人工关节置换术(total hip arthroplasty,THA)。术后关节功能、活动正常。入院前 3 年出现右髋部疼痛,随活动增加逐渐加重,休息后可缓解,到外院就诊,诊断为右髋人工关节假体松动,行右髋臼假体翻修术。入院前 8 个月无明显诱因出现右髋部红肿、疼痛,外院诊断为右髋人工关节置换术后感染,给予抗感染等对症治疗后,有窦道形成,大量豆渣样脓液自窦道流出。

入院体格检查:双下肢等长,双髋部可见 15cm 手术瘢痕,右髋瘢痕周围红肿、发热、压痛,可见窦道形成,少量黄色混浊脓液流出(图 9-2-108),右髋

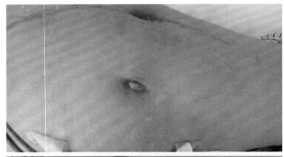
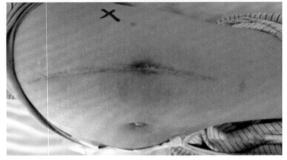

图 9-2-108　术前术区局部皮肤

大转子、腹股沟中点压痛，右髋活动范围 0°~30°，左髋查体未见特殊阳性体征，右下肢肌力三级，双下肢皮肤感觉正常。Harris 评分 32 分。实验室检查：血常规正常，ESR 58mm/h（正常 <20mm/h），CRP 32.5mg/L（正常 <5mg/L）。

影像学检查： 骨盆前后位 X 线片（图 9-2-109）及 CT 提示（图 9-2-110），左 THA 术后假体位置、固定良好，无假体移位、下沉。右髋关节股骨近端及髋臼部，假体 - 骨界面松动，髋臼底部骨质破坏，股

骨柄近端可见假体周围骨溶解，远端可见骨皮质虫蚀样破坏。

诊断： 右髋置换术后假体周围感染

手术方案： 一期翻修，原手术切口延长，骨小梁金属（TM）臼杯，生物固定，螺钉辅助固定，翻修型锥形柄，获得初始稳定。

诊疗过程分析： 患者入院时即存在髋关节窦道，诊断明确为右髋置换术后假体周围感染。体格检查中发现右髋大转子、腹股沟中点压痛，X 线片及 CT 提示，髋臼假体松动，向内侧移位，臼底缺损大，但是前、后柱结构尚为完整，为 Paprosky ⅡC 型缺损。故采用骨小梁金属（TM）大号臼杯，与宿

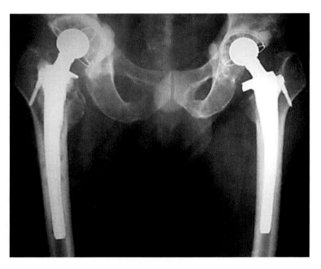

图 9-2-109　骨盆正位

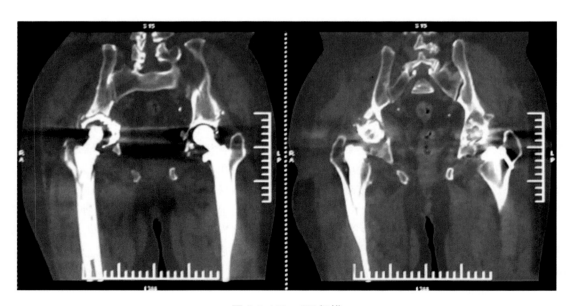

图 9-2-110　CT 扫描

主骨接触超过 30% 即可得到良好的稳定性,避免异体骨颗粒植骨,能够恢复正常旋转中心,而且可以选择不同的内衬及大头预防术后脱位的发生。原股骨假体为近端涂层假体,术前 CT 提示近端已出现松动,远端见骨皮质虫蚀样破坏,但皮质尚完整,为 Paprosky ⅢA 型缺损,采用翻修锥型直柄,该柄截面为矩形,有较好的抗旋转能力,减少对髓腔血运的破坏,干骺端贴合稳定,翻修柄的长度可跨越股骨峡部,获得初始即刻稳定。

结果:患者术后 1 周扶拐下地部分负重行走,术后 2 个月完全弃拐负重行走(图 9-2-111)。

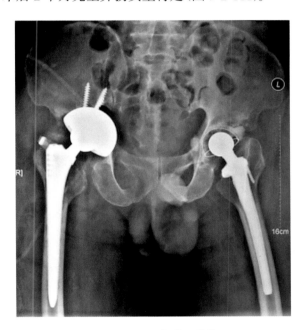

图 9-2-111　术后 X 线片

术后 4 个月随访,关节功能正常,Harris 评分 90 分。假体稳定固定,术后复查 X 线片(图 9-2-112)。

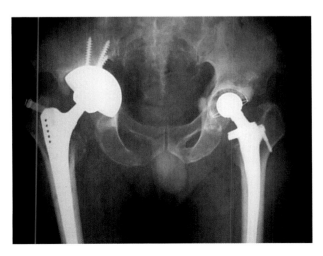

图 9-2-112　术后 4 个月 X 线片

实验室检查:ESR 14mm/h(正常 <20mm/h),CRP 7mg/L(正常 <5mg/L)。

(汪洋　李国庆　曹力提供)

病例分析 17

病史简介:患者男性,66 岁。以“左髋肿痛、发现包块 3 年,加重 3 个月”为主诉就诊。于 2006 年摔伤后出现“左股骨头缺血性坏死”,于 2009 年 10 月在外院行右髋人工关节置换术,术后 50 天出现切口感染,给予换药后好转。1 年后原感染处出现 5cm × 5cm 包块,质硬,未予处置,自行好转;于 2011 年 12 月包块复发,伴有肿痛,在外院行清创术后好转,术后 50 天包块再次复发,伴有红肿热痛并表面破溃。

入院体格检查:左髋部肿胀,可见长约 15cm 手术瘢痕,瘢痕下方可见一长约 5cm × 6cm 大小暗红色包块,表面结痂,边界清楚,髋关节周围压痛阴性,屈曲达 80°,其余活动无明显受限,左下肢肌力 Ⅳ 级,Harris 评分 78 分。实验室检查:ESR:10mm/h,CRP:2.82 mg/L,白细胞计数:7.2 × 10⁹/L(图 9-2-113)。

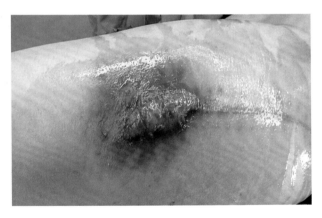

图 9-2-113　术前术区局部皮肤

影像学检查:

X 线检查:臼杯负重区可见明显的骨质吸收区,臼杯出现松动、外翻移位(图 9-2-114)。

CT 扫描:臼杯的负重区上方可明确见到骨质吸收区,股骨柄处未见明显吸收、松动区(图 9-2-115)。

ECT 检查示:髋臼假体周围核素浓聚,股骨假体周围未见浓聚(图 9-2-116)。

诊断:左髋人工关节假体周围感染

手术方案:切除包块,浅表感染清除,更换大号双锥度螺旋形臼杯。

诊疗过程分析:患者入院时虽然髋关节周围

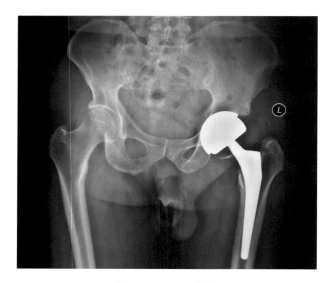

图 9-2-114　X 线片

无明显压痛,血沉、CRP 无明显升高,但髋部可见红肿包块,X 线片及 CT 提示髋臼假体松动,故诊断为左髋假体周围感染,X 线片及 CT 提示,髋臼假体松动,股骨头中心移位不明显,前、后柱及臼底部结构尚完整,臼顶部及泪滴骨质破坏明显,为 Paprosky ⅢA 型缺损。且患者前次手术使用金属对金属的关节假体,金属碎屑存在于髋臼周围骨质内,避免日后金属碎屑对压配型非骨水泥臼杯的影响,采用大号双锥度螺旋形臼杯,粗糙表面结合齿状螺纹确保早期植入稳定性(图 9-2-117),不需异体植骨及螺钉固定,防脱位内衬预防术后脱位的发生。术后安放引流管(图 9-2-118)。

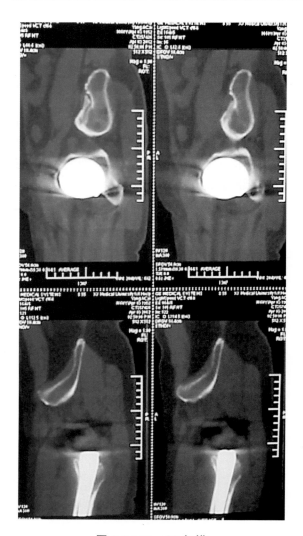

图 9-2-115　CT 扫描

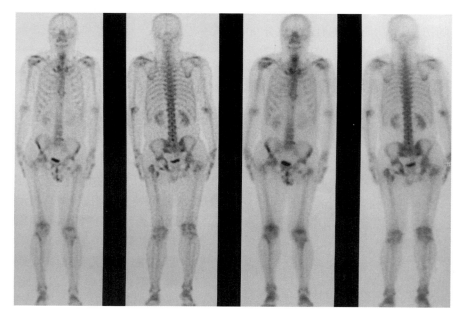

图 9-2-116　ECT 片

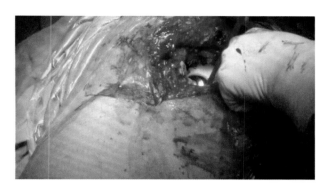

图 9-2-117　术中髋臼假体及股骨头更换完成

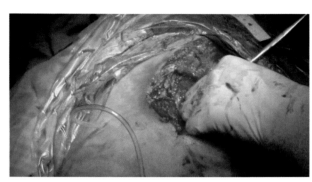

图 9-2-118　在术区放置引流

结果：患者术后 1 天扶拐下地部分负重行走，术后 2 个月完全弃拐负重行走。术后的病理（图 9-2-119）及细菌培养结果明确感染（图 9-2-120），X 线片提示假体位置良好（图 9-2-121）。

术后 16 个月复查 X 线片（图 9-2-122）。

实验室检查：ESR：2mm/h，CRP：2.06 mg/L，白

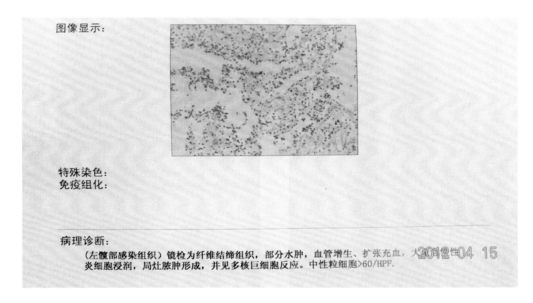

图像显示：

特殊染色：
免疫组化：

病理诊断：
　　（左髋部感染组织）镜检为纤维结缔组织，部分水肿，血管增生、扩张充血，大～2012 04 15
炎细胞浸润，局灶脓肿形成，并见多核巨细胞反应。中性粒细胞>60/HPF.

图 9-2-119　病理结果

新疆医科大学第一附属医院微生物报告单

姓名：杨继才　　病员号：1001064215　　标本种类：关节液　　临床诊断：左髋关节置换术后感染
性别：男　　床　号：15　　科　别：关节外科　　送检医生：李国庆
年龄：59岁　　条码号：6705106700　　病　区：关节外科护理单元

鉴定结果：阴沟肠杆菌
　　　　　Enterobacter cloacae

抗生素	英文名称	方法/结果	敏感度	MIC浓度范围	KB法直径范围
亚胺培南	Imipenem	MIC <=1	S	<=0.5S　>=16R	<=13R 14-15I >=16S
美洛培南	Meropenem	MIC <=0.25	S	<=0.25S　>=16R	<=13R 14-15I >=16S
环丙沙星	Ciprofloxacin	MIC <=0.25	S	<=0.25S　>=8R	<=15R　>=21S
复方新诺明	Trimethoprim/Sulfa	MIC <=20	S	<=10S　>=320R	<=10R 11-15I >=17S
左旋氧氟沙星	Levofloxacin	MIC <=0.25	S	<=0.25S　>=8R	<=13R 14-16I >=17S
氨苄西林/舒巴坦	Ampicillin/sulbactam	MIC 8	R	<=2/1S　>=32/16R	<=11R 12-14I >=15S
哌拉西林/他唑巴坦	Piperacillin/Tazobactam	MIC <=4	S	<=4S　>=128R	<=17R 18-20I >=21S
头孢替坦	Cefotetan	MIC 8	R	<=4S　>=64R	
头孢曲松	Ceftriaxone	MIC <=1	S	N/A	>=25 S
氨苄西林	Ampicillin	MIC >=32		<=2S　>=32R	2012 04 15
丁胺卡那霉素	Amikacin	MIC <=2	S	<=2S　>=64R	<=14R 15-16I >=17S
哌拉西林	Piperacillin	MIC <=4	S	<=4S　>=128R	<=17R 18-20I >=21S

图 9-2-120　细菌培养报告

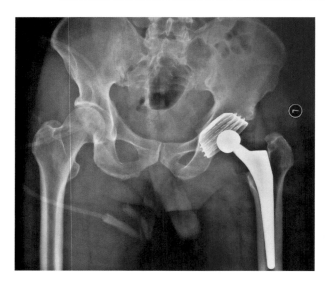

图 9-2-121　术后的 X 线片

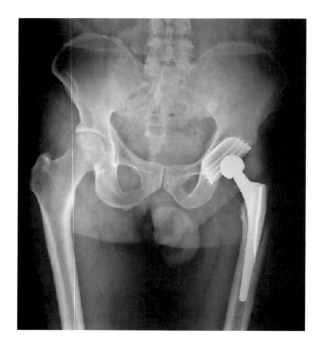

图 9-2-122　术后 16 个月 X 线片

细胞计数:7.17×10^9/L。

（汪洋　李国庆　曹力提供）

病例分析 18

病史简介:患者女性,32 岁,2007 年因车祸致左股骨颈骨折,在外院行左髋人工关节置换术,术后功能恢复良好,无辅助工具自如行走,2010 年无明显诱因出现左髋周围疼痛、髋关节活动受限,行 X 线检查(图 9-2-123)、CT 检查(图 9-2-124),检查提示:左髋人工关节感染,分别于当年 4 月及 10 月在外院行左髋感染清创治疗,术后切口愈合不佳,并有窦道存在,中等量的淡黄色混浊液体流出。

入院体格检查:左髋可见两个长约 10cm 手术瘢痕,局部红肿、发热,周围压痛,可见窦道形成,

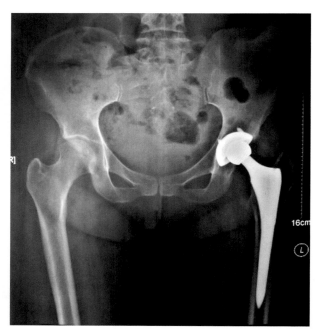

图 9-2-123　X 线检查

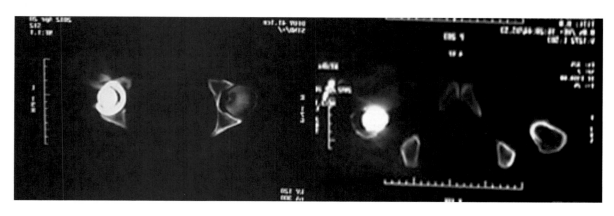

图 9-2-124　CT 扫描

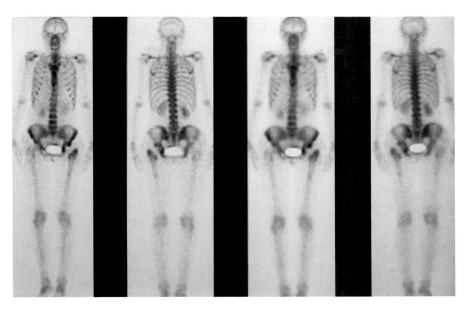

图 9-2-125　术前 ECT

有淡黄色混浊液体流出,左髋大粗隆、左腹股沟中点压痛阳性,左髋活动范围 0°~70°,左下肢肌力三级。Harris 评分 56 分。实验室检查:ESR 64mm/h,CRP 66.4mg/L。

影像学检查:髋臼顶部及大转子外侧可见骨质吸收区(图 9-2-123,图 9-2-124);ECT 扫描:左侧髋臼处点状骨代谢活跃灶(图 9-2-125)。

ECT 扫描:左侧髋臼处点状骨代谢活跃灶。

诊断:左髋人工关节假体周围感染

手术方案:一期翻修,去除全部内植入物,压配型非骨水泥臼杯,螺钉辅助固定,翻修型锥形柄,获得初始稳定。

诊疗过程分析:患者入院时即存在髋关节窦道,诊断明确为人工关节假体周围感染性。体格检查中发现左髋大转子、左腹股沟中点压痛阳性,但 X 线片及 CT 未见明确骨质缺损、股骨头中心移位迹象。手术中探查髋臼及股骨侧假体,均未见明显松动,股骨行 ETO 截骨,但截骨后仍不能取出股骨假体,考虑感染并未侵及假体 - 骨界面,按照假体周围感染进行清创、消毒液浸泡,更换聚乙烯内衬及金属球头,大转子截骨处用捆绑带固定(图 9-2-126)。

结果:患者术后的细菌培养结果为:金黄色葡萄球菌,根据药敏试验使用敏感抗生素治疗 1 个月。

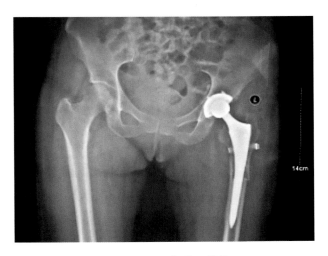

图 9-2-126　术后 X 线片

(汪洋　李国庆　阿斯哈尔江　曹力提供)

病例分析 19

病史简介:患者女性,64 岁,因类风湿关节炎于 1996 年在外院行左髋人工关节置换术,于 2011 年出现流感症状,两个月后出现左髋部疼痛、活动受限、左下肢短缩,夜间疼痛明显,服用止痛药物后有所缓解,来院就诊前一个月症状加重。

入院体格检查:左下肢相对长度短缩 2cm,左髋部可见 20cm 手术瘢痕,局部无红肿、发热,左股骨大转子、腹股沟中点压痛,左髋活动范围 0°~90°,左髋内、外旋受限,内收、外展无明显受限,左下肢肌力三到四级,Harris 评分 44 分。实验室检查：血沉：ESR 46mm/h，CRP 98.7mg/L。

影像学检查：X 线及 CT 检查示：左髋人工关节为双动头型假体植入，髋臼周围骨质可见透亮骨质疏松区，股骨柄假体明显松动、内翻（图 9-2-127，图 9-2-128）。

诊断：左髋人工关节置换术后假体松动；感染性松动？

手术方案：一期翻修，原手术切口适当延长，大号双锥度螺旋型臼杯，翻修型锥形柄，获得初始稳定。

诊疗过程分析：患者入院后完善血沉、CRP，结果均明显升高，体格检查中发现左股骨大转子、腹股沟中点压痛，左大腿内侧疼痛，X 线片及 CT 提示髋臼周围骨质可见透亮骨质疏松区，股骨柄假体明显松动、内翻，术中可见关节内脓液，故明确诊断为左髋人工关节置换术后假体松动：感染性

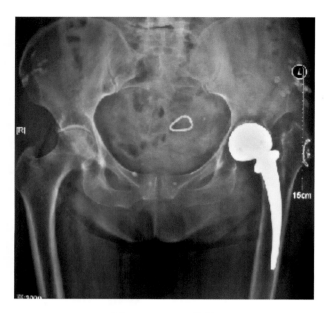

图 9-2-127　X 线片

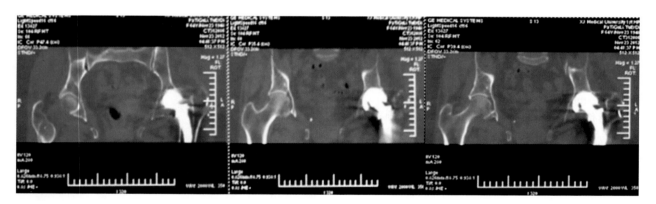

图 9-2-128　CT 扫描

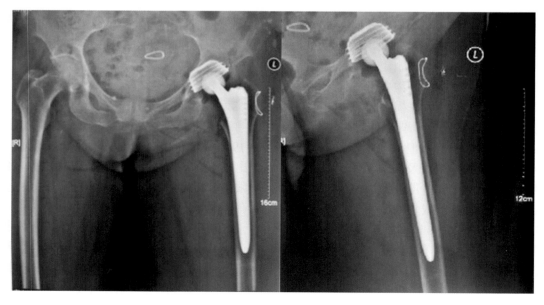

图 9-2-129　术后 X 线片

松动。患者原植入假体为双动头假体,髋臼周围骨缺损较轻,为 Paprosky Ⅰ 型缺损。采用大号双锥度螺旋型臼杯,粗糙表面结合齿状螺纹确保早期植入稳定性,不需异体植骨及螺钉固定,防脱位内衬预防术后脱位的发生,能够恢复正常旋转中心,股骨假体内翻明显,但皮质尚完整,为 Paprosky ⅢA 型缺损,采用翻修锥型直柄,该柄截面为矩形,有较好的抗旋转能力,减少对髓腔血运的破坏,干骺端贴合稳定,翻修柄的长度可跨越股骨峡部,获得初始即刻稳定(图 9-2-129)。

结果: 术后病理结果提示:30 个中性粒细胞 / HP。支持感染性松动的诊断。患者术后 2 周扶拐下地部分负重行走,术后 2 个月完全弃拐负重行走。

(汪洋　李国庆　曹力提供)

病例分析 20

病史简介: 患者男性,58 岁,因"左髋人工关节置换术后 2 年,髋部疼痛伴流脓 18 个月"。患者 2 年前因左股骨头缺血性坏死在外院行左髋人工关节置换术,术后 18 天因患肢短缩再次手术(原因及手术经过不详),术后 3 个月无明显诱因出现患髋疼痛,外院 X 线片提示髋关节脱位,行翻修手术,更换髋臼假体,术后切口愈合不良,持续渗液,并逐渐转为脓性,每日 10~20ml,给予万古霉素治疗后无明显好转。

入院体格检查: 挂双拐行走,左髋可见 20cm 皮肤瘢痕,远端可见一窦道,持续渗出黄褐色液体,色浊、黏性,周围皮肤、软组织红肿,皮温较高;左髋主动屈髋 80°,伸 20°;并有深触压痛。Harris 评分 45 分。实验室检查:血常规正常,ESR50mm/h,CRP 69.8mg/L。

影像学检查: X 线检查:骨盆前后位 X 线片(图 9-2-130)提示,左 THA 术后假体位置良好,无假体移位、下沉。髋臼负重区可见骨质破坏,股骨假体周缘可见虫蚀样骨质破坏,假体外侧与骨质间可见透亮带。

诊断: 左髋置换术后假体周围感染

手术方案: 术前停用抗生素两周,行细菌培养,检出病原菌后一期翻修,激进的清创,髋臼支架,骨水泥技术,翻修型锥形柄。

诊疗过程分析: 患者入院时即存在髋关节窦道,诊断明确为左髋置换术后假体周围感染。该患者初次置换术后短期内又接受了两次翻修手术(具体原因不详),手术造成的创伤较大,且因多次手术导致正常解剖结构紊乱,在合并感染的基础上更

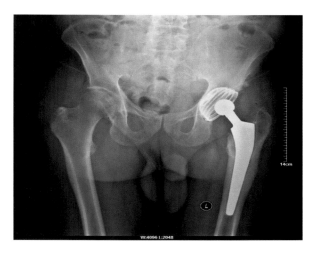

图 9-2-130　骨盆及患髋 X 线片

加重了对骨质的破坏,增加了关节重建的难度。体格检查中发现原切口处存在窦道,左髋大转子、腹股沟中点压痛,左侧大腿前方疼痛,X 线片提示髋臼顶部骨质破坏明显,缺损较大,股骨头中心无明显移位,但经过多次手术,髋臼残余骨量较少,前、后柱结构受到破坏,为 Paprosky ⅢB 型缺损。股骨侧大转子处及股骨柄周围明显骨质破坏,股骨近端骨重建明显,但远端峡部存留大于 4cm,为 Paprosky ⅢA 型缺损。对于髋臼侧的处理,因前次手术使用的螺旋型臼杯,且髋臼因感染骨质破坏明显,假体取出后髋臼环状结构破坏严重,故只能采用髋臼支架,并用螺钉辅助固定,用骨水泥将聚乙烯内衬以适合角度固定于支架内;股骨侧采用翻修锥型直柄,该柄截面为矩形,有较好的抗旋转能力,减少对髓腔血运的破坏,干骺端贴合稳定,翻修柄的长度可进入股骨峡部,获得初始即刻稳定(图 9-2-131)。

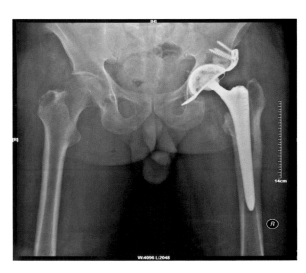

图 9-2-131　术后的 X 线片

支架固定牢靠,股骨头中心位置良好,股骨柄深度固定,初始稳定性好。术后1年随访,假体固定良好,感染治愈(图9-2-132)。

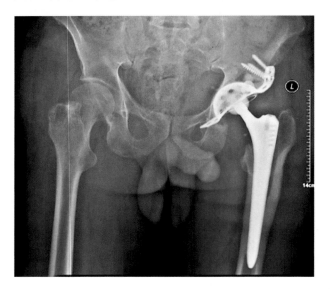

图9-2-132　术后一年复查X线

假体稳定,无移位。复查ESR16mm/h,CRP 8.34mg/L。

（汪洋　李国庆　曹力提供）

病例分析21

病史简介:患者男性,59岁。因"右髋人工关节置换术后7个月,髋部疼痛4个月"入院。患者入院前7个月因类风湿关节炎累及双髋关节,在当地医院行了右侧THA。术后关节功能、活动尚可,但切口愈合不良,术后持续渗出,经换药1个月后切口愈合。入院前4个月,逐渐出现活动后右髋部疼痛(臀部及大腿前外侧),切口下方肿胀,可触及包块,无压痛,不伴发热,疼痛常在夜间静息、休息时发生。

入院体格检查:扶拐行走,右髋可见一15cm手术切口,切口下部肿胀,皮温稍高,可触及一4cm×5cm包块,质软,有波动感,周围皮肤、软组织肿胀(图9-2-133);左髋主动屈髋60°,伸0°,外展20°;Harris评分46分。实验室检查:血常规正常,ESR40mm/h,CRP 106mg/L。

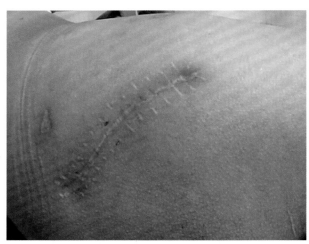

图9-2-133　右髋可见一15cm手术切口,切口下部肿胀

影像学检查:X线检查:骨盆前后位X线片(图9-2-134)提示,右髋人工关节置换术后,髋臼假体外翻角度增大,向内上方移位,股骨头旋转中线向外上方移位,股骨假体下沉,大转子向近端移位。侧位片见髋臼假体前倾增大,股骨假体下沉。

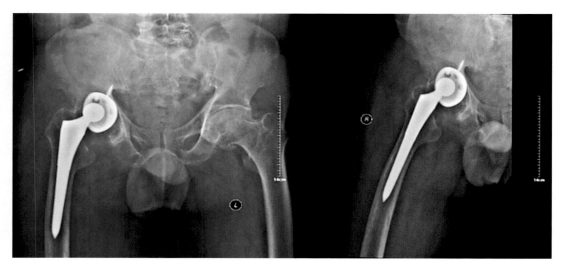

图9-2-134　骨盆及患髋X线片

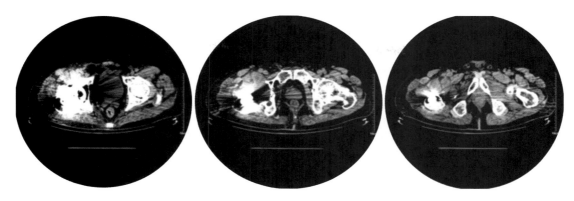

图 9-2-135　CT 扫描

　　CT 扫描:CT 平扫(图 9-2-135)提示,髋臼内侧假体周围局部骨小梁缺失,呈骨溶解,周围无反应性骨增生。股骨柄假体松动。

　　诊断:右髋置换术后假体周围感染

　　手术方案:术前做关节穿刺抽取积液行细菌培养,检出病原菌后一期翻修,激进的清创,骨小梁金属(TM)髋臼,生物固定,Jumbo 技术,辅助螺钉固定,翻修型锥形柄。

　　诊疗过程分析:患者既往有髋关节置换术后感染病史,术区可见明显包块,血沉及 CRP 明显升高,入院后行包块处穿刺抽取积液后做细菌培养,检出病原菌为:金黄色葡萄球菌。明确诊断为右髋置换术后假体周围感染,体格检查中发现髋部及大腿外侧疼痛,尤其以夜间痛明显,影像学提示臼杯外翻、松动,股骨中心向上方移位 >3cm,髋臼顶部及泪滴处骨质破坏明显,为 Paprosky ⅢA 型缺损。股骨侧大转子处及股骨柄周围明显骨质破坏,柄呈外翻位,股骨远端峡部存留大于 4cm,为 Paprosky ⅢA 型缺损。假体周围感染一期翻修手术主要在于病原菌的检出和激进的清创(图 9-2-136),完成清创后,对于髋臼侧ⅢA 型中重度缺损,Jumbo 臼杯能够解决问题,与宿主骨直接接触面积大,TM 杯可实现骨长入,远期疗效好,避免进行大量异体骨植骨,从而减少植骨后感染和骨长入不良的风险;能恢复正常旋转中心,也可以选择不同的内衬及大号股骨头预防术后脱位,股骨侧皮质无明显缺损,采用翻修锥型直柄,该柄截面为矩形,有较好的抗旋转能力,减少对髓腔血运的破坏,干骺端贴合稳定,翻修柄的长度可进入股骨峡部,获得初始稳定(图 9-2-137)。

　　术中留取病理结果回报:炎性组织,中性粒细

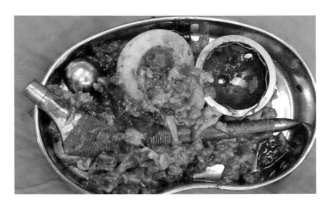

图 9-2-136　术中清除的感染组织及假体

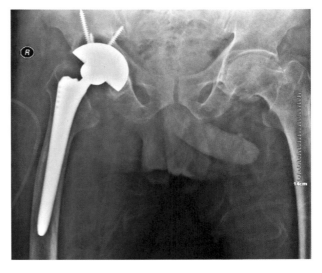

图 9-2-137　术后 X 线片假体位置良好,固定牢靠、稳定

胞浸润 >30/HPF,术后两周复查 ESR10mm/h,CRP 7.01mg/L。

(汪洋　李国庆　曹力提供)

参 考 文 献

1. Bozic KJ, Ries MD. The impact of infection after total hip arthroplasty on hospital and surgeon resource utilization. J Bone Joint Surg Am, 2005, 87: 1746-1751.

2. Dale H, Fenstad AM, Hallan G, et al. Increasing risk of prosthetic joint infection after total hip arthroplasty. ActaOrthop, 2012, 83: 449-458.

3. De Man FH, Sendi P, Zimmerli W, et al. Infectiological, functional, and radiographic outcome after revision for prosthetic hip infection according to a strict algorithm. ActaOrthop, 2011, 82: 27-34.

4. Engesaeter LB, Dale H, Schrama JC, et al. Surgical procedures in the treatment of 784 infected THAs reported to the Norwegian Arthroplasty Register. ActaOrthop. 2011, 82: 530-537.

5. Garvin KL, Evans BG, Salvati EA, et al. Palacos gentamicin for the treatment of deep periprosthetic hip infections. ClinOrthopRelat Res, 1994, 298: 97-105.

6. Gehrke T, Kendoff D. Peri-prosthetic hip infections: in favour of one-stage. Hip Int, 2012, 22 (suppl 8): s40-s45.

7. Hope PG, Kristinsson KG, Norman P, et al. Deep infection of cemented total hip arthroplasties caused by coagulase-negative staphylococci. J Bone Joint Surg Br, 1989, 71: 851-855.

8. Klouche S, Leonard P, Zeller V, et al. Infected total hip arthroplasty revision: one or two-stage procedure? OrthopTraumatolSurg Res, 2012, 98: 144-150.

9. Klouche S, Sariali E, Mamoudy P. Total hip arthroplasty revision due to infection: a cost analysis approach. Orthop Traumatol Surg Res, 2010, 96: 124-132.

10. Lange J, Troelsen A, Thomsen RW, et al. Chronic infections in hip arthroplasties: comparing risk of reinfection following one-stage and two-stage revision: a systematic review and meta-analysis. ClinEpidemiol, 2012, 4: 57-73.

11. Langlais F. Can we improve the results of revision arthroplasty for infected total hip replacement? J Bone Joint Surg Br, 2003, 85: 637-640.

12. Luu A, Syed F, Raman G, et al. Two-stage arthroplasty for prosthetic joint infection: a systematic review of acute kidney injury, systemic toxicity and infection control. J Arthroplasty. 2013, 4 (8) [Epub ahead of print].

13. Matthews PC, Berendt AR, McNally MA, et al. Diagnosis and management of prosthetic joint infection. BMJ. 2009, 338: b1773.

14. Oussedik SI, Dodd MB, Haddad FS. Outcomes of revision total hip replacement for infection after grading according to a standard protocol. J Bone Joint Surg Br, 2010, 92: 1222-1226.

15. Ovre S, Sandvik L, Madsen JE, et al. Comparison of distribution, agreement and correlation between the original and modified Merle d'Aubigne-Postel Score and the Harris Hip Score after acetabular fracture treatment: moderate agreement, high ceiling effect and excellent correlation in 450 patients. ActaOrthop, 2005, 76: 796-802.

16. Vielpeau C, Lortat-Jacob A. [Management of the infected hip prostheses] [in French]. Rev ChirOrthopReparatriceAppar Mot, 2002, 88 (suppl 1): 159-216.

17. Wilson MG, Dorr LD. Reimplantation of infected total hip arthroplasties in the absence of antibiotic cement. J Arthroplasty. 1989, 4: 263-269.

18. Winkler H, Stoiber A, Kaudela K, et al. One stage uncemented revision of infected total hip replacement using cancellousallograft bone impregnated with antibiotics. J Bone Joint Surg Br, 2008, 90: 1580-1584.

19. Wolf BR, Gu NY, Doctor JN, et al. Comparison of one and two-stage revision of total hip arthroplasty complicated by infection: a Markov expected-utility decision analysis. J Bone Joint Surg Am, 2011, 93: 631-639.

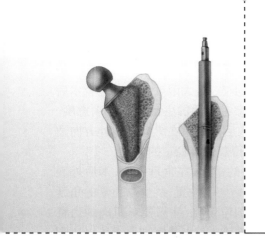

第十章

髋外展肌缺失的翻修和重建

第一节　概述

髋关节周围的软组织平衡是通过髋关节周围软组织及身体重力共同维持，髋外展肌是维持关节稳定性及决定步态行走的主要因素，包括臀中肌、臀小肌、臀大肌上部和梨状肌等。

臀大肌是臀部最大且表浅，起自髂骨、臀后线的后面、骶骨和尾骨的背侧面和骶结节韧带；有些纤维起自竖脊肌腰部的腱膜，向外侧延伸进入肌间束，肌束向尾部和外侧走行止于髂胫束、外侧肌间隔和股骨臀肌粗隆，臀大肌的主要功能是髋关节的伸展运动，也包括髋关节的外展、外旋。臀大肌受臀下神经（L5~S2）支配。

梨状肌起自骶前孔和骶结节韧带间的骶骨前面，止于大转子，主要功能是髋关节的外展和外旋，神经支配为S1~S2。

臀中肌呈扇形，被臀腱膜和臀大肌覆盖，起于髂嵴外侧，肌纤维汇聚后止于大转子外侧面。其神经支配源于L4、L5；S1的臀上神经。主要功能为外展和内旋大腿，是髋部主要的外展肌之一。单足站立时，此肌能保证骨盆在水平方面的稳定，在日常生活中，身体的活动如行走、下蹲、弯腰等动作，对于维持站立和行走功能，臀中肌都起着重要的作用。臀中肌的前、中部纤维可使大腿外展、内旋、后部纤维可协助臀大肌后伸，正常的臀中肌可使

股骨头有效地扣于髋臼内，当髋部肌肉损伤时，特别是臀中肌损伤、瘫痪时，髋关节失去了足够的外展和内旋力，从而导致股骨头在髋臼内的应力方向外移，导致髋关节不稳、跛行。臀中肌损伤越重，髋关节功能障碍越严重。

因为重力及外展肌张力之间的相互作用，使髋关节作为负重的力学支点，维持着体重和外展肌之间的平衡，在步态周期中维持骨盆的水平，以髋关节为旋转中心，外展力臂（A）与体重力臂（B）是决定关节反应应力的重要因素。研究显示，B/A减少可降低关节反应力。尽可能将髋关节旋转中心恢复到接近正常位置是非常重要的，否则可能引起关节不稳、关节反应力增加及下肢不等长。髋关节旋转中心的改变会对髋关节周围肌肉的力臂及髋关节反应力造成很大的影响。采用实验和分析模型进行计算髋关节旋转中心如发生内移、下移或前移，关节反应力将减少。这种改变将使外展肌产生力矩的能力达到最大限度，并使髋关节旋转中心的位置向足 - 地面应力线靠近。

如果髋关节旋转中心未能恢复，髋臼假体过度内置，尽管会导致关节反应力降低，但是髋关节不稳定性增加。反之髋臼假体外置能增加髋关节稳定性，但是关节反应力也相应增加。

外展肌的力学性能受颈干角、颈长度以及髋关节旋转中心位置的影响，这些因素在人工髋关节置换过程中常发生改变。股骨假体应当被置于

中立位或轻度外翻,以减少力臂、骨水泥应力(骨水泥型假体中)以及外展肌长度。使用长颈假体以及大粗隆外置。增加股骨假体偏心距能增加外展肌附着点的力臂,减少正常步态所需外展肌力,从而降低髋关节反应力。

在髋关节置换手术后,关节稳定性的关键因素是关节外展肌群张力,这种张力是保证股骨头假体维持在髋臼内的重要力量,髋关节外展肌群主要由臀中肌、臀小肌组成,假体安装后应当能够获得合适的外展肌张力,这需要股骨假体的颈部有足够的长度和偏心距,从而使外展肌产生持续张力,以维持一个处于复位状态的髋关节假体。如果股骨颈假体纵向距离的短缩,会造成外展肌松弛,破坏关节的稳定性。股骨假体的偏心距指股骨头中心与股骨干中轴线的垂直距离。偏心距过小会导致外展肌松弛,影响关节的稳定性。

外展肌肌力对关节周围的软组织平衡,防止人工关节脱位和半脱位,恢复近似正常的关节功能及维持长期疗效至关重要。

患者术前外展肌的实际状况和功能也影响全髋置换术后的稳定性。术前外展肌无力或损伤,即使术中获得完美的股骨偏心距和股骨颈长度,术后髋关节也不一定会稳定。Trendelenburg 试验是术前测量外展肌功能的常用试验:试验时,检查者位于患者后方,患者使用患侧肢体单足站立。如骨盆下垂且患肢无法支撑自身体重,患侧髋关节倾斜,身体重心向髋关节转移,以代偿患侧外展肌无力,即为检查阳性,提示站立侧臀中肌无力。

外展肌无力的患者常向患侧倾斜,这一步态成为外展肌步态或 Trendelenburg 步态,向患者倾斜导致身体重心更接近髋关节,通过减小力臂降低身体重量产生的旋转力,可以降低稳定骨盆所需的外展力,从而降低髋关节反应力。因此,当患者患侧肢体站立时 Trendelenburg 步态能同时降低关节反应力和外展肌力臂。健侧使用手杖能够增加辅助力的力臂,减少疼痛髋关节的反应力,从而有效地纠正继发于髋关节疼痛的外展肌步态或 Trendelenburg 步态。

在需要接受人工髋关节手术治疗的患者中,外展肌肌力缺失是全髋关节置换术后较常见的问题,常常会导致严重的跛行、关节不稳定。由于各种原因存在外展肌肌力不足的情况时,是否能够采取相应的方法与措施,对外展肌进行功能性重建,恢复或加强外展肌的功能,以达到维持术后髋关节的稳

定和更良好的行走步态,最大限度地改善患者术后关节的功能,提高患者术后的生活质量与满意度。因此,股骨假体植入后外展肌在纵向和内外方向适当张力的维持是获得髋关节稳定的关键。

对于外展肌力的重建,在生理上看,术后外展肌群尽可能恢复正常解剖位置;从生物力学的角度上看,无法恢复解剖位置时,就需要对肌肉的力臂进行合适的调整,使其在非正常解剖位置可以达到相同的功能,即重建股骨偏心距。股骨偏心距指股骨头中心到股骨中心纵轴的垂直距离;而外展肌偏心距指股骨头中心到大转子外缘的垂直距离。两者生物力学意义是一致的。当偏心距过小时,髋部由于需外展肌过度收缩以弥补力臂上的不足,因此,易出现疲劳、跛行,甚至不能自主行走;长期的结果则导致髋关节应力增加,加快人工假体的磨损;通常增加股骨偏心距能够改善外展肌的张力,降低关节的接触应力。不足之处在于,若当力臂加大,增加了股骨假体承受的扭转受力,导致假体稳定性差,易出现关节脱位,可能导致早期松动的发生。不论是骨水泥型或生物型固定,都可能导致早期失败。另外,偏心距的增大常伴有大粗隆滑囊炎。

一、病因

1. 髋关节发育不良患者,股骨向近端脱位引起的软组织挛缩,患肢长期处于内收短缩状态,髋周围软组织发生了一系列的变化,关节囊肥厚,周围肌肉增生,外展肌走行发生改变,股骨前倾角度变大,大转子偏于后外侧,外展肌无力,尤其 CroweⅢ、CroweⅣ型高位脱位的患者髋臼重建后,外展肌解剖长度较之前延长,为改善肢体外展角度、功能,增加臀中肌处于解剖状态下的拉伸作用,需纠正股骨前倾角度,使大转子由股骨头的后外侧改为外侧,缩短肢体外展时臀中肌收缩的距离,以重建外展肌肌力。

2. 髋部既往有手术史,在前次或多次手术中,部分损伤或完全切断外展肌,肌肉逐步挛缩,致外展肌肌力缺失。

3. 外展肌功能不良多见于脑血管意外造成的中枢神经系统损伤、脑瘫、多发性硬化、帕金森病和脊髓型颈椎病,外周神经损伤导致外展肌肌力减退,包括臀上神经、腰椎管狭窄及脊髓病,致使外展肌群去神经支配或失神经性萎缩,外展肌力受损。对于这类患者最大限度重建外展肌张力至关重要。

4. 髋部长期制动、活动受限、无法自主活动的

患者,外展肌失用性萎缩。

5. 因粗隆处骨折,至外展肌附着点移动,使外展肌力臂改变,导致外展肌力不足。

二、分型

依据外展肌力受损程度,可分为以下几型:Ⅰ型:臀中肌失用型;Ⅱ型:外展肌力臂异常型;Ⅲ型:臀中肌完全缺失型。

三、处理方法

对于外展肌群功能彻底丧失的极端病例,建议在初次全髋置换术中选择限制性髋臼衬垫假体,将股骨头卡锁在衬垫内,从而增加关节的稳定性。但同时会大大降低基本弧线范围,并传递给髋臼很大的机械应力,容易加速髋臼假体的固定失败,但这种假体通常不会导致聚乙烯磨损的增加。

1. 对于因神经损伤引起的髋部外展功能不全,需在初次手术时注意避免损伤神经,从大转子尖向上分离臀中肌、臀小肌时不要超过大转子尖与髂嵴连线的下 1/2,最安全应在 1/3 以内,以免损伤臀上血管神经束;切断梨状肌的位置越贴近大转子越不易损伤坐骨神经,梨状肌肌腱残留长度在保证吻合的情况下越短越好。

2. 因新鲜骨折引起的力臂改变,如臀中肌附着处大转子骨折,需尽量使骨折达到解剖复位并牢靠固定,待骨折愈合后力臂即可恢复。对于陈旧性创伤导致力臂异常,从而引起的外展肌力障碍,可通过关节矫形术或关节置换术,以增加股骨偏心距,包括:①增加假体的股骨颈长度;②降低股骨假体颈干角,颈干角减小(髋内翻)可加强外展肌的力学性能,通过增加力臂,降低髋关节反应力;③髋臼内衬侧方内移;④大转子滑移截骨术;⑤假体股骨近端向外侧侧移。

3. 据生物力学的观点,要提高疗效,不外是增加外展肌力量及外侧力矩,因外展肌肌力有限,故增加外侧力矩尤为重要。而将止点固定于大粗隆最高处则是最大限度地增加了外侧力矩,以提高疗效。另外,对屈髋肌力替代后偏弱者,可将止点选择于大转子最高处偏前,借以增加部分屈髋肌力;对替代后臀大肌力量偏弱者,可将止点选择于大转子最高处偏后,以增加伸髋力量;若屈、伸髋力量适中,则固定于中央,这是手术要获满意疗效所必须考虑的。对于外展肌力臂的重建,可采用:①利用残余臀中肌修复于股骨大转子后缘(骨性

修复方法),应用骨锚修复外展肌时,易引起大粗隆的骨溶解,建议使用强韧的不可吸收缝线。或修复于臀中肌后缘接近股骨大转子腱骨移行处残余软组织(软组织修复方法)。②若臀中肌完全缺失,可使用其他肌肉或腱性组织替代,如跟腱、臀大肌、阔筋膜张肌、股方肌等,其中臀大肌较为常用。③当因创伤或感染等原因致股骨转子处缺损甚至股骨近端缺如,可将残余的臀中肌或者其他肌肉、腱性组织来替代臀中肌固定于股骨假体近端孔洞处。

下面介绍几种常用方法:

(1) 臀大肌代替外展肌手术方法:是较常见的方法之一,这种方法适用于因臀中肌、臀小肌损伤引起的外展肌力不足,但臀大肌功能正常的情况。若臀大肌缺失或功能不足不能行该手术。

采用后外侧入路,显露髋关节后外侧,暴露臀大肌及阔筋膜张肌,自大转子处纵行劈开阔筋膜张肌,沿切开的阔筋膜向近端和近端延伸,在阔筋膜张肌被劈开的近端,垂直于切线向臀大肌处切开一长 1~2cm 切口;再从大转子水平,沿臀大肌肌纤维走行,将臀大肌一分为二,分离长度约为臀大肌本身长度的一半,将臀大肌上半部分与外侧阔筋膜完全分离开,并从皮下的周围软组织中游离出来(注意勿损伤臀上神经),这样就准备好了一个臀大肌肌瓣,能够固定于大转子的股外侧肌附着处,用以发挥外展的作用。这个近端臀大肌肌瓣的解剖结构,肌瓣前外侧的筋膜可以沿肌纤维的方向进行牵拉,用于补充髋关节置换术后,因后关节囊和短外旋肌的缺失导致的不足。

在切开臀大肌切口的下方约 15mm 处,再将臀大肌沿肌纤维方向劈开约和上方切口等长的距离,形成另一个小的三角形的肌瓣。在进行这步操作时需要注意坐骨神经就从该区域经过。将分离出的臀大肌中间三角形的肌瓣的外侧固定于股骨颈的上方和髋关节前上方的关节囊处;再用坚强的不可吸收缝线将臀大肌上半部分肌瓣的外侧端固定于大粗隆外侧,固定臀大肌上半部分肌瓣时,需用锐利的骨凿剥离大转子外侧软组织,暴露骨质,用电钻在大粗隆处钻取数个骨性孔洞,并用不可吸收性缝合线牢固固定,直接固定于骨质。随后用可吸收缝线将臀大肌上半部分肌瓣和较小的肌瓣及其边缘与周围软组织缝合以加强固定。

将股外侧肌近端大粗隆水平沿肌线劈开约 2cm,并从股骨附着处向远端剥离 15mm,将游离的

股外侧肌肌瓣与臀大肌上半部分肌瓣远端前方的末端加强固定(注意将该肌瓣的末端置于股外侧肌的下方)。此时小的三角形肌瓣应处于臀大肌上半部分肌瓣的下方。

若因大粗隆变异、移位或缺失导致原力臂变短,可将臀大肌上半部分肌瓣远端环绕股骨近端,再从骨质处钻孔固定,用钢缆加强固定后并返折缝合,以增加肌肉张力。随后,同上述步骤相同,将近端的阔筋膜张肌T形切开,用可吸收缝线将其远端筋膜同转移后的臀大肌肌瓣一起固定于大粗隆处(阔筋膜张肌覆盖与外侧)。这样可以增加额外的外展肌力。

在所有进行肌肉牵拉或缝合的操作时,均须在保持髋关节外展15°以上的情况下进行。随后将各肌肉、筋膜间隙用可吸收缝线小心缝合,注意勿损伤重要神经(坐骨神经、臀部神经)。

术后卧床3~4周,用T形枕保持髋关节外展,随后可拄双拐下床活动,逐步增加患侧负重,术后6周内勿行患髋外展训练,推荐使用拐杖至少6个月。

(2)阔筋膜张肌代替外展肌手术方法:术中应用阔筋膜张肌重建臀中肌功能,将阔筋膜张肌的腱性部分及已毁损臀中肌所形成的瘢痕组织一并用钢丝固定于人工股骨假体的耳状粗隆上,将腰大肌、内收及内旋肌群、阔筋膜张肌及部分股四头肌环扎于股骨假体近端,检查髋关节屈曲、外展等功能。彻底止血,间断缝合切口。

(3)腹外斜肌代替外展肌手术方法:硬膜外麻醉,平卧位,患髋垫高30°,取改良的Smith-Peterson切口,起自髂嵴中后1/3交界处,沿髂嵴至髂前上棘远端5cm处,向后外成弧形,显露腹外斜肌和腱膜,切取2.5cm宽腱膜条,远端在皮下环内侧缘耻骨上切下,再向近端作扇形切开,内侧沿半月线至肋弓,外侧沿髂嵴向上方顺肌纤维切开,止于该肌同前锯肌交界处,然后同深层腹内斜肌分离,保护好进入该肌的血管、神经,于股骨大粗隆做直切口长6cm,大粗隆作前后方向的骨洞,将腹外斜肌腱膜修复缝合成肌腹状,经皮下隧道,于患肢外展30°时固定于此骨洞内。术后患肢外展30°,石膏固定3周,拆石膏后练习下肢外展功能,逐渐负重。

4.切断部分紧张的内收肌,也利于外展功能的平衡。

臀大肌替代臀中肌操作:如图10-1-1~图10-1-12。

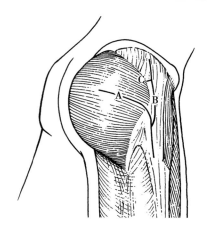

图10-1-1 做三处切口
A.即后外侧臀大肌劈开处,长度为臀大肌肌肉长度的一半;B.臀大肌前外侧阔筋膜切开处,切口延伸至髂嵴下方;C.臀大肌肌瓣边缘横断约2cm,用以减少移位后肌瓣上方张力

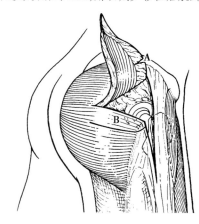

图10-1-2 必要时可将阔筋膜纵向切口长至髂嵴下,在与第一次劈开臀大肌处下方平行的、沿肌纤维方向做另一切口,基本同上方切口等长,形成一三角形并带有肌膜的肌瓣(B),与上方及外侧粘连的筋膜均需用刀分离,这样能使重建后肌瓣的肌纤维保持正确的张力方向

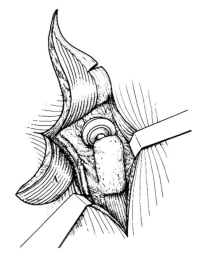

图10-1-3 该三角形肌瓣(A)长度约为臀大肌的一半,翻开后即可见坐骨神经(B)和大转子

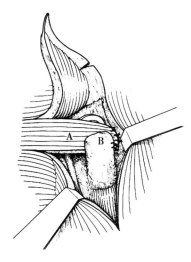

图 10-1-4 图示中,将三角形肌瓣(A)固定于大转子内下侧、股骨颈上方,并缝合于髋关节前方关节囊及大转子前外侧

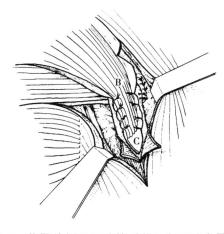

图 10-1-7 将股外侧肌近端的附着处向远端少量剥离并纵行劈开(A),将臀大肌上方肌瓣的尖端(B)用缝线固定于大粗隆外侧去骨皮质处,固定时缝线与骨质呈一定角度并向远端牵拉缝线使肌肉具有一定张力,最远端的肌膜和纤维置于已分离的股外侧肌近端下方(C)

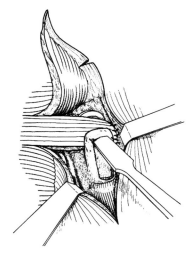

图 10-1-5 使用较锋利的骨凿,在大转子的外侧、股外侧肌附着点的上方开一小窗,仅去除骨皮质

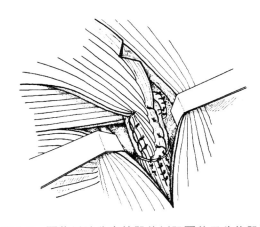

图 10-1-8 再将近端分离的股外侧肌覆盖于移位肌瓣尖端的上方并加强缝合固定

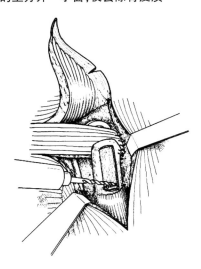

图 10-1-6 在开窗处用细的钻头钻通至大转子前方,钻取数个小的骨隧道

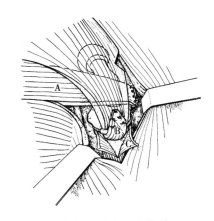

图 10-1-9 如果是大转子本身缺失的情况下,可将分离出的三角形肌瓣(A)远端固定于前外侧关节囊,将臀大肌上方肌瓣远端牵拉后置于原大转子外侧,并用钢缆固定于股骨近端,并将尖端返折后缝合于该肌瓣远端(B)。进行牵拉固定、缝合时需将髋关节置于外展 15°位,此时再将已分离的股外侧肌近端(C)缝合、覆盖于已固定好的肌瓣尖端(B)处

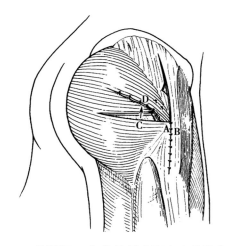

图 10-1-10　关闭切口时,先将臀大肌上方的较大肌瓣与下方小的三角形肌瓣进行缝合(A、B),注意三角形肌瓣位于大的肌瓣的下方

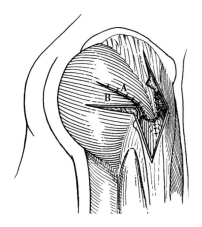

图 10-1-11　再将远端的阔筋膜进行缝合(A、B),然后将臀大肌上方较大肌瓣的下缘与下方较大肌瓣的上缘进行缝合(C、D)

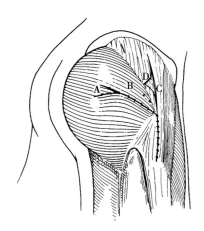

图 10-1-12　如图所示,缝合后,三角形肌瓣位于臀大肌的下方,前面再阔筋膜近端臀大肌处所横断切口(D)不在进行缝合,使其在术后,随肌肉张力自然封闭

上述手术操作较复杂,根据已重建外展肌力臂的原则,我们将上述操作进行改良,臀大肌阔筋膜瓣的成形方式为:臀大肌前 1/2 及阔筋膜形成三角形肌肉筋膜舌形瓣替代臀中肌,将臀大肌前 1/2 及阔筋膜沿其纤维走行纵向切开、提起臀大肌钝性分离,切开臀大肌的长度为臀大肌的 1/2,臀大肌前缘阔筋膜横行切断,使臀大肌在牵拉时直接产生张力,臀大肌肌瓣加上远端舌形阔筋膜瓣长度位于大转子下约 2cm 处。

对于股骨近端骨质尚完整的病例,用一锋利骨刀和咬骨钳将大转子外侧皮质去除、打磨,用一根 2.0mm 克氏针替代钻头在大转子处钻两对骨隧道,与股骨干纵轴垂直,骨外侧肌在其附着处下方纵向切开约 1.5cm。臀大肌阔筋膜瓣远端舌形处用 5# 不可吸收爱惜邦线编织,在髋关节外展 15° 时将其牵拉贯穿大转骨隧道缝合,其远端放置在切开的股外侧肌之间,用 1# 可吸收爱惜康一同缝合。

当进行人工关节成形手术时,若发现股骨近端缺损较大时,臀大肌阔筋膜瓣远端舌形处用 5# 不可吸收爱惜邦线编织后,在髋关节外展 15° 时将其牵拉贯穿假体柄的近端孔,固定于人工股骨假体的近端。

上述两种方式相对易操作,术后髋关节外展功能的恢复可以达到满意的效果。

当进行髋关节翻修手术时,需要注意的是:术中尽可能保留髋关节后方假性关节囊及外旋肌,术后给予缝合以便加强髋关节后方稳定性。肌肉筋膜瓣缝合时要有适当的张力。分离臀大肌时避免损伤臀上神经。利用臀大肌前部分是因为其参与髋关节的外展适合替代外展肌功能,臀大肌阔筋膜沿其纤维走行切开牵拉时与股骨纵轴平行有利于力的传递。

(李国庆　曹力)

第二节　病例分析

病例分析 1

病史简介:患者男性,30 岁。因"左全髋关节置换(total hip arthroplasty,THA)术后跛行 2 年"入院。2 年前患者在外院诊断为"左髋臼骨折术后创伤性关节炎"行左全髋关节置换,术后卧床 1 个月,下地行走后患者自觉左侧髋部疼痛,严重跛行。

入院体格检查:跛行步入病房,可见明显臀中肌步态,左髋外侧可见交叉走行陈旧性手术瘢痕,外周无皮肤、软组织红、肿,皮温正常;实验室检查:血常规正常,ESR4mm/h(正常<15mm/h),CRP 1.9mg/L(正常<8mg/L)。皮肤情况如图10-2-1所示:

影像学检查: X线检查:骨盆前后位X线片提示,患者使用的是非骨水泥型假体,左髋关节旋转中心明显上移,未见确切的假体松动征象(图10-2-2)。

左全髋关节置换术后,3D-CT提示: 髋臼假体及股骨柄假体未见松动(图10-2-3)。

诊断: 左全髋关节置换术后髋外展肌功能障碍

治疗方案: 对于此病例,接受初次全髋关节置换术后髋关节外展肌功能障碍,导致行走时跛行、臀中肌无力步态,严重影响生活及正常的工作。影像学检查提示患者假体的旋转中心明显上移。因此,患者目前臀中肌无力可能为臀中肌缺失,也可能是旋转中心上移导致臀中肌力臂减小。此例翻修的目的是重建患者臀中肌解剖位置。

仍选择后外侧入路,术中探查,臀中肌完全缺失(图10-2-4),髋臼固定稳定,考虑患者本身髋臼假体位置异常,髋臼骨量已遭到严重破坏,如强行取出髋臼假体,恢复旋转中心,则髋臼骨量进一步破坏,新的髋臼假体的安放将十分困难,甚至需要用到髋臼支架及结构性植骨等技术,创伤大,且很可能需要植入大块异体骨,感染风险极高,且术中探查髋臼假体及股骨柄假体的前倾角度合适。故术中决定保留髋臼臼杯,仅更换内衬,以骨水泥将高铰链的聚乙烯内衬固定至原髋臼臼杯内,内衬背面打磨毛糙以利于骨水泥粘连,

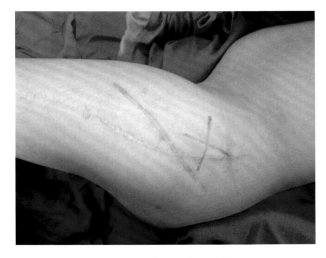

图10-2-1　术前患者皮肤情况

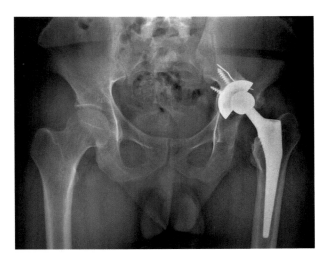

图10-2-2　左髋关节旋转中心上移

选择加长球头进一步增大外展肌力臂(图10-2-5,图10-2-6)。

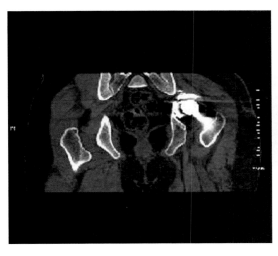

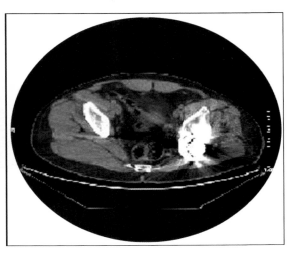

图10-2-3　患者髋臼假体及股骨假体无松动,未见骨吸收征象

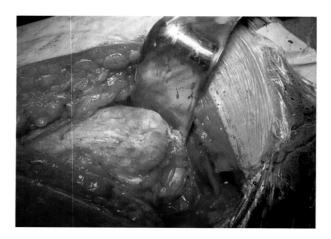

图 10-2-4　患者臀中肌缺失

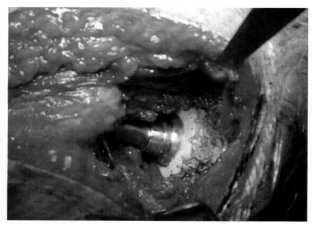

图 10-2-5　使用骨水泥将高铰链聚乙烯内衬固定于原臼杯上

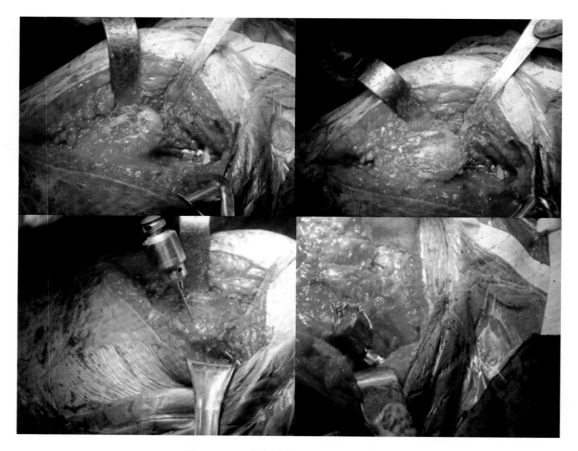

图 10-2-6　术中臀大肌重建臀中肌功能

结果:患者术后保持髋关节外展位卧床 1 个月,髋部大粗隆处行外展运动时可触及明显的肌紧张感。术后跛行步态较术前明显改善。X 线片提示:假体固定良好(图 10-2-7)。

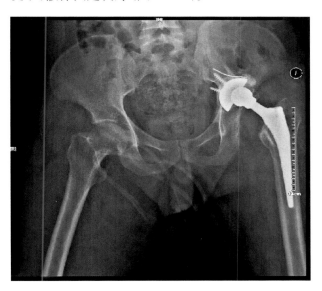

图 10-2-7 术后 X 线片

(郭文涛 胥伯勇 曹力提供)

病例分析 2

病史简介:患者男性,44 岁。因"右全髋关节置换(total hip arthroplasty,THA)术后破溃、渗出、窦道形成 10 天"为主诉入院。患者 26 天前因强直性脊柱炎右髋关节强直在当地医院行右全髋关节置换,术后切口延迟愈合,10 天前无明显诱因出现切口破溃、渗出,并有窦道形成,再次就诊于当地医院,诊断为右髋关节置换术后感染,遂行清创手术治疗,并于术后给予患者静脉及术区局部盐酸万古霉素(稳可信)治疗,在此治疗期间患者患侧髋关节脱位,手术医师给予患者手法复位,并严格卧床,疗效欠佳,窦道持续存在。诊断"右全髋关节置换术后感染"接受翻修手术。

入院体格检查:跛行步态,右髋外侧可见长约 20cm 陈旧性手术瘢痕及 20cm 长陈旧性弧形手术瘢痕。其中外侧切口可见有窦道形成,并有黄色脓性分泌物流出(脓液细菌培养提示为无菌生长)。切口周围皮温略高;左髋主动屈髋 45°,伸 10°,外展 0°。Harris 评分 45 分。实验室检查:血常规正常,ESR42mm/h(正常 <20mm/h),CRP 47.8mg/L(正常 <8mg/L)。

影像学检查:X 线检查:患者初次手术前骨盆前后位 X 线片提示:患者右髋关节创伤性关节炎

形成,股骨头与髋臼之间的正常关节间隙基本消失,关节面纤维连接,髋关节下缘部分骨性连接,髋臼周围有大量的骨赘形成(图 10-2-8)。初次手术后的骨盆前后位 X 线片提示,右 THA 术后假体位置、固定良好(生物性假体固定),无假体移位、下沉,假体周围骨长入固定,股骨假体近端假体周围未见透亮线,髋臼外展稍大(图 10-2-9)。

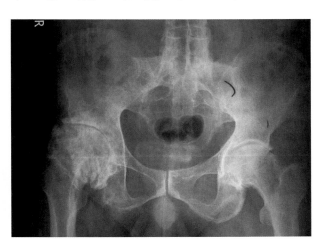

图 10-2-8 初次手术前骨盆前后位 X 线片

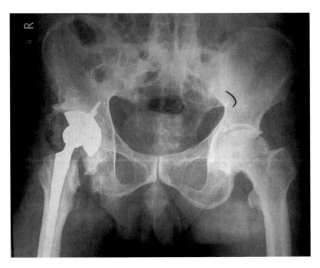

图 10-2-9 右 THA 术后 X 线片。假体固定良好,髋臼侧与股骨侧均使用非骨水泥型假体

CT 扫描:矢状面及水平面 CT 扫描提示无明显松动迹象(图 10-2-10)。

ECT 全身骨显像:左髋关节周围核素浓聚(图 10-2-11)。

诊断:右髋全髋关节置换术后感染

治疗方案:根据前文所述感染诊断标准,该患者明确诊断为人工髋关节置换术后感染,患者入院之前静脉使用抗生素治疗,虽然入院后我科停

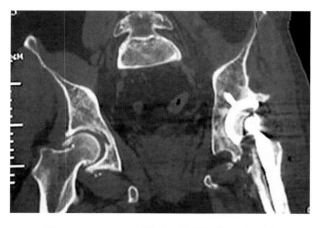

图 10-2-10　CT 扫描显示股骨假体近端松动

用抗生素 2 周后穿刺髋关节培养,且细菌培养时间延长至 2 周,但仍无细菌生长。同时,从患者初次手术切口位置判断,患者初次髋关节置换手术选用的是前外侧入路,且患者术后经过多次清创并反复脱位,臀中肌损伤的可能性极大。术前患者疼痛症状明显,无法配合外展肌力检查,但术前应做好需要重建臀中肌的准备,患者距离初次手术时间较短,预计假体取出较容易,且不会造成大量骨质丢失,故术前计划:一期行髋关节翻修,髋臼侧及股骨侧均选用生物型假体,术中根据情况决定是否需要重建臀中肌功能。

术中探查见患者髋关节周围大量纤维瘢痕及增

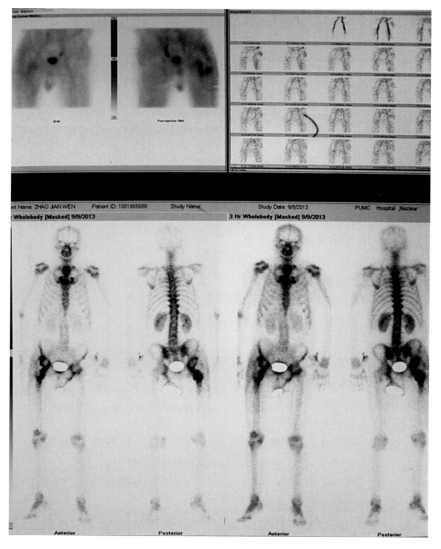

图 10-2-11　ECT 扫描显示右髋关节周围核素浓聚

生的滑膜形成,臀中肌完全缺失,后外侧入路中可见关节周围大量炎性组织增生(图10-2-12),股骨假体使用与之匹配的接口及滑锤,髋臼假体使用 Explant髋臼假体取出系统,均不难取出,且未造成大量骨质缺损(图10-2-13),髋臼侧骨质缺损为 Paprosky ⅡA

型,股骨侧骨质缺损为 Paprosky Ⅱ型,彻底清创,过氧化氢溶液、黏膜碘及大量生理盐水浸泡及冲洗术区后安装生物型髋臼假体及生物型矩形柄,因患者肢体短缩明显,为恢复患者肢体长度,我们选择较常规偏大的股骨柄假体(图10-2-14)。

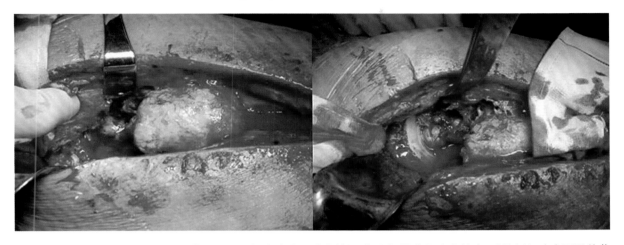

图 10-2-12　术中探查见患者髋关节周围大量纤维瘢痕及增生的滑膜形成,臀中肌完全缺失,后外侧入路中可见关节周围大量炎性组织增生

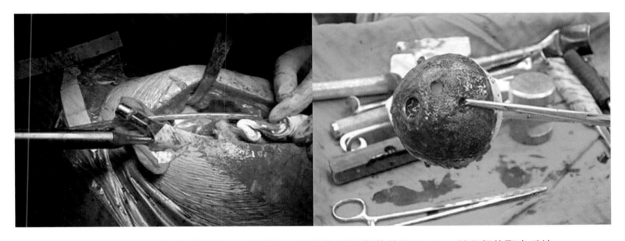

图 10-2-13　股骨假体使用与之匹配的接口及滑锤,髋臼假体使用 Explant 髋臼假体取出系统

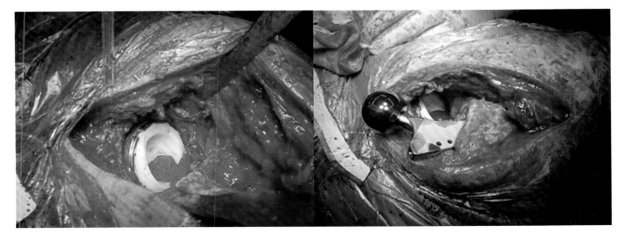

图 10-2-14　选择较常规偏大的股骨柄假体

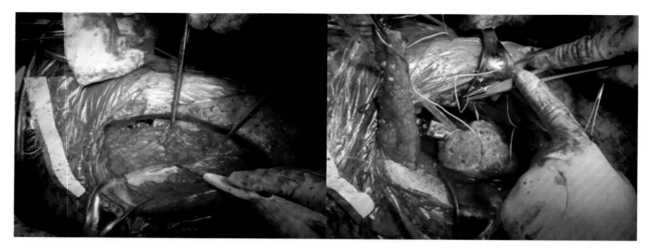

图 10-2-15　术中臀大肌重建臀中肌

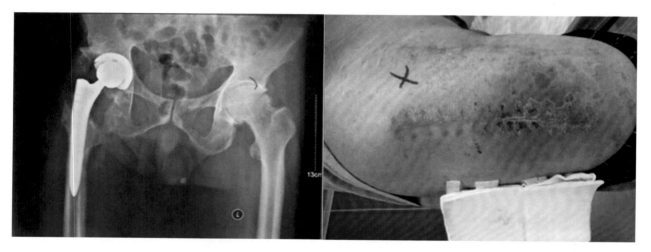

图 10-2-16　术后 X 线片及局部皮肤

患者臀中肌缺失,我们按前文所述用臀大肌重建臀中肌功能(图 10-2-15)。

结果:术后复查 X 线片,髋臼侧及股骨侧假体位置良好,各角度参数良好,股骨侧假体稳定,皮肤切口愈合良好。术后患侧髋关节外展位卧床 2 个月,2 个月后部分负重行走(图 10-2-16)。

术后复查 X 线片,髋臼侧及股骨侧假体位置良好,各角度参数良好,股骨侧假体稳定,皮肤切口愈合良好。

（艾力　杨德胜　阿斯哈尔江　曹力提供）

病例分析 3

病史简介:患者、女性、61 岁、汉族。因"右髋关节置换术后 17 年,近两年右髋部疼痛伴活动受限"入院。17 年前患者在外院因"右股骨颈骨折"行右全髋关节置换,术后右髋活动良好,2 年前无明显诱因下出现右髋关节疼痛,随活动增加逐渐加重,并影响髋关节功能。

入院体格检查:跛行步入病房,右下肢短缩,右髋部可见一长约 15cm 手术瘢痕,周围皮肤、软组织无明显红、肿,皮温不高;大转子区域压痛、叩击痛,Trendelenburg 征阳性。实验室检查:血常规正常,ESR 14mm/h(正常 <15mm/h),CRP 6.05mg/L(正常 <8mg/L)。

影像学检查:X 线检查:骨盆前后位 X 线片提示,患者股骨侧使用的是非骨水泥型假体,假体远端内翻,穿出股骨内侧皮质。髋臼侧使用骨水泥型假体(图 10-2-17)。

CT 扫描提示: 髋臼假体及股骨柄假体松动(图 10-2-18)。

诊断: 右髋置换术后假体松动

治疗方案: 患者术前检查提示人工髋关节假体松动,体格检查发现 Trendelenburg 征阳性,考虑初次手术后患者外展肌损伤。

手术选用原手术切口,切开瘢痕后显露髋关节,取出髋臼及股骨假体后,见大粗隆处骨缺损,臀中肌缺如(图 10-2-19),按照翻修步骤,去除所有骨水泥,清创后,安放新的假体,将臀大肌前 1/2 及阔筋膜形成肌肉舌形筋膜瓣替代臀中肌,将髋关节保持轻度外展位,用不可吸收缝线将臀大肌肌瓣固定于股骨近端(图 10-2-20)。

结果: 患者术后保持髋关节外展位卧床 1 个月,适当行髋部屈伸活动。术后复查 X 线片提示:假体固定良好(图 10-2-21)。

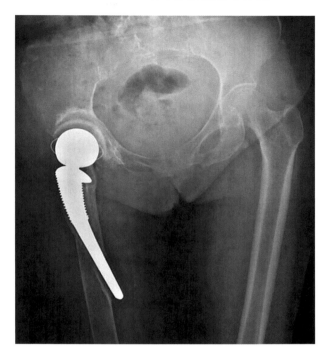

图 10-2-17 术前 X 线片

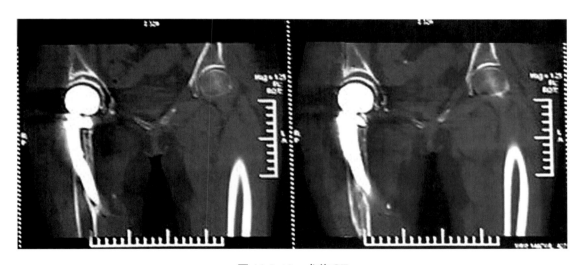

图 10-2-18 术前 CT

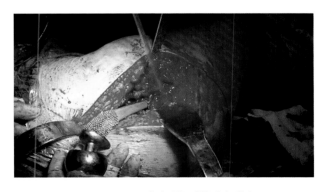

图 10-2-19 术中所见(拔出假体)

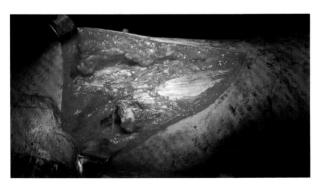

图 10-2-20 术中所见(臀中肌重建后)

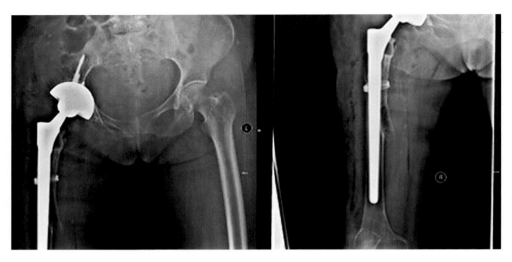

图 10-2-21　术后 X 线片

（汪洋　李国庆　曹力提供）

病例分析 4

病史简介:患者、女性、65 岁、汉族。因"右髋关节置换术后感染,行骨水泥占位器旷置 3 个月"入院。2 年前患者在外院因"左股骨头缺血坏死"行左全髋关节置换,术后右髋活动良好,3 个月前出现髋关节疼痛,局部红肿、皮温升高,检查提示髋关节假体周围感染,在外院行假体去除、骨水泥占位器旷置手术,术后给予抗生素治疗。

入院体格检查:跛行步入病房,左髋部可见一长约 18cm 手术瘢痕,周围皮肤、软组织无明显红、肿,皮温不高;大转子区域压痛叩击痛,Trendelenburg征阳性。实验室检查:血常规正常,ESR 15mm/h(正常 <15mm/h),CRP 7mg/L(正常 <8mg/L)。

影像学检查:X 线检查:骨盆前后位 X 线片提示,患者使用骨水泥塑形后做成的占位器,股骨近端粗隆处骨折(图 10-2-22)。

诊断:左髋旷置术后二期翻修

治疗方案:患者有多次手术史,因假体周围感染,行假体拔除旷置术,术前检查提示无明显感染征象,可去除占位器后直接安放新的人工髋关节假体,但 X 线片提示股骨粗隆处的骨折可能,体格检查也发现 Trendelenburg 征阳性,考虑患者手术后外展功能损伤。

仍使用原切口进入,显露髋关节,取出骨水泥占位器后,见大转子处骨折(图 10-2-23),臀中肌随骨折块挛缩(图 10-2-24),再次清创探查后,未见疑似感染组织,安放新的髋关节假体后,将转子处骨折块牵拉复位,用不可吸收缝线将臀中肌肌瓣固

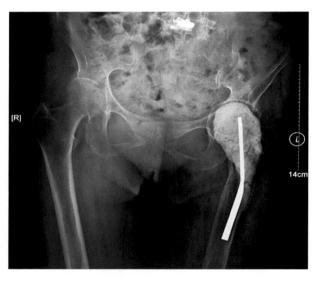

图 10-2-22　术前 X 线片

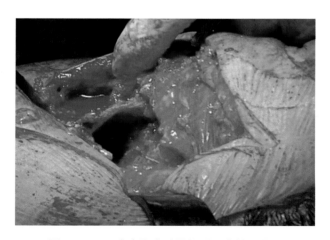

图 10-2-23　术中取出旷量物后见大转子骨折

定于股骨假体近端孔洞（图 10-2-25），再将骨折块用捆绑带固定于股骨近端（图 10-2-26）。

　　结果：患者术后保持髋关节外展位卧床 4 周，适当行髋部屈伸活动。术后复查 X 线片提示：假体固定良好（图 10-2-27）。

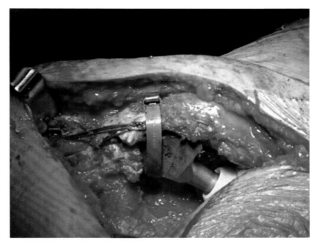

图 10-2-26　术中固定大转子骨折

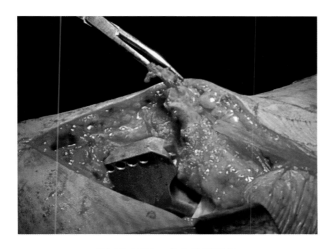

图 10-2-24　术中放置假体

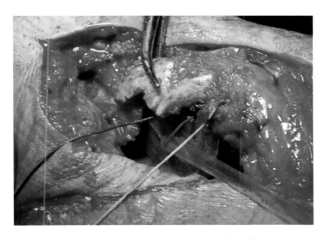

图 10-2-25　术中固定大粗隆骨折块

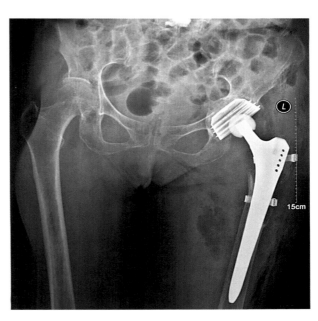

图 10-2-27　术后 X 线片

（莫和塔尔　李国庆　曹力）